Muskeln sofort – das Powerprogramm

ANMERKUNG

Dieses Buch möchte eine Ergänzung, keinesfalls Ersatz, zum Training sein. Jede Form des Trainings birgt gewisse Risiken. Autor und Verleger möchten alle Leser dazu auffordern, Verantwortung für ihr Training zu übernehmen und ihre Grenzen zu akzeptieren, um Überlastungen zu vermeiden. Vor Trainingsbeginn muss sichergestellt sein, dass alle benutzten Geräte in gutem Zustand sind. Der Athlet sollte sein Training immer auf seine Fähigkeiten, Fitness und Erfahrung abstimmen. Die Trainings- und Diätprogramme in diesem Buch können etwaige, ärztlich verordnete, Diätprogramme nicht ersetzen. Wie bei allen Trainings- und Diätprogrammen sollte vor Trainingsbeginn ärztlicher Rat eingeholt werden.

Wenn wir in diesem Buch bestimmte Unternehmen oder Organisationen namentlich erwähnen, heißt das nicht, dass der Autor oder Verleger diese ausdrücklich empfiehlt. Genauso wenig bedeutet dies, dass die erwähnten Unternehmen dieses Buch, den Autor oder Verleger gutheißen würden.

Alle im Buch angegebenen Internetadressen und Telefonnummern waren zum Zeitpunkt des Verlegens aktuell.

Aus Gründen der besseren Lesbarkeit haben wir uns entschlossen, durchgängig die männliche (neutrale) Anredeform zu nutzen, die selbstverständlich die weibliche mit einschließt.

WIDMUNG

Wir alle haben Menschen – Freunde, Familienmitglieder, Lehrer –, die uns auf unserem Lebensweg begleiteten und die uns zu dem machten, was wir sind. Menschen, die uns beeinflussten durch das, was sie uns mit auf den Weg gaben oder auch durch das, was sie uns vorenthielten. Menschen, die wir bewundern und nachahmen wollen oder auch Menschen, die Eigenschaften haben, die wir nicht teilen wollen. Menschen, die uns in Zeiten der Krise aufbauten und unterstützten. Manche Menschen machten uns auch stärker, indem sie uns ihre Liebe und Unterstützung vorenthielten und uns damit zwangen, schon früh auf eigenen Füßen zu stehen und uns auf unsere eigene Stärke zu besinnen.

Ich widme dieses Buch meinem verstorbenen Vater.

Er ist der Grund dafür, dass ich dort angekommen bin, wo ich heute bin.

MUSKELN SOFORT –
DAS POWERPROGRAMM

Chad Waterbury

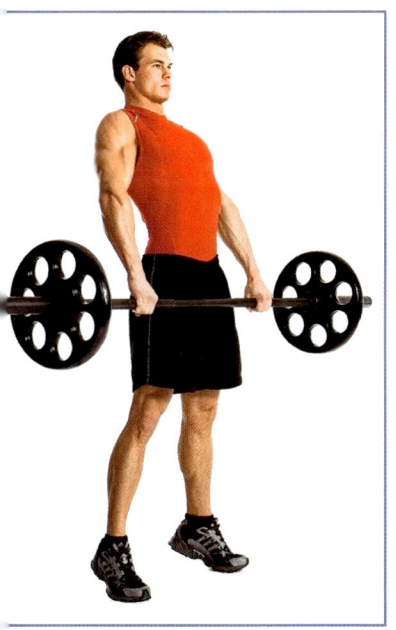 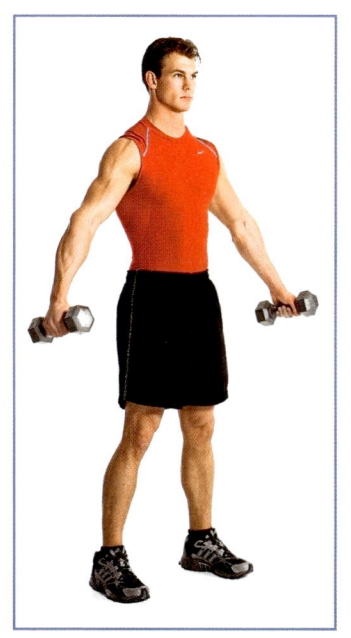 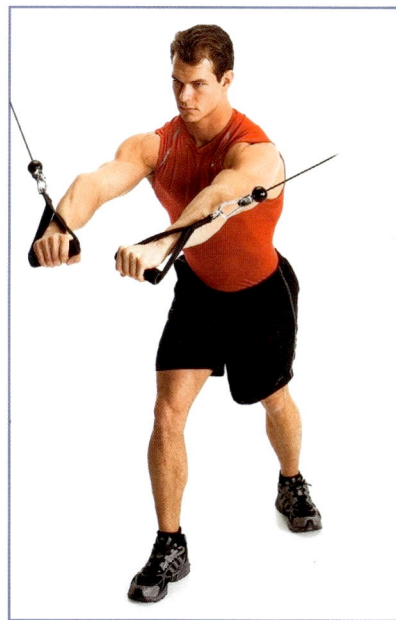

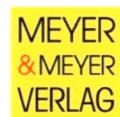
MEYER
& MEYER
VERLAG

Men'sHealth

© 2008, Chad Waterbury.
Originaltitel: Huge in a Hurry, erschienen bei Rodale, USA
Übersetzung: Marion Pyrlik

Papier aus nachweislich umweltverträglicher Forstwirtschaft.
Garantiert nicht aus abgeholzten Urwäldern!

Muskeln sofort – das Powerprogramm

Bibliografische Information der Deutschen Nationalbibliothek
Die Deutsche Nationalbibliothek verzeichnet diese Publikation in der Deutschen
Nationalbibliografie; detaillierte bibliografische Details sind im Internet über
<http://dnb.d-nb.de> abrufbar.

© 2010 by Meyer & Meyer Verlag, Aachen
Adelaide, Auckland, Budapest, Cape Town, Graz, Indianapolis,
Maidenhead, Olten (CH), Singapore, Toronto
Member of the World
Sport Publishers' Association (WSPA)
Druck: B.O.S.S Druck und Medien GmbH
Satz: www.satzstudio-hilger.de
ISBN 978-3-89899-501-6
www.dersportverlag.de
E-Mail: verlag@m-m-sports.com

INHALT

DANKSAGUNG

Zunächst möchte ich Gott dafür danken, dass ich einen so gesunden und starken Körper habe.

Dann möchte ich mich bei meiner Mutter für ihre grenzenlose Liebe bedanken. Ihr folgen die anderen Mitglieder meiner Familie: Da wäre zunächst Lisa, die mir so viel Freude bereitet und die mir Liebe und Unterstützung gegeben hat. Auch Todd, der mir mit seiner Weisheit, Offenheit und Ehrlichkeit immer eine große Hilfe war, sei gedankt. Und dann ist da noch Gary, der mir wie ein Fels in der Brandung den Rückhalt gab, den ich als Kind gebraucht habe.

Meinen drei besten Freunden, Orbie, Stacey und Telly, möchte ich für die vielen frohen Stunden danken.

Debbie, TC, Tim und Chris von *T-Nation* unterstützten mich tatkräftig auf meinem Weg.

Vielen Dank an Bill Hartman für seine Hilfe beim Verfassen der Kapitel über Flexibilität und Mobilität.

Lou Schuler, der mit mir an diesem Buch arbeitete und ohne den ich dieses Werk niemals hätte verfassen können, sei herzlich gedankt. Es war mir eine große Ehre, mit ihm zusammenzuarbeiten.

Und schließlich möchte ich auch noch Leslie für ihre Liebe und ihren Geist danken.

EINLEITUNG
DER KERL HAT NERVEN

Wenn Sie mir auf der Straße begegnen und meine äußere Erscheinung begutachten würden, kämen Sie vermutlich nicht im Entferntesten auf die Idee, ich könnte ein Akademiker sein. Vielmehr würden Sie mich sicher für einen dummen Kraftprotz halten, der nach der Arbeit ins Fitnessstudio geht und Eisen stemmt. Und da liegen Sie nicht einmal so falsch. Ich bin einer von dieser Sorte. Als junger Kerl habe ich eine ganze Weile lang als Türsteher gearbeitet, habe halbstarken Besoffenen klargemacht, dass sie von der Bildfläche zu verschwinden haben. Klar gab es da auch die eine oder andere Rauferei. Zum Glück habe ich nicht allzu viele Narben von dieser Zeit zurückbehalten.

Doch um meine Brötchen zu verdienen, setze ich zu gleichen Teilen mein Gehirn und meine Muskeln ein. Denn ich bin nicht nur ein Muskelprotz, sondern auch ein graduierter Neurophysiologe.

Neurophysiologie ist die Wissenschaft, die erklärt, wie Nervensystem und Muskeln zusammenarbeiten und zu Bewegung und sportlicher Leistungsfähigkeit führen. Dabei ist mein Interesse an dieser Lehre nicht wirklich akademisch: Ich möchte einfach wissen, wie man den menschlichen Körper stärker, kräftiger, fettfreier, schneller und leistungsfähiger machen kann. Wann immer ich neue Informationen oder Übungsformen bekomme, die diesem Ziel dienen können, dann probiere ich sie aus. Wenn die Methoden dann bei mir selbst gute Wirkung zeigen, dann wende ich sie bei den Athleten an, die ich trainiere. Wenn auch sie positiv auf die neuen Trainingsformen ansprechen, dann schreibe ich darüber.

Bereits seit dem Jahre 2000 schreibe ich für *T-Nation*, ein Online-Bodybuilding-Magazin.

MUSKELN SOFORT – DAS POWERPROGRAMM

Sollten Sie bereits vor dem Kauf dieses Buches von mir gehört haben, ist das wahrscheinlich die Quelle. Schließlich werden alle meine Artikel von Tausenden von Lesern gelesen, kommentiert und diskutiert. Diese öffentlichen Kommentare werden nicht selten zu anderen Webseiten transferiert. Mitunter wird da sehr hitzig oder sogar boshaft diskutiert. Doch ich bin lange genug im Geschäft, um zu wissen, dass Hass und Neid natürliche Begleiterscheinungen sind, wenn man an alten Prinzipien rüttelt.

Wenn einer meiner Artikel für besonders viel Aufsehen sorgt, dann ist das meistens, weil ich Trainingsprinzipien, die für lange Zeit vorherrschten, in Frage stelle. Vor einigen Jahren zum Beispiel herrschte die Vorstellung, dass Muskelmasse am besten mit 8-12 Wiederholungen pro Übung aufgebaut wird. Bei geringerer Wiederholungszahl, so glaubte man, würde mehr auf Kraftaufbau anstelle von Muskeldurchmesser gesetzt. Ich habe mit meinen Athleten versucht zu beweisen, dass 3-5 Wiederholungen Muskelmasse und Kraft in gleicher Weise trainieren. Ich ging sogar so weit, zu sagen, dass das *Training mit niedriger Wiederholungszahl die beste Methode ist, um Muskelmasse aufzubauen.*

Dies war nicht nur meine persönliche Auffassung: Nein, es handelt sich hierbei um einen der ersten Grundsätze, die ein Student der Trainingswissenschaften lernt. Dennoch scheinen die meisten Trainer diese Prinzipien zu ignorieren, sobald sie die Uni verlassen.

Mehr über dieses Grundprinzip erfahren Sie später in Kap. 2. Hier nur eine kurze Zusammenfassung: Muskelfasern sind verschieden groß und sie haben unterschiedliche Aufgaben. Der Körper setzt sie immer in der gleichen Reihenfolge ein: Zunächst werden die kleinen Muskelfasern aktiviert, dann die mittleren und erst wenn es unbedingt notwendig ist –, bei maximalen Anstrengungen, werden auch die großen Muskelfasern aktiviert.

Dieses Prinzip habe ich angewendet und behauptet, dass Muskelmasse nicht am effektivsten mit 8-12 Wiederholungen aufgebaut wird. Ich favorisierte stattdessen den Ansatz, dass eine deutlich geringere Wiederholungszahl mit höherem Gewicht zum Ziel führt.

Hierzu ein kleiner Vergleich: Stellen Sie sich vor, Sie haben eine Firma übernommen und stellen nach kurzer Zeit fest, dass ein erheblicher Teil Ihrer Angestellten den ganzen Tag herumsitzt und nichts zu tun hat. Nun haben Sie natürlich die Möglichkeit, allen diesen Angestellten zu kündigen. Klüger allerdings wäre es, wenn Sie die Fähigkeiten jedes einzelnen Arbeiters für sich nutzten und sie dazu anhielten, in ihrem Spezialbereich für Sie tätig zu werden. Damit mussten Sie niemandem kündigen, Sie hatten keine zusätzlichen Ausgaben *und* gleichzeitig stieg der Umsatz der Firma. Auf Krafttraining übertragen, bedeutet das: Bewegen Sie größere Gewichte und lassen Sie damit jede Muskelfaser arbeiten, um den besten Ertrag zu erzielen.

Leider ist Krafttraining mit dem Ziel, möglichst viel Muskelmasse zu entwickeln, von der Trainingswissenschaft immer stiefkindlich behandelt worden. Obwohl sich unzählige Trainingswissenschaftler der Aufgabe widmen, neuere Erkenntnisse in Sachen Krafttraining zu vermitteln, gibt es kaum jemanden, der sich der Teildisziplin „Massezuwachs" widmet. Und so haben viele Kraftsportler in genau diesem Bereich gar keine Erfahrung. Die meisten Trainer raten Sportlern von Maximalkrafttraining mit niedriger Wiederholungszahl ab. Hierfür gibt es zwei Gründe: Sie sagen, Maximalkrafttraining würde den Muskelumfang nicht wesentlich vergrößern und es wäre außerdem zu verletzungsträchtig.

Doch hier liegt das Missverständnis: Wenn ein Muskel stärker wird, und das wird er zweifellos durch Maximalkrafttraining, warum sollte er dann nicht auch an Größe zunehmen? Diese Entwicklung ist schon von unzähligen Bodybuildingtrainern vor mir beobachtet worden. Sie stellten fest, dass bei einem Zuwachs von Muskelmasse als Nebenprodukt auch die Muskelkraft zunimmt. Trainer von Sprintern, die zusätzlich Krafttraining absolvieren, stellen fest, dass als Nebenprodukt von erhöhter Leistungsfähigkeit Kraft und Muskelumfang zunehmen. Und schließlich, wo unter Laborbedingungen Auswirkungen von Kraftübungen untersucht wurden, stellte man fest, dass als Nebenprodukt von Kraftzuwachs auch die Muskelmasse zunimmt. Das Problem ist nur, dass diese drei Gruppen, Labor, Fitnessstudio und Schnellkraftsportler, nicht miteinander kommunizieren.

Wenn ich mir nun also herausnehme, Ihnen einen Rat zu erteilen, dann tue ich nichts anderes, als Informationen von einer Athletengruppe einer anderen Trainingsgruppe verfügbar zu machen. Ich erläutere Kraftsportlern, was Sprinter schon seit Jahrzehnten wissen und erfolgreich in die Tat umsetzen. In Kap. 3 erfahren Sie mehr über die allgemeine Konfusion zum Aufbau von Muskelmasse. Muskelmassezuwachs ist aber nicht nur eine Frage der Wiederholungszahl und des Gewichts. Die Wissenschaft der Neurophysiologie hält hier noch viele weitere wichtige Informationen für den Kraftsportler parat. Die Geschwindigkeit z. B., mit der das Gewicht gestemmt wird, beeinflusst die Signale, die an das Nervensystem gegeben werden. Grundlagen der Neurophysiologie sagen aus, dass der höchste Effekt erzielt wird, wenn das Gewicht mit größter Geschwindigkeit bewegt wird. Viele Wissenschaftler und Trainer stimmen daher zu, dass Gewichte schnell bewegt werden müssen, um bestmögliche Effekte zu erzielen.

Vor einiger Zeit habe ich für *T-Nation* einen Artikel geschrieben, der lautete „Alles im Wandel". Nun ja, rückblickend muss ich zugeben, dass der Titel vielleicht etwas zu enthusiastisch klang. Schließlich waren meine Erkenntnisse ja nicht wirklich neu, sondern eben nur neu für das Publikum, an das mein Artikel sich wendete. Schnellkraftsportler, wie Sprinter oder Werfer, haben bereits seit Jahrzehnten nach diesen Prinzipien trainiert: Wer schnell laufen will, muss schnell laufen. Daher würde man wohl auch keinen Sprinter jemals beim Joggen erwischen. Schon die Optik eines Hochklassesprinters verrät, dass diese genau wissen, wie richtig trainiert wird: Die Muskelmasse einer weiblichen Sprinterin stellt so manchen Bodybuilder in den Schatten!

Also hätte ich wohl meinen Titel damals überdenken sollen. Vielleicht wäre *„Kraft-sportler sollten ihr Konzept der Bewegungsgeschwindigkeit überdenken, wollen sie die Größe ihres Muskels vergrößern"* angemessener gewesen. Aber wer will schon so einen langen Titel lesen?

ZUM AUFBAU DIESES BUCHES

Fast könnte ich den Inhalt dieses Buches in fünf Worte zusammenfassen: *Bewegen Sie hohe Gewichte schnell.* Doch leider ist die von mir beschriebene Übungsaus-führung im durchschnittlichen Kraftstudio, wo die Trainierenden üblicherweise da-zu angehalten werden, niedrige Gewichte möglichst langsam zu bewegen und Ma-schinen zugunsten von freien Gewichten zu benutzen, so weit außerhalb der Norm, dass ich Ihnen besser detaillierte Anweisungen für Ihr Training gebe.

Dieses Buch ist in fünf Bereiche unterteilt:
Teil 1 beschreibt die Wissenschaft, die hinter meinen Ideen steht. In den ersten bei-den Kapiteln erkläre ich, warum ich das schnelle Bewegen von möglichst hohen Gewichten empfehle. Das dritte Kapitel erläutert, warum ich andere populäre For-men des Krafttrainings ablehne.

In **Teil 2** werden dann die Erkenntnisse der Trainingswissenschaft angewendet. Ein großer Unterschied zwischen meinen Trainingsvorstellungen und denen von vielen anderen Trainern ist, dass ich *Ganzkörpertraining* propagiere. Das heißt, ich rate meinen Athleten, 3 x pro Woche alle großen Muskelgruppen zu trainieren. Kap. 5 widme ich dann all denen, die ihrem Training viel Zeit widmen wollen und auf gro-ßen Muskelmassezuwachs aus sind: Hier beschreibe ich, welche Muskelgruppen sogar bis zu 7 x pro Woche trainiert werden können.

In **Teil 3** sind dann 16-Wochen-Pläne abgedruckt: Der erste Plan zielt auf Größe, der zweite auf Kraft und der dritte auf Fettreduzierung. Allerdings muss gesagt wer-den, dass dies nur die Hauptziele der drei Pläne sind. Jeder Plan hat verschiedene Trainingsziele, die hier aufzuführen aber zu umfangreich wären. Grundsätzlich werden mit jedem der drei Pläne mit unterschiedlicher Gewichtung alle Hauptzie-le – Muskelgrößenzuwachs, Kraftzuwachs und Fettreduzierung – erzielt. Ferner stel-le ich ein 16-Wochen-Programm für Kraftentwicklung und zwei Programme mit Frequenzübungen für besonders ambitionierte Sportler vor.

In **Teil 4** finden Sie dann Fotos und Anleitungen zu den Übungen.

Teil 5 ist der Ernährung gewidmet. Sie lernen, wie Sie Ihre Ernährung auf Ihre Trai-ningsziele abstimmen und was genau Sie essen sollten, wenn Sie zur Hochform kommen wollen.

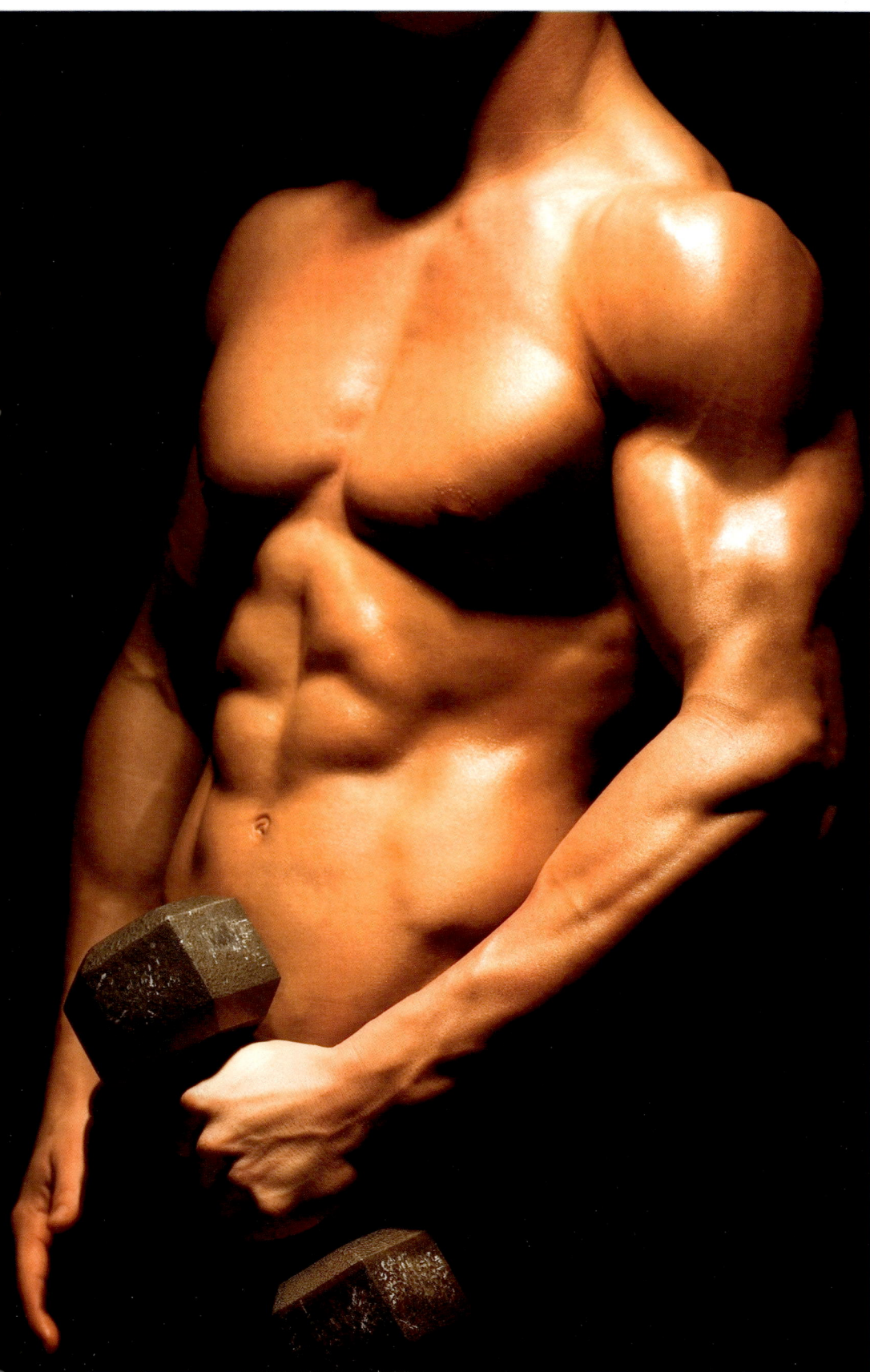

TEIL 1

DAS GEHIRN

1

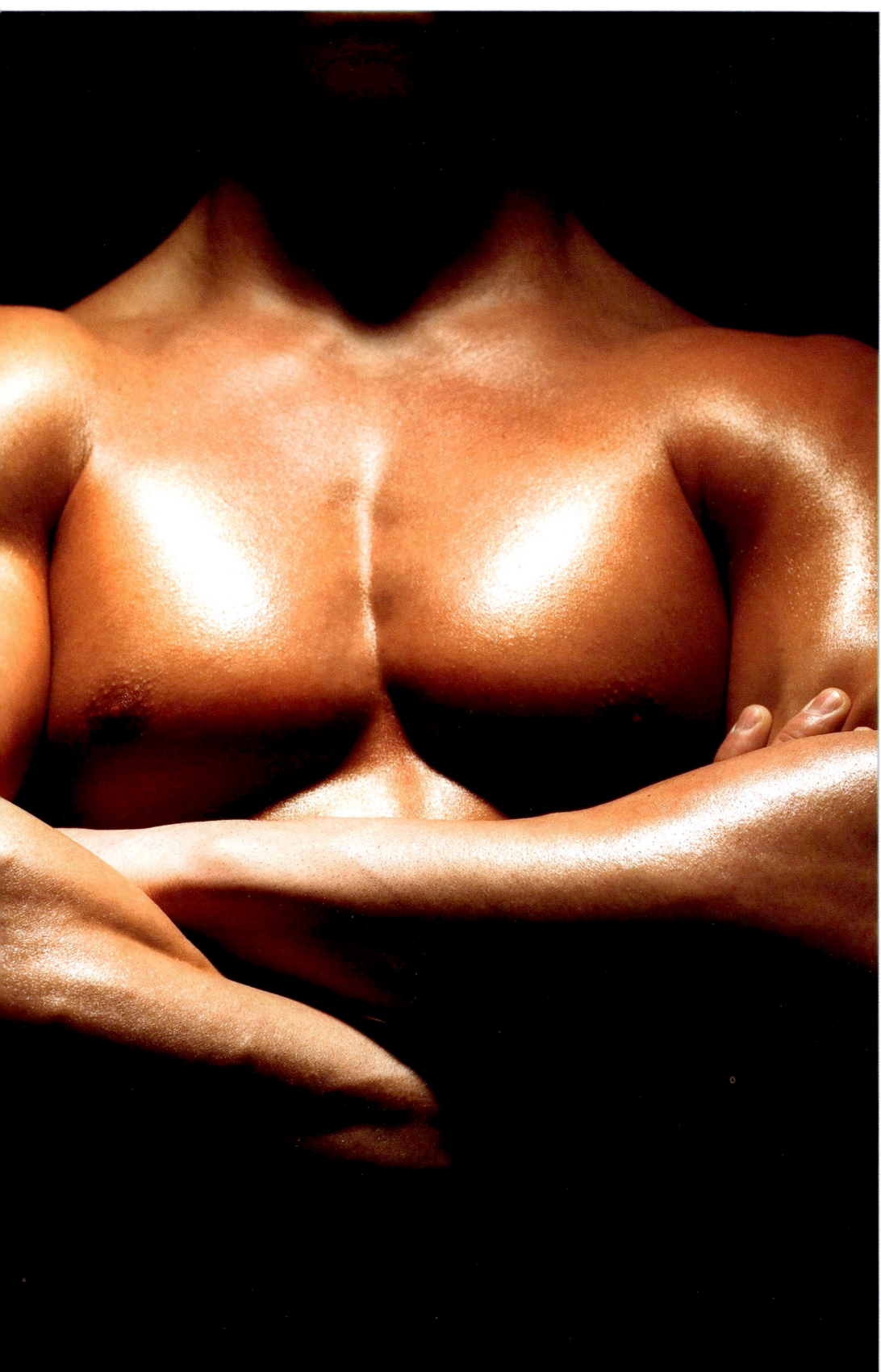

KAPITEL 1

SO ERZIELEN SIE MASSEZUWACHS

Bereits seit meinem 14. Lebensjahr habe ich Gewichte gestemmt. Und das eigentlich immer mit dem gleichen Ziel: Ich wollte größere, stärkere und besser aussehende Muskeln bekommen. Von Zeit zu Zeit änderte ich meine Trainingsformen, wie das wohl jeder ernsthafte Sportler tut. Zum Glück endete nur eine meiner angewendeten Trainingsformen wirklich in der Sackgasse. Meistens bin ich mehr oder weniger mühelos von einer Trainingsphase in die nächste übergegangen und habe so kontinuierlich meine Leistungsfähigkeit verbessert. Im Folgenden möchte ich Ihnen den Weg beschreiben, den ich gegangen bin, um schließlich dort anzukommen, wo ich heute bin.

Ich habe sechs Trainingsphasen durchlaufen:

ERSTE PHASE: WENN EIN MUSKEL
WIEDERHOLT ANGESPANNT WIRD, WÄCHST ER

Die Idee ist einfach: Wenn Muskeln kontrahiert werden, arbeiten sie. Wenn Sie Ihre Muskeln trainieren wollen, müssen Sie sie arbeiten lassen. Für den Trainingsanfänger ist nichts weiter wichtig: Er muss seine Muskeln kontrahieren, sie wechselweise anspannen und entspannen, um sie zu trainieren. Nach einigen Wochen wird der Anfänger erste Ergebnisse feststellen. Unweigerlich stellt sich bald die Überzeugung ein, dass es beim Krafttraining nur darum geht, Gewichte zu heben. Sie schauen, wie andere Sportler trainieren und ahmen deren Übungen nach, glauben, dass der einzige Unterschied zwischen Ihrem Körper und dem der durchtrainierten Kraftprotze im Fitnessstudio nur in paar Kraftübungen besteht. Vielleicht kaufen Sie auch die eine oder andere Fachzeitschrift, die Sie darin bestätigt, dass Sie nur bestimmte Übungen absolvieren müssen, um das angestrebte Ziel zu erreichen.

Natürlich ziehen Sie Übungen vor, bei denen die Arbeit des Muskels gut sichtbar ist. Hierzu gehören z. B. der Bizeps-Curl oder die Leg-Extension (Beinbeugen). Kniebeugen dagegen oder andere Übungen an freien Gewichten vermeiden Sie vermutlich, da diese nicht den schnellen Erfolg zeigen. Zu Hause posieren Sie dann vielleicht vor dem Spiegel, stolz, mal wieder Ihr Muskelwachstum optisch sichtbar gemacht zu haben. Leider vergessen Sie dabei, dass der Muskel nur in genau dieser angespannten Stellung so aufgepumpt aussieht.

Erste Zweifel kommen vielleicht auf, wenn Sie eine/n alte/n Freund/in wiedersehen und diese/r keinen Unterschied in Ihrem Körperbau feststellt. Dann ist es Zeit, auf den Boden der Tatsachen zurückzufinden: Wer das Anfängerstadium hinter sich gebracht hat, muss mehr bedenken, als nur das Heben und Senken von Gewichten. Jetzt muss der zweite Schritt gemacht werden:

ZWEITE PHASE: VIEL HILFT VIEL

Da Sie in den vergangenen Wochen keine Fortschritte mehr erzielt haben, sagen Sie sich nun, dass Sie Ihre Trainingshäufigkeit erhöhen müssen, also trainieren Sie 4 x pro Woche oder 5 x oder 6 x. Sie lernen mehr und mehr Übungen kennen und wollen alle in ihr Trainingsprogramm einbauen. Sie widmen eine ganze Trainingseinheit dem Bizeps und dem Trizeps und eine weitere Trainingseinheit der Brustmuskulatur. Sie verlassen den Kraftraum erst, wenn Sie alle erdenklichen Geräte ausprobiert und alle möglichen Übungen für eine Muskelgruppe durchexerziert haben. So erhöhen Sie Ihre Trainingstage und fragen sich an dieser Stelle vielleicht, wozu ein Ruhetag überhaupt notwendig ist. Für eine gewisse Zeit gibt Ihnen das Training Befriedigung. Die Muskulatur fühlt sich ständig angespannt an, ein leichter Muskelkater begleitet Sie tagaus, tagein. Irgendwie fühlen Sie sich aber steif an und Sie steigen morgens aus dem Bett wie ein an Rheuma erkrankter alter Mann. Aber die Befriedigung des kontinuierlichen Trainings macht das wett.

Manche Bodybuilder trainieren jahrelang auf diese Art und Weise. Doch viele von ihnen verletzen sich irgendwann auf dem Weg. Das kann schleichend passieren mit zunächst leichten Schmerzen in Ellbogen oder Kniegelenk. Oder aber Sie verspüren urplötzlich einen stechenden, scharfen Schmerz in der Schulter. Ihr Instinkt sagt Ihnen, die Überlastung zu ignorieren und zu versuchen, mit unterstützenden Maßnahmen weiter zu trainieren. Vielleicht kaufen Sie sich Manschetten für die Handgelenke oder einen Hüftgürtel, um den Halteapparat zu unterstützen. Wenn das nichts hilft, greifen Sie eventuell zu Ibuprofen®.

Manche Kraftsportler gehen dann sogar dazu über, regelmäßig Schmerzmittel einzunehmen, um ihren Überlastungsschmerz zu maskieren. Ist Ihre Verletzung akut und langwierig, mag das vielleicht sogar den Ausschlag geben, ganz mit dem Sport aufzuhören. Andere Sportler steigen aus, weil sie beruflich oder familiär zu eingespannt sind, und die hohe Trainingsbelastung nicht mehr aufrechterhalten können.

Doch vielleicht treffen Sie gerade an diesem Punkt auf jemanden, der Ihnen zu vermitteln versucht, dass Sie auch mit weniger Training noch Fortschritte erzielen können. In den vergangenen Jahren hätten Sie diesem Konzept wohl kaum Beachtung geschenkt, aber heute, wo Sie in einer Sackgasse gelandet sind und Ihr Training nicht mehr weiter steigern können?

Jetzt ist es an der Zeit, den dritten Schritt zu gehen.

DRITTE PHASE: WENIGER IST MEHR

Die Person, die Sie jetzt zum Umdenken bewegt, ist vermutlich ein Trainer oder zumindest jemand, dem anzusehen ist, dass er sich auskennt. Jemand, der einen erstklassigen Körperbau hat und Ihnen vermittelt, dass er sich in Sachen Krafttraining auskennt. Vermutlich hat er mal genauso angefangen wie Sie, hat in früheren

Jahren so auch einen gewissen Erfolg gehabt, bis er dann genauso wie Sie zum Umdenken gezwungen wurde.

So hat er das sogenannte „High-Intensity-Training", kurz *HIT*, kennen gelernt. Er erklärt Ihnen, dass diese Trainingsform zwar simpel, aber nicht einfach ist. Sie besteht aus einer Folge von 8-12 Übungen, von denen nur ein einziger Satz trainiert wird. Das Simple ist, dass das Programm sehr kurz ist und auch nur 2 x pro Woche absolviert wird (wenn nötig, sogar nur 1 x). Das Schwierige ist aber, dass das Gewicht so hoch gewählt werden muss, dass dieses eine Set bis zur absoluten Erschöpfung ausgeführt wird. Die letzte Wiederholung muss so hart sein, dass keine weitere Wiederholung möglich wäre. Im fortgeschrittenen Stadium wird sogar über diese Schwelle hinausgegangen. In diesem Falle hilft der Trainer bei der letzten Wiederholung, die Bewegung zu Ende zu führen.

Ihr erstes Training wird sich vermutlich unglaublich neu anfühlen. Zunächst stellen Sie fest, dass die Trainingseinheit im Handumdrehen beendet ist.

Am übernächsten Tag dann stellen sich Muskelschmerzen ungeahnter Intensität ein. Eigentlich dachten Sie, Sie hätten auch in der Vergangenheit schon sehr hart trainiert, aber diese Art von Muskelschmerzen haben Sie noch nie erlebt. So finden Sie schnell heraus, warum diese Trainingsform nicht öfter als 2 x pro Woche absolviert wird: Da schmerzen Muskeln, von denen Sie zuvor gar nicht wussten, dass Sie diese überhaupt haben: Nicht nur der Bizeps, Trizeps, die Brust- und Schultermuskulatur schmerzen, auch die kleinen Muskeln entlang des Brustkorbes, die Unterarme und das Gesäß.

Nach vier Wochen dann stellen sich sichtbare Erfolge ein. Sie sehen durchtrainierter, fettfreier und muskulöser aus als je zuvor. Auch Ihr Trainer unterstützt Sie und sagt, dies sei der Beweis dafür, dass Sie zuvor übertrainiert waren.

Doch auch diese Trainingsform hat ihre Schattenseiten: Dieser extreme Muskelkater nach jeder Trainingseinheit ist ziemlich störend. Die Verletzungen, unter denen Sie schon seit Langem litten, sind nicht wirklich verschwunden. Nach einigen Wochen stellen Sie fest, dass Sie beginnen, ein kleines Bäuchlein anzusetzen. Und Ihre großen Muskelgruppen, die anfangs so schnell wuchsen, werden nun nicht mehr wirklich größer. Erste Zweifel kommen auf.

Sie sprechen mit Ihrem Coach und der meint, Sie sollten Ihr Training auf 1 x wöchentlich reduzieren. O. k., Sie probieren auch das aus. Ihre Verletzungen scheinen nun langsam besser zu werden, aber die Speckschicht um die Hüfte wird kontinuierlich größer, während die Muskelmasse abnimmt. Sie sprechen wieder mit Ihrem Coach, doch der versucht Ihnen klarzumachen, dass Sie während des Trainings nicht nahe genug ans Limit gehen. So beginnen Sie, andere Meinungen einzuholen. Bald schon sind Sie völlig verwirrt, weil Sie zu viele verschiedene Meinungen gehört haben. Irgendwann treffen Sie dann auf jemanden, der sich in der Materie auskennt und die Methoden Ihres Trainers hinterfragt: „Sieht Ihr Coach wirklich fit aus?" „Ja." „Ist er durch die HIT-Methode fit geworden?" „Nein, er war früher schon ein erfolgreicher Bodybuilder." „O. k., dann hatte er wohl andere Voraussetzungen als Sie."

An dieser Stelle angekommen, wird Ihnen klar, dass Sie mal wieder in einer Sackgasse gelandet sind. Um Ihre Muskeln weiter anwachsen zu lassen, müssen Sie also wieder einen neuen Weg suchen.

VIERTE PHASE: DAS GEHEIMNIS DER RICHTIGEN BALANCE

Sie haben also mal wieder einen neuen Trainer und dieser gibt Ihnen ein Trainingsprogramm, das Sie 2-3 x pro Woche absolvieren. Auf den ersten Blick sieht es zu einfach aus: Anstelle von fünf Übungen für die Brust machen Sie jetzt nur noch eine. Anstatt nur die Muskelgruppen zu trainieren, die gut sichtbar sind, verteilen Sie nun Ihre Übungen auf alle Muskelgruppen. Sie trainieren die sichtbaren und die unsichtbaren, die großen und die kleinen Muskelgruppen. Zunächst glauben Sie, Sie fangen bei null an. Doch in Wahrheit stärken Sie jetzt zum ersten Mal Ihren Körper von der Mitte heraus. Sie bleiben verletzungsfrei, die Muskeln wachsen und gleichzeitig wird der Schwimmreif um die Hüfte kleiner. Bald schon fühlen Sie sich so gestärkt, dass Sie endlich wieder bereit sind, neue Herausforderungen anzunehmen. Doch dieses Mal entsteht die Motivation nicht auf Grund mangelnder Ergebnisse, sondern weil Ihr Körper stark genug ist, zum nächsten Level vorzustoßen. Es ist Zeit, wieder am Muskelmasseaufbau zu arbeiten.

FÜNFTE PHASE: HOHE GEWICHTE STEMMEN

10 Wiederholungen, drei Sätze. Immer wieder 10 Wiederholungen, drei Sätze. Jeder im Fitnessstudio scheint so zu trainieren. Doch die neue Trainingsgruppe, der Sie sich nun anschließen, hat die Zahlen rumgedreht: Diese Jungs absolvieren nur drei Wiederholungen und trainieren stattdessen 10 Sätze. Welch ein revolutionärer Ansatz! Und diese Gewichte, die diese Sportler stemmen! Sie fühlen sich peinlich berührt, wenn Sie Ihre Hantelstange bestücken, denn diese niedrigen Gewichte würden die Trainingskollegen nicht einmal zum Aufwärmen benutzen.

Als Sie gemeinsam zum Bankdrücken gehen, müssen Ihre Trainingspartner zwei 20-kg-Scheiben für Sie runternehmen. Schlimmer noch sieht es bei den Kniebeugen aus: Sie schaffen gerade mal 50 kg, während die anderen über 100 kg stemmen.

Sie stellen noch weitere Unterschiede fest: Die neuen Trainingspartner konzentrieren ihr Training auf Basisübungen, wie Bankdrücken, Kniebeugen, Beinpresse, Ausfallschritte und Ruderübungen. Fast alle Übungen sind an freien Gewichten. Dabei benutzen sie keine Gürtel oder Manschetten, sondern scherzen: „Junge, es wird Zeit, dass du Schwielen an den Händen bekommst." Nach einer Weile gewöhnen Sie sich an Ihre Außenseiterstellung in der neuen Gruppe und sind froh um die Unterstützung, die Sie bekommen. Alle versuchen, Ihnen nach besten Möglichkeiten zu helfen, die Übungen richtig auszuführen und Sie stärker zu machen. Und das passiert auch: Schon nach einem Monat erkennen Sie sich selbst nicht mehr im Spiegel. Ihre Brust-, Arm- und Beinmuskulatur hat ungeahnte Umfänge angenommen.

Und um Ihre Muskeln in voller Größe zu betrachten, müssen Sie nun auch nicht mehr vor dem Spiegel posieren. Freunde und Bekannte sprechen Sie auf Ihre äußere Verwandlung an, sogar auf der Straße werden Sie auf Ihren muskulösen Körper angesprochen. Mehr noch: Ihre neue athletische Herausforderung scheint sich plötzlich auf Ihr ganzes Leben auszuwirken: Sie fangen an, sich in Büchern und Zeitschriften über Trainingsformen zu informieren, Sie lesen außerdem über Ernährung, Anatomie, Physiologie, Neurologie und Biomechanik. Bald schon können Sie sich gar nicht mehr vorstellen, dass es Tage gab, wo Sie keine Ahnung hatten, was Endokrinologie bedeutet, welche Auswirkungen Hormone, wie Insulin oder Testosteron, auf Training und Erholung haben.

Gleichzeitig haben Sie Ihren Körper viel besser im Griff. Schließlich wissen Sie ja jetzt genauer, wann Sie wie hart trainieren sollten, wann Sie Pausen einlegen und wie Sie sich ernähren sollten. Sie essen nun mehr Proteine und weniger Kohlenhydrate, nehmen einige qualitativ hochwertige Nahrungsmittelergänzungen ein, achten auf gleichmäßige Verteilung der Hauptmahlzeiten und gesunde, hochwertige Nahrungsmittel. Verletzungen sind nun ein Relikt aus längst vergangenen Tagen. Ihr Körper ist stark und gesund von innen heraus. Das ist sichtbar und so werden Sie nun immer häufiger häufig gefragt, wie viele Kilos Sie beim Bankdrücken schaffen. Auf diese Frage könnten Sie gerne verzichten, denn diese Übungen sind noch immer nicht Ihre Stärke. Stattdessen würden Sie Ihren Bewunderern gerne erzählen, wie viel Sie beim Kreuzheben (auch Deadlift genannt) schaffen, doch das interessiert niemanden . . .

SECHSTE PHASE: MAN BRAUCHT NERVEN

Eine letzte Information haben Sie noch gebraucht, um ein kompletter Kraftsportler zu werden. Was jeder Neurologe weiß und auch den besten Trainern nicht neu ist, finden auch Sie nun heraus: Das zentrale Nervensystem ist der Schlüssel zum Erfolg. Und dabei wird diese Komponente von den meisten Sportlern übersehen. Nehmen wir einen simplen Kurzhantel-Curl: Da arbeiten drei Bereiche des Gehirns zusammen, um zu entscheiden, wie viele Muskelfasern für das Anheben des Gewichts benötigt wird: das Kleinhirn (Zerebellum), das Großhirn (Kortex) und die Basalnerven. Wenn das Gehirn dann seine Entscheidung gefällt hat, sendet es ein elektrisches Signal über das Rückenmark an die Nerven. Diese geben dann den Befehl an den Muskel zu kontrahieren. Wenn das Gehirn die richtige Entscheidung getroffen hat, dann ist das Ergebnis eine flüssige Hebe- und Senkbewegung des Gewichts. Manchmal liegt das Gehirn aber auch falsch, wenn Sie z. B. ein deutlich schwereres oder auch leichteres Gewicht erwartet haben. Plötzlich wird die Bewegung eckig und unkontrolliert. Niemand schenkt diesen Befehlen des Gehirns an die Nerven große Beachtung und dennoch ist es wichtig, diese Kontrollfunktion des Gehirns über die Muskelbildung näher zu betrachten.

GEHIRN AN BIZEPS

Sie wissen vermutlich, dass Muskeln unterschiedliche Größen haben. Auch können Sie sich wohl vorstellen, dass kleine Muskelfasern für feinmotorische Aufgaben, wie Augenzwinkern oder Mundbewegungen, zuständig sind, während die großen Muskelgruppen arbeiten, wenn hohe Gewichte bewegt werden sollen. Neu ist Ihnen vielleicht, dass sich jede Muskelgruppe aus kleinen und großen Muskelfasern zusammensetzt. Doch macht das natürlich Sinn: Schließlich hat kein Körperteil ausschließlich grobe oder feine Aufgaben zu bewältigen. Die Finger z. B. müssen sowohl einen Füller oder Pinsel führen können, als auch eine Langhantelstange halten.

Auch die Nerven, die die Muskelfasern kontrollieren, haben unterschiedliche Größen. Auch hier gilt, dass die großen Nervenzellen die großen Muskelfasern kontrollieren und damit für das Stemmen schwerer Gewichte zuständig sind. Doch wenn Sie nun meinen, dass die kleinen Muskelfasern schnell kontrahieren, während die großen Muskelfasern langsam kontrahieren, liegen Sie falsch. Das Gegenteil ist der Fall. Die kleinen Muskelfasern sind sogenannte *langsame Muskelfasern*, während die großen Muskelfasern schnell kontrahierend wirken. Langsam kontrahierende Muskelfasern können über längere Zeiträume arbeiten, während die schnell kontrahierenden Muskeln schnell ermüden. Aus diesem Grunde sind auch die kleinen Muskelfasern so wichtig für jede Ausdauerbelastung.

Wenn Sie Ihre Ausdauer aufbauen, verlieren Sie in gleichem Maße Kraft und Schnelligkeit. Langsame Muskelfasern sind gut für mittlere Geschwindigkeiten, die lange durchgehalten werden sollen. Wer allerdings höchste Geschwindigkeiten erzielen will, muss die schnellen, großen Muskelfasern aktivieren. Diese wiederum halten nicht länger als etwa 15 Sekunden durch. Ein unwissender Sportler denkt vielleicht, Laufen ist gleich Laufen, der Bewegungsablauf ist der Gleiche, also werden auch die gleichen Muskelfasern aktiviert. Aber das ist nicht richtig. Ein Sprinter aktiviert die schnellen Muskelfasern, während ein Ausdauerläufer zu einem erheblichen Anteil die langsamen, kleinen Muskelfasern einsetzt. Ein Sprinter kann also nicht nur deshalb nicht länger als 10-20 Sekunden das hohe Tempo aufrechterhalten, weil die Pumpe und die Sauerstoffversorgung nicht ausreicht, sondern auch weil die schnellen Muskelfasern ihren Dienst verweigern.

Sie wissen bereits, dass jede Muskelgruppe aus kleinen und großen Muskelfasern zusammengesetzt ist. Diese werden in einer festen Reihenfolge vom Gehirn aktiviert. Dieses Phänomen heißt *Größenprinzip*. Bei jeder Bewegung wird zunächst den kleinen, ausdauernden Muskelgruppen der Befehl gegeben, zu arbeiten. Erst wenn diese nicht stark genug sind, werden die nächstgrößeren Muskelgruppen und schließlich die größten, schnell ermüdenden Muskeln aktiviert. Daraus folgt, dass nur beim Stemmen höchster Gewichte wirklich alle Muskelgruppen eingesetzt werden. Dieses Wissen können Sie nun nutzen, um Ihr Training zu optimieren.

KAPITEL 2

DAS GRÖSSENPRINZIP

Muskelfasern sind in Strängen zusammengefasst. Manche Stränge enthalten bis zu mehreren tausend Fasern. Die kleinen Muskelfasern, wie z. B. die in den Händen, bestehen aus wenigen Strängen. Große Muskelfasern, wie z. B. die vordere und hintere Oberschenkelmuskulatur, setzen sich aus vielen Strängen zusammen. Kleine Muskelstränge können lange Zeit arbeiten, da sie nur geringe Muskelanspannung mit sich bringen. Große Stränge dagegen ermüden schnell, da ihre Aktivität viel Kraft benötigt. Aus diesem Grunde sind auch die Hände in der Lage, den ganzen Tag Arbeit zu verrichten, ohne dabei zu ermüden.

Jeder Muskelstrang empfängt Befehle von einer bestimmten Nervenzelle, *motorisches Neuron* genannt. Auch hier gilt das Größenprinzip: großer Muskelstrang, große Nervenzelle. Die Kombination von Muskelstrang und Nervenzelle heißt *motorische Einheit (ME)*. Auch diese ist entweder klein oder groß. Wie Sie nun sicher verstehen, sind große motorische Einheiten verantwortlich für maximale Kraftanstrengungen, die nur sehr kurz aufrechtzuerhalten sind. Kleine Einheiten dagegen benötigen weniger Kraft und sind daher ausdauernder.

KLEINE MUSKELFASERN ARBEITEN ZUERST

Bei jeder Muskelkontraktion werden zuerst die kleinen MEs aktiviert. Sie kontrahieren und produzieren dabei nur wenig Muskelspannung. Wenn mehr Kraft benötigt wird, werden nach und nach die größeren Einheiten einbezogen, die mehr Spannung erzeugen.

Beim Tippen auf dem Computer beispielsweise wird nur wenig Muskelspannung benötigt, sodass nur kleine Einheiten aktiviert werden. Kniebeugen mit maximalem Gewicht dagegen benötigen alle zur Verfügung stehenden MEs. Auch hier werden erst die kleinen, dann die mittleren und schließlich die größten Einheiten aktiviert. Wenn diese Reihenfolge nicht eingehalten würde, dann hätten Sie keinerlei Koordination bei der Bewegungsausführung, da Sie nur Ihre Maximalkraft einsetzen, aber nicht die feinkoordinativ wirkenden, kleinen Muskelgruppen arbeiten ließen. Eine maximale Kraftanstrengung beginnt daher immer in den Fingern und Fußzehen und nicht in den Oberschenkeln. Genauer gesagt, bei Hebebewegungen arbeiten die Finger zuerst und beim Laufen ist es der große Fußzeh, der als Erstes in Aktion tritt.

Das Gehirn sendet also ein Signal entlang der Wirbelsäule zu den Muskeln und entscheidet, wie viele motorische Einheiten aktiviert werden sollen. Nur wenn es unbedingt notwendig ist, werden die kraftvollen großen Einheiten beauftragt. Dann arbeitet der Stoffwechsel hart und braucht entsprechend lange Zeit zur Erholung.

NUTZEN SIE DAS GESETZ DER KRAFT

Lassen Sie uns mit einem Beispiel anfangen:

Sie trainieren Ruderübungen an der Kabelstation und haben 30 kg aufgelegt. Nach einem Satz machen Sie eine kurze Pause, gehen an die Bar, um ein Glas Wasser zu trinken, kommen zurück und wollen das nächste Set beginnen, doch die Stange bewegt sich keinen Zentimeter. In der Zwischenzeit hatte jemand das Gewicht auf 50 kg verstellt und Sie fühlen sich nicht in der Lage, die Stange zu bewegen.

Nun stellen Sie sich eine neue Situation vor: Sie haben sich mit 30 kg aufgewärmt und verstellen nun selbst das Gewicht auf 50 kg. Dann versuchen sie, die Ruderübung mit diesem Gewicht durchzuführen und es funktioniert. Warum? Weil Ihr Gehirn darauf vorbereitet war, dass Sie jetzt ein höheres Gewicht stemmen wollen. Ein Außenstehender würde vielleicht nicht mal einen Unterschied in Ihrer Bewegungsausführung feststellen, die Bewegung ist ebenso schnell und ebenso flüssig wie zuvor, als Sie nur 30 kg bewegt haben. Die Frage ist nun, warum hat Ihr Gehirn nicht schnell umgedacht und größere Einheiten zur Arbeit beauftragt? Die Antwort liegt in der Physik:

Kraft = Masse x Beschleunigung

Um mehr Kraft zu erzeugen, muss entweder die Masse oder die Geschwindigkeit erhöht werden.

Lassen Sie uns zunächst den Begriff *Masse* erläutern: Masse und Gewicht ist nämlich nicht das Gleiche. Die Masse eines mit Wasser gefüllten Ballons ist die Gleiche wie die Masse eines mit Luft gefüllten Ballons der gleichen Größe. Das Gewicht beider Ballons wiederum kann sich verändern in Abhängigkeit von der Stärke der Erdanziehungskraft. Beim Krafttraining allerdings sind Masse und Gewicht gleichbedeutend: Ein höheres Gewicht hat größere Masse.

In unserem ersten Beispiel ist die Masse ohne Ihr Wissen erhöht worden. Sie begannen Ihre Bewegung also mit der Vorstellung, dass Sie nur 30 kg zu bewegen hatten. Dementsprechend haben Sie Ihre Beschleunigung gewählt. Im zweiten Beispiel wussten Sie, wie viel Gewicht Sie zu bewegen hatten und begannen die Bewegung mit entsprechend hoher Beschleunigung.

Mit *Beschleunigung* ist übrigens nicht die wirkliche Geschwindigkeit gemeint, mit der das Gewicht bewegt wird, sondern die Kraft, die ausgeübt wird, um das Gewicht zu bewegen. Die Bewegungsgeschwindigkeit beim Stemmen hoher Gewichte ist gleich, wenn nicht sogar niedriger, als beim Stemmen leichter Gewichte.

Die wirkende Kraft und die Anzahl aktivierter Muskelfasern korrelieren miteinander. Das bedeutet, je mehr Kraft benötigt wird, desto mehr Muskelfasern werden aktiviert. Zur Anwendung dieses Prinzips der Trainingsphysiologie lassen Sie uns wiederum zwei Beispiele anschauen:

MUSKELN SOFORT – DAS POWERPROGRAMM

Sie beobachten zwei Trainierende beim Ausführen der gleichen Übung und sollen nun bestimmen, welcher von beiden härter trainiert hat.

Der erste Sportler stemmt maximales Gewicht mit drei schnell ausgeführten Wiederholungen. Der zweite Sportler bewegt ein submaximales Gewicht mit 12 langsam ausgeführten Wiederholungen.

Wer hat nun härter trainiert? Der erste Athlet, der zwar ächzt und stöhnt, aber der seine Übung nach 10 Sekunden beendet hat, oder der zweite, dessen Gesicht nach einer Weile rot anläuft und dessen Muskeln am Ende der 45 Sekunden langen Übung zittern?

Der erste Sportler hat mehr Muskelfasern aktiviert. Der zweite dagegen hat weniger motorische Einheiten eingesetzt, aber dennoch seine Muskeln bis zur absoluten Erschöpfung trainiert. Wer leichtere Gewichte stemmt, aktiviert zwar weniger Muskelfasern, doch im Laufe der Übung werden einige Muskelgruppen müde und versagen ihren Dienst. Dann müssen die anderen Muskelfasern einspringen und mehr Arbeit leisten. Diese sind am Ende ebenfalls so kaputt, dass sie vor Ermüdung beginnen zu zittern. Das Zittern ist eine Art Fehlzündung der Neuronen.

ZUR THEORIE DER MUSKELERMÜDUNG

In Kap. 1 erwähnte ich bereits, dass große Muskelfasern schneller ermüden als kleine. An dieser Stelle möchte Ihnen die Erklärung für dieses Phänomen liefern: Die Antwort liegt in den verschiedenen Energiebereitstellungssystemen.

Die größten Muskelfasern nutzen *Kreatinphosphat* als Quelle der Energiebereitstellung. Leider ist dieses sehr schnell aufgebraucht und es wieder aufzufüllen, dauert relativ lange. Kleine Muskelfasern dagegen können auf verschiedene Energiebereitstellungsarten zurückgreifen. Hierzu gehört Glykogen, welches in Blut, Leber und Muskeln gespeichert ist. Auch Fett, welches sich praktisch überall im Körper befindet, kann zur Energiebereitstellung verbrannt werden. Mittelgroße Muskelfasern sind zwar nicht in der Lage, Fett als Energiebereitstellung zu benutzen, aber sie können Muskel- und Leberglykogen verbrennen und sind damit in der Lage, die Belastung einige Minuten lang aufrechtzuerhalten.

Je weniger Energie Sie für die Aktivierung der Muskulatur benötigen, desto länger können Sie die Belastung aufrechterhalten. Am wenigsten Energie benötigen Sie, wenn ausreichend Sauerstoff zur Verfügung steht. Diesen nutzen die kleinen Muskelfasern, wenn sie Fett und Glykogen verbrennen. Dieses Energiebereitstellungssystem funktioniert quasi unendlich. Aus diesem Grunde können Sie den ganzen Tag sitzen, gehen und leichte Arbeiten verrichten. Wenn Sie allerdings joggen, werden größere Muskelfasern benutzt, was die Dauer der Belastung begrenzt. Maximale Belastungen sind auf 10-15 Sekunden begrenzt, da hier Kreatinphosphat als Energiebereitstellung benötigt wird.

Die meisten Trainer würden dem Sportler raten, so zu trainieren wie der zweite Athlet. Das Größenprinzip allerdings gibt dem ersten Sportler recht. Dieser hat mehr Kraft eingesetzt und mehr motorische Einheiten aktiviert. Hier liegt allerdings auch das Problem, denn kein Sportler kann in jedem Training maximale Gewichte stemmen. Damit wäre das Verletzungsrisiko zu groß und Burn-out praktisch garantiert. Doch wer das Größenprinzip verbindet mit dem physikalischen Gesetz Kraft = Masse x Beschleunigung, der lernt, auch beim Stemmen leichterer Gewichte mehr MEs zu beanspruchen.

Mehr Kraft wird produziert, wenn das Gewicht schneller bewegt wird. Daraus folgt, dass leichtere Gewichte schneller bewegt werden müssen.

Wir kennen nun also zwei Möglichkeiten, mehr motorische Einheiten zu beanspruchen:

1. Bewegen Sie höhere Gewichte.
2. Bewegen Sie niedrigere Gewichte schneller.

Sie können Ihre Muskulatur nicht optimal ausbilden, wenn Sie nur eines der beiden Systeme nutzen. Die Kombination beider Systeme in alternierenden Trainingseinheiten aber bildet Ihren Körper optimal aus.

DIE BEDEUTUNG VON GESCHWINDIGKEIT

Wenn Sie meinem Trainingsprogramm folgen, sollten Sie, unabhängig davon, wie hoch Sie das Gewicht wählen, die Bewegung so schnell wie möglich ausführen. Das heißt nicht unbedingt, dass sich das Gewicht wirklich schnell bewegt, aber Sie sollten zumindest mit größtmöglicher Anstrengung versuchen, die Übung schnell und dabei gleichzeitig sauber auszuführen, um die größtmöglichen motorischen Einheiten zu beanspruchen.

Hierzu ein Beispiel: Stellen Sie sich vor, Sie hätten gerade den neuesten „Get Huge"-Artikel in einem Bodybuildingmagazin gelesen, wo Ihnen empfohlen wird, drei Sets mit 12 Wiederholungen zu trainieren und dabei die Bewegungen möglichst langsam und kontrolliert auszuführen. Das probieren Sie noch am selben Abend aus. Ihre Arme brennen, die Muskeln zittern und Sie sind am Ende jedes Sets mächtig außer Atem. Dann absolvieren Sie die gleiche Übung, mit gleichem Gewicht und gleicher Wiederholungszahl, aber versuchen, die Bewegungen möglichst schnell, aber noch immer kontrolliert auszuführen. Dieses Mal unterbrechen Sie das Set, sobald Sie die Bewegung nicht mehr kontrolliert und schnell ausführen können. Anstelle von drei Sets mit 12 Wiederholungen trainieren Sie nun sechs Sets mit sechs Wiederholungen.

Wenn Sie nun Ihr Wissen über das Größenprinzip und die physikalische Gleichung anwenden, stellen Sie fest, dass Sie beim zweiten Versuch mehr Muskelfasern beansprucht haben. Kein Zweifel, das erste Training fühlt sich härter an und lässt Sie auch am folgenden Tag noch mehr Muskelschmerzen verspüren.

Doch lassen Sie uns hierzu eine Grafik anschauen. Diese zeigt, wie viele Muskelfasern bei welcher Art von Bewegung aktiviert werden. Die Längsachse zeigt den prozentualen Anteil der aktivierten Muskelfasern. Die vertikale Achse zeigt, wie viel Prozent von Ihrer Maximalkraft Sie für die Bewegung benötigen. Die Grafik verdeutlicht, dass mehr und mehr MEs aktiviert werden, je komplizierter die Bewegung wird. Für Stehen benötigen Sie nur etwa ein Viertel Ihrer zur Verfügung stehenden MEs, während Sie für Gehen schon 50 % und für Springen sogar 100 % Ihrer MEs beanspruchen. Die größten MEs werden erst in Anspruch genommen, wenn Sie joggen oder springen. Die kleinen dagegen arbeiten immer – beim Stehen, Rennen und Springen.

Die Vertikalachse zeigt auch, wie viel Prozent Ihrer Maximalkraft bei jeder Bewegung benötigt wird. Sie stellen fest, dass beim Gehen zwar 50 % Ihrer MEs aktiviert werden, diese aber nur 20 % Ihrer Maximalkraft beanspruchen. Nur bei Bewegungen, die auf der rechten Seite der Grafik dokumentiert sind, werden *alle Einheiten* aktiviert und 100 % der Maximalkraft beansprucht.

Ihr Ziel beim Krafttraining zum Masseaufbau muss also sein, möglichst dicht an der rechten oberen Ecke zu trainieren, möglichst viele Muskelfasern zu beanspruchen. Nur dann werden alle kleinen, mittleren und auch großen MEs aktiviert. Bewegen Sie also die Gewichte grundsätzlich so schnell wie möglich bei gleichzeitig sauberer Ausführung.

Das Verhältnis zwischen Kraft, Beanspruchung von motorischen Einheiten und Bewegungsgeschwindigkeit

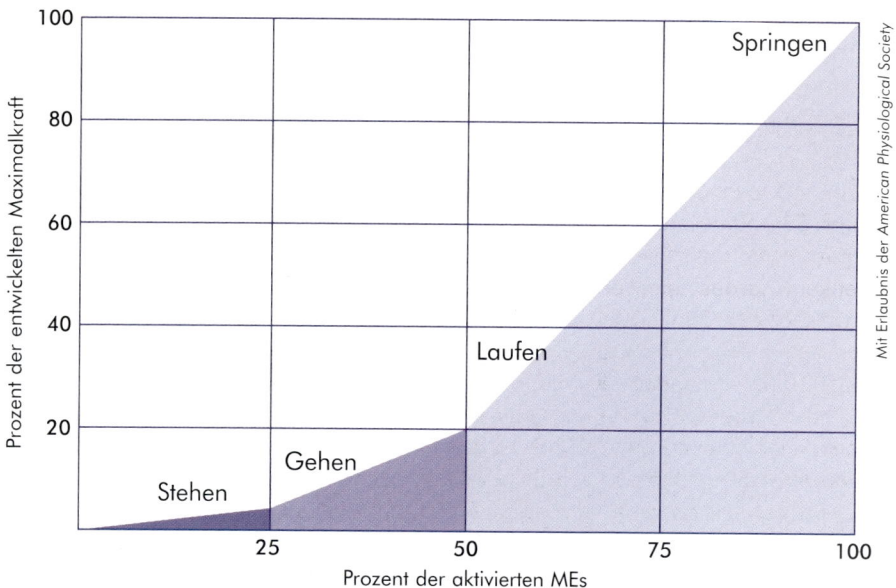

Natürlich ist auch die Schwere des Gewichts entscheidend für die Anzahl der aktivierten MEs. Wenn Sie z. B. eine 3 kg schwere Kurzhantel heben wollen, sendet das Gehirn das Signal, eine bestimmte Anzahl an MEs zu rekrutieren. Egal, wie schnell Sie die Hantel nun bewegen, Sie werden niemals alle großen Einheiten aktivieren. Heben Sie dagegen eine 25-kg-Kurzhantel, dann gibt das Gehirn ein anderes Signal. Es beauftragt mehr und damit auch größere Einheiten für die Arbeit. Wenn Sie das schwere Gewicht so schnell wie möglich bewegen, aktivieren Sie vielleicht 100 % Ihrer MEs. Die Bewegungsgeschwindigkeit wird nun, auch wenn Sie sich noch so sehr anstrengen, immer noch niedriger sein, als beim Stemmen einer leichteren Hantel.

GESCHWINDIGKEIT, BEWEGUNGSAMPLITUDE UND TECHNIK

Wenn Ihr Ziel ist, bei jeder Bewegung möglichst viele Muskelfasern zu beanspruchen, dann sollten Sie ein Set dann unterbrechen, wenn

1. Sie Ihre Bewegungsgeschwindigkeit reduzieren,

2. Sie die Bewegung nicht mehr sauber ausführen können und wenn

3. Ihre Bewegungsamplitude kleiner wird.
Lassen Sie uns diese drei Punkte noch einmal genauer ansehen.

1. Die Bewegungsgeschwindigkeit ist leicht überprüfbar. Wenn Sie subjektiv meinen, dass Sie die Geschwindigkeit nicht mehr aufrechterhalten können, dann ist das vermutlich auch der Fall. Sie sollten dann das Set unterbrechen.

2. Die Bewegungsausführung leidet, wenn Muskelgruppen ermüden und ihren Dienst verweigern. Dann müssen andere Muskelgruppen einspringen und die Schwäche kompensieren.

3. Die Bewegungsamplitude kann als Folge der mangelnden Technik nicht mehr aufrechterhalten werden.

Hierzu ein praktisches Beispiel: Sie beobachten einen Bodybuilder beim Wettkampf. Sein Ziel ist es, so viele Deadlifts wie möglich zu absolvieren. Die erste Wiederholung geht leicht von der Hand. Er stemmt das Gewicht aus den Oberschenkeln heraus, aktiviert Rücken- und Gesäßmuskeln. Die zweite Wiederholung sieht noch ähnlich sauber aus wie die erste. Auch die dritte Wiederholung sieht noch sehr sauber aus, doch die Bewegungsausführung ist etwas langsamer. In der vierten Wiederholung dann verschlechtert sich seine Technik. Seine hintere Oberschenkelmuskulatur ist offensichtlich müde und er muss die versagenden Beinmuskeln nun mit den Rückenmuskeln ausgleichen. Dennoch schafft er es, die Bewegung zu Ende zu führen. Die fünfte Wiederholung sieht schlimm aus. Die Bewegung ist langsam und eckig. Die Technik ist schlecht und nun schafft der Sportler es auch nicht mehr, die Bewegung zu Ende zu führen. Damit ist auch seine Bewegungsamplitude verkürzt. Hätte dieser Athlet sich im Training befunden und wäre er dem hier postulierten Programm gefolgt, dann hätte er spätestens nach der dritten Wiederholung, als er nämlich die Geschwindigkeit nicht mehr aufrechterhalten konnte, die Übung abgebrochen. Im Wettkampf natürlich macht der Sportler weiter, bis nichts mehr geht.

In den meisten Fällen ist also *Geschwindigkeit* der Schlüssel zum Erfolg. Manche Übungen allerdings können nicht schnell ausgeführt werden. Hierzu gehören Übungen am Kabelzug. Kabelzugmaschinen sind nicht dazu konzipiert, schnell daran zu ziehen. Sie machen ungeheuren Lärm und können schlimmstenfalls sogar reißen. Daher sollten Sie, statt auf Geschwindigkeit zu setzen, Ihrer Technik besondere Beachtung schenken. Achten Sie darauf, dass Sie ruhig und aufrecht sitzen bleiben und nicht Ihren Rücken unterstützend vor- und zurückbewegen.

Bei Langhantelkniebeugen ist die Bewegung so komplex, dass es schwierig ist, Geschwindigkeit und Technik genau im Auge zu behalten. Achten Sie hier darauf, dass Sie die Bewegungsamplitude nicht verkürzen. Brechen Sie die Übung ab, wenn Sie feststellen, dass Sie mit den Oberschenkeln nicht mehr weit genug herunterkommen.

Auch bei Klimmzügen ist die Bewegungsamplitude Ihr Maßstab. Wenn Sie Ihr Kinn nicht mehr über die Stange bringen können, ist es Zeit, aufzuhören.

Viele Trainer würden Ihnen jedoch empfehlen, weiterzumachen, bis nichts mehr geht. Sie meinen, dass auch bei Aktivierung weniger MEs noch immer ein guter Trainingseffekt erzielt wird. Auch ich denke, dass es möglich ist, mit schlechter Technik noch Muskulatur aufzubauen, meine allerdings, dass dadurch die Verletzungsgefahr erheblich steigt. Wenn Muskelgruppen ermüden und Ihren Dienst versagen, sind die kleinen Muskelfasern besonders gefährdet. Diese aber müssen für Stabilisation sorgen. So z. B. die kleinen Muskelfasern in der Schulter, die das Schultergelenk bei Pressübungen schützen sollen. Wenn diese versagen, ist Verletzung vorprogrammiert. Wenn die großen Muskelgruppen versagen, müssen die kleinen einspringen und stehen dann nicht mehr für Stabilisierungsaufgaben zur Verfügung.

Hieraus folgt: Setzen Sie immer Qualität vor Quantität. Mehr hierzu in Kap. 3.

KAPITEL 3

WISSEN IST MACHT

Die ersten beiden Kapitel beschäftigten sich mit Informationen über das Nervensystem und die Bildung einer kräftigen Muskulatur – Wissen, über das Sie vermutlich nicht verfügten, bevor Sie dieses Buch lasen. Dieses Kapitel nun beschäftigt sich mit Wissen, das zwar unter Sportlern gemeinhin bekannt ist, das aber häufig missverstanden wird.

In diesem Kapitel möchten wir mit den bekanntesten Mythen im Kraftsport aufräumen.

ERSTER MYTHOS
„NO PAIN, NO GAIN"

Viele Sportler aller Disziplinen verfallen diesem Irrtum: Je größer der Schmerz nach dem Training ist, desto besser das Ergebnis. Doch das ist so nicht richtig. Natürlich bringt eine harte und effektive Trainingseinheit eine gewisse Müdigkeit und auch Muskelkater mit sich. Dennoch ist es nicht richtig, zu glauben, dass mehr Schmerzen zu noch mehr Effektivität führen.

Muskelschmerz nach dem Training bedeutet, dass der Körper einer ungewohnten Belastung ausgesetzt wurde, eine Aufgabe bewältigt hat, die ihm gänzlich unbekannt war oder mit der er schon längere Zeit nicht mehr konfrontiert war. Es bedeutet, dass Muskelgewebe zerstört wurde, welches nun während der Regenerationsphase wieder aufgebaut werden muss. Hierbei wird Protein in die Muskelfasern eingelagert, was schließlich zu vermehrtem Muskelwachstum führt. Dennoch bedeutet das nicht, dass mehr Schmerzen gleichbedeutend sind mit mehr Muskelaufbau. Mehr Schmerzen bedeutet, dass ein noch größerer Muskelschaden angerichtet worden ist. Diesen zu beheben, kann recht lange dauern. Eine lange Regenerationszeit aber steht kontinuierlichem Training entgegen und ist damit kontraproduktiv. Anstatt Ihre Trainingsintensität so zu dosieren, dass Sie möglichst heftigen Muskelkater verspüren, sollten Sie stattdessen versuchen, Muskelschaden so weit wie möglich zu vermeiden. Sie müssen nicht extrem hart trainieren, um extrem gute Erfolge zu erzielen.

Zugegebenermaßen ist es schwierig, sich der Überzeugungskraft von Fachzeitschriften oder Werbefilmen zu widersetzen. Dort werden Bodybuilder abgebildet, breit wie Schränke, die mit schmerzverzerrtem Gesicht mehrere Hundert Kilo stemmen, bis sie förmlich unter dem Gewicht zusammenbrechen. Fachmagazine suggerieren dem Leser, dass er maximale Gewichte stemmen muss, dabei maximale Schmerzen erleiden und erst aufgeben soll, wenn buchstäblich nichts mehr geht. Doch abgesehen davon, dass diese Trainingseinstellung früher oder später in eine Sackgasse führt, ist auch an der Echtheit solcher Fotos oder Werbefilme zu zweifeln. Dem Be-

trug von solchen Bildern sind keine Grenzen gesetzt: Der Bodybuilder, der scheinbar das Gewicht hebt, senkt es in Wirklichkeit nur. Die Gewichtsscheiben werden
ausgehöhlt, sodass selbst die Putzfrau die mit vermeintlich 200 kg bestückte Beinpresse bewegen könnte. Auch der Text, den Sie in dem Magazin lesen, ist ganz sicher nicht von dem Sportler selbst geschrieben worden – vermutlich spricht er nicht
einmal die gleiche Sprache. Diese Athleten trainieren in Wirklichkeit selten Übungsformen, wie sie in Fachzeitschriften abgebildet sind. Wenn ich die Leistungssportler
in meiner *Gold's Gym* in Venice beobachte, dann absolvieren sie ganz normale
Übungen mit adäquaten Gewichten. Doch sie haben Verträge mit den Magazinen,
auf denen sie abgebildet sind und die Herausgeber sind natürlich nicht daran interessiert, einen Bodybuilder abzubilden, der 15 kg leichte Kurzhanteln in der Hand
hält. Demnach ist die ganze Geschiche eine reine Marketingfrage. Und wenn wirklich alles so wäre, wie es aussieht, dann müssen Sie bedenken, dass der Gewichtheber sich nicht in einem x-beliebigen Training befindet, sondern wahrscheinlich gerade in absoluter Hochform ist. Das bedeutet, dass der Sportler eine besondere Diät und eine Entwässerungskur gemacht hat, um seine Muskeln noch mehr hervor-
zuheben. Glauben Sie also nicht alles, was Sie in einer Fachzeitschrift lesen. Wenn
Sie wirklich wissen wollen, wie viel Gewicht Hochklassebodybuilder stemmen können, dann sollten Sie sich einen Wettkampf live anschauen. Dort sehen Sie genau,
wie definiert die Sportler aussehen, wie viel Schmerz sie beim Heben verspüren und
wie viele Kilos sie stemmen können. Aber vor allem: Schauen Sie sich die Körper-
proportionen dieser Sportler genau an. Um solch extrem hohe Gewichte zu stemmen, muss man nämlich auch den richtigen Körperbau haben.

ZWEITER MYTHOS
LANGSAMES HEBEN IST SICHERER UND EFFEKTIVER

Bis in die 70er Jahre des 20. Jahrhunderts lag beim Krafttraining der Fokus auf der
Ausbildung von Kraft und Schnellkraft. So herrschte die Philosophie, dass Gewichte schnell bewegt werden müssen.

Doch dann kam der Bodybuildingguru Arthur Jones, Begründer der Marke für Trai-
ningsmaschinen „*Nautilus*", mit einem völlig neuen Ansatz: Von jeder Übung wurde nur ein einziges Set mit acht Wiederholungen absolviert. Dabei wurde jede Wiederholung so langsam ausgeführt, dass sie etwa acht Sekunden dauerte. Am Ende des Sets sollte der Muskel total ermüdet sein, sodass keine weitere Wiederholung mehr möglich wäre. Damit dauerte jede Trainingseinheit nur etwa 20-30 Minuten, der Muskelschaden aber war so groß, dass eine Woche Regeneration nötig
war. Daraus folgte, dass nur 1 x oder maximal 2 x pro Woche trainiert werden
musste, obwohl Jones 3 x Training pro Woche vorsah. In dieser „Golden-Age-Zeit"
des Bodybuildings, wo Vorzeigeathleten wie Arnold Schwarzenegger tägliches Training von mehreren Stunden propagierten, war dieser Ansatz natürlich revolutionär.
Einige Ideen von Arthur Jones machen auch durchaus Sinn: Weniger Trainingsstunden, diese aber intensiver verbracht, bringen bessere Ergebnisse, wie die meisten
Fitnessexperten anerkannten. So werden auch heute noch 3-4 Stunden Krafttraining pro Woche als Maximum angesehen. Wer meint, dies sei nicht genug, dem
ist geraten, intensiver zu trainieren anstatt länger.

Doch Jones' Ansatz der langsamen Bewegungsausführung, der auch heute noch in den Köpfen vieler herumspukt, widerspricht jeglicher Trainingslehre. Viele Trainierende bleiben diesem Ansatz treu, weil sie beim Heben die Arbeit und Anspannung des Muskels spüren und daher meinen, dies sei gleichbedeutend mit hoher Effektivität. Andere, insbesondere Anfänger, bewegen die Gewichte langsam, weil ihnen gesagt wird, dass sie so die Verletzungsgefahr minimieren. Ich bezweifle das, denn wenn ein Mensch in der Lage ist, ohne motorische Probleme zu rennen, zu springen und zu werfen, dann gibt es keinen Grund, warum er Schwierigkeiten mit dem Heben und Senken von Gewichten haben sollte.

Wie Sie an früherer Stelle bereits gelernt haben, gilt: Wer Gewichte absichtlich langsam bewegt, der rekrutiert eine geringere Anzahl motorischer Einheiten.

Lassen Sie uns hierzu ein paar Zahlen ansehen: Nehmen wir ein typisches Beispiel von drei Sätzen à 12 Wiederholungen Bizeps-Curls. Jede Wiederholung soll sechs Sekunden dauern: zwei Sekunden Heben und vier Sekunden Senken. Das Gewicht, das Sie 12 x langsam bewegen können, ist etwa 60 % des Maximalgewichts, das Sie einmal bewegen könnten. Angenommen, diese Zahlen entsprechen Prozentsätzen, dann würden Sie bei einer Wiederholung mit Maximalgewicht 100 % Ihrer Muskelfasern beanspruchen und bei 60 % Ihres Maximalgewichts auch nur 60 % der motorischen Einheiten aktivieren. Dieser Prozentsatz steigt natürlich etwas an, wenn Sie versuchen, das Gewicht schnell zu bewegen. Doch wenn Sie stattdessen ein niedrigeres Gewicht wählen (und das müssen Sie, da Sie ein höheres Gewicht nicht langsam bewegen können), dann limitieren Sie die Anzahl der arbeitenden Muskelfasern. Die großen, starken Muskelfasern bleiben bei dieser Methode arbeitslos.

Manche Verfechter dieser Methode sagen, dass die großen Muskelfasern einspringen würden, sobald die kleinen ermüden. Das klingt auf den ersten Blick wie das Größenprinzip: Wenn das Gehirn realisiert, dass die kleinsten Muskelfasern die Arbeit nicht verrichten können, dann werden größere Muskelfasern rekrutiert. Wenn das wirklich der Fall wäre, dann würden Sie im Laufe eines Sets stärker werden und wären in der Lage, das Gewicht schneller und sauberer zu bewegen. Aber das passiert nicht. Wenn Sie müde werden, bewegen Sie das Gewicht langsamer und langsamer, die Technik leidet und schließlich wird auch die Bewegungsamplitude kleiner. Das beweist, dass die kleinsten Muskelfasern, sobald sie einmal den Job übernommen haben, weiterarbeiten bis zum bitteren Ende. Dazu müssen Sie bedenken, dass immer die größeren Muskelfasern zuerst den Dienst versagen. Wenn Sie also nach der Hälfte der Wiederholungszahl müde werden, so sind es nicht die kleinsten, sondern die nächstgrößeren Fasern, die aufgeben. Die größten Fasern waren dagegen nie im Spiel. Ist das eine effektive Trainingsmethode?

Hierzu ein kleiner Vergleich: Stellen Sie sich vor, Sie seien ein Fußballtrainer und hätten entschieden, das Spiel mit der Ersatzmannschaft zu beginnen. Nach einer Halbzeit führt die gegnerische Mannschaft 2:0. Nach und nach bringen Sie stärkere Spieler auf das Feld, doch ein Großteil der Mannschaft ist mittlerweile völlig

WANN GENAU SOLLTE EIN SET ABGEBROCHEN WERDEN?

In den vergangenen Kapiteln lernten Sie, dass Sie eine Übung abbrechen sollten, wenn die Bewegungsgeschwindigkeit deutlich reduziert wird bzw. wenn Sie eine Wiederholung nicht mehr zu Ende bringen können. Lassen Sie uns diese beiden Punkte hier noch einmal etwas genauer ansehen.

Wenn Sie drei Wiederholungen einer Übung machen, ist die zweite Wiederholung vermutlich auf Grund des Momentums ein wenig schneller als die erste. Bei der dritten Wiederholung wiederum stellt sich Müdigkeit ein und die Bewegung wird langsamer. Diese leichte Reduzierung der Bewegungsgeschwindigkeit ist normal und bedeutet nicht, dass Sie das Set hier abbrechen sollten. Müdigkeit ist ein wichtiger Stimulus für Muskelwachstum. Solange Sie also die Flüssigkeit und Präzision der Bewegung noch aufrechterhalten können, sollten Sie auch die dritte Wiederholung zu Ende führen.

Bei einem Set von drei Wiederholungen kann es aber auch sein, dass Sie bei der dritten Wiederholung das Gewicht nicht mehr bis in die Endposition stemmen können. Sie beginnen die Bewegung und müssen auf halbem Weg abbrechen. Damit haben Sie dennoch einen guten Trainingseffekt erzielt. Beim nächsten Training sind Sie vielleicht in der Lage, die Bewegung zu Ende zu bringen.

Absolvieren Sie mehr als drei Wiederholungen pro Set, dürfen Sie nicht vergessen, dass Ihre größten Muskelfasern bereits nach 15 Sekunden versagen. Wenn Sie also Sets mit höherer Wiederholungszahl machen, dann sollten Sie genau darauf achten, ob Sie die Bewegungsgeschwindigkeit noch aufrechterhalten. Ist dies nämlich nicht der Fall, dann haben Ihre großen Muskelfasern bereits aufgegeben und es ist besser, an dieser Stelle abzubrechen.

überfordert und kaputt. So schaffen Sie es auch bis zum Ende des Spiels nicht mehr, eine komplett frische Mannschaft aufs Feld zu bringen, die den Rückstand wettmachen kann.

Daraus lernen wir zwei Dinge:

• Wenn Sie ein Set beginnen, ohne dabei die größten und stärksten Muskelfasern zu aktivieren, ist das Energieverschwendung. In der gleichen Zeit und mit gleicher Anstrengung könnten Sie viel mehr Muskeln arbeiten lassen und ausbilden.

• Wenn Sie weitermachen, obwohl die Bewegungsausführung langsamer und eckiger wird, dann arbeiten Sie mit reduzierter Anzahl motorischer Einheiten. Brechen Sie dann besser das Set ab, denn Ihr Ziel ist es, eine möglichst hohe Zahl motorischer Einheiten arbeiten zu lassen.

DRITTER MYTHOS
BESTIMMTE ÜBUNGEN KÖNNEN DIE FORM
DER MUSKELN VERÄNDERN

In vielen Bodybuildingmagazinen können Sie lesen, dass Sie mit bestimmten Übungen die äußere Form Ihrer Muskeln verändern können. Als ich etwa 15 Jahre alt war, sagte man mir, dass ich mit Variationen des Bizeps-Curls meinen Bizeps besser hervorheben könne. Wie wohl jeder andere 15-Jährige bin ich darauf natürlich voll abgefahren. Ich absolvierte also vier verschiedene Arten des Curls, die den Muskel von allen Winkeln aus trainierten. Irgendwie machte das auch Sinn. Schließlich setzt sich der Bizeps aus zwei Muskelköpfen zusammen. Der kurze, innere Teil des Muskels setzt an der inneren Seite des Schulterblatts an, während der lange, äußere Teil des Muskels über das Schultergelenk läuft. Wer sich eine Abbildung des Bizeps anschaut, könnte meinen, dass diese beiden Teile unterschiedliche Funktionen übernehmen und daher auch getrennt trainiert werden können. Doch das ist nicht der Fall. Meine Versuche hatten keinen Erfolg und so gab ich dieses Training nach ein paar Wochen wieder auf. Erst viele Jahre später, als ich an der Uni Vorlesungen in Biologie und Trainingswissenschaft besuchte, wurde mir klar, warum meine Versuche zum Scheitern verurteilt waren. Es ist nicht möglich, eine Seite des Muskels zu aktivieren, ohne dabei auch die andere Seite des Muskels zu trainieren. Beide Teile eines Muskels arbeiten immer zusammen.

Diese Grundlagen der Physiologie halten Bodybuildingtrainer leider nicht davon ab, Übungen für Teile eines Muskels zu kreieren. Zwei Klassiker sind:

- **Ellbogen rein, Hand raus.** Wer beim Curl den Ellbogen dicht am Körper hält und gleichzeitig die Hand etwas ausdreht, trainiert angeblich vermehrt den kurzen Muskelkopf.
- **Ellbogen raus, Hand rein.** Wer den Ellbogen leicht vom Rumpf abspreizt und dabei das Gewicht eng greift, trainiert angeblich vermehrt den langen Muskelkopf.

Die Wahrheit aber ist, beide Teile des Muskels arbeiten immer zusammen, egal wie Sie die Arme halten. Vielleicht arbeitet ein Teil des Muskels härter als der andere, aber das sichtbare Ergebnis bleibt immer das Gleiche. Muskeln können ihre Form nicht verändern. Sie werden größer und kleiner, vielleicht auch fettfreier, aber die Form bleibt bestehen.

Wenn Sie unbedingt darauf aus sind, die sichtbare Form eines Muskels zu verändern, dann haben Sie nur die Möglichkeit, die unten liegende Muskulatur aufzubauen. Diese schiebt dann den oberhalb befindlichen Muskel mehr an die Oberfläche, was ihn größer aussehen lässt. Am Beispiel des Bizeps bedeutet das, dass Sie den Brachialis aufbauen müssen. Es handelt sich hierbei um einen dicken, relativ flachen Muskel, der bei Ellbogenbeugeübungen mit dem Bizeps zusammenarbeitet. Wenn Sie also bei Hammer-Curls die Handflächen nicht zueinander, sondern nach unten zeigen lassen, dann arbeiten nicht Brachialis und Bizeps zu gleichen Teilen, sondern der Brachialis leistet mehr Arbeit. Dadurch wird er stärker, größer und lässt schließlich auch den Bizeps größer aussehen.

Der Quadrizeps ist das beste Beispiel eines Zusammenspiels von mehreren Muskeln. Ein Muskelstrang kann zugunsten eines anderen ausgebildet werden und damit für verändertes Aussehen sorgen. Alle vier Muskelstränge haben die Aufgabe, das Knie zu strecken. Radfahrer, Abfahrtsskifahrer und Skater haben den äußeren Teil dieses Muskels, den Musculus vastus lateralis, besonders ausgebildet, denn bei der Ausübung ihres Sports wird das Knie nicht sehr weit gebeugt. Bodybuilder dagegen, die ihre Knie beim Training weiter beugen, beanspruchen mehr den inneren Teil des Oberschenkelmuskels, den tropfenförmigen Musculus vastus medialis. Dieser Teil des Quadrizeps hat stabilisierende Aufgaben, wenn das Knie stark gebeugt ist.

Natürlich können Sie auch bewusst versuchen, einen Teil des Muskels nicht zu stärken, wenn dies der erfolgreichen Ausübung Ihres Sports hinderlich wäre.

In jedem Fall gilt: Muskeln können gestärkt und trainiert werden. Das mag das Aussehen anderer Muskeln beeinflussen, aber die Form des Muskels bleibt die Gleiche.

VIERTER MYTHOS
OHNE MUSKELISOLIERENDE ÜBUNGEN IST ES NICHT MÖGLICH, SICH EINEN EXZELLENTEN KÖRPERBAU ANZUTRAINIEREN

Die Übungen des Krafttrainings lassen sich grob in zwei Gruppen unterteilen:

* *Isolierte Übungen*, wie z. B. Bizeps-Curls oder Bein-Extensions, bei denen ein Muskel isoliert trainiert wird, indem nur ein einziges Gelenk bewegt wird.

* *Komplexe Übungen*, wie z. B. Bankdrücken oder Kniebeugen, bei denen mehrere Muskelgruppen gleichzeitig angesprochen werden, mehrere Gelenke gleichzeitig gebeugt bzw. gestreckt werden.

Im wirklichen Leben gibt es so gut wie keine isolierten Bewegungen, bei denen nur ein Muskel alleine arbeitet. Selbst wenn Sie nur nach Ihrer Kaffeetasse greifen wollen, involvieren Sie schon Schulter-, Ellbogen- und Handgelenk. Bei jedem Beugen, Drehen oder Lehnen sind die Gelenke der Wirbelsäule und auch die Hüfte beteiligt. Bodybuilder und insbesondere Hersteller von Kraftmaschinen versuchen, die menschliche Tendenz zu koordinativen, komplexen Bewegungen zu ignorieren, indem Sie Geräte herstellen bzw. an ihnen trainieren, die nur auf die Ausbildung eines speziellen Muskels ausgerichtet sind. Doch werden die Muskeln dabei gezwungen, zweckentfremdet zu arbeiten. Diese Trainingsweise mag vielleicht einzelne

Muskeln stärker aussehen lassen, bereitet sie aber nicht effektiv auf Alltagssituationen vor. Daher halte ich diesen Ansatz für fragwürdig.

Noch entscheidender ist allerdings ein weiterer Punkt: Es ist kaum möglich und auch nicht nötig, einzelne Muskeln zu isolieren. Viele Trainer argumentieren, dass Muskeln isoliert trainiert werden *müssen*, da in Komplexübungen die starken Muskeln mehr Arbeit übernehmen und die schwachen Muskeln damit immer schwächer werden. Wer relativ starke Rücken-, aber schwache Bizepsmuskeln hat und Klimmzüge macht, so argumentieren sie, dessen Rücken würde mehr Arbeit verrichten. Ähnliche Erklärungen gibt es auch für Bankdrücken, wo Brust, Schulter und Trizeps zusammenwirken. Jeder Mensch hat eine stärkere und eine schwächere Seite. So würde also bei Komplexübungen die stärkere Seite immer stärker und die schwächere immer schwächer.

Doch diesem Umstand ist leicht Abhilfe zu schaffen. Es müssen nur Winkel und Griffposition geändert werden. Ein weiter Griff reduziert die Bewegungsamplitude und verringert damit die Arbeit der Armmuskeln. Wer Bankdrücken mit weitem Griff durchführt, der trainiert insbesondere Brust- und Schultermuskulatur. Bei Rudern oder Klimmzug werden so Lateralis und Schultermuskeln vermehrt trainiert. Halten Sie dagegen die Hände dichter zusammen, wird die Bewegungsamplitude verlängert, was hauptsächlich die Armmuskulatur anspricht.

Nun kann man sich natürlich fragen, warum nicht einfach Komplexübungen im Wechsel mit isolierten Übungen trainiert werden. Die Isolationsübungen würden damit gezielt die kleineren Muskelgruppen trainieren. Doch auch die kleinen Muskeln werden in Komplexübungen effektiver trainiert.

Vergleichen wir hierzu eine Isolationsübung mit einer Komplexübung beim Bizepstraining. Als Isolationsübung nehmen wir den stehenden Kurzhantelcurl. Nehmen wir an, Sie wiegen 90 kg und sind in der Lage, 40 oder 50 kg zu bewegen. Wenn Sie stattdessen als Komplexübung den Klimmzug mit engem Griff absolvieren, dann bewegen Sie Ihr gesamtes Körpergewicht von etwa 90 kg. Dass Ihr Rücken dabei einen Teil der Arbeit verrichtet, tut der Effektivität der Übung keinen Abbruch. Der Rücken alleine kann das Kinn nämlich nicht über die Stange bewegen.

Oder nehmen wir den Trizeps: Auch dieser wird effektiver trainiert, wenn beim Bankdrücken mit engem Griff Brust, Schulter und Trizeps zusammenarbeiten.

Komplexübungen trainieren den Körper in jedem Falle realitätsnäher. Wenn Sie als Sportler also die Wahl haben zwischen einem gut aussehenden, starken, gesunden und leistungsfähigen Körper bzw. einem Körper, der zwar gut und stark aussieht, aber in Alltagssituationen versagt – was würden Sie wählen?

FÜNFTER MYTHOS
NIEDRIGE WIEDERHOLUNGSZAHL – LANGE PAUSE
HOHE WIEDERHOLUNGSZAHL – KURZE PAUSE

Seit vielen Jahren schon herrscht die Vorstellung, dass beim Training mit niedriger Wiederholungszahl das Nervensystem eine lange Pause benötigt, um sich zu erholen. 3-5 Minuten Pause wurden als das Minimum angesehen bei 10 Sets und drei Wiederholungen. Manche Bodybuilder lasen sogar die Zeitung zwischen den Sets. Je länger sie pausierten, desto höhere Gewichte konnten sie stemmen.

Wer dagegen mit höherer Wiederholungszahl (12-15 Wiederholungen mit geringeren Gewichten) trainierte, machte nur etwa 60 Sekunden Pause, da das Nervensystem bei submaximalen Kraftanstrengungen weniger Erholungszeit benötigte.

Doch was ist mit dem Herz-Kreislauf-System? Wenn Sie z. B. 20 Wiederholungen Kniebeugen mit relativ hohem Gewicht absolvieren, sind Sie danach vermutlich gehörig außer Atem. Eine Minute Pause vergeht da schnell und so mancher Sportler ringt noch immer nach Atem, wenn er das nächste Set beginnen sollte. 3-5 Wiederholungen einer Bizepsübung dagegen belasten das Herz-Kreislauf-System kaum und so fühlen Sie sich schon nach wenigen Sekunden bereit für das nächste Set. Die Regel der langen Pausen für niedrige Wiederholungszahlen und der kurzen Pausen für hohe Wiederholungszahlen stammt aus den 80er Jahren. Damals trainierten Bodybuilder eine Mischung aus Isolations- und Komplexübungen. Isolationsübungen wurden meist mit hohen Wiederholungszahlen trainiert, um den Muskel zu „formen". Komplexübungen wurden mit niedriger Wiederholungszahl zum Aufbau von Masse absolviert. Wer nun 12 Wiederholungen Bizepscurls machte, brauchte in der Tat keine drei Minuten Pause. Fünf Wiederholungen Kniebeugen mit hohem Gewicht dagegen erforderten mehrere Minuten Regeneration. Daraus haben viele den falschen Schluss gezogen, dass es die Wiederholungszahl sei, die die Länge der Pause bestimmt. Dies ist nicht der Fall. Das Nervensystem braucht nur bei absolut maximaler Kraftanstrengung, wie das z. B. in einem Wettkampf der Fall ist, wirklich mehrere Minuten Erholung. In einer normalen Trainingseinheit kommt der Sportler kaum in diesen Bereich.

Wie lange die Pause zwischen den Sets dauern muss, hängt also von mehreren Faktoren ab: Je mehr Muskelfasern in der Bewegung involviert sind, desto länger braucht das Herz-Kreislauf-System, um sich zu erholen. Bei absolut maximalen Belastungen benötigt auch das Nervensystem eine längere Regenerationszeit.

SECHSTER MYTHOS
UM GRÖSSERE UND STÄRKERE MUSKULATUR AUFZU-BAUEN, MUSS EXZENTRISCH TRAINIERT WERDEN

Diejenigen unter Ihnen, die noch nie ein Fachbuch oder eine Fachzeitschrift in die Hand genommen haben, wissen vielleicht mit dem Begriff *exzentrisches Training* nichts anzufangen. Daher zunächst ein wenig Theorie:

Man unterscheidet drei Bewegungsarten: die *konzentrische Kontraktion*, bei der der Muskel sich beim Anspannen verkürzt, wie z. B. der Bizepscurl. Die exzentrische Bewegung, bei der der Muskel sich bei der Arbeit verlängert, was beim Senken von Gewichten der Fall ist und die *isometrische Kontraktion*, bei der der Muskel arbeitet, ohne sich dabei zu bewegen. Dies ist z. B. der Fall, wenn Sie einen schweren Gegenstand oder auch das eigene Körpergewicht halten, ohne sich dabei zu bewegen.

Die meisten Trainingsformen beinhalten alle drei Arten der Bewegung.

Bei konzentrischen Bewegungen arbeitet der Muskel gegen die Schwerkraft, bei exzentrischen Bewegungen dagegen arbeitet er mit der Schwerkraft. Das zu senkende Gewicht allerdings komplett der Schwerkraft zu überlassen, wäre keine gute Idee. Das würde beim Bankdrücken bedeuten, dass die Stange unsanft auf Ihrer Brust landet. Am Kabelzug wäre der Lärm beim Nach-oben-Schnellen des Gewichts so groß, dass Sie sich damit keine Freunde schaffen. Der Trainierende arbeitet daher immer aktiv gegen die Schwerkraft, um das Gewicht kontrolliert in die Ausgangsstellung zurückzuführen.

Natürlich ist der Krafteinsatz bei konzentrischen Bewegungen ungleich höher als bei exzentrischen Bewegungen, sodass Sie theoretisch beim Senken höhere Gewichte tolerieren könnten. In zahlreichen Versuchen mit Sportlern fanden Trainingswissenschaftler heraus, dass Athleten, die ausschließlich exzentrische Bewegungen trainierten, einen höheren Muskelzuwachs verzeichneten, als Sportler, die konzentrisch trainierten. Sie unterschieden daher zwei Trainingsformen der exzentrischen Kontraktion. Beide erfordern zwei Helfer. Hier ein Beispiel des Bankdrückens:

- **Exzentrische Kontraktion mit normalem Gewicht**
  Die Helfer unterstützen den Trainierenden beim Herausheben des Gewichts. Dann senkt er das Gewicht alleine und die Helfer heben es dann in die Ausgangsposition zurück. Natürlich kann der Trainierende auch beim Heben des Gewichts helfen. Damit würde der Muskel sowohl konzentrisch als auch exzentrisch beansprucht.

- **Exzentrische Kontraktion mit Übergewicht**
  Die Helfer bestücken die Stange mit zusätzlichem Gewicht für die Senkbewegung und nehmen dann einige Gewichte von der Stange, sodass der Trainierende die Stange, eventuell auch mit Hilfestellung, anheben kann.

In der Praxis ist diese Art von Training natürlich äußerst unpraktisch: Um ein Gewicht zu senken, muss man es schließlich erst mal hochbekommen. Wer also nicht während der gesamten Trainingseinheit Helfer parat hat, die die Gewichte hochstemmen, der muss wohl oder übel konzentrisch wie exzentrisch trainieren.

Beachtet werden muss auch, dass exzentrisches Training für deutlich *größeren* Muskelschaden sorgt, als konzentrisches Training. Die Ursache hierfür liegt in der Bewegungsgeschwindigkeit: Wie bereits an früherer Stelle erwähnt, werden beim Training mit relativ niedrigem Gewicht und hoher Wiederholungszahl nur kleinere

Muskelfasern aktiviert. Das Senken von Gewichten erfolgt normalerweise langsam und kontrolliert. Aus diesem Grunde werden auch hier nur kleinere Muskelfasern rekrutiert, da diese ausdauernder sind, als die großen Muskelfasern. Diese aber arbeiten, wenn sehr hohe Gewichte aufgelegt werden, über ihre Fähigkeiten hinaus. Daraus resultiert ein erheblicher Muskelschaden. Es dauert Tage, wenn nicht eine ganze Woche, bis die zerstörten Muskelfasern wieder aufgebaut sind. Die lange Erholungszeit aber ist kontraproduktiv. Ihre Muskulatur kann nicht wachsen, wenn sie nicht regelmäßig trainiert wird.

Dennoch zeigen zahlreiche Studien, die mit Testobjekten vom totalen Trainingsanfänger bis zum Olympiakandidaten durchgeführt wurden, überzeugende Ergebnisse. Wenn die Gewichte so gewählt wurden, dass kein allzu großer Muskelschaden entstand, kam der Krafterwerb, der in der Senkphase produziert wurde, später dem Heben von Gewichten zugute. Die Athleten waren nach einer Weile in der Lage, höhere Gewichte zu heben, da sie zuvor mit höheren Gewichten exzentrisch trainiert hatten. Ich persönlich habe dieses Prinzip an meinen Athleten auch ausprobiert, muss aber sagen, dass ich kaum positive Ergebnisse verzeichnen konnte.

Nach meinem Eindruck konnte die Kraft, die exzentrisch erworben wurde, kaum auf konzentrische Kontraktionen übertragen werden. Auch hierfür gibt es eine logische Erklärung aus der Trainingslehre: Das Prinzip *spezifischer Adaptation* sagt nämlich aus, dass Muskeln spezifisch trainiert werden müssen: Wer schnell laufen will, muss schnell laufen. Wer sein Gewicht an der Beinpresse erhöhen will, der muss Beinpressen machen. Regelmäßiges Laufen hingegen wird die spezifische Oberschenkelkraft für Beinpressen nicht verbessern.

Ich möchte damit aber nicht sagen, dass exzentrische Bewegungen nutzlos wären. Im Alltag muss der Körper nämlich sehr wohl in der Lage sein, seine Muskeln exzentrisch zu kontrahieren. Wenn Sie z. B. beim Umzug schwere Gegenstände bewegen wollen, müssen Sie diese anheben und später kontrolliert senken können. Daher sollten exzentrische Kontraktionen immer Teil des Krafttrainings bleiben. Sie lernen in diesem Teil der Bewegung, Ihre Gelenke zu schützen, wenn sie sich in sehr gebeugter und damit verletzlicher Stellung befinden. Zu beachten ist hierbei, dass die Bewegung kontrolliert stattfinden soll. Kontrolliert ist aber nicht gleichbedeutend mit langsam. Ältere Kraftsportler und Anfänger tendieren zwar dazu, das Gewicht langsam kommen zu lassen, erfahrene Bodybuilder haben dagegen auch dann noch Kontrolle über das Gewicht, wenn sie es relativ schnell in die Ausgangsstellung zurückbewegen.

Neuere Studien, wie beispielsweise die im Jahre 2003 im *European Journal of Applied Physiology* veröffentlichte Studie der Universität von Saskatchewan, zeigten, dass schnelle exzentrische Kontraktionen zu mehr Kraft- und Muskelaufbau führen als langsame Kontraktionen. Warum? Eine andere, in 2005 veröffentlichte Studie des *Journals of Applied Physiology* zeigte, dass schnelle exzentrische Kontraktionen größeren Muskelschaden mit sich brachten und damit zu größerer Proteineinlagerung im Muskel führten als exzentrische Kontraktionen.

SIEBTER MYTHOS
DIE MUSKULATUR BRAUCHT MINDESTENS 48 STUNDEN ZUR ERHOLUNG

Erholung ist der Schlüssel zum Erfolg. Aber jeder Mensch und jedes Training erfordert eine unterschiedlich lange Erholungszeit. Diese genau zu bestimmen, ist eine große Herausforderung, da sie von vielen Faktoren abhängt. Ein beruflich und privat voll eingespannter Familienvater mittleren Alters braucht vermutlich mehr Zeit, als ein junger Single, der nur halbtags arbeitet. Darüber hinaus ist eine längere Regenerationszeit notwendig, wenn Muskelgruppen gesondert trainiert worden sind, als bei Ganzkörpertraining.

Als Grundregel gilt: Es sind 48 Stunden Erholung notwendig zwischen Ganzkörpertrainingseinheiten und 72 Stunden, wenn Muskelgruppen gesondert trainiert wurden. Wer also am Montag seinen Oberkörper intensiv trainiert hat, der sollte erst am Donnerstag wieder am Oberkörper arbeiten. Dies sind aber nur grobe Richtlinien. Auf der anderen Seite ist nämlich das Prinzip der *spezifischen Adaptation* nicht zu vergessen. Dieses besagt, dass der Körper sich den Belastungen nur spezifisch anpasst. Wer also seinem Körper immer 48 Stunden Zeit gibt, sich zu erholen, wird genau diese Zeit auch brauchen. Um ein höheres Leistungsniveau zu erreichen, müssen aber neue Reize gesetzt werden. Das heißt, der Körper muss lernen, mit weniger Regeneration klarzukommen. Hochleistungssportler vieler Disziplinen führen den Beweis: Ihre Muskeln schwinden nicht, nur weil sie sie täglich, wenn nicht sogar 2 x täglich trainieren.

Es gibt keine allgemeingültige Regel, die auf jeden Sportler in jeder Trainingssituation anzuwenden wäre.

Lesen Sie Kap. 5, um mehr über die Möglichkeiten von hochfrequentem Training zu erfahren.

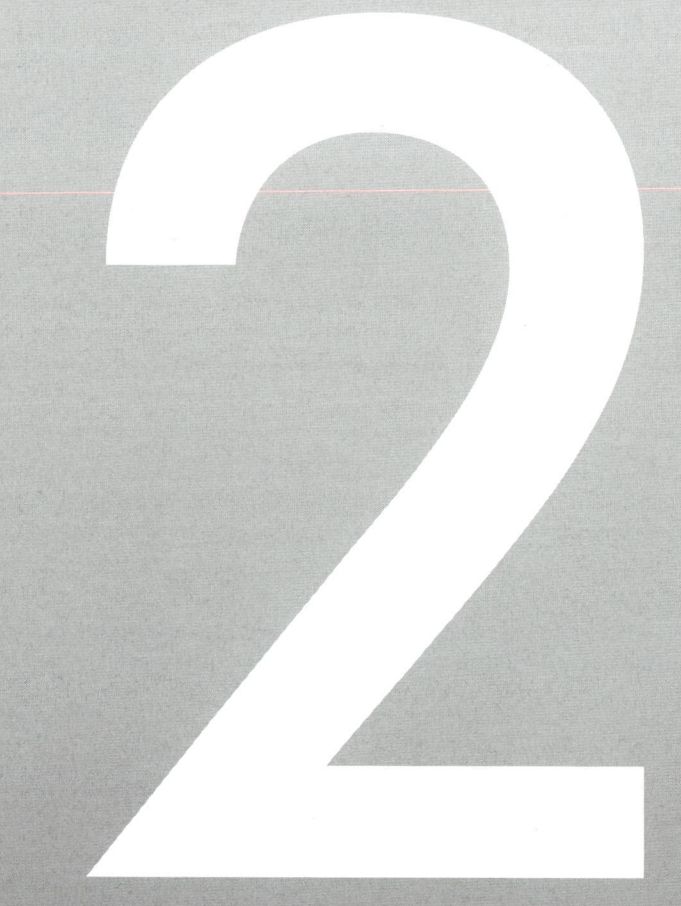

TEIL 2

DIE MUSKELKRAFT

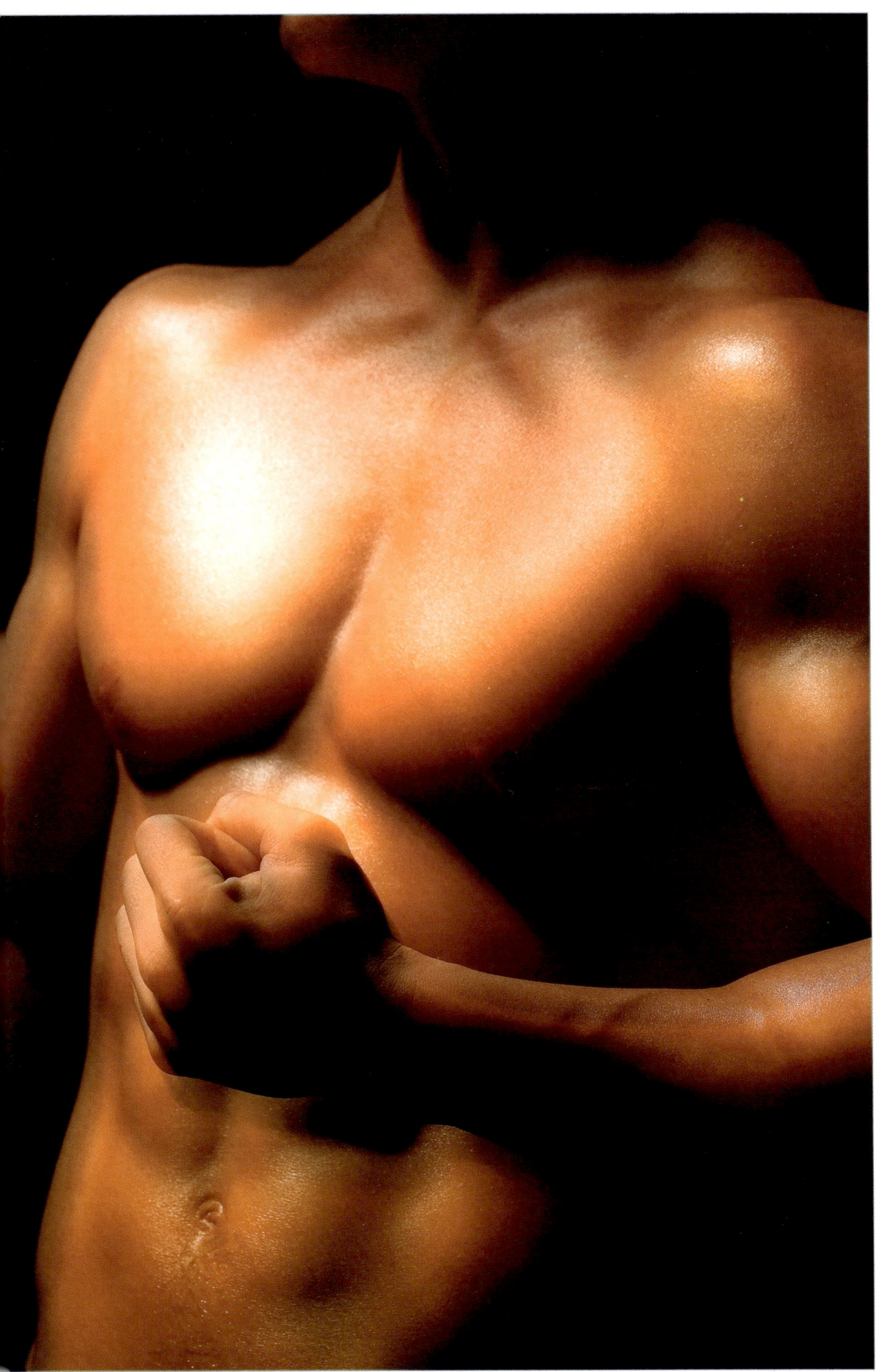

KAPITEL 4

GANZKÖRPERTRAINING

Der Zweck des Onlineforums *T-Nation* besteht darin, Sportlern Informationen verfügbar zu machen, die sie sonst nur schwer erwerben können. Auch ich schreibe mit dem Ziel, Ihnen Zusammenhänge aufzuzeigen, die unsere Leser entweder noch gar nicht kannten oder die sie teilweise falsch gelernt haben. Dadurch kommt es manchmal zu hitzigen Diskussionen, wenn ich Artikel veröffentliche.

Das erste Mal sorgte einer meiner Artikel für extremes Aufsehen, als ich niedrige Wiederholungszahlen mit hohen Gewichten propagierte. Das zweite Mal spaltete ich die Meinungen unserer Leser, als ich mich für Ganzkörpertraining anstelle des Trainings einzelner Körperteile aussprach. Dieser zweite Ratschlag wurde sogar noch kontroverser diskutiert als mein erster, obwohl dieser Ansatz eine lange Geschichte hat:

Vor 1960 gab es gar nichts anderes als Ganzkörpertraining. Maschinen, Kabelzüge, Bänke oder Squatracks waren noch gar nicht erfunden. Wer Gewichte bewegen wollte, musste sie zunächst vom Boden aufheben. Nach der Übung musste das Gewicht wieder auf dem Boden abgelegt werden. Damit wurden zwangsläufig mehrere Muskelgruppen des Körpers im Zusammenspiel trainiert. Wer also die Beinmuskulatur trainieren wollte, musste auch den Oberkörper einsetzen, um das Gewicht in die Ausgangsposition zu bekommen. Wer seinen Oberkörper trainieren wollte, musste die Beine einsetzen. Für die Schulterpresse beispielsweise musste das Gewicht unter Zuhilfenahme von Bein- und Gesäßmuskulatur über die Schulter befördert werden. Bankdrücken gab es noch nicht, schließlich gab es ja keine Bänke. Wer den Brustmuskel trainieren wollte, lag rücklings auf dem Boden, hielt die Kurzhantel hinter dem Kopf und hob sie dann über die Brust. Eine Variation dieser Übung brachte eine extreme Beugung des Rückens mit sich, was wiederum M. glutaeus und die Hüften aktivierte.

Auf Grund dieser äußeren Umstände trainierten Kraftsportler in jeder Trainingseinheit alle ihre großen Muskelgruppen. Krafttraining bedeutete im wahrsten Sinne des Wortes „Kraft Training", man trainierte seine Kraft. Auch wer auf Ästhetik und Muskelgröße aus war, hob schwere Gewichte und trainierte damit Kraft und Schnellkraft. Hinzu kam, dass Bodybuilder, egal welcher Leistungsstärke, ganztägig arbeiteten und daher kaum Zeit hatten, sich täglich gezielt einer anderen Muskelgruppe zu widmen.

Im Laufe der 40er und 50er Jahre änderten sich dann die Vorzeichen. Erste Geräte kamen auf den Markt. Bankdrücken und Kniebeugen am Squatrack wurden in den 50er Jahren populär. *Powerlifting*, eine Sportart, die Bankdrücken, Kniebeugen und Deadlift vereinte, kam in Mode. Powerlifter befanden sich auf Grund der Zusammensetzung ihrer Übungen zwischen olympischen *Gewichthebern*, welche Snatch, Clean-and-Jerk und die stehende Schulterpresse vereinten und *Bodybuildern*, bei denen solche hochtechnischen Bewegungen nicht Voraussetzung waren. 1972 wurde dann die Schulterpresse eliminiert, sodass Gewichtheber eigentlich nur noch zwei Übungen absolvierten, die heutzutage aber keiner mehr trainiert.

Die Übungen der Powerlifter waren leichter zu erlernen als die der olympischen Gewichtheber. Zudem konnte mit diesen Übungen gezielt der Ober- bzw. Unterkörper trainiert werden.

Die neuen technischen Möglichkeiten veränderten die Trainingsweise der Bodybuilder deutlich.

Ab 1960 kamen außerdem Steroide auf den Markt. Diese konnten von jedem Arzt verschrieben werden, Anti-Doping-Gesetze gab es damals noch nicht. Daraus folgte eine große Welle der Steroideinnahme. Erst in den 70ern gab es erste Dopingtests. Diese allerdings schreckten Bodybuilder von der Einnahme überhaupt nicht ab. Erst in den 90ern wurde die Einnahme von Steroiden für illegal erklärt. Dennoch stieg die Popularität dieser Drogen unter Bodybuildern weiter an. Die Einnahme von Steroiden führte dazu, dass die Regenerationsfähigkeit deutlich verbessert wurde und Sportler daher täglich 2-3 Stunden Training verkrafteten, mitunter ohne einen einzigen Ruhetag pro Woche einzulegen. Außerdem waren Erfolge schier garantiert, egal, ob der Athlet nun einem sinnvollen Trainingsprogramm folgte oder nicht.

Die berühmten Bodybuilder der 60er und 70er Jahre gehörten noch zu denen, die extrem hohe Gewichte mit geringer Wiederholungszahl gestemmt hatten. Arnold Schwarzenegger beklagte z. B. in der „New Encyclopedia of Modern Bodybuilding" dass sein Trainingsansatz, das Stemmen extrem hoher Gewichte, zum Ende seiner Karriere quasi völlig abgeschafft war. Diese Trainingsform war nun, im Zeitalter der Steroide, nicht mehr nötig. Man bekam nun auch ohne das Stemmen extremer Gewichte das Aussehen eines Muskelprotzes. Wozu also noch die Mühe? Diese Sportler waren zwar im Alltag nicht stark und kräftig und für schwere Arbeiten im Haus nicht zu gebrauchen, aber was zählte das schon?

Nun können Sie sich fragen, warum ich auf dem Punkt der Steroideinnahme so lange herumreite, gehören meine Leser doch vermutlich nicht zu der Gruppe der schwarzen Schafe. Der Grund ist einfach: Die meisten Informationsquellen, die meine Leser besitzen, gehen zurück auf Sportler, die selbst Steroide einnehmen oder einnahmen. Leider wird in unserem Sport in der Regel demjenigen der meiste Glauben geschenkt, der den besten Körperbau vorzuweisen hat. In anderen Disziplinen wiederum ist das kaum der Fall: Oder würden Sie denken, dass der schnellste Sprinter Ihnen den besten Trainingsratschlag geben könnte, dass derjenige, der die meisten Dunkings reinhaut, sich im Basketball-Coaching am besten auskennt? Nein, vermutlich würden Sie sagen, dass dieser Athlet das meiste Talent hat, vielleicht auch die beste Trainingsmoral. Oder Sie würden annehmen, dass der Sportler einen guten Trainer hat. Aber zu glauben, dass er selbst sich am besten in der Trainingslehre auskennt? Das glauben nur die Bodybuilder. Sie meinen wirklich, dass der kräftigste Bodybuilder besser als der Trainingswissenschaftler wisse, wie man zu trainieren hat. Auch wenn er den Begriff „Hypertrophie" nicht einmal buchstabieren kann.

MUSKELN SOFORT – DAS POWERPROGRAMM

Doch zurück zu meinem Ratschlag, Ganzkörpertraining gegenüber Splittraining zu bevorzugen.

Schauen Sie sich dazu bitte ein typisches Beispiel für Splittraining an. Bei dieser Trainingsform widmet sich eine Trainingseinheit entweder dem Ober- oder dem Unterkörper.

Ein typisches Splittraining sieht etwa folgendermaßen aus:

Tag	Muskelgruppen	Typische Übungsformen
Montag	Brust und Rücken	• Bankdrücken (flach, auf der Schrägbank/incline bzw. auf der negativen Bank/decline, mit Kurz- oder Langhanteln bzw. an einer Maschine) • Brust Fly oder Fliegende (mit unterschiedlichen Winkeln, Kurzhanteln, an Kabelzug- oder an der Fliegende- bzw. Pec-Deck-Maschine • Latziehen (vor oder hinter dem Rücken) • Rudern (vorgebeugt mit Kurz- oder Langhantel bzw. sitzend mit Kabeln oder an einer Maschine)
Mittwoch	Beine und Bauch	• Kniebeugen mit Variationen (Stange vor oder hinter dem Körper) • Beinpresse • Beinextension • Deadlift mit steifen Beinen • Beinbeugen • Wadenheben stehend oder sitzend • Crunch mit Variationen • Hängendes Beinheben oder Beintuck sitzend
Freitag	Arme und Schultern	• Bizeps Curl (stehend, sitzend auf der Bank oder an einer Preacher-Curl, auch Scott-Curl-Maschine genannt, mit geraden oder gebogenen Lang- bzw. Kurzhanteln, mit Kabeln oder an Maschinen) • Shrugs bzw. Schulterheben (mit Kurz- oder Langhanteln bzw. an einer Maschine) • Frontheben mit Kurzhanteln • Umgekehrter Fly oder Lateralheben vorgebeugt (stehend oder sitzend mit Kurzhanteln, Kabeln oder an einer Maschine)

Beim Splittraining wird in einer Trainingseinheit entweder gezielt der Ober- oder der Unterkörper trainiert. Meines Erachtens können Sie aber deutlich bessere Ergebnisse in weniger Trainingszeit erzielen, wenn Sie stattdessen pro Training drei Komplexübungen, die sowohl Ober- als auch Unterkörper ansprechen, absolvieren.

Sie sollten dabei jeweils mindestens eine Übung aus diesen drei Kategorien auswählen:

- Oberkörper-Pull (Zugübungen)
- Oberkörper-Push (Druckübungen)
- Kniebeugen oder Deadlift (Kreuzheben)

Hierzu zwei einfache Beispiele:

1. Möglichkeit:
- Oberkörper-Pull: Klimmzug
- Oberkörper-Push: Dip
- Deadlift

2. Möglichkeit:
- Oberkörper-Pull: Rudern
- Oberkörper-Push: Bankdrücken
- Kniebeugen

Dieses Muster können Sie für jedes Training verwenden und damit buchstäblich jedes Ziel verfolgen. Sie erzielen Hypertrophie (Muskelwachstum), Fettreduktion, Kraftzuwachs oder auch verbesserte Athletik mit dieser Trainingsform.

Ich habe diese Methode mit Sportlern unterschiedlichster Herkunft und Zielstellung angewendet und mit allen meinen Gruppen beste Ergebnisse erzielt. Bodybuilder, Hochklasseathleten anderer Sportarten, Sportler in der Rehabilitation; alle Trainierenden erzielten bessere Ergebnisse als zuvor. Die meisten meiner Sportler hatten zuvor mit Splitroutine mit besonderer Konzentration auf Isolationsübungen für kleine Muskelgruppen trainiert.

Doch warum wirkt Ganzkörpertraining besser als andere Trainingsalternativen?

SIE STIMULIEREN MEHR MUSKELMASSE ALS MIT ANDEREN TRAININGSMETHODEN

Damit ist diese Methode am besten geeignet, Ihren Körper so zu formen, wie Sie ihn haben möchten. In Kap. 3 erläuterte ich bereits, warum Klimmzüge oder Bankdrücken geeigneter sind, um Ihre Oberarmmuskulatur zu trainieren als Bizeps-Curls oder Trizeps-Extensions. Das gleiche Prinzip gilt für Kniebeugen, die der Beinpresse bzw. Bein-Extension vorgezogen werden sollten oder Deadlifts, die effektiver sind als Bein-Curls. Je mehr Muskelgruppen Sie stimulieren, desto besser sind die Ergebnisse.

Vergleichen Sie dazu folgende Tabelle, die Aufschluss gibt, wie viele Muskeln in den verschiedenen Kategorien arbeiten:

Übungs-kategorie	Übungs-formen	Oberkörper-muskulatur	Unterkörper-muskulatur
Oberkörper-Pull	Klimmzug, Rudern, Latziehen	• M. latissimus, M. trapezius, M. rhomboideus, hinterer M. deltoideus Bizeps, Unterarme	
Oberkörper-Push	Bankdrücken, Schulterpresse, Dip	• M. pectoralis, M. serratus (bei Bankdrücken und Dip), M. trapezius (bei Schulterpresse), M. deltoideus, M. triceps	
Kniebeuge	Kniebeugen, Ausfallschritt, Aufsteigen		• M. glutaeus, hinterer Oberschenkel, M. quadriceps, Adduktoren, M. erector, spinae, Waden
Deadlift	Alle Variationen des Deadlifts, Cleans oder des olympischen Lifts	• M. trapezius, Unterarme	• M. glutaeus, hinterer Oberschenkel, M. erector spinae

Beim Zusammenstellen dieser Tabelle habe ich allerdings aus Platzgründen mindestens ebenso viele arbeitende Muskeln ausgelassen, wie ich aufgeführt habe. Bei Kniebeugen und Deadlifts beispielsweise werden nicht nur die Unterkörpermuskeln trainiert, sondern ebenso jeder einzelne, die Wirbelsäule stabilisierende Muskel. Muskeln vom Nacken bis runter zur Hüfte arbeiten ebenso, wie die gesamte Bauchmuskulatur.

Was die Beinmuskulatur angeht, so werden nicht nur die großen Muskelgruppen, wie der M. glutaeus, vordere und hintere Oberschenkelmuskeln bzw. die Waden aktiviert, sondern auch die stabilisierende Muskulatur, wie der Schienbeinmuskel und die Adduktoren. Diejenigen unter Ihnen, die besonders auf Ästhetik aus sind, sollten wissen: Diese Muskeln, auch wenn wir ihnen nicht besonders viel Beachtung schenken, sind ein Blickfang. Wenn uns jemand auf der Straße begegnet, wird diese Person in Sekundenschnelle auf Grund der Ausbildung dieser kleinen, aber gut sichtbaren Muskeln beurteilen, wie athletisch wir aussehen.

Deadlifts trainieren auch die Muskulatur der Schulterblätter. Damit führt diese Übungsform zu einem kräftigeren, breiteren Rücken.

2

SIE VERMEIDEN MUSKELDYSBALANCEN UM DIE GELENKE

Wer nach der Methode des Splittrainings trainiert, der trainiert seine Körperhälften unterschiedlich. Wenn Sie z. B. an einem Tag Brust, am zweiten Tag Schultern und am dritten Tag Rücken trainieren, dann absolvieren Sie vermutlich mehr Push- als Pull-Übungen. Darüber hinaus beginnen Sie vielleicht regelmäßig Ihr Training mit den Push-Übungen, sodass Sie die Pull-Übungen in ermüdetem Zustand machen. Auch die Höhe des Gewichts und die Wiederholungszahl spielen eine Rolle. Vielleicht bestücken Sie die Stange beim Drücken immer mit mehr Gewicht und trainieren mit geringerer Wiederholungszahl als beim Ziehen. Dadurch kommt es zu ungleichen Kraft- und Stabilitätsverhältnissen im Schulterbereich, was wiederum Haltungsschäden, die auf Grund von sitzenden Tätigkeiten entstanden sind, verschlimmert. Eine schlechte Körperhaltung führt zu Steifigkeit und Verkürzung von Muskulatur und Bindegewebe im vorderen Schulterbereich. Gleichzeitig werden die gegenüberliegenden Muskeln im oberen Rücken länger und schwächer. Natürlich kann Krafttraining Haltungsschäden nicht ohne Weiteres beseitigen, aber gezielte Programme können sie zumindest eindämmen.

Wer in jedem Training mit ausgeglichenem Kraftaufwand zieht und drückt, der erhält damit eine gesunde Balance der im Körper wirkenden Kräfte. Komplexübungen trainieren dabei den Körper so, wie er gewohnt ist zu funktionieren, als koordiniertes System.

SIE HABEN VIELFÄLTIGE MÖGLICHKEITEN, GEZIELTE ÜBUNGEN AUSZUWÄHLEN

Natürlich können Sie mehr als nur die drei Basisübungen pro Trainingseinheit absolvieren. Im Laufe dieses Buches stoßen Sie auf vielfältige Beispiele, die Ihnen aufzeigen, wie Sie Ihr Training zusammenstellen können. Allerdings sollten Sie vermeiden, dem Programm wahllos Übungen hinzuzufügen. Wenn Sie Ihre Muskeln und Gelenke übermäßigem Stress aussetzen, wächst die Verletzungsgefahr. Ermüdung führt zu mangelnder Koordination und erhöht damit das Verletzungsrisiko. Auch das Training an Maschinen anstelle von freien Gewichten bzw. Kabelzug erhöht die Wahrscheinlichkeit einer Fehl- bzw. Überlastung.

WENN DIE MASCHINEN ZURÜCKSCHLAGEN

Manche Bodybuilder absolvieren ihr gesamtes Training, ohne auch nur eine einzige Langhantelstange in die Hand zu nehmen. Sie arbeiten ausschließlich an Maschinen. Nun könnte man argumentieren, dass das Training an freien Gewichten nun mal mehr Zeit in Anspruch nimmt. Aber das ist nicht das Problem. Bodybuilder trainieren an Maschinen, weil sie damit scheinbar höhere Gewichte stemmen können. Dadurch, dass die Muskeln beim Training an einer Maschine keine stabilisierenden Aufgaben übernehmen müssen, können nämlich höhere Gewichte gestemmt werden.

Aber die Nachteile beim Training an Maschinen sind immens: Maschinen hindern den Körper daran, sich auf natürliche und koordinierte Weise zu bewegen. Wer an Maschinen trainiert, der setzt seinen Körper unnötigem Stress aus. Die Bewegungen beim Krafttraining sind sowieso unnatürlich. Ein Deadlift, bei dem eine schwere Stange vom Boden abgehoben wird, hat nicht allzu viel mit Alltagsbewegungen zu tun. Auch eine Kniebeuge mit Langhantelstange auf dem Rücken kommt sonst in Sport oder Alltag nicht vor. Wenn wir im täglichen Leben auf Zieh- und Drückbewegungen treffen, wie z. B. beim Anschieben eines Autos, dann sind immer die Muskelgruppen des ganzen Körpers involviert. Komplexübungen kommen diesen Anforderungen daher am nächsten.

Übungen an freien Gewichten und Kabelzug sind bereits ein Kompromiss (einen Kabelzug bezeichne ich nicht als traditionelle Maschine, da das Kabel dem Sportler viel Bewegungsfreiheit lässt), aber sie beinhalten eine deutlich geringere Belastung für Gelenke und Bindegewebe als Maschinen.

Wer z. B. Bankdrücken nicht mit freier Langhantelstange trainiert, sondern an der sogenannten *Smith-Maschine* (es handelt sich hierbei um eine Langhantelstange, die geführt an einer langen Schiene entlangläuft), vermindert zwar die Unfallgefahr, denn die Maschine verhindert, dass die Stange dem Trainierenden auf die Brust fällt, aber gleichzeitig werden die Schultergelenke in ihrer Bewegungsfreiheit stark eingeschränkt. Wer die Übung dagegen an der freien Stange macht, würde diese niemals auf gerader Linie auf- und abbewegen.

Die natürliche Bewegung hat die Form eines „J". Somit bewegt sich die Stange während des Hebens leicht zurück in Richtung Kopf. Diese Bewegungsform ist besser geeignet für Anfänger. Erfahrene Bodybuilder dagegen würden die Stange in gerader Linie nach oben drücken und damit die Bewegungsamplitude verkürzen.

Wer aber auf Grund des Eingespanntseins in einer Maschine seinen natürlichen Bewegungsablauf ändert, der verändert damit die Auswirkungen der Übung auf den Körper in vielfältiger Weise: Die kleinen Schulter- und Rumpfmuskeln, die normalerweise Stabilisierungsaufgaben übernehmen, sind nun arbeitslos, was zu Dysbalancen führt. Das Schultergelenk wird zu unnatürlichen Bewegungsmustern gezwungen, was Sehnen, Bänder und Bindegewebe belastet.

Auch Ruderübungen, die an einer Maschine anstelle vom Kabelzug ausgeführt werden, belasten den Körper über Gebühr. Wer sich beim Rudern gegen das Polster lehnt, der deaktiviert Schulter- und Oberkörpermuskeln. Diese würden sich beim Training am Kabelzug anspannen, um den Körper vor dem Vornüberkippen zu bewahren.

Übungen für die Beinmuskulatur haben sogar noch negativere Auswirkungen: Wer seine Kniebeugen an der Smith-Maschine ausführt, der zwingt Rücken, Hüfte und Knie zu unnatürlich geraden Auf- und Abbewegungen.

Wer Beinkraft an der Beinpresse aufbaut, der deaktiviert dabei Rücken und Rumpf. Daraus folgt, dass die Beinmuskulatur immer stärker wird, Rumpf und Rücken aber nicht gleichermaßen trainiert werden.

Jedes Ungleichgewicht, das im Körper entsteht, ist ungesund und ein potenzieller Faktor für Verletzungen. Daher sollte Kraft nicht isoliert antrainiert werden, sondern immer im Verbund. Alle Körperteile wirken im Alltag koordiniert zusammen. Daher sollten sie auch im Verbund, koordiniert, trainiert werden. Die kleinen, stabilisierenden Muskeln übernehmen wichtige Aufgaben in der Körperhaltung und in der Verletzungsprophylaxe. Sie sollten daher nicht vernachlässigt werden.

Maschinen sind unter anderem auf den Markt gekommen, weil Wissenschaftler glaubten, sie könnten das Verletzungsrisiko beim Krafttraining minimieren. Allerdings muss an dieser Stelle gesagt werden, dass dies immer nur ein Teil der Wahrheit war. Marketing spielte immer schon eine erhebliche Rolle: Insbesondere Trainingsanfänger finden Maschinen attraktiver als rostige Langhantelstangen. Außerdem fühlt sich der Anfänger, der die Unfallgefahr bei freien Gewichten fürchtet, sicherer, wenn er in eine Maschine eingespannt ist.

Abschließend möchte ich noch zwei Ausnahmen unter den schwarzen Schafen nennen: Wer Dips oder Klimmzüge trainiert, der kann diese Übungen ruhig an der Maschine absolvieren. Diese Maschinen schränken den Bewegungsablauf nicht ein, geben aber dem Trainierenden eine hilfreiche Unterstützung, wenn er noch nicht in der Lage ist, sein ganzes Körpergewicht zu heben.

WENN BODYBUILDER SO FALSCH LIEGEN, WARUM SIND SIE DANN MASSIGER UND KRÄFTIGER ALS JEDER ANDERE?

Schauen wir den Tatsachen ins Auge: Viele Bodybuilder nehmen Steroide. Hinzu kommen häufig günstige genetische Voraussetzungen. Dann machen sich Bodybuilder in der Regel auch keine Gedanken darüber, wie gesund und leistungsfähig ihr Körper wirklich ist. Was zählt, ist nur die äußere Erscheinung. Sie achten auf Symmetrie und Umfang der Muskeln. Und natürlich auf Körperfett.

Ob ein Bodybuilder nun Steroide nimmt oder nicht, er muss, will er in seinem Sport erfolgreich sein, Isolationsübungen machen, um seine Muskeln bestmöglich zur Geltung zu bringen. Er zielt darauf ab, seine Muskeln in manchen Bereichen unnatürlich zu entwickeln, um konkurrenzfähig zu sein. Insbesondere am Oberkörper möchte der Bodybuilder jedes erdenkliche bisschen Muskelgewebe sichtbar machen.

Die meisten Menschen haben entweder einen kräftigen und muskulösen Oberkörper oder kräftige Beine. Als Bodybuilder müssen Sie daher besonders hart und einseitig an Ihrer „schwächeren" Körperhälfte arbeiten, um das optische Ungleichgewicht auszugleichen.

Der Ansatz meines Buches „Muskeln sofort" aber ist, Muskelumfang und Muskelkraft auf ausgeglichene Weise aufzubauen. Damit sind meine Programme geeignet für Sportler aller Sportarten, die das Ziel Muskelaufbau verfolgen. Sie bringen außerdem den Kraftsportler ziemlich hoch auf der Erfolgsleiter. Wer noch mehr will, der sollte über Hochfrequenztraining nachdenken. Mehr dazu im folgenden Kapitel.

KAPITEL 5

HOCHFREQUENZTRAINING

Jeder, der schon einmal in Las Vegas war, wird wohl in irgendeiner Form von aufregenden, unvergesslichen Erfahrungen zu berichten wissen. Für mich passierte es im Jahre 2001. Damals veränderte eine Show buchstäblich mein Leben, oder zumindest meine gesamte Einstellung zum Thema Training. Alles, was ich zu diesem Zeitpunkt zu wissen glaubte, schien ins Wanken zu geraten.

An besagtem Abend im Jahre 2001 wollte ich mir nach langer Arbeits- und Studienphase etwas ganz Besonderes gönnen. Ich kaufte Karten für den *„Cirque du Soleil"*. Es handelt sich dabei um eine Gruppe von Darstellern aus Kanada, die eine auf Athletik, Akrobatik, Schönheit, Kraft und natürlich Witz basierende Show auf die Bühne brachten.

Schon beim ersten Anblick wurde mir klar, diese Athleten hatten was drauf. Jeder Einzelne von ihnen war so muskulös und so athletisch, dass er problemlos jeden Bodybuildingkontest für sich entscheiden könnte. Doch das waren ja nur die äußeren Hüllen. Weit entscheidender war, was diese Akrobaten mit ihrer Kraft, Flexibilität und Athletik anzufangen wussten. Da lag einer rücklings am Boden und balancierte an seinem ausgestreckten Arm einen anderen Darsteller. Ein anderer lag bäuchlings auf dem Boden und spreizte ein Bein nach oben. Auf diesem balancierte er den Partner, der wiederum einen einarmigen Handstand auf seinem Fuß machte.

Alle atemberaubenden Stunts an dieser Stelle zu beschreiben, würde den Rahmen dieses Buches sprengen. Völlig benebelt verließ ich Stunden später die Show, bereit, mein Konzept über Training und Leistungsfähigkeit des menschlichen Körpers noch einmal zu überdenken. Ich beschloss, den Abend mit einem zünftigen Steak zu beenden und suchte das nächste Restaurant auf. Dort setzte ich mich an die Bar und kam ins Gespräch mit einem Einheimischen. Dieser erzählte mir, dass zwei der Darsteller ein Apartment in seiner Nachbarschaft gemietet hätten und täglich im Vorgarten trainierten. – Täglich? – Mussten die sich denn gar nicht vom harten Training erholen? Und all die Auftritte?

Zu diesem Zeitpunkt hatte ich bereits mein Diplom in Neurophysiologie. Ich war außerdem ein erfahrener und erfolgreicher Coach. Ich bezeichnete mich als innovativ, immer bereit, Neues auszuprobieren, wenn Methoden Erfolg versprechend schienen. Doch in Sachen Erholung, damit war nicht zu spaßen. Schließlich möchte man ja mit seinem Training Ergebnisse erzielen. Da gilt es, doch Übertraining und Verletzung möglichst zu vermeiden. So trainierten meine Athleten normalerweise nicht häufiger als 3 x pro Woche. Wer Splittraining absolvierte, konnte auch bis zu 4 x wöchentlich trainieren. Doch diese Kerle vom *„Cirque du Soleil"* trainierten jeden Tag, offensichtlich ohne sich dabei zu verletzen und ohne dabei ungewollt Muskelkraft abzubauen.

Noch am selben Abend informierte ich mich auf deren Website über ihren Spielplan. Sie spielten jeden Abend 2 x und hatten Auftritte an fünf aufeinander folgenden Abenden. Nach Aussagen des Nachbarn trainierten sie außerdem jeden Tag. Das war doch nicht möglich. Schließlich brauchte die Muskulatur 48 Stunden, um sich von der Belastung eines Ganzkörpertrainings zu erholen. Wer die Muskeln extremen Belastungen ausgesetzt hatte, sollte ihnen sogar 72 Stunden Ruhe gönnen. Wer die Gesetze der Erholung nicht beachtete, riskierte nicht nur Verletzungen, sondern setzte auch das erwünschte Muskelwachstum aufs Spiel.

Doch diese Kerle schienen alle Gesetze des kontrollierten Wechsels von Belastung und Entlastung außer Kraft zu setzen.

Angesichts dieser neuen Informationen fragte ich mich, ob wir Normalsterbliche nun unsere Trainingsroutine überdenken mussten. Schnell fielen mir drei Gründe ein, die man als Erklärung anführen könnte, an unserem Trainingsprinzip festzuhalten:

- Es handelt sich bei diesen Akrobaten um eine kleine Gruppe Wahnsinniger. Die sind wahrscheinlich die einzigen Sterblichen auf der Welt, die solche außergewöhnlichen Leistungen zustande bringen. Sie haben einmalige genetische Voraussetzungen mit einer Kombination aus Kraft, Koordination, Ausdauer und Regenerationsfähigkeit, die sonst kein Erdenmensch in sich vereint.

- Sie sind professionelle Athleten. Training und Erholung ist ihr Beruf. Sie müssen keiner Schreibtischtätigkeit nachgehen, die ihre Haltung ruiniert.

- Wer will überhaupt so oft trainieren?

Und dennoch, die Frage nagte in mir: Würden meine Athleten bessere Ergebnisse erzielen, wenn sie häufiger trainierten? Und wenn das der Fall wäre: Wie häufig und wie hart könnten sie trainieren?

WIE VIEL ERHOLUNG BRAUCHT DER MENSCH?

Auf der Suche nach der Antwort auf diese Fragen begann ich, alte Fachzeitschriften zu wälzen und stieß auf einen im Jahre 2000 erschienenen Artikel. Wissenschaftler der Universität von Alabama veröffentlichten im *Journal of Strength and Conditioning Research* Ergebnisse eines Tests mit Ganzkörpertraining. Dieser Test sollte klären, in welchem Ausmaß die Trainingshäufigkeit beim Ganzkörperkrafttraining eine Rolle spielte. Hierzu hatten die Wissenschaftler ein Trainingsprogramm mit Ganzkörperübungen entwickelt, von denen drei Sets absolviert werden sollten. Sie teilten ihre Probanden in zwei Gruppen auf: Die erste Gruppe trainierte das komplette Programm 1 x pro Woche. Die andere Gruppe trainierte 3 x pro Woche, absolvierte aber nur ein Set pro Übung. Am Ende der 12-wöchigen Testphase hatten also beide Gruppen *gleich* viel trainiert. Der einzige Unterschied war die *Trainingshäufigkeit*.

Die Ergebnisse waren eindeutig: Die Gruppe, die 3 x pro Woche ein Set trainiert hatte, konnte 38 % mehr Kraftzuwachs verzeichnen, als die Gruppe, die 1 x pro Woche drei Sets trainiert hatte. Außerdem reduzierte die erstgenannte Gruppe ihren Körperfettanteil um 1 % und vergrößerte gleichzeitig ihre Muskelmasse um 5 kg. Wenn auch die Gesamtgröße der Gruppe mit nur neun Sportlern insgesamt recht klein war, würde ich dennoch den Schluss ziehen, dass dreimaliges Krafttraining pro Woche für *mehr* Kraftzuwachs sorgt als eine einzige wöchentliche Trainingseinheit.

Damit war aber meine Frage, ob ein noch höherfrequentes Training positiven Nutzen bringen würde, noch immer nicht geklärt. Kurz entschlossen fragte ich zwei meiner Athleten, die bereits seit Langem 3 x wöchentlich trainiert hatten, ob sie bereit wären, ihr Trainingsprogramm für vier Wochen umzustellen. Diese beiden Sportler waren scharf darauf, Muskelmasse aufzubauen. Einer von ihnen wollte gezielt seine Oberarme aufbauen, der andere wollte besonders seine Waden kräftigen. Die Frage, die ich mit diesem Test klären wollte, war: Kann ein Sportler, der bereits 3 x wöchentlich trainiert, eine oder wenige Muskelgruppen gezielt aufbauen, indem er diese noch häufiger trainiert?

Lassen Sie uns zunächst die Voraussetzungen des Tests genauer bestimmen: Der typische, 3 x wöchentlich trainierende Kraftsportler absolviert vermutlich eine Art Splittraining, wie ich es in Kap. 4 beschrieben habe. Das könnte so aussehen: Montags trainiert er Brust und Rücken, freitags Schultern und Arme. Die dritte Trainingseinheit widmet er dem Unterkörper. Diese Trainingsroutine bedeutet, dass die Oberarme bereits 2 x wöchentlich beansprucht werden, 1 x mit Komplexübungen, wie Rudern oder Bankdrücken, und 1 x mit Isolationsübungen, wie Curls und Extensions, und vielleicht mit einer Komplexübung, wie der Schulterpresse, die den Trizeps trainiert.

Das neue Programm, welches nun von meinen Athleten über einen Zeitraum von vier Wochen absolviert wurde, beinhaltete drei Ganzkörpertrainingseinheiten und drei zusätzliche Sessions, bei denen sie gezielt die Muskelgruppen aufbauten, die ihnen am Herzen lagen. In vier Wochen trainierten sie damit insgesamt 24 x anstelle von nur 8 x.

Meine Athleten trainierten weiterhin nur montags, mittwochs und freitags. An den Vormittagen absolvierten sie ihr Ganzkörperprogramm und abends trainierten sie dann das spezielle Programm für Arme bzw. Waden.

Die Ergebnisse waren sogar noch besser, als ich erwartet hatte: Der Sportler, der seine Oberarme aufbauen wollte, konnte seinen Armumfang um 3 cm vergrößern und der Sportler, der seine Waden trainieren wollte, vergrößerte diese um 2 cm.

Da ich nur zwei Probanden hatte, möchte ich die Ergebnisse meiner „Studie" nicht allzu hoch hängen. Tatsache ist aber: Die Methode war erfolgreich und definitiv wert, weiter verfolgt zu werden.

HOCHFREQUENZTRAINING (HFT): GLAUBEN WIR DER THEORIE ODER GLAUBEN WIR BEISPIELEN AUS DER PRAXIS?

Als ich meine ersten Erfahrungen mit Hochfrequenztraining machte, war ich etwa 25 Jahre alt, hatte mein Unistudium erfolgreich abgeschlossen, war selbst seit über 10 Jahren sportlich aktiv und hatte bereits einige Erfahrung im Coaching. Doch zu dieser Zeit war vonseiten der Trainingswissenschaft mehr und mehr eine Abkehr von HFT zu verzeichnen. Nicht zuletzt auf Grund der zunehmenden Trägheit der Bevölkerung war die Wissenschaft mehr damit beschäftigt, herauszufinden, mit wie *wenig* Training gute Erfolge zu verzeichnen waren. Auch die Tatsache, dass Hochklasseathleten immer wieder unter der Trainingsbelastung zusammenbrachen, veranlasste die Wissenschaftler, neue, weniger belastende Wege zu suchen. Doch ich hielt meine Augen offen nach Hinweisen, wie der Körper auf tägliches Training reagieren würde. Schließlich wollte ich ja meine Klienten, wenn sie nun mal gerne täglich trainieren wollten, nicht in ihrem Fortschritt hemmen, sollte diese Trainingsform Erfolg versprechend sein.

So stieß ich wiederum auf einen Artikel von Arnold Schwarzenegger. Dieser beschrieb in der *„New Encyclopedia of Modern Bodybuilding"* zwei Situationen, in denen ihm tägliches Training half, Muskeln gezielt aufzubauen. Das erste Mal griff er zu HFT, als er feststellen musste, dass seine Wadenmuskulatur im Vergleich zu seinen Konkurrenten eher mager war und daher immer zu Punktabzügen führte. Er ging also dazu über, seine Waden 6 x pro Woche 30-45 min zu trainieren. Darüber hinaus veränderte er sogar seinen Gehstil. Fortan hob er mit jedem Schritt seine Hacke so weit an, bis die Wade bewusst angespannt wurde. Nun ja, man weiß natürlich nicht, ob das eine wahre Geschichte ist. Zumindest kamen zur gleichen Zeit Gerüchte auf, Schwarzenegger habe sich Implantate in die Wade operieren lassen. Zudem gab er damals auch öffentlich zu, Steroide zu nehmen. Es bleibt also Ihnen überlassen, welcher Geschichte Sie Gauben schenken. Ich persönlich glaube Schwarzeneggers Story, denn heute, wo er nicht mehr wettkampfmäßig trainiert, sind seine Wadenmuskeln wieder kleiner. Das spricht eindeutig gegen die Implantatversion.

Seine zweite Erfahrung mit HFT machte Schwarzenegger, als er eines Tages bemerkte, dass sein rechter Bizeps deutlich größer war als der linke. Dies führte er darauf zurück, dass er immer, wenn er gebeten wurde, seine Muskeln zu zeigen, den rechten Arm anspannte. Er begann also bewusst, seinen linken Arm mehr zu benutzen, um das Ungleichgewicht auszugleichen. Wiederum kann diese Geschichte nicht verifiziert werden. Aber eines ist klar. Immer wenn Schwarzenegger bemerkte, dass eine Muskelpartie schlecht entwickelt war, hat er sie öfter als andere trainiert.

Auch ich habe meine ganz persönliche Geschichte zum HFT hinzuzufügen. Als ich anfing zu studieren, verdiente ich mir ein bisschen Geld, indem ich montags und dienstags Studentenwohnungen ausräumte. Jeden Montag schleppte ich also alte

Sofas, Matratzen, schwere Küchentische etc. zahllose Treppenstufen herunter, um am folgenden Tag neue Möbel wieder hochzubugsieren. Sie glauben ja gar nicht, was ich dienstags von der Schwerstarbeit am Vortag für einen Muskelkater hatte!

Zu dieser Zeit, es war in der Mitte der 90er Jahre, hätte Ihnen garantiert jeder beschlagene Trainingswissenschaftler versichert, dass Muskelkater ein Stoppzeichen ist. Es bedeutet, dass Muskelreparaturarbeiten im Gange sind und man mit neuerlichem Training mehr Schaden anrichten würde. So befürchtete ich natürlich, dass ich meine über Jahre hart antrainierte Form mit meinem Studentenjob im Nu ruinieren würde, indem ich nämlich Muskelzellen ab- anstatt aufbauen würde. Doch das war nicht der Fall. Ganz im Gegenteil: In den ersten vier Wochen meines neuen Jobs wuchs der Umfang meiner Unterarme, Bizeps und Schultern mehr an als in all den Jahren des härtesten und strukturierten Trainings.

Zugegebenermaßen stehen alle diese drei Beispiele im krassen Gegensatz zur Wissenschaft. Die Theorie des kontrollierten Wechsels von Belastung und Erholung besagt nämlich, dass bei einer Trainingsbelastung Muskeleiweiß abgebaut wird. Dieses muss in der Erholungsphase wieder aufgebaut werden. In einem bestimmten Zeitfenster von einigen Stunden oder Tagen (die Länge hängt vom Grad der Belastung und dem Trainingszustand des Sportlers ab) wird sogar noch mehr Protein in die Muskeln eingelagert, als zuvor vorhanden war. Diesen Vorgang nennt man **Superkompensation**.

Wer dieses Zeitfenster nutzt und den nächsten Trainingsreiz genau zum richtigen Zeitpunkt setzt, der befindet sich auf einem höheren Leistungsniveau als zuvor. Wer allerdings zu früh wieder trainiert, der baut Muskelmasse ab. Wartet der Sportler zu lange, ist der Effekt der Superkompensation verschwunden.

Die Grafik zeigt, dass das Fenster der Superkompensation klein ist. Es ist damit eine schwierige Aufgabe für den Trainer, genau herauszufinden, wann der Sportler wieder bereit ist, den nächsten Trainingsreiz zu setzen.

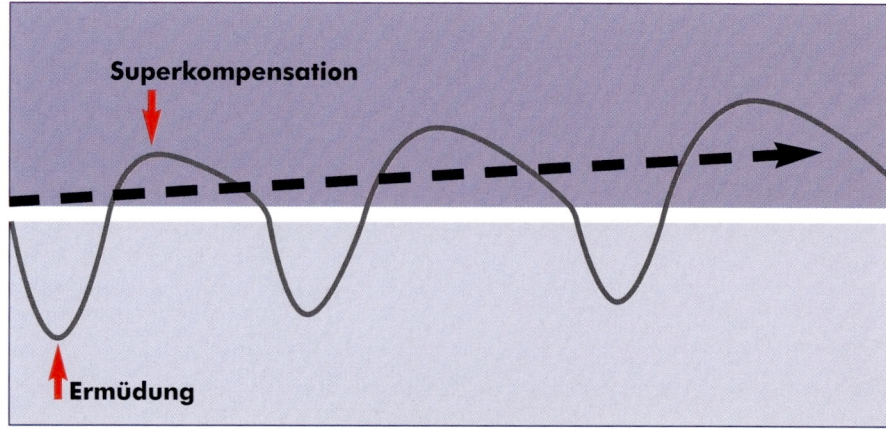

Wohldosierte Erholungszeit

MAN WEISS, DASS MAN NICHTS WEISS

Ich erwähnte bereits, dass die Dauer der Superkompensationsphase von verschiedenen Faktoren abhängt. Dieser Umstand hat bereits in den 90er Jahren dazu geführt, dass mehr und mehr Wissenschaftler Zweifel an der Zweckmäßigkeit des Superkompensationsmodells anmeldeten. Wenn nämlich zu viele Faktoren die Dauer beeinflussten, wie konnte man dann noch sinnvolle Schlüsse ziehen und die Erholung auf Grund dieses Modells richtig dosieren? So statuierte bereits im Jahre 1995 der russische Sportwissenschaftler Vladimir Zatsiorsky in *Science and Practice of Strength Training*, dass das Modell der Superkompensation zu einfach sei, um korrekt zu sein.

Bis zum heutigen Tag wissen wir noch nicht, wie viele Faktoren die Dauer der Superkompensation beeinflussen und wie entscheidend die einzelnen Faktoren sind. An dieser Stelle seien daher nur einige genannt: Das Nervensystem spielt eine Rolle in der Erholung. Entleerte Kohlenhydratspeicher müssen aufgefüllt werden, wobei natürlich auch die Ernährung eine Rolle spielt. Muskelprotein muss wieder aufgebaut werden. Auch der Hormonspiegel des Athleten hat Einfluss auf die Erholung und dieser wiederum variiert von Tag zu Tag.

Vielleicht sollte man einen ganz simplen Ansatz wählen: Muskeln reagieren auf jedes Training. Ein Ausdauersportler, der regelmäßig lange Dauerläufe absolviert, wird seinen Körper veranlassen, vermehrt kleine, ausdauernde Muskelfasern zu produzieren. Diese verbessern seine Ausdauerfähigkeit bei niedriger Trainingsintensität.

Natürlich ist das nicht das Ziel des Kraftsportlers. Dieser möchte seine Muskulatur aufbauen. Wenn er also sein Training so gestaltet, dass er verletzungsfrei bleibt und zudem feststellt, dass die Muskeln mit Wachstum reagieren, dann sind Trainingsintensität und Häufigkeit richtig gewählt. Wenn der Sportler nun auch noch darauf achtet, dass er hochwertige Ernährung zuführt und genügend Erholung bekommt, dann ist Erfolg garantiert. Die Muskeln wachsen und werden stärker.

KAPITEL 6

ACHT SCHLÜSSEL ZU ERFOLGREICHEM TRAINING

Im Folgenden führe ich die wichtigsten Parameter auf, die ein sinnvolles, erfolgsorientiertes Trainingsprogramm ausmachen.

Wenn Sie mich nun fragen, ob und inwieweit Sie diese Trainingsratschläge abändern können, dann muss ich Ihnen sagen, dass es natürlich Möglichkeiten gibt, eine Übung gegen eine andere auszutauschen. Aber jede Veränderung des Programms ist mit einem gewissen Risiko verbunden. In der Regel verändert nämlich jede ersetzte Übung die Intensität der Session. Daraus folgt, dass der Trainierende entweder zu locker trainiert und damit nicht den gewünschten Effekt erzielt oder er trainiert so hart, dass er bis zur nächsten Trainingseinheit noch nicht ausreichend erholt ist. Behalten Sie dies im Kopf, wenn Sie über Änderungen des Programms nachdenken. Es folgen nun die wichtigsten Überlegungen, das Programmdesign betreffend und sie sind aufgelistet bezüglich ihrer Wichtigkeit.

1. WÄHLEN SIE DIE RICHTIGEN ÜBUNGEN AUS

Als ich im zarten Alter von 14 Jahren mit dem Krafttraining begann, hatte ich nichts weiter zur Verfügung als eine Langhantelstange und ein paar Gewichtsplatten. Na und dann waren da noch zwei Griffe, die ich an der Garagendecke angebracht hatte, um daran meine Klimmzüge zu machen. Ich hatte keine Bank, keine Kurzhanteln, kein Squatrack, nichts. Zugegebenermaßen, hätte mir damals jemand angeboten, in einem voll ausgestatteten Fitnessstudio zu trainieren, ich hätte vermutlich nicht Nein gesagt. Aber diese Möglichkeit hatte ich nicht. Meiner sportlichen Leistungsfähigkeit tat das keinen Abbruch. Ganz im Gegenteil: Ich kannte in diesen Jahren niemanden, der seine Muskulatur so schnell und so erfolgreich aufgebaut hat wie ich.

Sie können sich nun sicher vorstellen, dass alle meine Übungen zwangsläufig Ganzkörperübungen waren. Schließlich musste ich ja die Hantelstange für jede Bewegung vom Boden abheben und am Ende der Übung auch wieder absetzen. So trainierte ich eigentlich die ganze Zeit über irgendeine Form von Deadlifts oder stehende Schulterpresse. Auch eine Art Power Clean machte ich, um die Stange über die Schultern zu bugsieren. Diese Ganzkörperübungen waren alles, was mein Körper brauchte, um jeden erdenklichen Muskel zu trainieren. Die Moral von der Geschicht: Machen Sie Ganzkörperübungen, wo immer es geht. Wenn Sie wirklich einmal einen einzelnen Muskel gesondert trainieren wollen, dann absolvieren Sie die Übung stehend und nicht eingezwängt in irgendeine Maschine. Die Geräte und Maschinen in den zeitgenössischen Fitnessstudios machen Krafttraining nicht nur ineffektiv, sondern sorgen außerdem für unnatürliche Bewegungen, die Verletzungen heraufbeschwören. Leider ist es allerdings nicht immer einfach, stehende Übungen, wie Deadlifts an freien Gewichten, zu trainieren, weil Platz fehlt, um die Langhantelstange abzulegen. Curls dagegen können üblicherweise in allen Varianten und an unendlich vielen verschiedenen Geräten absolviert werden. Nur stehende Curls an freien Gewichten fallen wiederum dem Platzproblem zum Opfer. Daher rate ich Ihnen, sich einen Platz für Ganzkörperübungen im Stehen zu erkämpfen, wenn das notwendig ist. Lassen Sie sich nicht unterkriegen von den Vorgaben der Fitnessindustrie, die mehr und mehr ineffektive Übungen an Geräten propagiert. Je mehr Muskeln in die Bewegung einbezogen sind – und hierzu gehören vor allem auch Muskeln mit Balance- und Stabilisationsfunktion – desto effektiver ist die Übung.

2. TRAINIEREN SIE IN JEDER TRAININGSEINHEIT ALLE MUSKELN

In Kap. 4 haben Sie bereits alles Wichtige zum Thema Ganzkörpertraining erfahren. Hier daher nur eine Kurzform: Ihr Ziel ist es, in jedem Training den größtmöglichen Anteil Ihrer Muskelmasse anzusprechen. Sie erreichen dies, indem Sie eine Push-Übung, eine Pull-Übung und eine Squat- bzw. Deadlift-Übung in jeder Session absolvieren. Diese Übungen können Sie an freien Gewichten, mit Ihrem eigenen Körpergewicht oder auch am Kabelzug machen. Ihr Ziel ist, in jeder Trainingseinheit einen möglichst großen Anteil Ihrer Muskelmasse zu aktivieren, um Ihren Körper so schnell und so sicher wie möglich aufzubauen.

3. LEGEN SIE EINEN PROGRESSIONSPLAN FEST UND HALTEN SIE SICH DARAN

Wer über einen längeren Zeitraum sportliche Erfolge verzeichnen möchte, der muss seinen Körper immer wieder neuen Reizen aussetzen. Um von einem Leistungsniveau zum nächsten überzugehen, muss der Körper vor Aufgaben gestellt werden, die er zuvor noch nicht bewältigt hat. Diese zwingen ihn dazu, sich anzupassen. Wenn Sie dagegen wieder und wieder altbekannte Übungen ausführen, Übungen, auf die der Körper vielleicht gut angesprochen hat und die Sie effektiv und sauber ausführen können, dann erreichen Sie irgendwann ein Leistungsplateau. Es ist Zeit, aus diesem sportlichen „Komfortbereich" auszubrechen, und den Körper vor neue, unbekannte Aufgaben zu stellen. Ob Sie nun stärker, schneller, schlanker oder kräftiger werden wollen, Sie brauchen einen genauen Plan, den Körper progressiv an den neuen Stimulus heranzuführen.

Ich habe im Folgenden drei Progressionspläne aufgeführt, die in meinem Buch *Muskeln sofort* an späterer Stelle beschrieben sind. Jeder Plan verfolgt ein Hauptziel. Das ist entweder Fettabbau, Muskelmasseaufbau oder Kraftaufbau. Darüber hinaus werden mit jedem Plan natürlich auch die anderen beiden Ziele mittrainiert. Sie als Athlet wählen aus, worauf Ihr Hauptaugenmerk liegt und richten danach Ihren Plan aus.

Muskelmasseaufbau

Wer so schnell wie möglich Muskelmasse aufbauen möchte, der muss den Trainingsumfang in kleinen Schritten steigern. Dies geschieht in traditionellen Programmen meist, indem Sets bzw. die Wiederholungszahl vergrößert werden. In meinen Programmen bleiben diese aber gleich. Stattdessen erhöhe ich das zu stemmende Gewicht.

Kraftaufbau

Um Kraftaufbau zu erzielen, müssen Sie das Gewicht, welches Sie bewegen, erhöhen. Wichtig ist hierbei, dass dies graduell geschieht, um Überlastungen zu vermeiden. Ich empfehle, das Gewicht in jedem Training um 2 % bzw. 2,5 kg zu steigern.

Fettabbau

Wer Körperfett abbauen will, muss seinen Stoffwechsel anregen. Dies geschieht, indem intensiver trainiert wird. Ich empfehle Ihnen, die Trainingsinhalte beizubehalten, aber die Pausen kontinuierlich zu verkürzen. Verkürzen Sie die Pausenzeiten zwischen den Sets pro Training um fünf Sekunden.

4. VERNACHLÄSSIGEN SIE NIE IHRE TECHNIK ZUGUNSTEN VON GESCHWINDIGKEIT

Sie wissen bereits, dass Sie immer versuchen sollen, Gewichte so schnell wie möglich zu bewegen. Sie wissen auch, dass die reale Geschwindigkeit, mit der sich das Gewicht bewegt, abhängt von der Schwere des Gewichts. Wenn Sie Ihr Maximalgewicht versuchen, schnell zu bewegen, dann ist die reale Bewegungsgeschwindigkeit immer noch niedrig. Sie rekrutieren aber mehr Muskelfasern.

Ich gehe davon aus, dass alle meine Leser versuchen, insbesondere schwere Gewichte mit sauberer Technik zu bewegen. Je schwerer das Gewicht, desto einfacher ist es, Fehler zu vermeiden. Das Gewicht selbst hilft nämlich dem Sportler bei der Bewegungsausführung. Hierzu ein Beispiel: Angenommen, Sie sind in der Lage, beim Deadlift maximal 160 kg zu stemmen und Ihre Aufgabe ist es nun, dieses Gewicht so schnell wie möglich zu heben. Die reale Geschwindigkeit ist genau die Gleiche, als hätten Sie versucht, das Gewicht langsam zu heben, denn es gibt nur eine einzige Art, das Maximalgewicht vom Boden zu heben. Haben Sie stattdessen aber nur 80 kg auf der Stange, dann kann alles Mögliche schiefgehen. Es werden weniger Muskelfasern aktiviert und diese sind bei schnellen Geschwindigkeiten überfordert, sodass es zu Koordinationsproblemen kommen kann.

Ein weiteres Beispiel für Koordinationsprobleme ist das Rudern am Kabelzug im Stehen. Das Kabelzuggerät ist nicht für eine stehende Übungsausführung geeignet; es ist keinerlei Unterstützung möglich, um die Balance bei der Übung zu halten. Stellen Sie sich vor, Sie stehen mit leicht gespreizten Beinen vor dem Kabelzug. Zwischen Ihren Beinen befindet sich eine Hantelbank. Wenn Sie nun den Griff zur Brust ziehen, müssen Gesäß und Beine einspringen, um wichtige Koordinationsarbeiten

HERZ-KREISLAUF-TRAINING

Kraftsportler wie ich bezeichnen jegliche Art des Ausdauertrainings als „Training des Energiesystems". Wer über längere Zeiträume langsam läuft, Rad fährt oder schwimmt, der trainiert sein aerobes System. Wer sich intensiv und über sehr kurze Strecken belastet, der trainiert sein anaerobes System.

Grundsätzlich ist in meinen Programmen kein Herz-Kreislauf-Training vorgesehen.

Eine Ausnahme bildet nur das „Get Lean-Programm" in Kap. 14. In diesem Programm sollten nach jedem Krafttraining einige Sprints absolviert werden. Natürlich können Sie solche Intervalle auch anderen Programmen hinzufügen. Nur im „Get Even Bigger-Programm" von Kap. 11 dürfen keine Intervallläufe absolviert werden, weil diese den Effekt des Krafttrainings mindern würden.

Wenn Sie Lauftraining in Ihr Programm aufnehmen wollen, dann empfehle ich Ihnen bis zu 20 Minuten hochintensives Lauftraining. 15 Sekunden Sprint, gefolgt von 45 Sekunden Gehen, bringt die besten Ergebnisse. Sie können das Lauftraining entweder direkt im Anschluss an das Krafttraining anhängen oder auch an anderen Tagen absolvieren. Bis zu 3 x pro Woche kann gelaufen werden, entweder auf einer 400-m-Bahn, im Wald bzw. auf der Straße oder auch im Fitnessstudio auf Laufband oder Ellipsentrainer. Wenn Ihre Knie zu empfindlich sind, kann das Lauftraining auch gegen Intervalle auf dem Fahrrad ersetzt werden. In Kap. 14 erfahren Sie mehr über diese Trainingsform.

Ausdauertraining dagegen, wo über einen längeren Zeitraum mit niedriger Intensität gelaufen wird, sollte nicht mit Kraft- bzw. Muskelmasseaufbautraining kombiniert werden. Hierbei wird das aerobe Energiebereitstellungssystem trainiert und der Körper dazu veranlasst, vermehrt kleine Muskelfasern zu bilden.

zu leisten. Andernfalls würden Sie nämlich einfach vornüberkippen. Nur Schultern und Arme bewegen sich, der Rest des Körpers ist steif wie ein Brett. Gerade das macht diese Übungsausführung so wertvoll. Wenn Sie nun auch noch versuchen, die Ruderbewegung schnell auszuführen, ist die Herausforderung für Koordination, Körperspannung und Rumpfstabilität noch größer. Die stabilisierenden Muskeln dürfen aber nicht unterstützend in die Bewegung eingreifen. Vermeiden Sie daher unbedingt, dass Rumpf und Hüfte sich mitbewegen, wenn der Kabelzug bewegt wird. Dies führt zu einer Verkürzung der Bewegungsamplitude in oberem Rücken, Schulter- und Armmuskulatur und macht die Übung damit ineffektiv. Daher dürfen die Hüften nicht die Arbeit des Oberkörpers in dieser Übung übernehmen.

5. DIE WIEDERHOLUNGSZAHL ZÄHLT

In seinem Buch *The strongest shall survive* propagiert Bill Starr, einer der ersten professionellen Krafttrainer in den USA, das 5 x 5-System: Fünf Sets und fünf Wiederholungen sollten von den drei Basisübungen Power Clean, Bankdrücken und Kniebeugen absolviert werden. Ursprünglich war das Buch für Footballspieler als Zielgruppe gedacht, doch hatte es durchschlagenden Erfolg auch bei Bodybuildern, Kraft- und Schnellkraftsportlern.

Ein anderes populäres Modell ist das 3 x 8-Programm, welches ich persönlich (Sie wissen bereits, dass ich auf Grund meiner Empfehlung, populäre Programme umzudrehen, für Schlagzeilen gesorgt habe) als 8 x 3 trainieren würde.

Diese Konfigurationen wirken bei jedem, der noch nie zuvor auf diese Weise trainiert hat. Wer also bisher immer traditionell drei Sätze mit 10 Wiederholungen trainiert hat, der hat garantierten Erfolg mit 3 x 8 oder später 5 x 5. Meine Athleten verzeichneten die größten Erfolge mit 8 x 3, acht Sätze à drei Wiederholungen. Warum? Am Ende des Trainings hatten sie dieselbe Anzahl an Wiederholungen trainiert, nämlich 24. Diese Wiederholungszahl wirkt hervorragend für die allermeisten Athleten. Es scheint, dass diese Anzahl, solange Extreme wie 1x 24 oder 24 x 1 vermieden werden, gerade die richtige Intensität und den optimalen Umfang hat, um Kraft aufzubauen und Muskelumfang zu vergrößern, ohne dabei überlastend zu wirken. Abhängig davon, welches Ziel Sie mit Ihrem Training anstreben, empfehle ich unterschiedliche Wiederholungs- und Setzahlen.

Muskelmasseaufbau

Bodybuilder, die ihre Muskelmasse aufbauen wollen, sollten die Wiederholungszahl auf 35 steigern. Dadurch werden die Trainingseinheiten länger und natürlich auch ermüdender. Der zusätzliche Kalorienverbrauch muss mit der Nahrung ausgeglichen werden: Wer hart trainiert, muss auch viel essen. Mehr zum Thema *Ernährung* erfahren Sie in Kap. 22. Die Kombination von Training und gezielter Ernährung gibt dem Muskelgewebe den Stimulus zu wachsen.

Kraftaufbau

Sportler, die ihre Kraft aufbauen wollen, müssen Gewichte heben, die möglichst dicht an ihrer Maximalleistung liegen und ihr Nervensystem ermüden. Im Ganzen sollten es nicht mehr als 15 Wiederholungen sein, die sie in Blöcken von drei, zwei oder sogar nur einer Wiederholung pro Set absolvieren. Diese Trainingsform ist so ermüdend, dass der Athlet am Ende der Session wahrscheinlich nicht einmal mehr in der Lage ist, selbstständig die Gabel zum Mund zu führen.

Fettabbau

Diese Sportler wollen gleichzeitig ihre Muskeln auf- und Fett abbauen. Sie wollen ihr Gewicht beibehalten und dabei besser und durchtrainierter aussehen. Vermutlich wollen sie außerdem stärker werden. Sie sollten daher als Erstes beachten, dass die Kalorienzufuhr nicht erhöht wird. Der Trainingsumfang darf daher nicht zu hoch sein, denn sonst würden sie sich ohne zusätzliche Kalorienzufuhr nicht erholen können. 25 Wiederholungen pro Übung sind da gerade richtig. Diese Zahl gibt dem Muskel einen guten Stimulus zu wachsen, ohne damit ins Übertraining zu führen.

2

6. WÄHLEN SIE DAS GEWICHT HOCH GENUG

Ich erwähnte bereits, dass Sie Extreme wie 1 x 24 Wiederholungen oder 24 x 1 Wiederholung vermeiden sollten. Hier kommt nun die Erklärung:

Um Muskulatur aufzubauen, müssen Sie mindestens 60 % Ihres Maximalgewichts stemmen. Angenommen, Sie sind in der Lage, beim Bankdrücken 100 kg mit einer Wiederholung zu stemmen, dann sollten Sie keine Übungsform wählen, bei der Sie weniger als 60 kg auflegen. Es ist aber davon auszugehen, dass Sie nicht mehr als 20-22 Wiederholungen mit 60 % Ihres Maximalgewichts schaffen. Wenn Sie darüber hinaus versuchen, das Gewicht schnell zu bewegen, dann müssten Sie es noch weiter reduzieren. Dies wiederum führt dazu, dass die größten motorischen Einheiten nicht ins Spiel kommen, was wiederum das Muskelwachstum hemmt.

Gehen Sie dagegen ins andere Extrem und stemmen 24 x 1 Wiederholung, dann würde ihr Training 2-3 Stunden dauern. Selbst wenn Sie wirklich so viel Zeit hätten, gibt es weit sinnvollere Wege, diese zu nutzen.

Ich empfehle Ihnen daher, die Gewichte je nach Wiederholungszahl in vier Bereiche aufzuteilen:

Leicht: Ein Gewicht, das Sie 20-22 x heben können.

Mittel: Ein Gewicht, das Sie 10-12 x heben können.

Schwer: Ein Gewicht, das Sie 4-6 x heben können.

Superschwer: Ein Gewicht, das Sie 2-3 x heben können.

Diese Richtlinien beziehen sich nur auf das aktuelle Trainingsgewicht. Das Aufwärmen können Sie selbstverständlich mit höherer Wiederholungszahl und niedrigerem Gewicht absolvieren. Wenn Sie dann ein Set begonnen haben, sollten Sie das Gewicht aber nicht mehr verändern.

7. ÄNDERN SIE IN JEDEM TRAINING DEN WINKEL

Bei Push- bzw. Pull-Übungen können Arme und Oberkörper in verschiedenen Winkeln gehalten werden. Für alle Armbewegungen haben Sie sogar 180° Bewegungsfreiheit zur Verfügung. Diese sollten Sie auch ausnutzen, um Ihre Muskeln ausgeglichen zu belasten und sie vor verschiedene Herausforderungen zu stellen.

Pull-Übungen, wie Klimmzüge, Rudern oder Power Clean, können in fünf Winkeln trainiert werden:

• Das traditionelle Latziehen, welches mehr oder weniger gerade nach unten zielt,

• Latziehen mit zurückgelehntem Oberkörper,

- sitzendes Rudern horizontal am Kabelzug,
- stehendes Rudern (wie zuvor beschrieben) und
- Power Clean (vertikales Aufwärtsziehen/Stand-Umsetzen).

Push-Übungen von Überkopfpressen bis zu Dips können auf der flachen, der Schrägbank (incline, der Oberkörper ist aufwärts geneigt) oder der negativen Bank (decline, der Oberkörper ist abwärts geneigt) ausgeführt werden. Insbesondere, wenn Sie 3 x pro Woche trainieren, kommen diese Variationen ins Spiel. In den Trainingsprogrammen dieses Buches werden Sie sehen, dass Sie eine Übung nicht mehrmals in einer Woche vom gleichen Winkel aus durchführen.

Auch **Übungen für Beine und Gesäß**, wie Kniebeugen und Deadlifts (Kreuzheben), sollten in Variationen trainiert werden. Hierzu müssen Sie zunächst bestimmen, ob die Übung belastender für die Hüfte oder für die Knie ist.

Der Deadlift wird vornehmlich von der Hüfte aus durchgeführt, während bei Kniebeugen die Knie mehr arbeiten. Natürlich wird bei der Kniebeuge auch die Hüfte und mit ihr der M. glutaeus und die hintere Oberschenkelmuskulatur bewegt, doch die Knie sind der größten Belastung ausgesetzt.

Bei Ausfallschritten ist die Bewegungsamplitude von Hüfte und Knien mehr oder weniger gleich. Dennoch werden auch hier die Knie mehr belastet.

Bei der Zusammenstellung Ihrer Trainingsprogramme empfehle ich Ihnen, nicht an zwei aufeinanderfolgenden Trainingstagen Übungen auszuwählen, die das gleiche Gelenk belasten. Wer also beispielsweise montags Deadlifts trainiert, der sollte mittwochs nicht eine andere Form von Deadlifts absolvieren.

Bei Übungen, die nicht klar in eine Kategorie fallen, können Sie selbst entscheiden, in welchen Gelenken Sie die größte Belastung verspüren. Bedenken Sie die Gelenkbelastung bei der Zusammenstellung Ihrer Workouts.

Um die Belastung auf die Gelenke zu verteilen, können Sie auch die Fußstellung verändern. Wer die Füße bei Kniebeugen weiter auseinanderstellt, der lässt die Adduktoren härter arbeiten, weil der Quadrizeps keine optimale Hebelwirkung hat. Manche Sportler finden, dass dadurch die Belastung auf die Knie vermindert wird. Auch hüftdominierte Bewegungen werden von breiterer Fußstellung beeinflusst. Wer den Deadlift wie ein Sumoringer mit extrem breiter Fußstellung ausführt, der hält den Rücken gerade, wodurch die untere Rückenmuskulatur entlastet wird, die Hüftadduktoren dagegen härter arbeiten. Wird der Deadlift mit enger Fußstellung absolviert, ist die Bewegungsamplitude des Hüftgelenks vergrößert, was alle Muskeln in Rücken und Gesäß mehr beansprucht.

8. VERMEIDEN SIE EXTREME WIRBELSÄULENBELASTUNGEN

Bodybuilder, die über Jahrzehnte hinweg ihren Sport auf hohem Niveau ausführen, schrumpfen. Ja, sie verlieren teilweise sogar bis zu mehrere Zentimeter Körpergröße. Kniebeugen und Deadlifts mit extremen Gewichten üben ständigen Druck auf die Bandscheiben aus, was die geleeartige Masse zwischen den Bandscheiben langsam, aber sicher reduziert. In der Folge schrumpft die Wirbelsäule. Wenn weniger Platz zwischen den Bandscheiben ist, kann auch der Nerv die elektrischen Signale an die Muskeln nicht mehr ungehindert weitergeben. Viele Bodybuilder müssen daher ihren Sport auf Grund von Rückenproblemen aufgeben.

Kniebeugen und Deadlifts sind aber die Kernübungen im Bodybuilding. Wie sollte das Training also sinnvoll dosiert werden, um gute Effekte zu erzielen, aber dennoch die Gesundheit nicht zu ruinieren?

Trainieren Sie nicht in jedem Training mit maximalen Gewichten

Wenn Sie 3 x pro Woche trainieren, sollten Sie 2 x mit schweren Gewichten arbeiten und in der dritten Einheit auf Geschwindigkeit setzen. Eine schnelle Bewegungsausführung aktiviert große motorische Einheiten, auch wenn keine hohen Gewichte gestemmt werden und entlastet die Wirbelsäule.

Absolvieren Sie nicht jede Übung auf zwei Beinen

Wer Kniebeugen oder Deadlifts auf einem Bein absolviert, der reduziert das Gewicht erheblich (diese Übungen sollen wenigstens 1 x pro Woche eingebaut werden). Ein Bodybuilder, der Deadlifts mit 150 kg schafft, würde vermutlich bei einbeiniger Ausführung nicht mehr als 25 kg schwere Kurzhanteln verkraften. Bei Kniebeugen ist der Unterschied sogar noch größer. Die Belastung für die Wirbelsäule sinkt damit erheblich.

Außerdem werden zu einem erheblichen Anteil Muskeln mit Stabilisationsaufgaben aktiviert. Diese werden bei traditionellen Übungen auf zwei Beinen unterfordert.

Ich persönlich habe mit einbeinigen Übungen sehr gute Erfahrungen gemacht. Meine Sportler trainieren manchmal bis zu 10 Tage lang nur einbeinig. Wenn sie dann zu Übungen auf zwei Füßen zurückkehren, sind sie in der Lage, höhere Gewichte zu stemmen, da sie ihre Stabilisationsmuskeln gestärkt und gleichzeitig die Zwischenräume zwischen den Bandscheiben wiederhergestellt haben, wodurch die Nervenübertragung verbessert wird.

KAPITEL 7

AUF- UND ABWÄRMEN

Jeder Sportler kennt den Nutzen von guter Flexibilität. Bis vor Kurzem waren sich Sportwissenschaftler auch darin einig, dass man als Athlet eigentlich nicht genug dehnen konnte, da eine gute Flexibilität Verletzungen vorbeugt und außerdem die Leistung steigert.

Auch der Begriff *Mobilität* ist Ihnen aus diesem Kontext wohlbekannt. Vielleicht verbinden Sie ihn aber eher mit Maßnahmen der Rehabilitation nach einer Verletzung. In den letzten Jahren begannen Wissenschaftler, zwischen *Flexibilität und Mobilität* genauer zu unterscheiden. Man stimmte überein, dass Flexibilität nicht nur positive Seiten hat. Wer zu flexibel ist – dieses Phänomen tritt insbesondere bei Frauen auf –, kann verletzungsanfällig sein, da die Gelenke durch mangelnde Steifheit ihren natürlichen Schutz vor Überdehnung verlieren. Gute Mobilität dagegen scheint sich positiv auf die Leistungsfähigkeit und zur Verletzungsprophylaxe auszuwirken. Bevor wir auf Nutzen und Nachteile genauer eingehen, lassen Sie uns diese beiden Begriffe erst einmal erläutern.

Flexibilität *ist die passive Bewegungsamplitude eines Gelenks.* Wer beim Physiotherapeuten die Flexibilität seiner Hüftgelenke testen lässt, der liegt passiv auf dem Rücken und streckt ein Bein senkrecht nach oben. Der Therapeut drückt nun das Bein gestreckt in Richtung Kopf, um festzustellen, bis zu welchem Winkel er es strecken kann. Ähnliche Übungen gibt es auch für Knie und Knöchel.

Mobilität *ist die aktive Bewegungsamplitude.* Um diese zu bestimmen, zieht der Sportler mithilfe seiner Arme das Bein so weit wie möglich nach oben.

Sowohl gute Flexibilität als auch Mobilität sind wichtige Voraussetzungen für die Leistungsfähigkeit. Sie werden aber zu unterschiedlichen Zeitpunkten und mit verschiedenen Übungen trainiert.

Mobilitätsübungen werden vor dem Krafttraining absolviert, während Flexibilitätsübungen nach dem Training ausgeführt werden.

Beim Training wird das Nervensystem auf Hochtouren gebracht und die Muskeln unter Spannung versetzt. Diese Muskelspannung möchte man nach dem Training reduzieren, um die Erholung einzuleiten. Flexibilitätsübungen helfen auf der einen Seite, Muskelspannung abzubauen und ebenso, das Nervensystem zu beruhigen.

Vor dem Training möchte man seine Muskulatur natürlich nicht in einen Entspannungszustand versetzen. Auch das Nervensystem soll in Alarmbereitschaft sein, um Signale vom Gehirn an die Muskulatur ohne Verzögerung weiterzugeben. Hier ist Mobilitätstraining angesagt. Dieses stimmt den Körper auf Höchstbelastung ein.

Vielleicht haben Sie schon einmal Schwimmer vor einem Wettkampf beobachtet. Sie machen keine Dehnübungen, sondern aktivieren die Muskulatur mit Armkreisen. Damit stimmen sie die Arm- und Schultermuskulatur auf die folgende Belastung ein, vergrößern die Bewegungsamplitude und stimulieren die motorischen Einheiten, sodass diese direkt anspringen, wenn der Wettkampf beginnt. Auch die Gelenke werden auf ihre Aufgabe vorbereitet, indem sie eine Flüssigkeit produzieren, die die Reibung im Gelenk vermindert und somit Verletzungen vorbeugt.

Flexibilitäts- und Mobilitätstraining hat im Wesentlichen drei Auswirkungen auf die Leistungsfähigkeit:

- Es ermöglicht es, die volle Bewegungsamplitude auszuschöpfen.

- Es reduziert das Risiko von Gelenkverletzungen, indem die Muskeln weniger steif und eingeschränkt in ihrer Bewegung sind. Viele Überlastungsschäden können damit vermieden werden, auch wenn natürlich nicht jeder Verletzung mit Flexibilitäts- und Mobilitätstraining vorzubeugen ist.

- Es entspannt die Muskulatur und zieht sie sozusagen auseinander, was ihr mehr Raum für Wachstum gibt.

An dieser Stelle muss gesagt werden, dass Mobilitätsübungen nicht die alleinige Maßnahme sein können, um den Körper auf maximale Kraftanstrengungen vorzubereiten. Muskeln und Gelenke müssen außerdem mit leichten Gewichten vorbereitet werden.

In diesem Kapitel erfahren Sie alles, was Sie zum Thema Aufwärmen und Abwärmen wissen müssen. Es ist in der Reihenfolge strukturiert, in der die Übungen trainiert werden:

1. Vor dem Workout Mobilitätsübungen,

2. Aufwärmtechniken für spezielle Hebebewegungen und

3. Flexibilitätsübungen nach dem Workout.

FÜR DIE GANZ FLEISSIGEN

Sowohl Mobilitäts- als auch Flexibilitätsübungen können Sie auch an Tagen absolvieren, an denen Sie nicht trainieren. Sie sollten dann immer mit Mobilitätstraining anfangen und dann Ihre Flexibilität trainieren. Außerdem können Sie Ihre Flexibilität auch gesondert trainieren. Beachten Sie allerdings, dass Sie die Übungen nicht direkt nach dem morgendlichen Aufstehen oder nach einer langen Sitzphase machen. Dann ist der Körper zu steif, wodurch es zu einer Verletzung kommen kann. Sie brauchen aber nur einige Minuten in der Wohnung herumzulaufen, um den Körper auf die Übungen vorzubereiten.

MOBILITÄTSÜBUNGEN

Diese werden zu Beginn des Trainings absolviert. Für diesen Teil des Trainings sollten Sie sich etwa 5-10 min Zeit nehmen.

Übung	Wiederholungen
Armkreisen	5*
Beinkreisen vorne	5***
Fußkreisen	5***
Liegestütz mit T-Rotation	5*
Katzenbuckel	5
Deadlift einbeinig	5**
Seitlicher Ausfallschritt mit Überkopfgreifen	5*
Kniebeugen	5

* In jede Richtung   ** Jedes Bein   *** Jede Richtung, jedes Bein

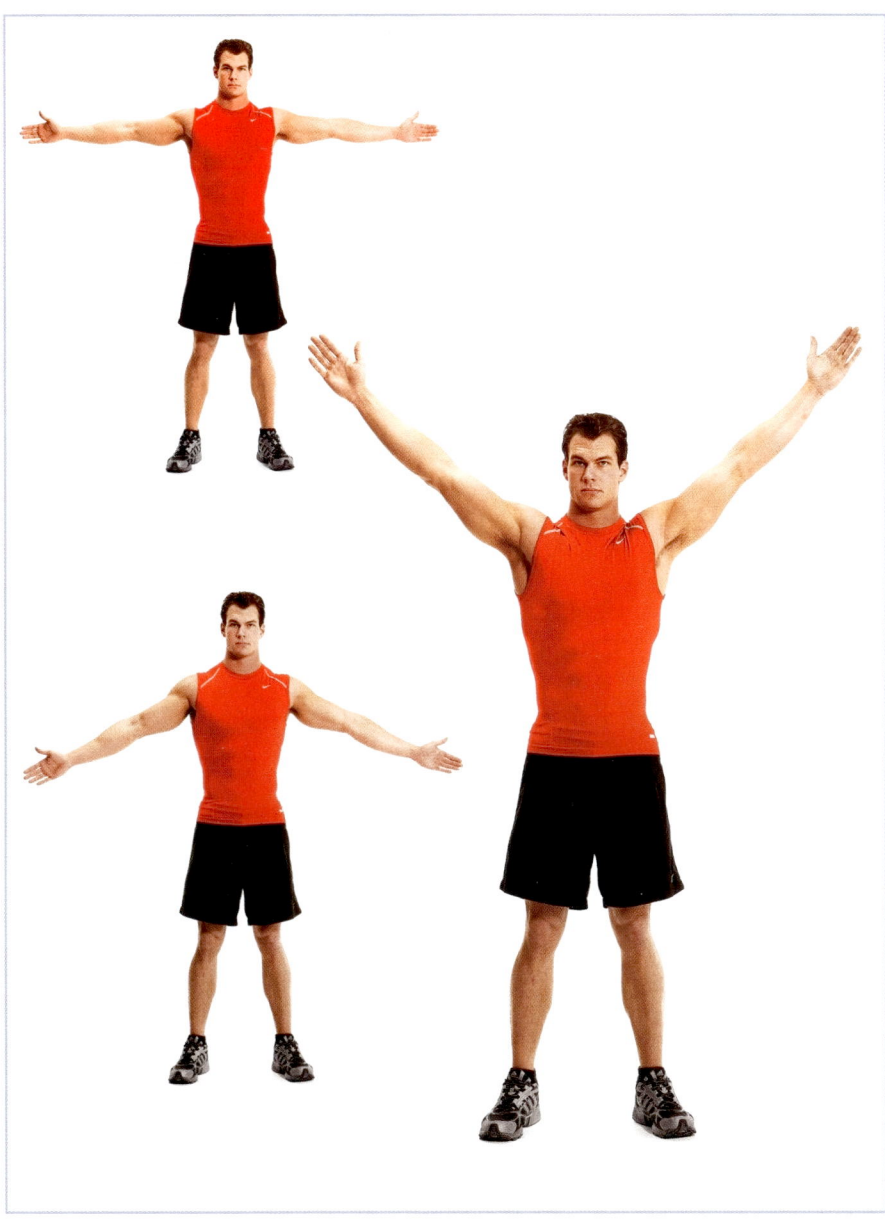

ARMKREISEN

Warum? Sie vergrößern Ihre Mobilität im Schultergürtel.

Wie? Sie stehen, die Füße schulterbreit auseinander, mit den Armen seitlich neben dem Körper ausgestreckt, auf dem Boden. Die Handflächen zeigen nach vorne, die Daumen nach oben. Nun beginnen Sie mit kleinen, kreisenden Vorwärtsbewegungen und lassen diese dann langsam größer werden. Wiederholen Sie die Übung dann mit Rückwärtsbewegungen.

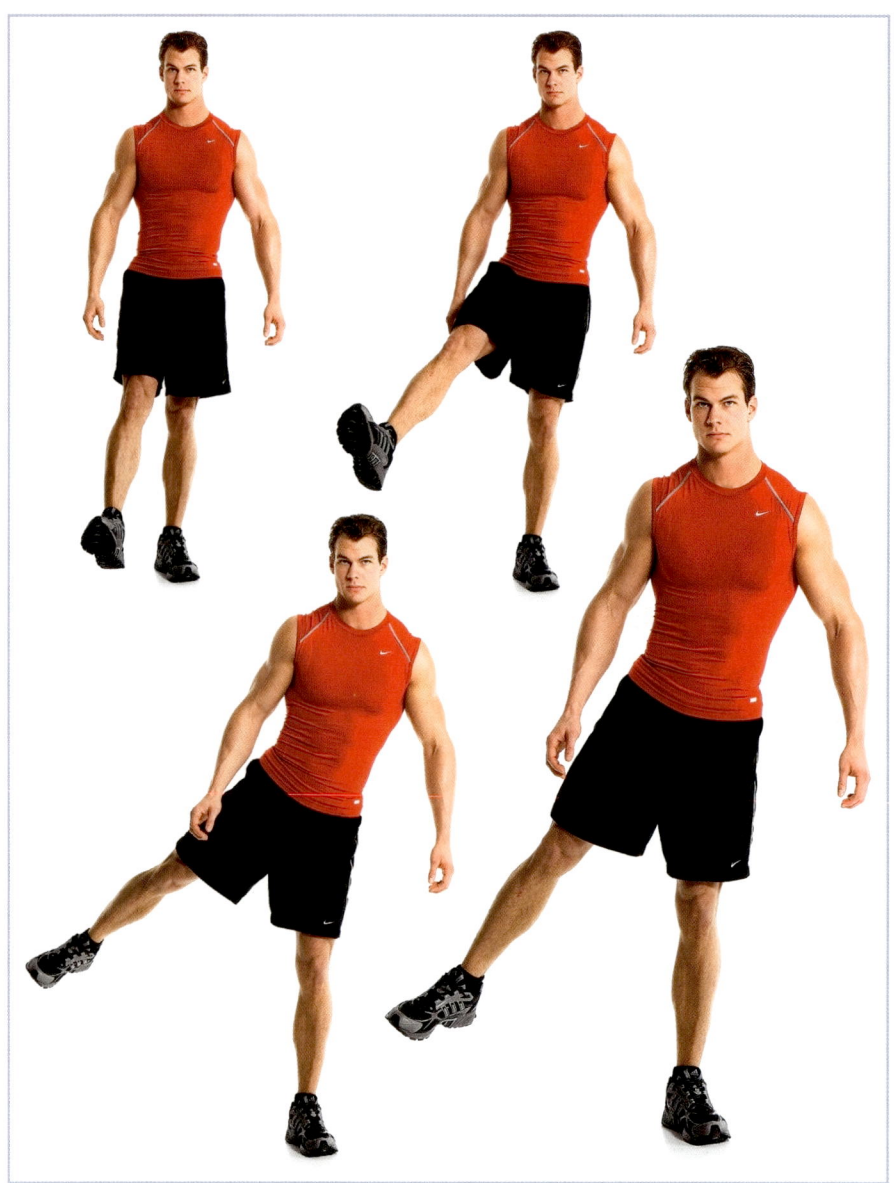

BEINKREISEN VORNE

Warum? Sie vergrößern die Mobilität des Hüftgelenks.

Wie? Sie stehen auf einem Bein und halten das andere Bein mit angezogenem Fuß vor dem Körper ausgestreckt. Mit gestrecktem Bein machen Sie nun fünf größtmögliche Kreise im Uhrzeigersinn. Wenn Sie Schwierigkeiten haben, auf einem Bein zu stehen, können Sie sich auch mit einer Hand an der Wand festhalten. Anschließend machen Sie fünf Beinkreise gegen den Uhrzeigersinn. Führen Sie dann die Übung mit dem anderen Bein aus.

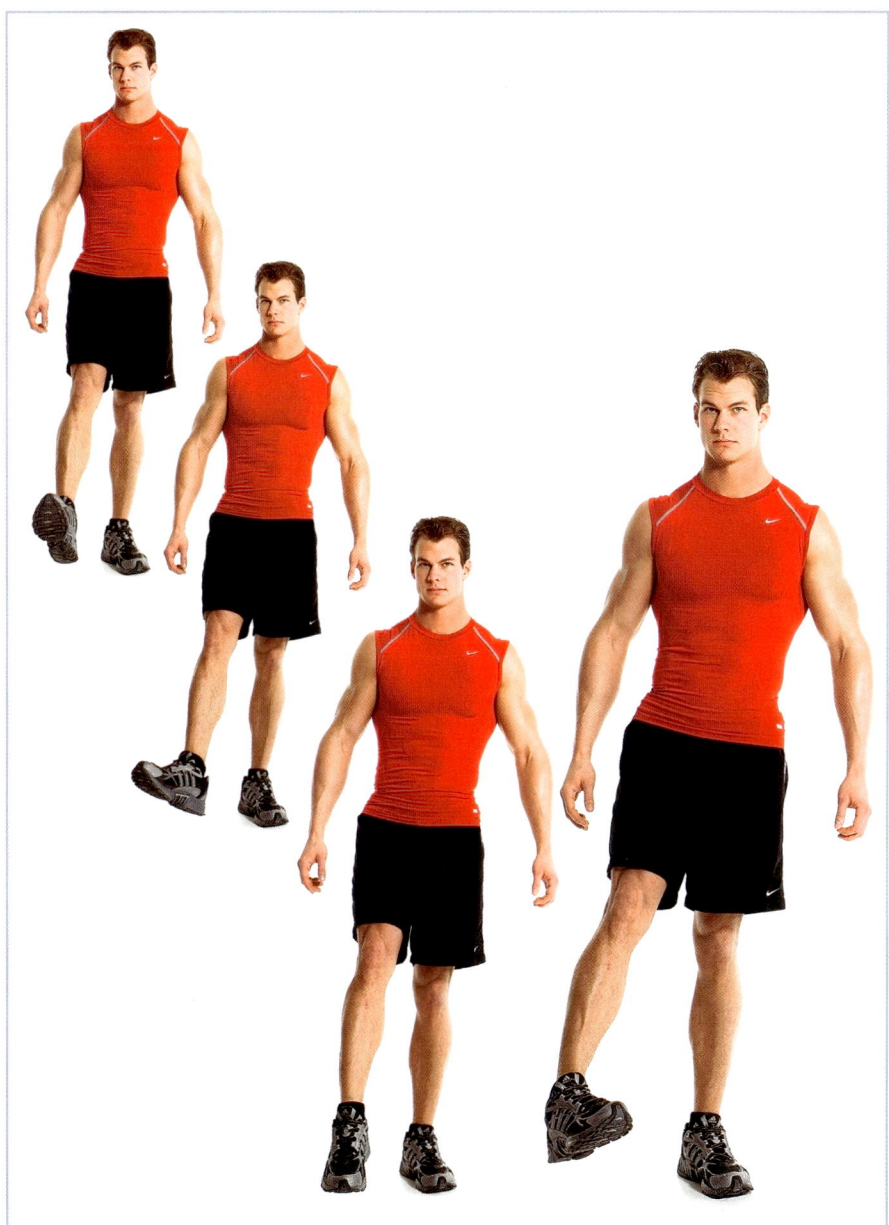

FUSSKREISEN

Warum? Sie vergrößern die Mobilität des Fußgelenks.

Wie? Sie stehen auf einem Bein, mit dem anderen Bein vor dem Körper ausgestreckt. Nun kreisen Sie den Fuß zunächst im und dann gegen den Uhrzeigersinn mit der größtmöglichen Kreisbewegung, wobei Sie das Bein stets gestreckt halten. Führen Sie dann die Übung mit dem anderen Fuß aus.

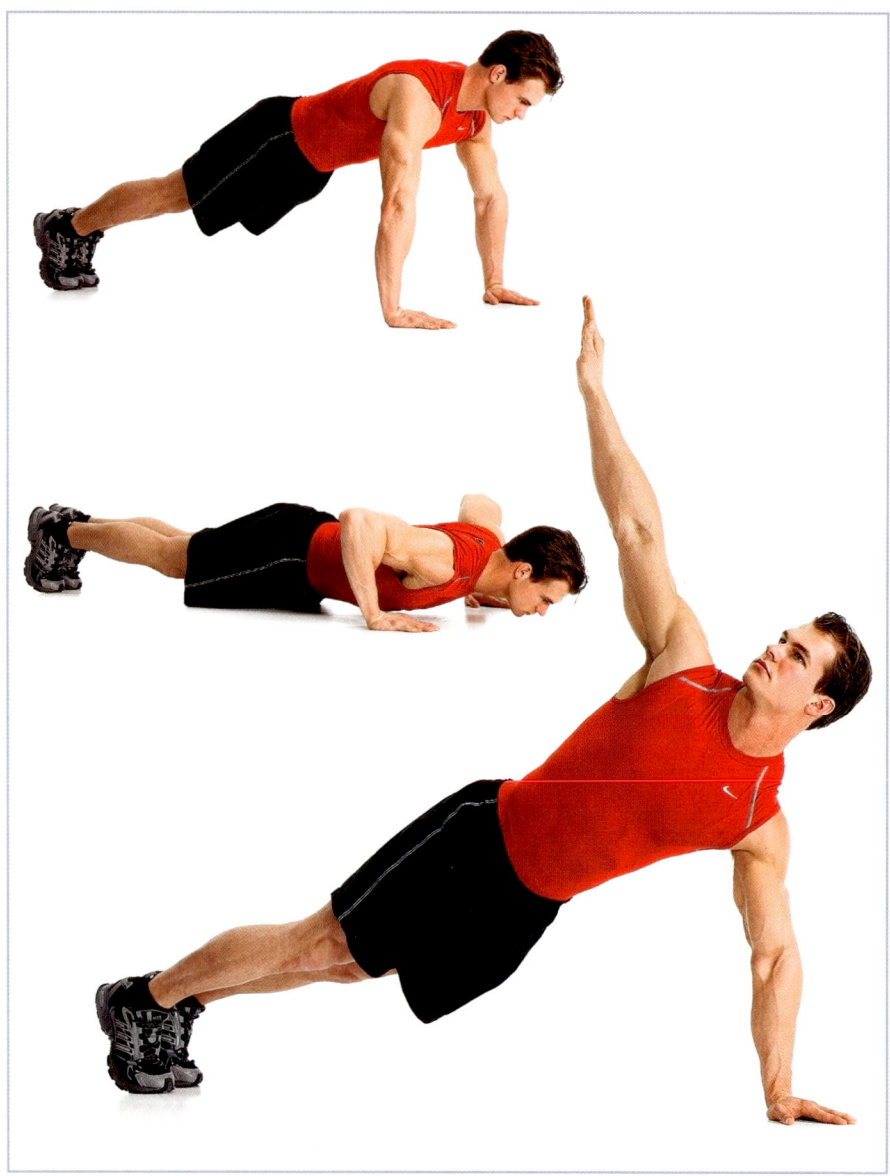

LIEGESTÜTZ MIT T-ROTATION

Warum? Sie vergrößern die Mobilität des Schultergelenks.

Wie? In der Ausgangsstellung nehmen Sie die Liegestützstellung mit den Händen direkt unter Ihren Schultern ein. Senken Sie dann den Körper ab, bis Sie mit der Brust fast den Boden berühren. Drücken Sie sich wieder ab, drehen Sie in der Aufwärtsbewegung den Körper zur rechten Seite und strecken Sie gleichzeitig den rechten Arm zur Decke. Folgen Sie mit Ihrem Kopf der Bewegung. Gehen Sie dann zurück in die Ausgangsposition und führen Sie die Bewegung zur anderen Seite aus.

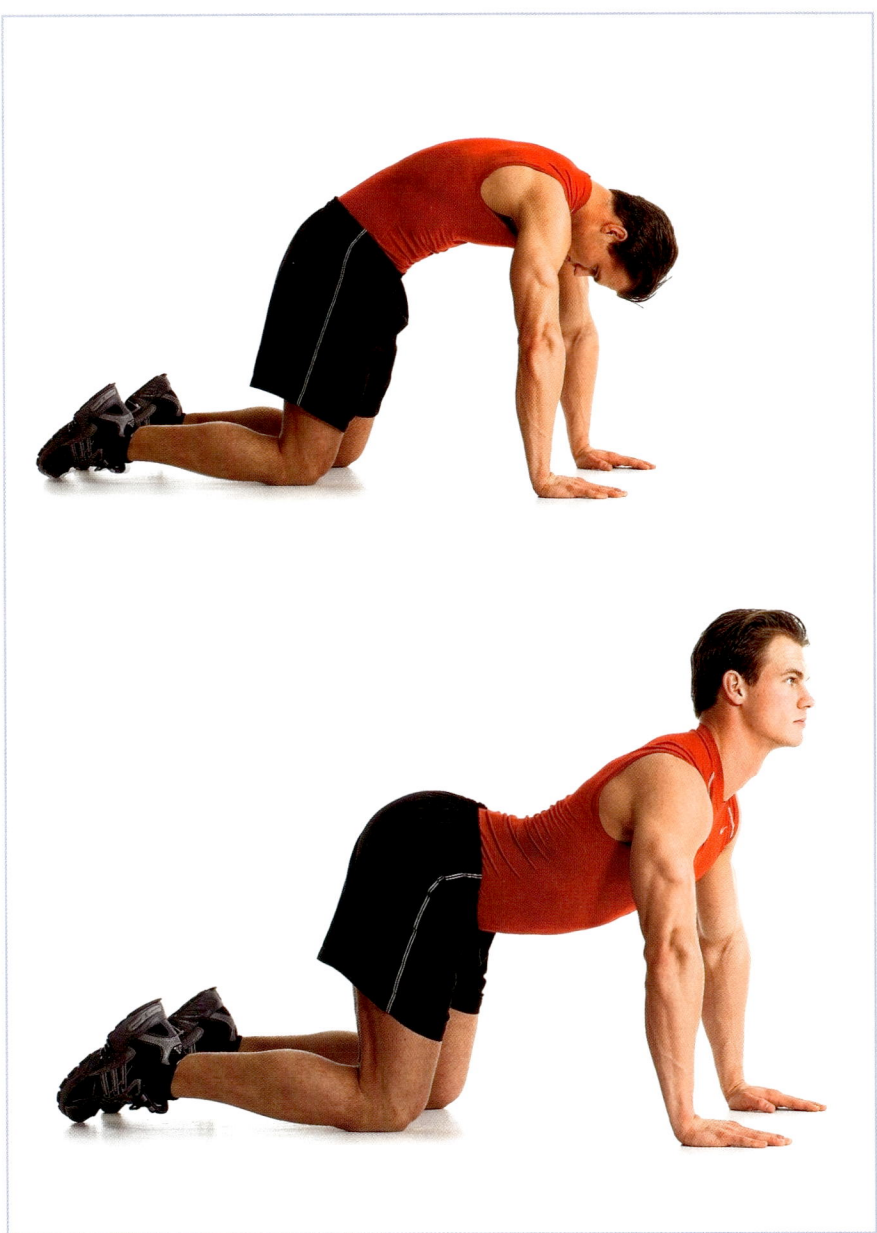

KATZENBUCKEL

Warum? Sie verbessern Ihre Rumpfmobilität.

Wie? In der Ausgangsstellung gehen Sie auf allen vieren, mit den Händen direkt unter Ihren Schultern und den Knien unter der Hüfte. Machen Sie nun den Rücken rund, indem Sie ihn vom Bauchnabel aus nach oben strecken. Dann machen Sie ein extremes Hohlkreuz, indem Sie den Bauch nach unten drücken.

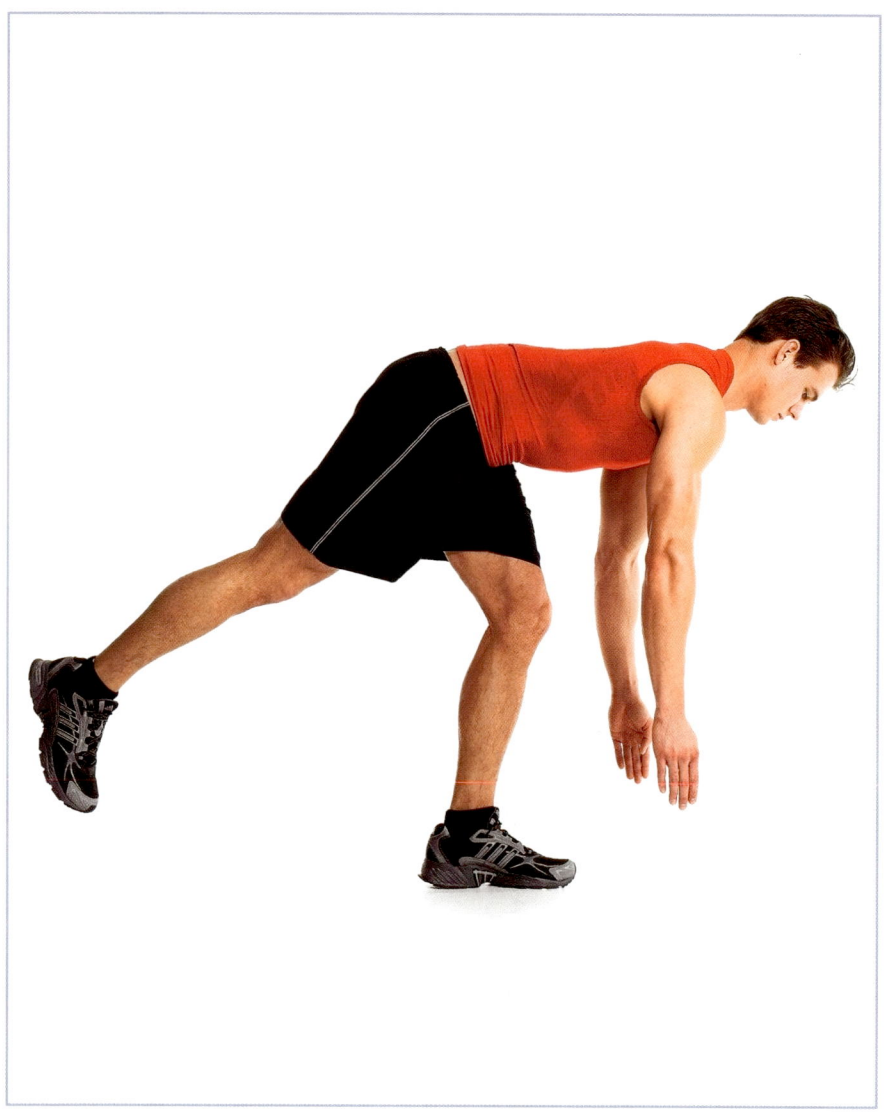

DEADLIFT EINBEINIG

Warum? Sie verbessern die Mobilität von Hüfte, M. glutaeus, hinterer Oberschenkelmuskulatur und Waden.

Wie? Sie stehen mit den Füßen schulterbreit auseinander und den Händen an den Seiten. Nun beugen Sie leicht das linke Knie, heben den rechten Fuß vom Boden und halten ihn hinter dem Körper. Das Kniegelenk ist dabei fest, aber nicht ganz durchgestreckt. Nun schieben Sie die Hüfte zurück und gleichzeitig den Oberkörper vor, wobei Sie den Rücken gerade halten. Bewegen Sie nun die gestreckten Arme so weit zum Boden, bis sich der Rücken beugt. Richten Sie sich dann wieder in die Ausgangsposition auf und führen Sie die Übung mit dem anderen Bein aus.

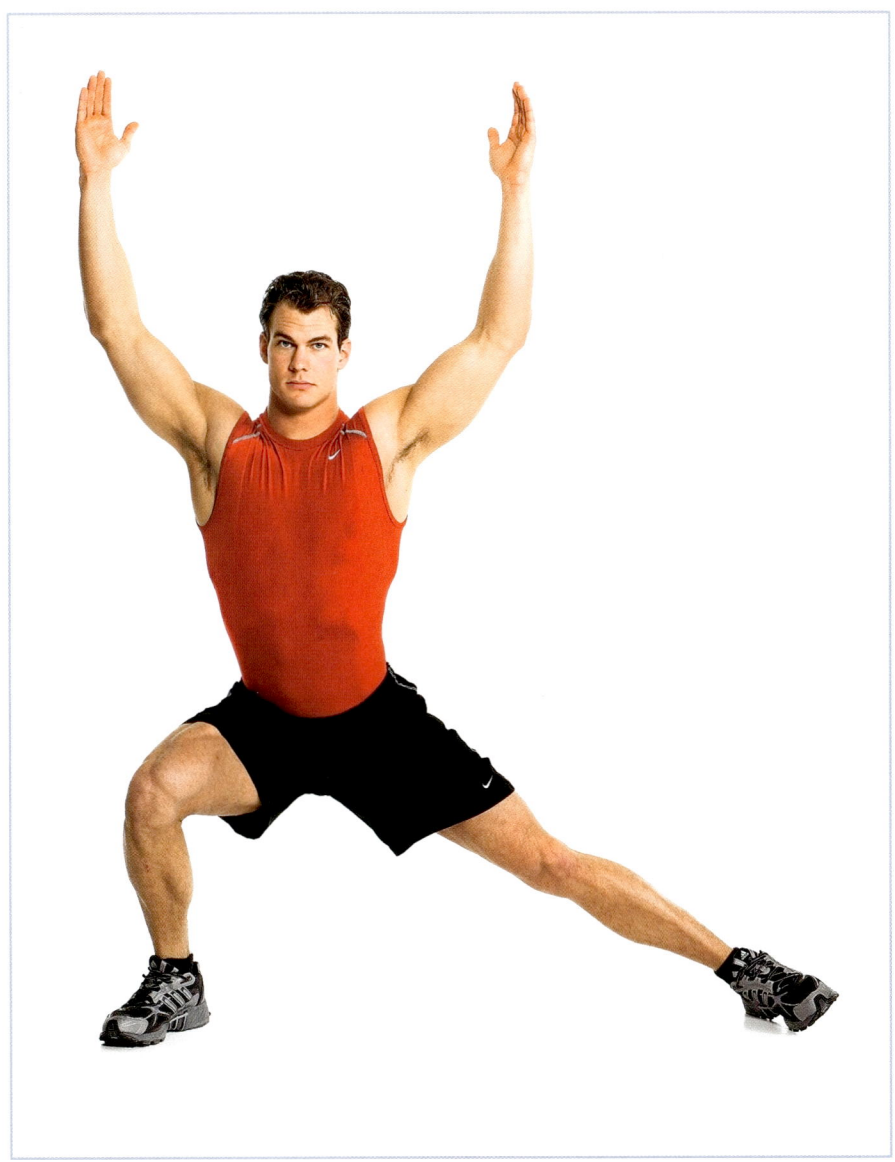

SEITLICHER AUSFALLSCHRITT MIT ÜBERKOPFGREIFEN

Warum? Sie verbessern die Mobilität der inneren Oberschenkelmuskulatur und der Hüften.

Wie? Sie stehen mit den Füßen hüftbreit auseinander und den Händen an den Seiten. Nun machen Sie einen großen Ausfallschritt zur Seite, wobei die Zehen gerade nach vorne zeigen. Gleichzeitig heben Sie die Arme zur Decke. Drücken Sie sich dann wieder in die Ausgangsstellung ab und senken Sie die Arme. Führen Sie diese Übung wechselseitig aus, bis Sie die Wiederholungszahl absolviert haben.

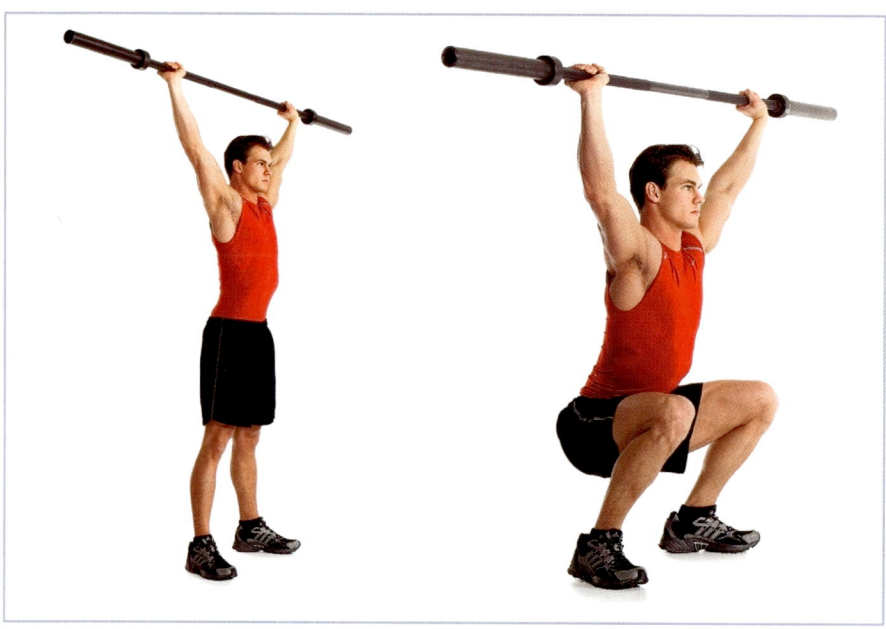

KNIEBEUGEN

Warum? Sie verbessern die Mobilität Ihrer Schultern, des oberen Rückens, der Hüften und Fußgelenke.

Wie? Wenn Sie bereits Erfahrung im olympischen Heben haben oder diese Übung schon einmal absolviert haben, können Sie eine 20 kg schwere Langhantelstange nehmen. Wer diese Übung noch nie durchgeführt hat, sollte stattdessen besser eine 5 kg schwere Stange benutzen. Wenn Sie Anfänger sind, ist es ratsam, eine noch leichtere Stange oder vielleicht sogar einen Besenstiel zu wählen. Gleichgültig, wie viel Kraft Sie haben: Bestücken Sie die Stange auf keinen Fall mit zusätzlichen Gewichten. Vergessen Sie nicht: Dies ist eine Aufwärmübung.

In der Ausgangsstellung stehen Sie mit den Füßen schulterbreit auseinander und den Fußzehen leicht nach außen zeigend. Sie halten die Stange sehr weit mit den Armen gestreckt über dem Kopf. Drücken Sie nun die Hüfte zurück, halten Sie den Oberkörper aufrecht und die Brust rausgestreckt, während Sie die Knie bis auf 90° beugen. Die Ellbogen bleiben dabei durchgestreckt und die Hantelstange senkrecht über dem Kopf. Sobald Sie spüren, dass die Stange nach vorne wandert, brechen Sie die Bewegung ab und gehen in die Ausgangsstellung zurück. Brechen Sie außerdem die Bewegung ab, wenn Sie spüren, dass Ihr unterer Rücken seine natürliche Beugung verlässt. Sie wollen sowohl ein extremes Hohlkreuz als auch einen Rundrücken vermeiden. Beugen Sie die Knie also nur so weit, wie Sie die Übung technisch sauber ausführen können. Wenn Sie keines der genannten Probleme haben, senken Sie Ihren Oberkörper ab, bis Ihre Oberschenkel parallel zum Boden sind oder ein wenig darüber hinaus. Wenn das für Sie möglich ist, kehren Sie in die Ausgangsstellung zurück und wiederholen die Übung.

AUFWÄRMSETS

Jetzt sind Sie bereit, mit dem Training anzufangen. Das bedeutet aber nicht, dass Sie nun direkt mit schweren Gewichten arbeiten können. Sie brauchen vor jeder Übung ein paar Aufwärmsets. Wie viele Aufwärmsets Sie genau absolvieren sollten, hängt von vielen Faktoren ab: Ihrem Alter, Ihrer Erfahrung, Ihrer Verletzungsanfälligkeit, ihren persönlichen Vorlieben und wo die Übung im Training platziert ist (am Ende des Trainings sind Sie bereits warm von den vorangegangenen Übungen).

Am Aufwärmen scheiden sich die Geister: Manche Sportler nehmen es sehr genau, andere scheinen ihren Körper daran gewöhnt zu haben, mit minimaler Aufwärmarbeit auszukommen. Sie müssen daher selbst entscheiden, wie viele Aufwärmsets Ihr Körper braucht, um die Übung mit vollem Einsatz und ohne Verletzungsrisiko durchzuführen.

Die meisten meiner Programme beginnen mit Oberkörperübungen. Natürlich kenne ich den Grundsatz, mit den Übungen zu beginnen, die am meisten Muskelmasse beanspruchen und damit die größte Anstrengung und Konzentration erfordern. Diesem Grundsatz folgend, müsste das Training mit Kniebeugen oder Deadlifts begonnen werden. Doch diese Übungen brauchen auch die umfangreichste Aufwärmphase (5-10 min länger als für die anderen Übungen). Aus diesem Grund beginne ich mein Training mit Oberkörperübungen. Wenn Sie diese absolviert haben, sind Sie sicher warm genug für die beanspruchenden Unterkörperübungen. Lesen Sie im Folgenden einige Ratschläge für Ihre Aufwärmsets:

Wählen Sie die Aufwärmsets in Abhängigkeit vom Gewicht der Übungen

In Kap. 6 schlug ich Ihnen vier Gewichtskategorien für Ihre Übungen vor:

Leicht: Ein Gewicht, das Sie 20-22 x heben können.

Mittel: Ein Gewicht, das Sie 10-12 x heben können.

Schwer: Ein Gewicht, das Sie 4-6 x heben können.

Superschwer: Ein Gewicht, das Sie 2-3 x heben können.

Planen Sie Ihr Aufwärmen abhängig davon, mit welcher dieser vier Kategorien Sie zu trainieren planen. Wer 20 Wiederholungen mit leichtem Gewicht trainiert, braucht sich nicht so gründlich aufzuwärmen, wie jemand, der maximales Gewicht stemmen möchte. Ich schätze, dass wohl keiner meiner Athleten sich für Sets mit leichtem Gewicht aufwärmen würde und vermutlich wärmt sich wohl auch nicht jeder Sportler für Übungen mit mittlerem Gewicht auf. Wenn Sie aber schwere oder maximale Gewichte stemmen wollen, brauchen Sie 2-3 Aufwärmsets. Hierzu ein Beispiel, wie Sie sich für Deadlifts aufwärmen können: Wer Deadlifts mit 130 kg macht, sollte mit etwa 70 kg anfangen und dann nach folgendem Muster langsam das Gewicht steigern:

- 70 kg, 3-4 Wiederholungen
- 90 kg, 2-3 Wiederholungen
- 110 kg, 1-2 Wiederholungen

Nach diesen drei Aufwärmsets sind Sie ausreichend vorbereitet, um die 130 kg aufzulegen.

Wählen Sie die Aufwärmsets in Abhängigkeit von Ihrem Alter

Angenommen, Sie sind in den 40ern, betreiben Kraftsport seit mittlerweile 20 Jahren und sind dementsprechend noch immer ziemlich fit. Außerdem haben Sie in der Vergangenheit auch immer mal wieder Ballsportarten betrieben. Dennoch spüren Sie, dass Sie nicht mehr 20 sind. Wenn Sie sich nicht gründlich aufwärmen, sind Sie nach dem Training steif und fühlen sich die ganze Woche wie ein alter Mann. Ihre Aufwärmphase muss demnach deutlich intensiver gestaltet sein, als die eines jungen Sportlers.

Angenommen, Sie wollten Kniebeugen mit 110 kg trainieren. Dann sollten Sie sich folgendermaßen aufwärmen:

- 20 kg, 3 Wiederholungen
- 45 kg, 3 Wiederholungen
- 70 kg, 3 Wiederholungen
- 90 kg, 2 Wiederholungen

Ein vergleichbar starker Athlet, der 20 Jahre jünger ist, könnte die ersten beiden Sets überspringen und gleich mit 70 kg einsteigen.

Manche Sportler verkraften es auch, ohne jegliches Warmmachen in ihr Hauptset zu gehen. Diese Methode möchte ich hier sicher nicht empfehlen, doch in manchen Situationen, die ich im Folgenden beschreiben werde, kann sie sogar von Nutzen sein.

Wählen Sie die Aufwärmsets in Abhängigkeit von Ihren Zielen

Jedes Training und jedes Aufwärmen dient einem bestimmten Ziel. Dieses Ziel bestimmen Sie selbst. Vielleicht wollen Sie sich mit Ihrem Training auf bestimmte Lebenssituationen vorbereiten. Sie sollten dann Ihr Training gezielt darauf abstimmen. Ich trainierte z. B. einmal einige Polizisten oder Armeeangehörige. Natürlich strukturierte ich ihr Training und ihre Aufwärmphase genauso wie das Training meiner anderen Athleten. Eines Tages sagten sie mir dann, dass ihr Job es erforderte, dass sie mitunter mitten in der Nacht aus dem Bett sprangen und ohne Vorwarnung Höchstleistung abrufen mussten. Daraufhin strich ich ihr Aufwärmtraining, denn ich musste einsehen, dass diese Trainingsform sie nicht auf ihre berufliche Situation vorbereiten würde. Die meisten von uns führen ein entspanntes Leben, aber ich möchte darauf hinweisen, dass alles, was Sie im Kraftraum machen, inklusive Warm-up, Auswirkungen auf alle Ihre Lebensbereiche hat.

Wählen Sie die Aufwärmsets in Abhängigkeit von der Reihenfolge Ihrer Übungen

Idealerweise sollten Sie meine Übungen als Zirkel ausführen. Sie beginnen mit Klimmzügen, trainieren dann Dips und schließlich Deadlifts. Wenn man sich auch grundsätzlich bei jeder Kraftübung verletzen kann, so ist die Verletzungsgefahr doch geringer bei Oberkörper-Pullübungen. Wenn Sie diese Reihenfolge beibehalten, sollten Sie sich für die erste Übung, den Klimmzug, aufwärmen. Hierzu wählen Sie den Latzug und trainieren an diesem Gerät zwei Sätze. Das erste Set Klimmzüge bereitet Sie dann ausreichend auf die Dipübung vor, sodass Sie keine weitere Aufwärmübung benötigen. Nach den Klimmzügen und Dips wiederum sind Sie warm genug für die Deadlifts.

Wenn Sie diesen Zirkel allerdings mit schweren Gewichten absolvieren, empfehle ich Ihnen, sich vor jeder einzelnen Übung spezifisch mit zwei Sätzen warm zu machen. Beim Training mit superschweren Gewichten sind vielleicht sogar drei Aufwärmsätze nötig.

Nicht jeder Sportler möchte allerdings die Übungen im Zirkel absolvieren. In einem überfüllten Fitnessstudio ist das aus organisatorischen Gründen auch kaum möglich. In diesem Fall sollten Sie vor jeder neuen Übung 1-3 Aufwärmsets absolvieren, wenn Sie die Übung mit schweren oder superschweren Gewichten durchführen.

FLEXIBILITÄTSTRAINING

Nach jedem Training sollten Sie einige Dehnübungen durchführen. Die folgenden Dehnübungen sollten je 15 Sekunden gehalten werden.

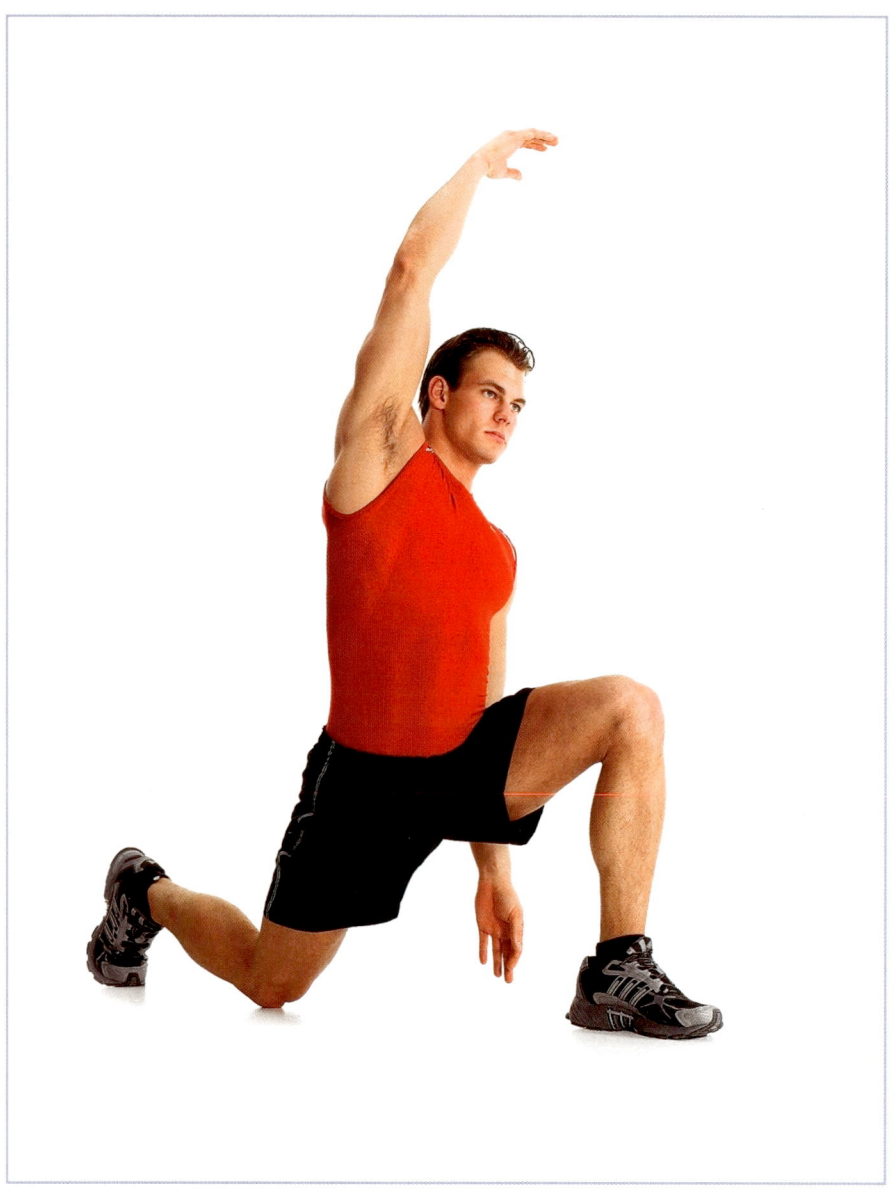

HÜFTFLEXORDEHNUNG

In der Ausgangsstellung befinden Sie sich im Ausfallschritt mit dem linken Bein im rechten Winkel und dem rechten Knie auf dem Boden. Der linke Fuß steht flach auf dem Boden, beide Füße zeigen nach vorne. Der Oberkörper ist gestreckt. Nun schieben Sie Ihre Hüfte nach vorne und heben gleichzeitig den rechten Arm senkrecht nach oben, um den Oberkörper leicht nach hinten zu strecken. Fühlen Sie die Dehnung auf der rechten Beckenseite. Wiederholen Sie dann die Dehnung zur anderen Seite.

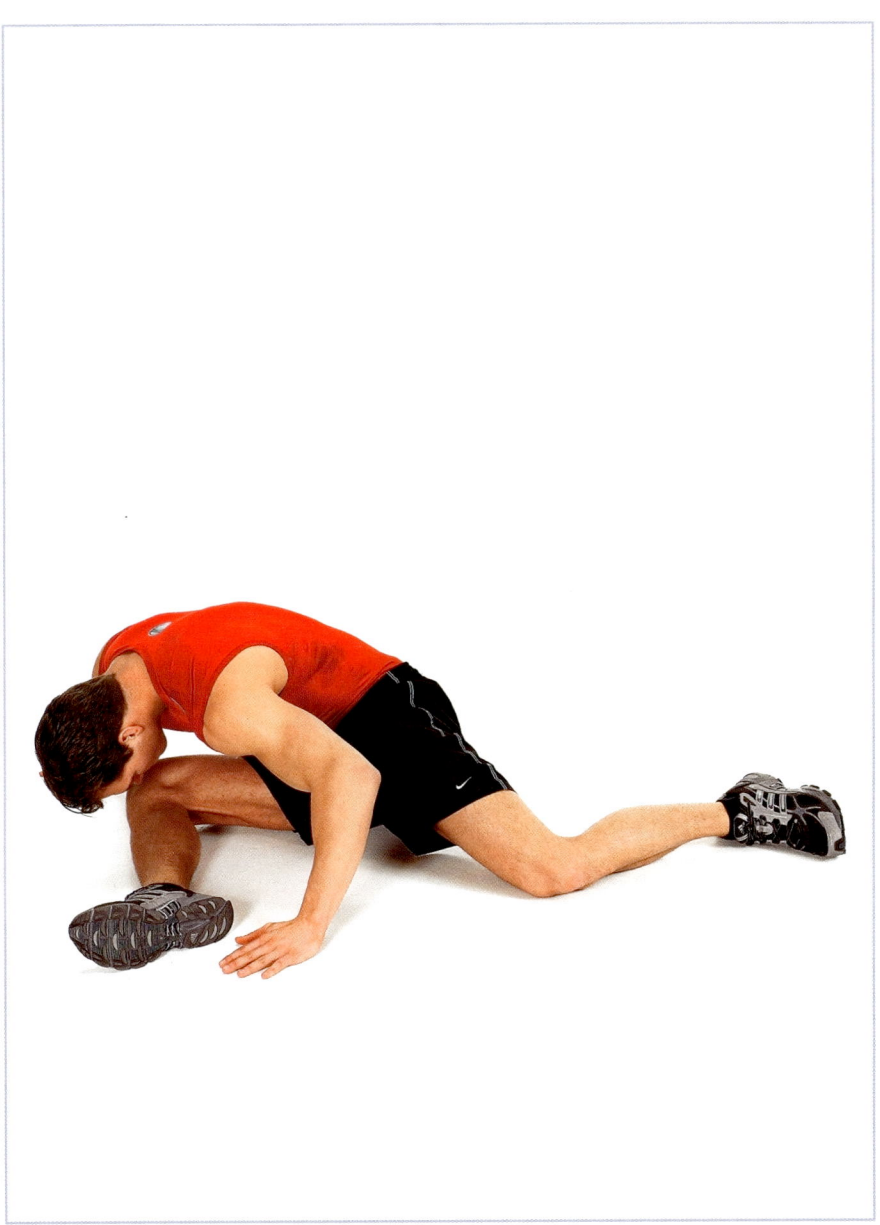

DEHNUNG DES ÄUSSEREN OBERSCHENKELS

Sie sitzen auf dem Boden, mit dem linken Bein leicht gebeugt nach hinten zeigend. Knie und Knöchel liegen am Boden. Das rechte Bein befindet sich vor Ihrem Körper, im rechten Winkel gebeugt. Lehnen Sie sich jetzt mit dem Oberkörper in Richtung Knie und versuchen Sie, mit der Nase den Unterschenkel zu berühren. Sie spüren nun die Dehnung an der Außenseite des rechten Oberschenkels und halten Sie 15 s. Wiederholen Sie dann die Dehnung zur anderen Seite.

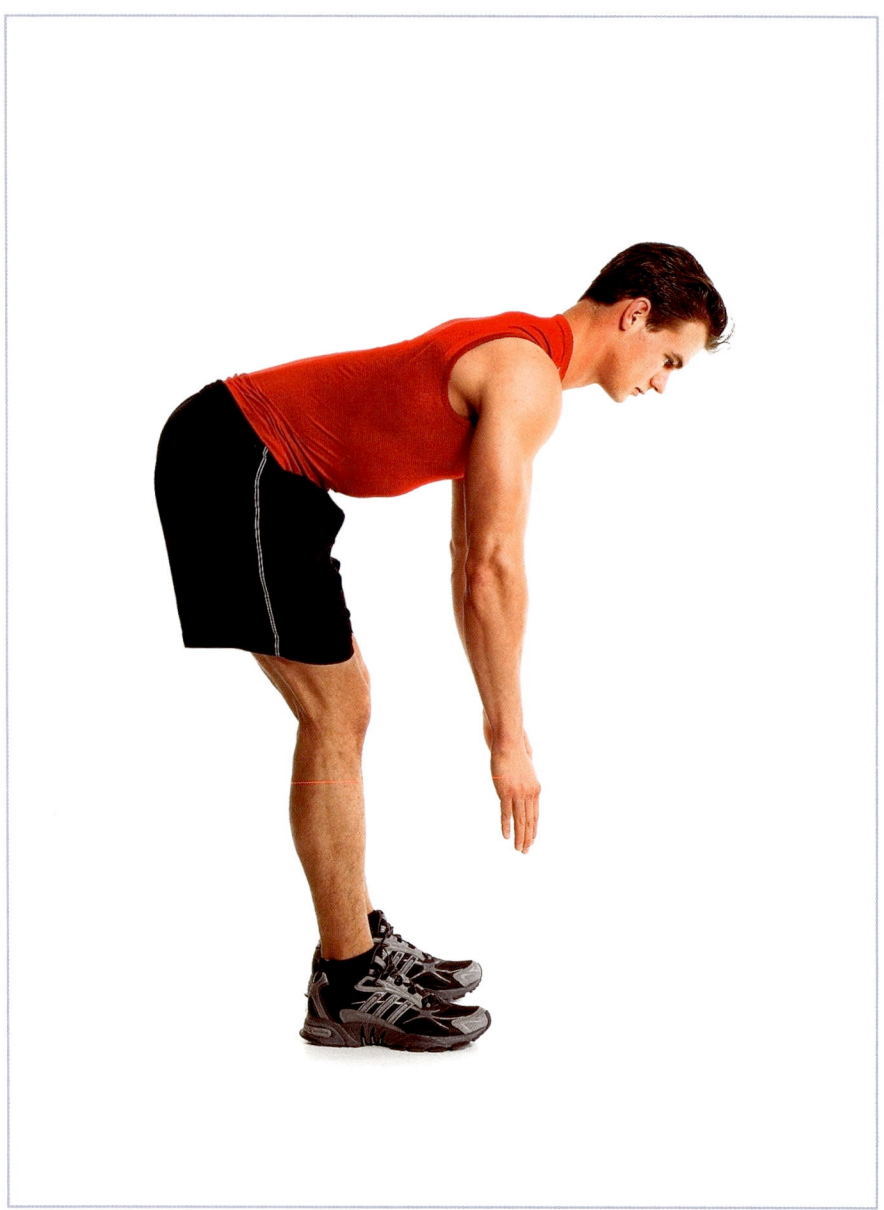

M. GLUTAEUS, HINTERER OBERSCHENKEL UND WADENDEHNUNG (M. GASTROCNEMIUS)

Sie stehen mit geschlossenen Füßen und gestreckten Beinen auf dem Boden. Die Knie sind dabei nicht komplett durchgestreckt. Schieben Sie nun die Hüfte zurück, während Sie mit den Händen zum Boden reichen. Behalten Sie dabei die natürliche Beugung des Rückens bei. Gehen Sie nur so weit nach unten, wie Sie die natürliche Krümmung des Rückens halten können. Halten Sie diese Dehnung 15 s.

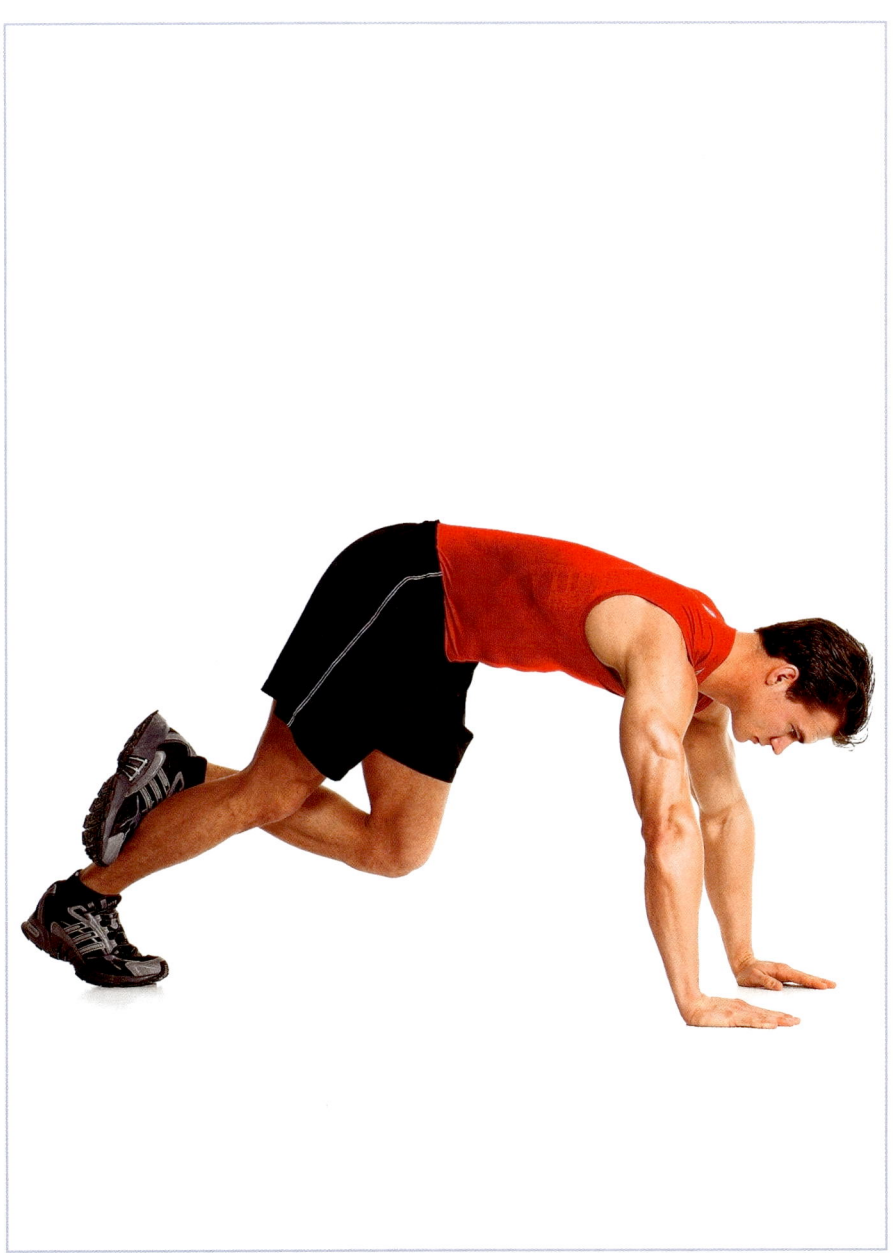

WADENDEHNUNG (M. SOLEUS)

Sie stehen auf allen vieren, Hände und Füße nach vorne zeigend, das Gesäß nach oben gestreckt. Heben Sie nun das linke Bein vom Boden und legen Sie den Fuß auf dem rechten Unterschenkel ab. Dann beugen Sie das rechte Bein leicht, bis Sie die Dehnung in der rechten Wade spüren. Halten Sie die Dehnung 15 s und führen Sie sie dann zur anderen Seite aus.

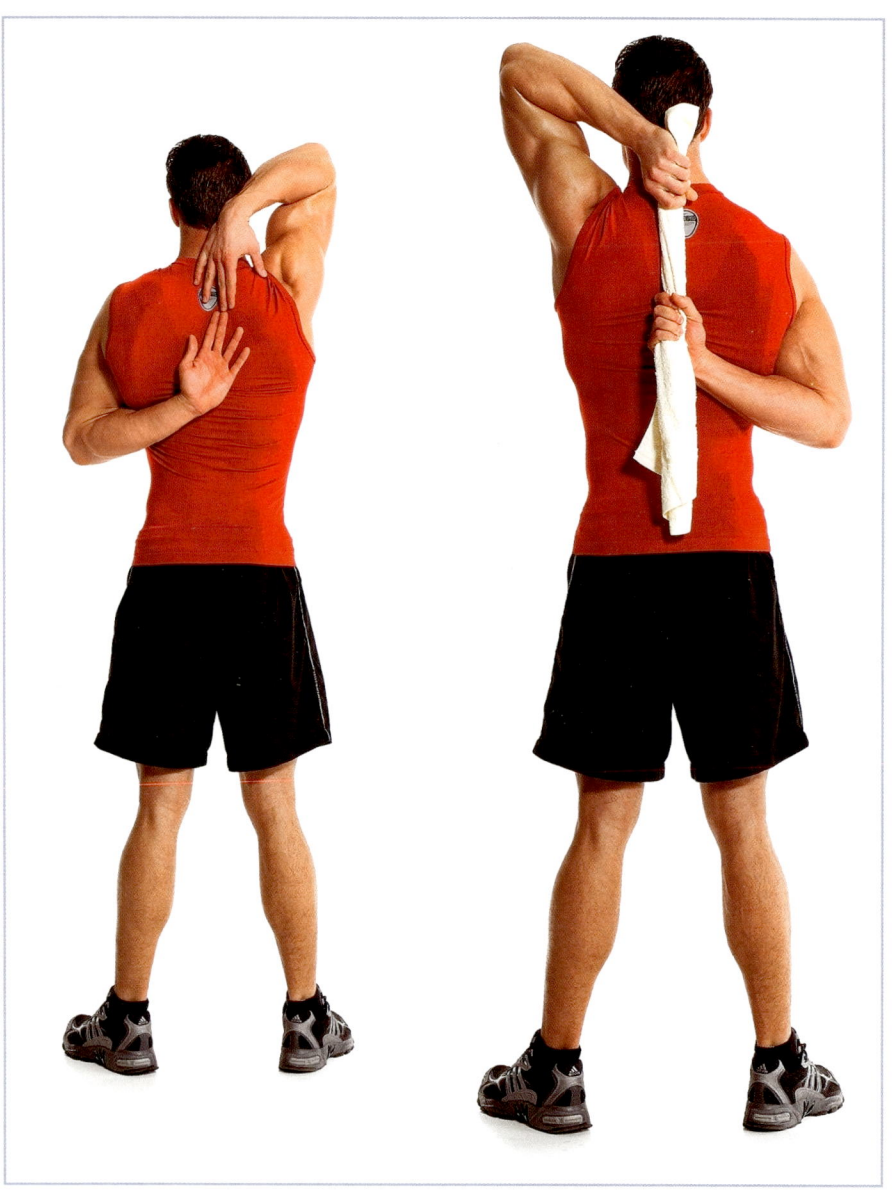

DEHNUNG DER VORDEREN SCHULTERPARTIE

Nehmen Sie den rechten Arm hinter Ihre rechte Schulter, die Handfläche nach innen zeigend. Den linken Arm führen Sie von unten zum rechten Schulterblatt, die Handfläche nach außen zeigend. Versuchen Sie jetzt, Ihre Finger zu greifen. Wenn Ihnen das nicht gelingt, können Sie auch ein Handtuch einsetzen, welches als Verlängerung dient. Greifen Sie es so hoch wie möglich. Halten Sie den Oberkörper aufrecht und schauen Sie geradeaus, während Sie die Dehnung in der rechten Schulter spüren.

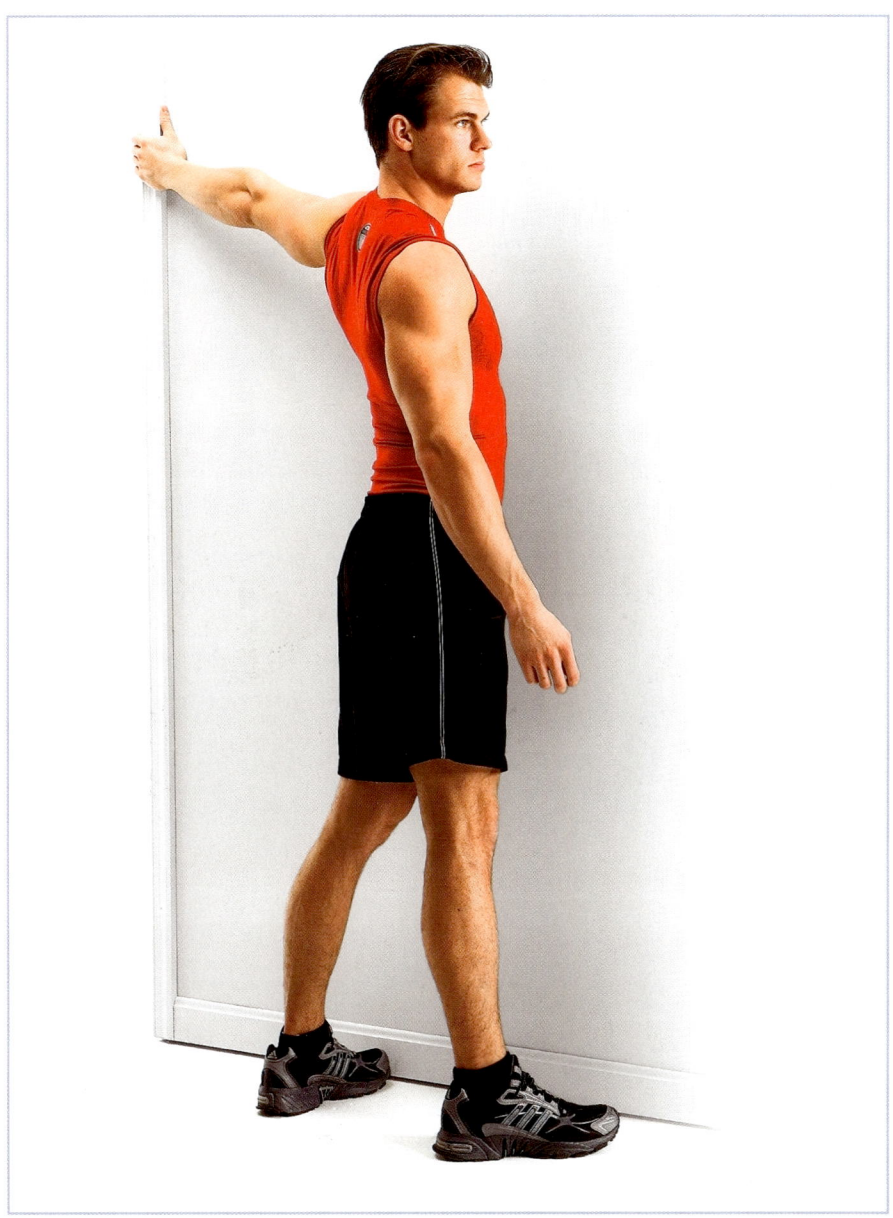

BRUSTDEHNUNG

In der Ausgangsstellung stehen Sie in wenigen Zentimetern Entfernung zu einer Wand. Die Füße befinden sich in leichter Schrittstellung, die Zehen zeigen nach rechts. Nun strecken Sie den linken Arm im rechten Winkel aus und greifen mit der Hand die Wand. Lehnen Sie nun den Oberkörper so weit wie möglich zur rechten Seite, um eine Dehnung in der linken Schulter zu spüren. Halten Sie die Dehnung 15 s und führen Sie sie dann zur anderen Seite aus.

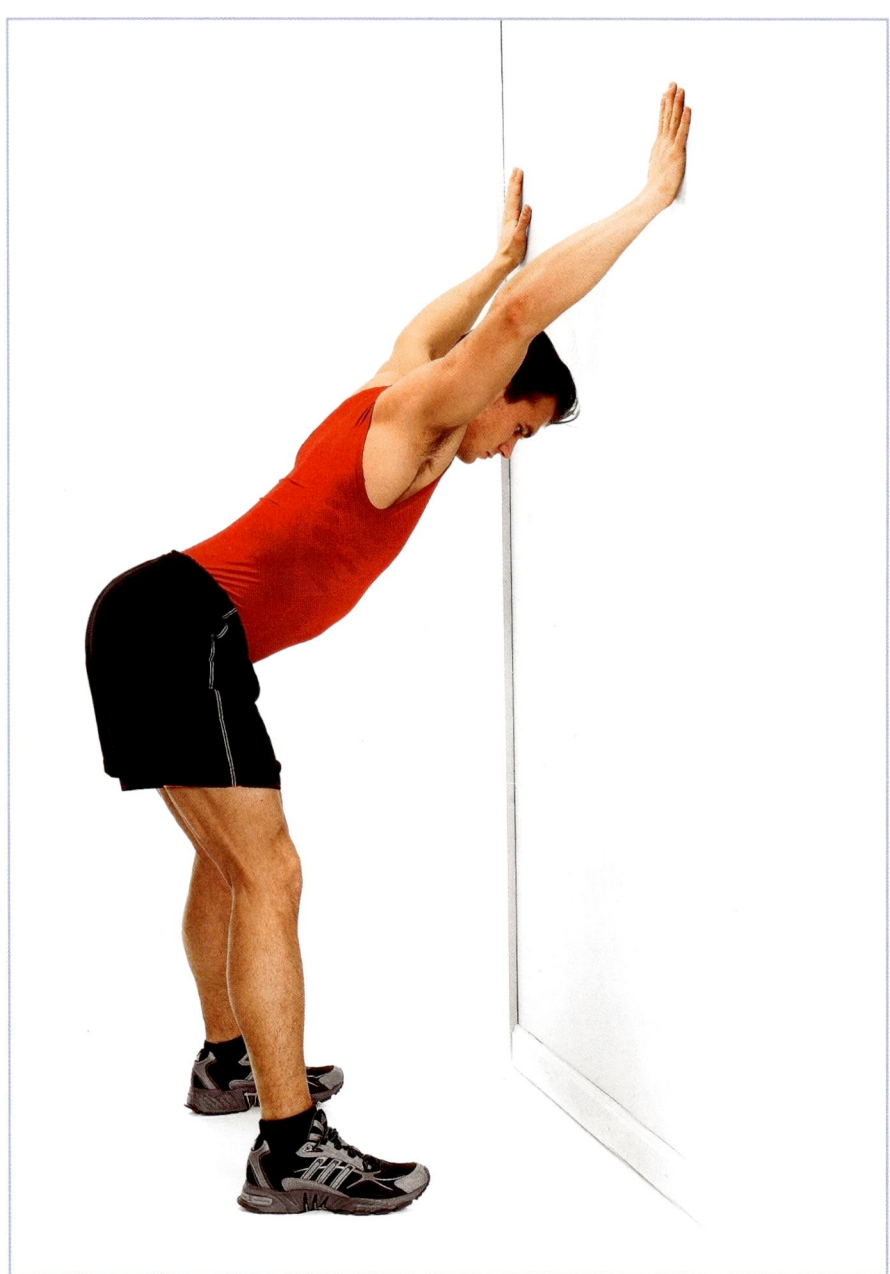

LATDEHNUNG

Sie stehen mit Blick zur Wand, die Füße etwa schulterbreit. Nehmen Sie nun die Arme gestreckt nach außen oben und drücken Sie beide Hände gegen die Wand. Schieben Sie die Hüfte zurück und gleichzeitig die Brust nach unten, bis Sie die Dehnung im Latissimus spüren.

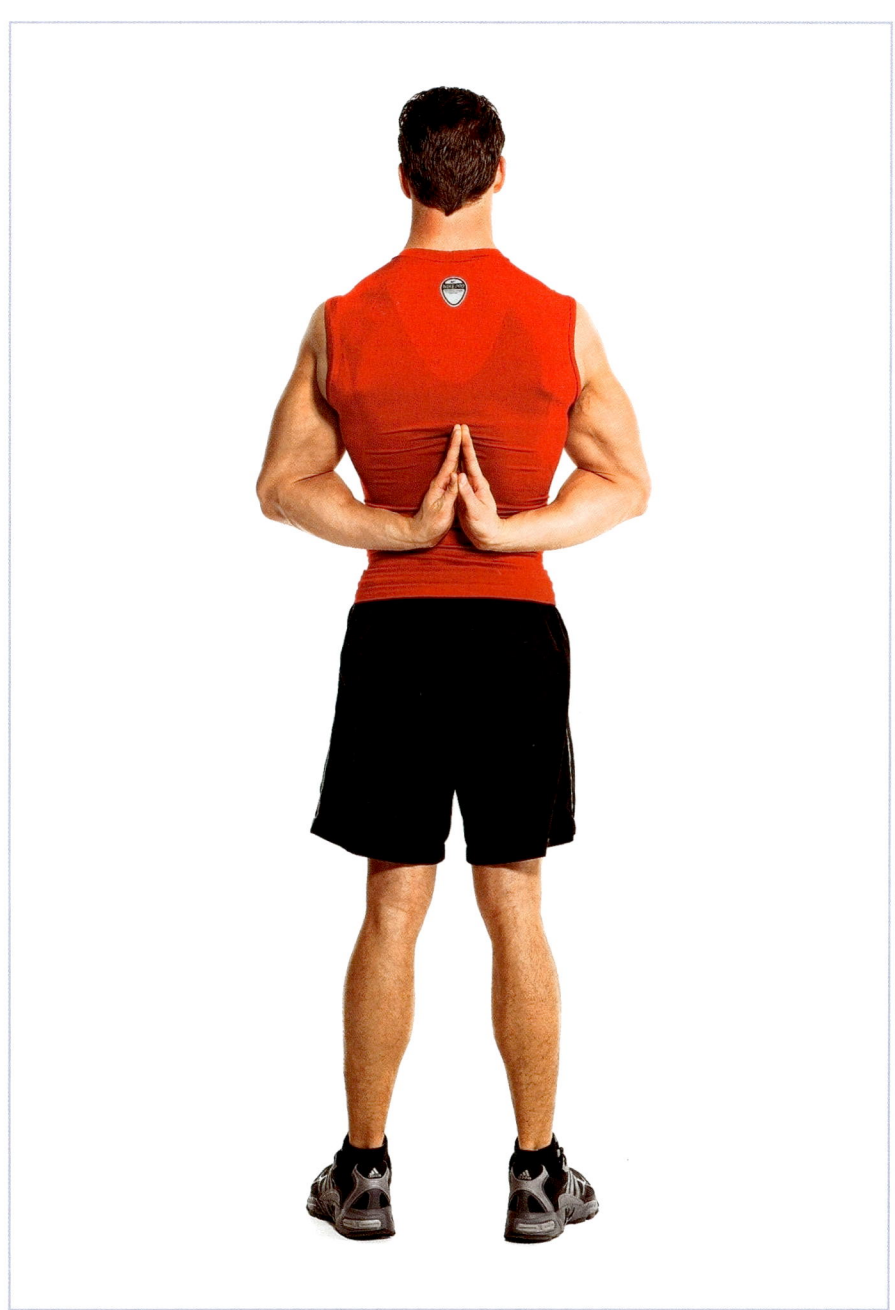

HANDGELENKFLEXORDEHNUNG

Für diese Dehnung nehmen Sie beide Arme hinter Ihren Rücken und versuchen, Ihre Fingerspitzen zusammenzubringen. Daumen und Finger zeigen dabei nach oben. Drücken Sie dann auch die Handflächen gegeneinander.

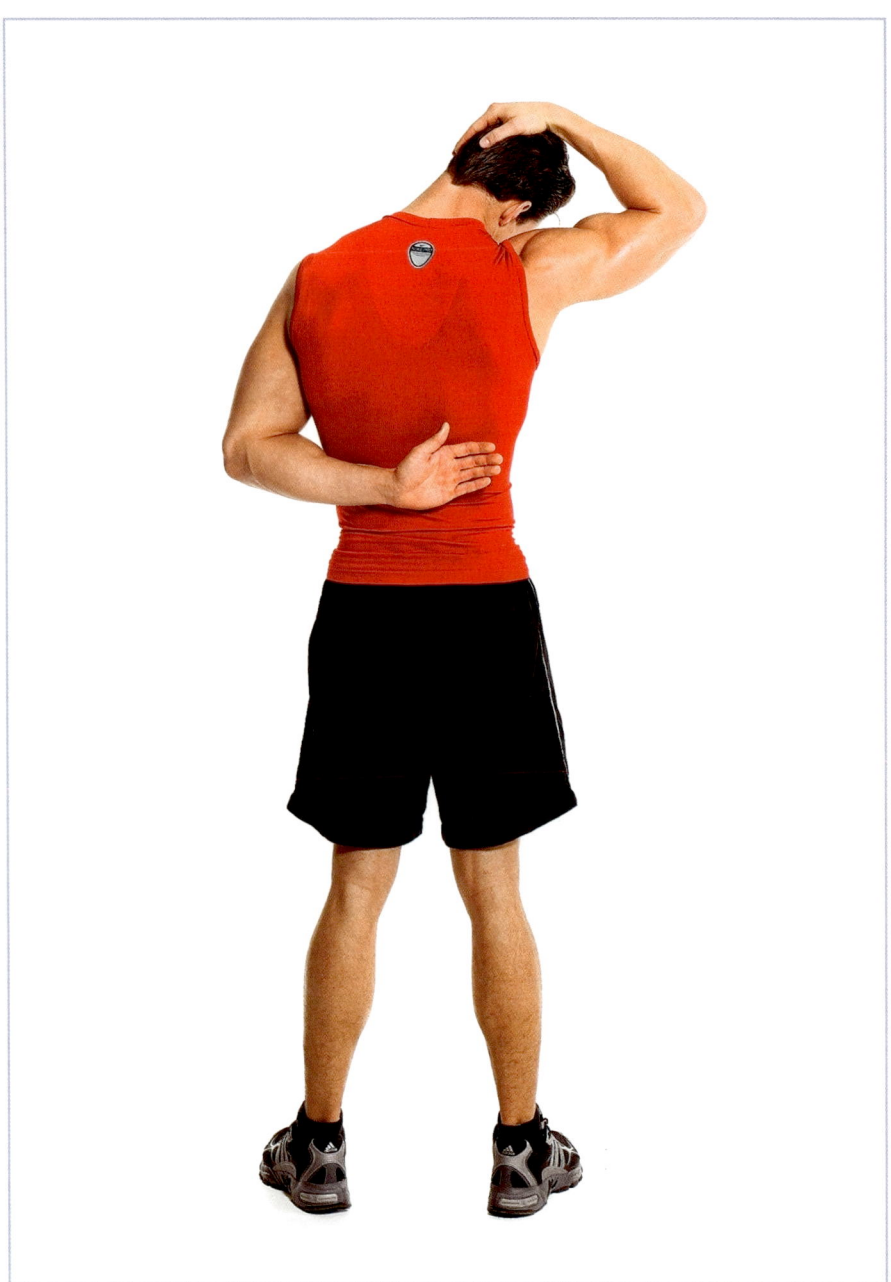

OBERE TRAPEZIUSDEHNUNG

Sie nehmen den linken Arm hinter Ihren Rücken, den Unterarm horizontal, die Handfläche nach außen zeigend. Nun greifen Sie mit der rechten Hand zum linken Ohr und ziehen den Kopf leicht zur rechten Schulter. Halten Sie die Dehnung 15 s und führen Sie sie dann zur anderen Seite aus.

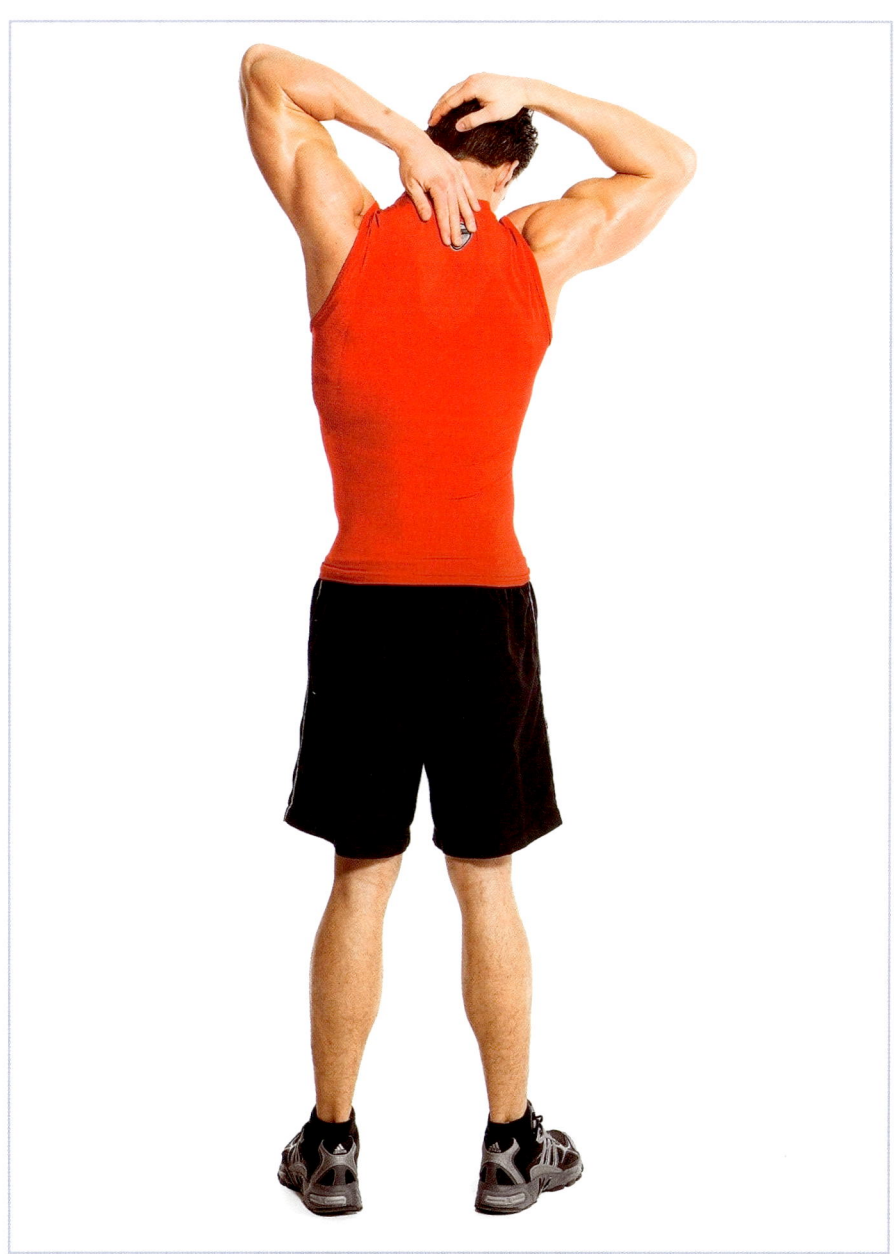

SCHULTERBLATTDEHNUNG

Sie nehmen den linken Arm hinter den Rücken und platzieren die linke Hand zwischen den Schulterblättern, die Handfläche zeigt nach innen. Nun greifen Sie mit der rechten Hand das linke Ohr und ziehen den Kopf dabei leicht nach vorne in Richtung rechter Hüftseite. Halten Sie die Dehnung 15 s und führen Sie sie dann zur anderen Seite aus.

KAPITEL 8

WIE DIE TRAININGSPROGRAMME AUSZUFÜHREN SIND

In diesem Kapitel bekommen Sie noch einige letzte Anweisungen, die Ihnen bei der Ausführung der im folgenden dritten Teil beschriebenen Programme helfen sollen.

DIE GRUNDLAGEN

Jede Übung hat eine vorgegebene Anzahl Wiederholungen. Das Ziel des Trainierenden ist nun, so viele Wiederholungen pro Set zu absolvieren, wie er in der Lage ist, eine saubere und schnelle Ausführung beizubehalten. Wenn die Bewegungsgeschwindigkeit merklich nachlässt, bricht er den Satz ab.

Das zu hebende Gewicht wird, wie im letzten Kapitel beschrieben, in vier Klassen aufgeteilt:

Leicht: Ein Gewicht, das Sie 20-22 x heben können.

Mittel: Ein Gewicht, das Sie 10-12 x heben können.

Schwer: Ein Gewicht, das Sie 4-6 x heben können.

Superschwer: Ein Gewicht, das Sie 2-3 x heben können.

Bei jeder Übung ist beschrieben, welche Gewichtskategorie Sie wählen sollen. Dort steht z. B. geschrieben:

Gewicht: Schwer (4-6 RM)

RM steht für *Rep/Repetition maximum* (Wiederholungsmaximum) und bedeutet, Sie wählen das maximale Gewicht, das Sie 4-6 x in frischem, nicht ermüdetem Zustand stemmen können. Das Gewicht muss also so gewählt werden, dass Sie 1 x 4-6 Wiederholungen schaffen würden. Wenn Sie im zweiten Set dann nur noch vier Wiederholungen mit flüssiger und sauberer Bewegung schaffen, dann brechen Sie nach der vierten Wiederholung ab. Im dritten Set verfahren Sie auf die gleiche Weise: Sie führen die Übung nur noch so lange aus, wie Sie Bewegungsgeschwindigkeit und Technik beibehalten können.

Nun stellt sich natürlich die Frage:

Wie hoch ist dieses Gewicht genau bei jeder einzelnen Übung?

Das können nur Sie selbst herausfinden. Ich empfehle Ihnen, das Aufwärmset zu nutzen, um ein Gefühl für das richtige Gewicht zu entwickeln. Hierzu ein Beispiel:

Sie wollen zum ersten Mal die stehende Ruderübung am Kabelzug trainieren und haben keine Ahnung, wie viel Gewicht Sie 4-6 x ziehen können. Beginnen Sie also beim ersten Aufwärmset mit einem sehr leichten Gewicht und konzentrieren Sie sich auf die korrekte Ausführung der Übung. Arbeiten Sie sich dann langsam nach oben und legen Sie für jedes Aufwärmset eine Gewichtsplatte mehr auf. Wenn Sie das richtige Gewicht gefunden haben, dann machen Sie zunächst eine Minute Pause und beginnen dann mit Ihrem ersten Trainingsset.

Was tun, wenn Sie das Gewicht dennoch falsch eingeschätzt haben?

- Wenn Sie nun Ihr erstes Trainingsset absolvieren und feststellen, Sie schaffen mehr als sechs Wiederholungen, dann können Sie eine Wiederholung mehr machen, sollten dann aber, auch wenn Sie noch weitermachen könnten, das Set an dieser Stelle abbrechen.

- Beginnen Sie dann das nächste Set mit 2 % oder 2,5 kg mehr Gewicht (wählen Sie die Zahl, die höher ist) und absolvieren Sie wieder sechs oder maximal sieben Wiederholungen.

- Für Ihr drittes Set können Sie dann noch einmal das Gewicht nach der gleichen Formel erhöhen, wenn es nötig ist. Sie führen auch in diesem letzten Set maximal sieben Wiederholungen aus. Für das nächste Training wissen Sie dann genau, mit welchem Gewicht Sie anfangen sollten.

- Wenn Sie Ihr Anfangsgewicht zu hoch gewählt haben und nicht in der Lage waren, vier Wiederholungen durchzuführen, dann reduzieren Sie nach gleicher Formel das Gewicht, bis Sie es richtig eingestellt haben.

Bei Übungen, die die großen Muskelgruppen trainieren, müssen Sie vielleicht sogar das Gewicht um mehr als 2 % verändern. Es bleibt Ihnen überlassen, wie viele Scheiben Sie genau hinzulegen. Vermeiden Sie aber unbedingt, Gewichte von einem Set zum anderen hinzuzufügen, um das Gewicht dann beim nächsten Set wieder nach unten zu korrigieren.

Wie Sie die Wiederholungen zusammensetzen

Angenommen, Sie haben gleich das richtige Gewicht gewählt, mit dem Sie vier, fünf oder auch sechs Wiederholungen schaffen. Ihr Programm sieht vor, dass Sie insgesamt 25 Wiederholungen trainieren sollen. Wie setzen Sie diese nun genau zusammen?

Das hängt von Ihrer persönlichen Regenerationsgeschwindigkeit ab. Wenn Ihr Nervensystem gewohnt ist, große motorische Einheiten zu rekrutieren, dann schaffen Sie im zweiten Set vermutlich noch vier Wiederholungen. Arbeitet Ihr Nervensystem weniger effizient, schaffen Sie vielleicht nur zwei Wiederholungen und können dann vielleicht im dritten Set wieder mehr Wiederholungen absolvieren. Wie Sie die Gesamtwiederholungszahl aufteilen, bleibt also Ihnen überlassen.

Sehen Sie hier zwei verschiedene Möglichkeiten, die 25 Wiederholungen aufzuteilen:

1. Ein Kraftsportler mit vielen Jahren Erfahrung:

Set 1: 5 Wiederholungen

Set 2: 5 Wiederholungen

Set 3: 4 Wiederholungen

Set 4: 4 Wiederholungen

Set 5: 4 Wiederholungen

Set 6: 3 Wiederholungen

2. Ein Anfänger mag seine Wiederholungen dagegen folgendermaßen strukturieren:

Set 1: 6 Wiederholungen

Set 2: 7 Wiederholungen

Set 3: 6 Wiederholungen

Set 4: 6 Wiederholungen

Der erfahrene Kraftsportler hat gelernt, seine größten motorischen Einheiten zu rekrutieren. Er stemmt insgesamt vermutlich weit höhere Gewichte als der Anfänger. Die größten motorischen Einheiten regenerieren aber nicht so schnell, sodass sein erstes Set vermutlich das stärkste ist.

Der Anfänger dagegen setzt kleinere motorische Einheiten ein und stemmt daher insgesamt weitaus niedrigere Gewichte. Doch die kleinen Einheiten regenerieren schneller, sodass der Anfänger vielleicht im zweiten Set die beste Leistung bringt. Außerdem sinkt die Leistungsfähigkeit nicht so stark ab, wie die des erfahrenen Sportlers.

LEISTUNGSZUWACHS

Die meisten Programme in *Muskeln sofort* dauern 16 Wochen und setzen sich aus 4 x 4 Wochenphasen zusammen. Jede Phase besteht aus drei Workouts (A, B, C), die an drei Tagen in der Woche mit jeweils einem Ruhetag ausgeführt werden sollten (Montag, Mittwoch, Freitag). Wenn Sie nicht 3 x pro Woche trainieren können, stellen Sie sicher, dass Sie alle drei Workouts 4 x trainiert haben, bevor Sie zum nächsten Teil übergehen. Nach jeder Phase folgt eine Woche aktiver Erholung. Die 16. Woche jedes Programms ist komplett trainingsfrei.

Jedes Programm hat einen Trainingsschwerpunkt, wie z. B. Hypertrophie, Fettverbrennung oder Kraft, trainiert die anderen Bereiche aber mit.

Um Leistungszuwachs zu gewährleisten, müssen Sie darauf achten, dass Sie immer das maximal mögliche Gewicht auf der Stange haben. Legen Sie daher immer sofort zusätzliche Gewichte auf (2 % mehr oder 2,5 kg), wenn Sie feststellen, dass Sie mehr als die geforderte Wiederholungszahl schaffen. Sie sollten normalerweise in der Lage sein, bei fast jedem Training etwas mehr Gewicht aufzulegen, als zuvor.

ZIRKELTRAINING UND SUPERSETS

Idealerweise sollten alle Übungen im **Zirkel** ausgeführt werden: Sie absolvieren einen Satz der ersten Übung und gehen dann zur nächsten Übung. Nach der letzten Übung beginnen Sie dann Ihren zweiten Satz der ersten Übung. Damit haben Sie immer 3 min Pause zwischen den Sets. Dies ist die effizienteste und zeitsparendste Trainingsweise. Leider kann nicht jeder Sportler so trainieren. Die Fitnessstudios haben nicht so viele Geräte, dass jeder im Zirkel trainieren könnte. Wenn Sie zu Hause trainieren, benötigen Sie häufig die gleichen Geräte für zwei Übungen und müssten dann ständig Gewichte auf- und abbauen, was auch nicht praktikabel ist. Aus diesem Grund habe ich die Sets in meinem Buch nicht als Zirkel beschrieben. Wenn Sie aber die Möglichkeit haben, sollten Sie zumindest im wöchentlichen Wechsel Zirkeltraining einbauen.

Ein Workout mit Klimmzug, Dip und Deadlift mit 60 Sekunden Pause zwischen den Sets würde dann folgendermaßen aussehen:

1. Set: Klimmzug
          60 Sekunden Pause
          Dip
          60 Sekunden Pause
          Deadlift
          60 Sekunden Pause

2. Set: Klimmzug
          60 Sekunden Pause
          Dip
          60 Sekunden Pause
          Deadlift
          60 Sekunden Pause

          usw.

Alternativ können Sie auch die zwei Oberkörperübungen im Superset kombinieren und dann anschließend die Unterkörperübung absolvieren. Auch hier würden Sie mit 60 Sekunden Pause trainieren. Wenn Sie bei einer Übung mehr Wiederholungen schaffen, dann müssen Sie die verbleibenden Wiederholungen der anderen Übung am Ende anhängen. Hierzu ein Beispiel:

Sie sollen Klimmzüge und Dips mit schwerem Gewicht machen, was bedeutet, dass Sie 4-6 Wiederholungen machen. Da Sie bei den Dips mehr Gewicht als das eigene Körpergewicht verkraften können, tragen Sie einen 5-kg-Gürtel und absolvieren dann 5-6 Wiederholungen. Klimmzüge schaffen Sie aber kaum mit Ihrem ganzen Körpergewicht und so machen Sie nur 3-4 Wiederholungen pro Set. Damit bleiben am Ende vier Wiederholungen Klimmzüge übrig. Diese müssen Sie also in einem zusätzlichen Set anfügen.

WAS PASSIERT MIT ÜBRIG GEBLIEBENEN WIEDERHOLUNGEN?

Wenn Sie 25 Wiederholungen machen sollen und Ihr letzter Set endet mit 24 – was passiert mit der letzten Wiederholung?

Ich bin sicher, diese Antwort möchten Sie nicht hören. Die wissenschaftliche Antwort muss lauten: Sie nehmen Ihre normale Pause und machen dann noch eine Wiederholung. Und hier die Begründung: Wenn Sie den Satz kürzen, dann stimmt der Gesamtumfang des Trainings nicht, was die Effektivität herabsetzt. Wenn Sie stattdessen noch ein paar Wiederholungen anfügen, um den letzten Satz komplett zu machen, dann verlängert der erhöhte Trainingsumfang Ihre Regeneration überproportional.

Und was tun, wenn Sie bei der 25. Wiederholung in der Mitte eines Sets sind?

Sie brechen aus dem vorher beschriebenen Grund das Set ab, auch wenn Sie noch weitermachen könnten.

Was passiert, wenn die Bewegung bei der 24. Wiederholung deutlich langsamer wird? Kann ich die letzte Wiederholung dann noch „hinwürgen"?

Nein, denn Sie verlängern Ihre Erholungszeit überproportional und riskieren eine Verletzung.

Ich weiß, dass nicht jeder Sportler diesen Ratschlägen folgen würde und das ist auch gut so. Ich gebe Ihnen hier die wissenschaftliche Antwort. Sie aber entscheiden mit Ihrem eigenen Körpergefühl. Dieses ist wertvoll und leitet Sie in die richtige Richtung.

Bedenken Sie aber, dass zu viel Intuition und Abänderung dem Programm schaden kann. Insbesondere Trainingsanfänger sollten sich nicht auf ihre Intuition verlassen, sondern stattdessen ein Trainingsprogramm strikt verfolgen. Mein Programm funktioniert auch, wenn Sie es ein wenig abändern, aber Sie sind auf der sicheren Seite, wenn Sie nicht allzu viel improvisieren.

WIE SIE EINEN LANGFRISTIGEN TRAININGSPLAN ZUSAMMENSTELLEN

Ich habe in meiner Karriere alle erdenklichen Sportler oder auch Nichtsportler trainiert. Ich betreue Athleten vieler verschiedener Sportarten und aller Leistungsklassen. Dennoch bin ich nicht in der Lage, Sie in eine der Kategorien einzuordnen. Grob kann ich mir wohl vorstellen, dass Sie ein männlicher Sportler mittleren Al-

Beispieltrainingsplan

Programm:

Workout:

Wiederholungszahl:

Übung	Gewicht	Wiederholungen in jedem Set							
		Set 1	Set 2	Set 3	Set 4	Set 5	Set 6	Set 7	Set 8
Oberkörper-Pull									
Oberkörper-Push									
Squat oder Deadlift									
Zusätzliche Übung									

Bemerkungen:

ters sind, der sich dieses Buch gekauft hat, um mit möglichst wenig Zeit größtmögliches Muskelwachstum zu erzielen. Aber ich kenne weder Ihre genetischen Voraussetzungen noch Ihren Leistungsstand, Ihre Erfahrung im Gewichtheben und die vielen anderen Variablen, die ins Spiel kommen.

Daher bleibt es grundsätzlich Ihnen überlassen, welches Programm Sie für Ihr Training aussuchen. Sie können mit dem „Get Strong-Programm" beginnen, welches Ihr Kraftpotenzial verbessert. Dann wählen Sie z. B. das „Get Even Stronger-Programm", welches ein Kraftprogramm für Fortgeschrittene ist. Auf gleiche Weise aufgebaut sind die „Get Big-" bzw. „Get Even Bigger-Programme", die auf Hypertrophie abzielen. Die meisten Sportler erzielen beste Ergebnisse, wenn sie die Hypertrophieprogramme vor den Kraftprogrammen absolvieren, doch wenn Sie ein sehr fortgeschrittener Kraftsportler sind, können Sie natürlich auch direkt in das Kraftprogramm einsteigen.

Die Fettverbrennungsprogramme beinhalten olympische Hebebewegungen. Diese sind technisch anspruchsvoll, sodass ich Ihnen nicht empfehle, mit diesem Programm einzusteigen.

Nur wenn Sie wirklich viel Fett zu verlieren haben, kann es sinnvoll sein, mit diesem Programm ins Training einzusteigen, denn je fettfreier Ihr Körper ist, desto unwahrscheinlicher ist es, dass Sie beim Muskulaturaufbau Fett ansetzen.

Unabhängig davon, wie erfahren Sie sind und mit welchem Trainingsziel Sie dieses Buch gekauft haben, sollten Sie sich folgende Ratschläge unbedingt zu Herzen nehmen:

- Beginnen Sie Ihr Training auf jeden Fall mit dem dreiwöchigen Vorbereitungsblock „Get Ready". Auch ein erfahrener Sportler wird nicht die gleichen Ergebnisse erzielen, wenn er diesen Trainingsblock überspringt.

- Beginnen Sie immer mit dem Basisprogramm („Get Big" oder „Get Strong"), bevor Sie die Programme für Fortgeschrittene in Angriff nehmen.

Im Folgenden sehen Sie drei langfristige Trainingsplanungen für Sportler unterschiedlicher Leistungsvoraussetzungen. Natürlich sind dies nur Vorschläge. Es bleibt letztlich jedem Sportler selbst überlassen, wie er die Programme aneinanderreiht.

Sportler mit weniger als zwei Jahren Erfahrung im Krafttraining

1. Get Ready

2. Get Big

3. Get Strong

4. Get Lean

5. Get Even Bigger (optional)

6. Get Even Stronger (optional)

Sportler mit 2-5 Jahren Erfahrung im Krafttraining

1. Get Ready

2. Get Big

3. Get Even Bigger (optional)

4. Get Strong

5. Get Even Stronger (optional)

6. Get Lean

8. WIE DIE TRAININGSPROGRAMME AUSZUFÜHREN SIND

Sportler mit mehr als fünf Jahren Erfahrung im Krafttraining

1. Get Ready

2. Get Strong

3. Get Even Stronger

4. Get Lean

5. Get Big

6. Get Even Bigger (optional)

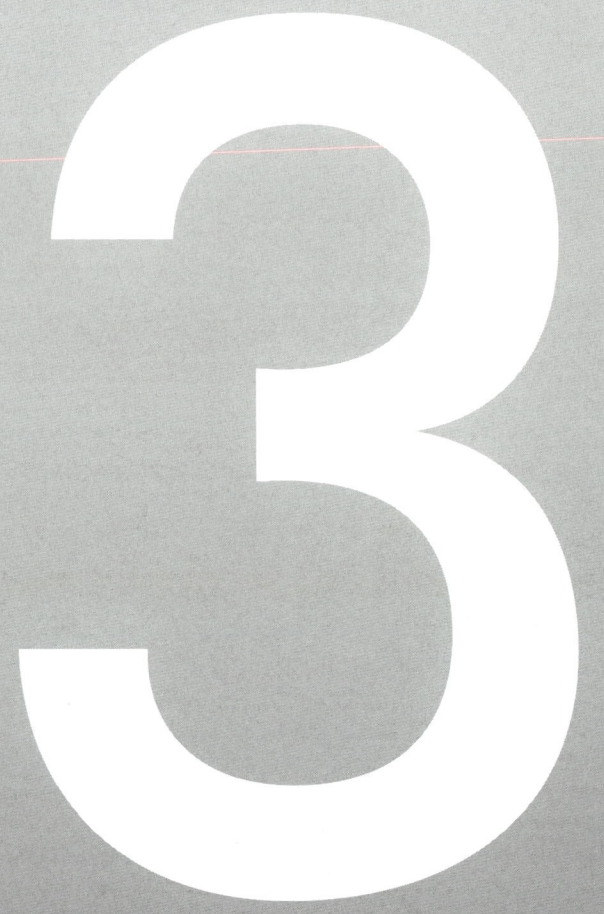

TEIL 3

DIE TRAININGSPLÄNE

3

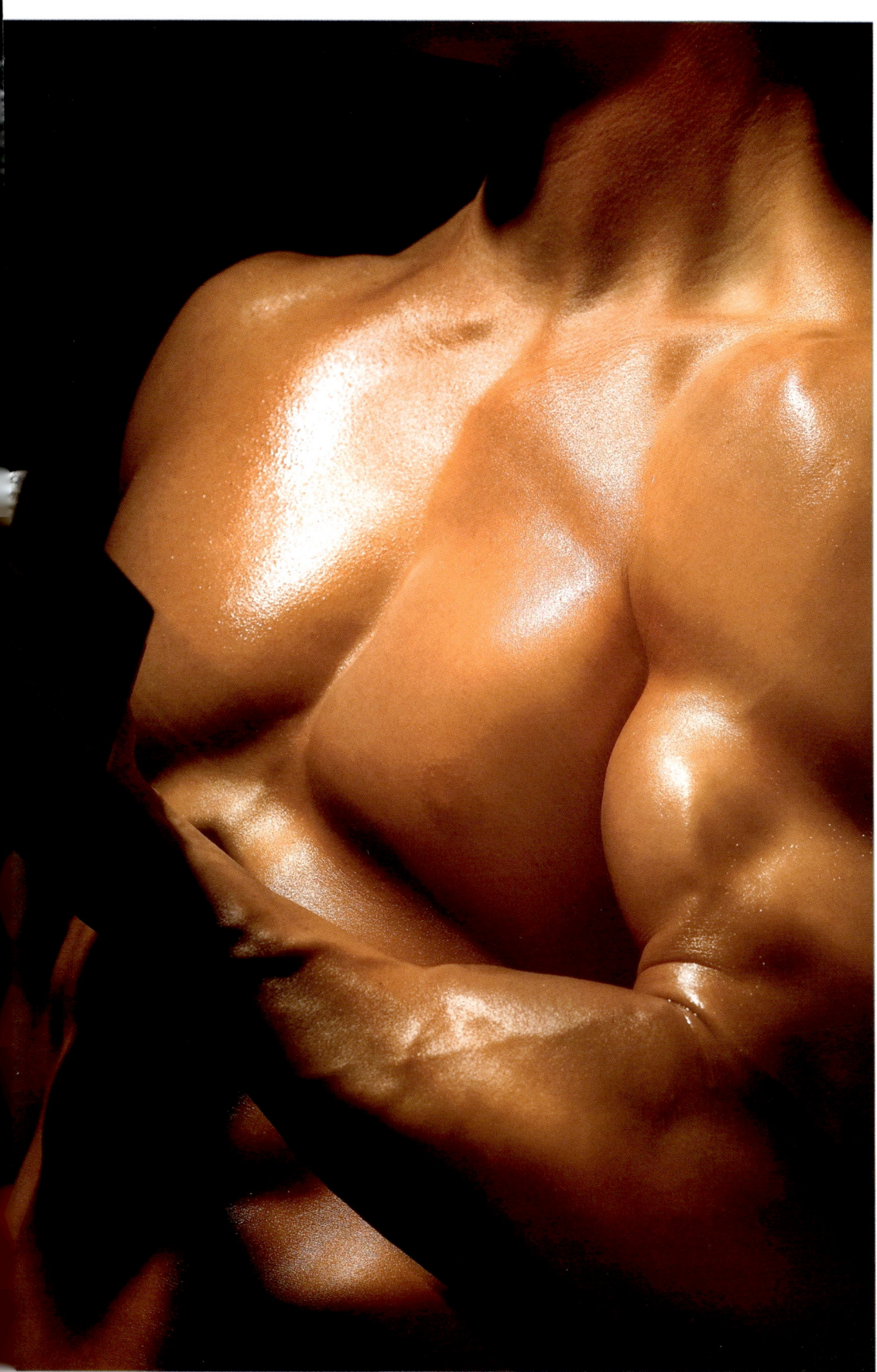

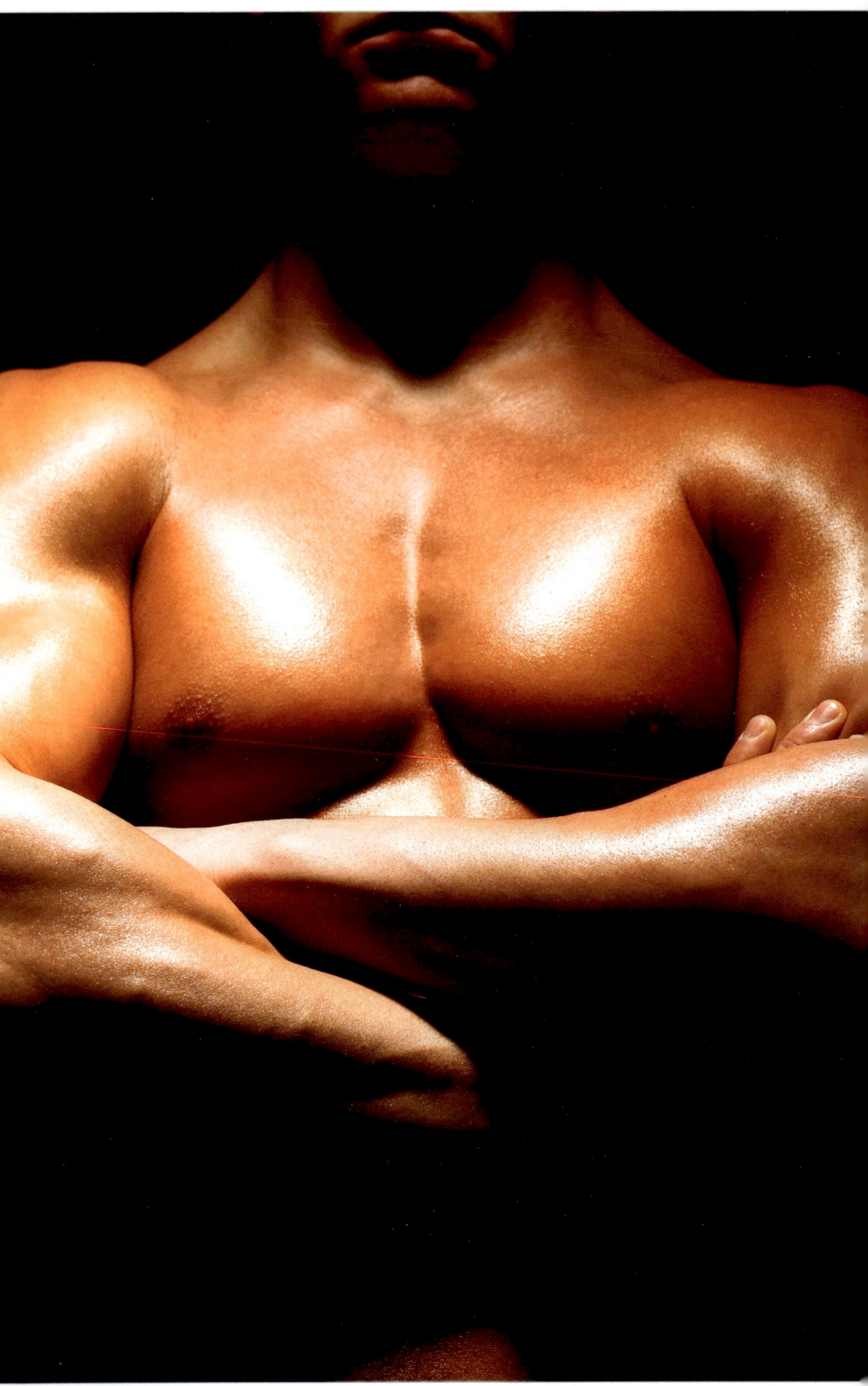

KAPITEL 9

„GET READY"

Das dreiwöchige Vorbereitungsprogramm „Get Ready", mit welchem Sportler aller Leistungsbereiche in mein Training einsteigen sollen, bereitet Ihren Körper auf meine spezifische Trainingsmethode vor. Mit diesem Programm sollen *alle* beginnen, gleichgültig, ob Anfänger, Fortgeschrittener oder professioneller Gewichtheber. Ich möchte eigentlich vermeiden, dass Sie in diesen Begriffen denken. Auch wenn Sie schon seit 20 Jahren trainieren, wird dieses Programm für Sie neue Elemente enthalten. In den kommenden drei Wochen konzentrieren Sie sich auf möglichst schnelles Heben der Gewichte mit gleichzeitig guter Technik. Zudem werden Sie auf die Rumpfkraftübungen, die Teil aller folgenden Programme sind, vorbereitet. Sie lernen außerdem, eine Gesamtwiederholungszahl pro Übung anzupeilen, anstatt wie bisher in Sets und Wiederholungen zu denken. Jeder Set wird abgebrochen, sobald Sie Ihre Technik und Bewegungsgeschwindigkeit nicht mehr aufrechterhalten können.

In dieser Phase wird nur das Gewicht variiert, alle anderen Parameter bleiben gleich. Das Gewicht wird kontinuierlich gesteigert, da Sie vermutlich noch keine Erfahrung mit dem genauen Justieren der Gewichte haben, sodass Sie wahrscheinlich jede Woche 2-3 kg Gewicht hinzufügen.

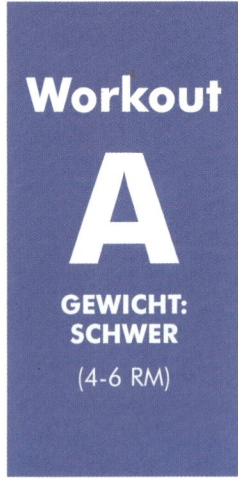

Workout

A

GEWICHT: SCHWER

(4-6 RM)

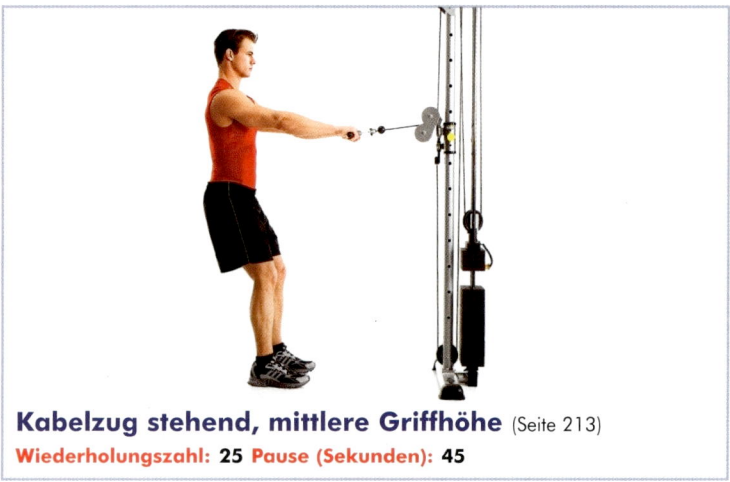

Kabelzug stehend, mittlere Griffhöhe (Seite 213)
Wiederholungszahl: 25 Pause (Sekunden): 45

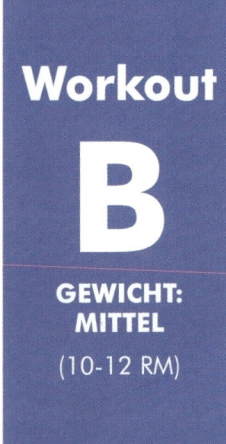

Workout

B

GEWICHT: MITTEL

(10-12 RM)

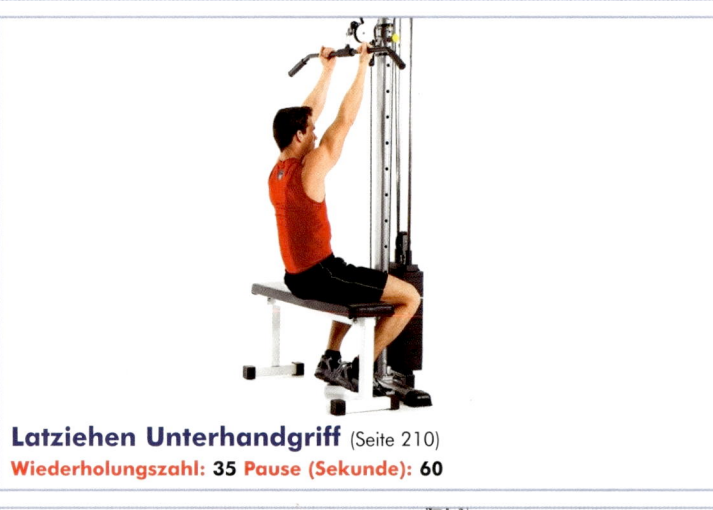

Latziehen Unterhandgriff (Seite 210)
Wiederholungszahl: 35 Pause (Sekunde): 60

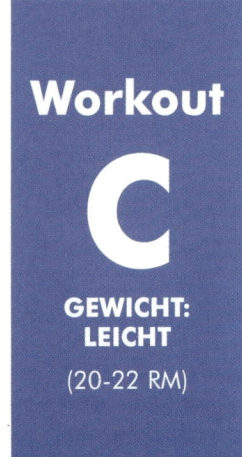

Workout

C

GEWICHT: LEICHT

(20-22 RM)

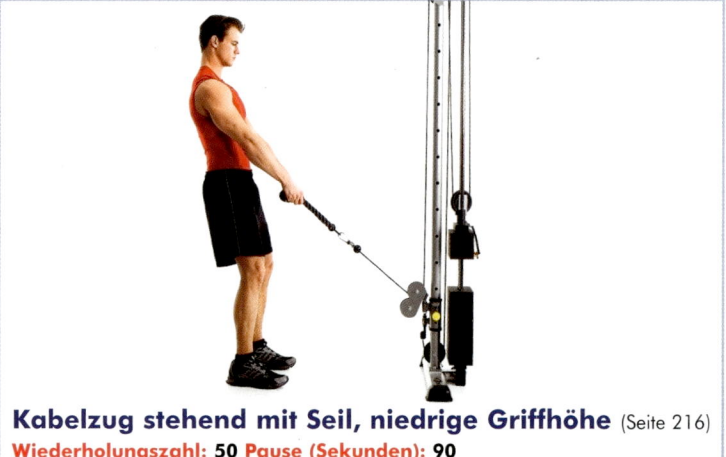

Kabelzug stehend mit Seil, niedrige Griffhöhe (Seite 216)
Wiederholungszahl: 50 Pause (Sekunden): 90

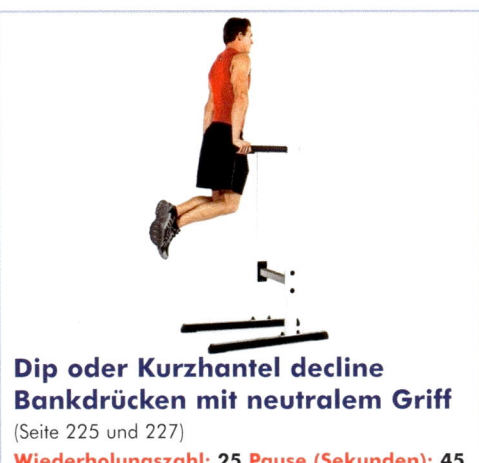

Dip oder Kurzhantel decline Bankdrücken mit neutralem Griff
(Seite 225 und 227)

Wiederholungszahl: 25 Pause (Sekunden): 45

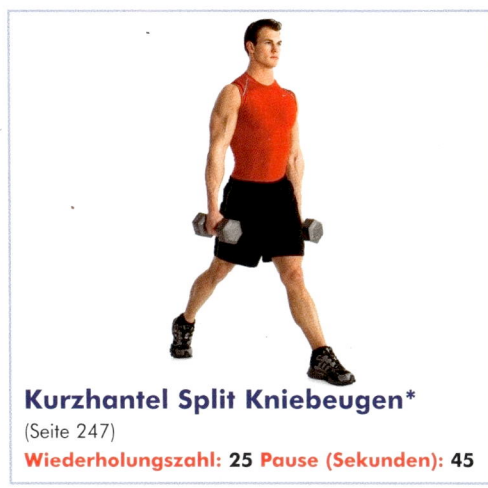

Kurzhantel Split Kniebeugen*
(Seite 247)

Wiederholungszahl: 25 Pause (Sekunden): 45

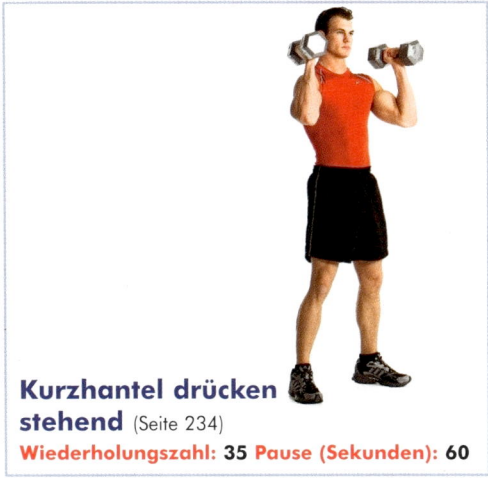

Kurzhantel drücken stehend (Seite 234)

Wiederholungszahl: 35 Pause (Sekunden): 60

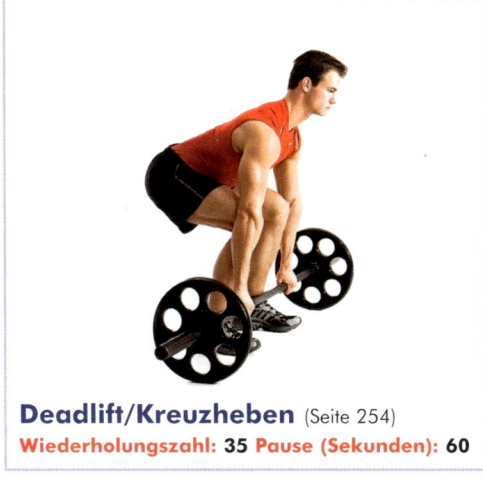

Deadlift/Kreuzheben (Seite 254)

Wiederholungszahl: 35 Pause (Sekunden): 60

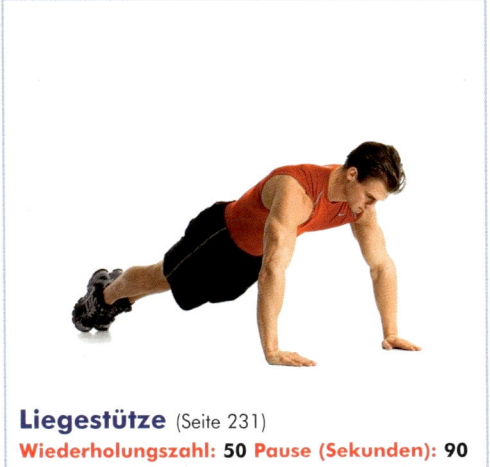

Liegestütze (Seite 231)

Wiederholungszahl: 50 Pause (Sekunden): 90

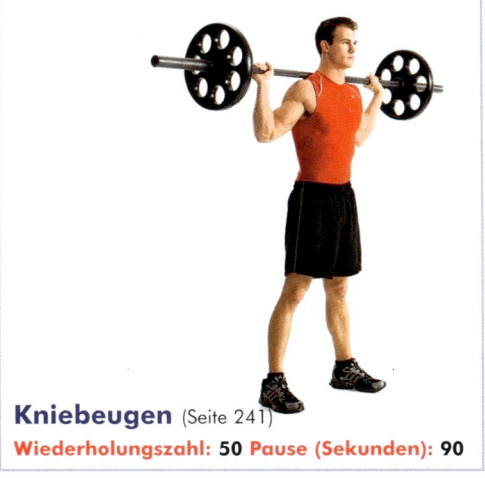

Kniebeugen (Seite 241)

Wiederholungszahl: 50 Pause (Sekunden): 90

* Beginnen Sie mit der schwächeren Seite. Trainieren Sie dann die stärkere Seite. Erst dann machen Sie Pause.

KAPITEL 10

„GET BIG"

Stellen Sie sich einmal zwei olympische Athleten vor: Einer ist Gewichtheber, der andere Radfahrer. Beide haben extrem ausgebildete Oberschenkel. Der Gewichtheber aber hat weitaus mehr Muskelmasse. Wenn Sie diese Sportler schon einmal beobachtet haben, wie sie Snatches und Cleans ausführen, dann wissen Sie auch, wo diese Muskelmasse herkommt: Mit einer schweren Langhantelstange auf den Schultern geht der Gewichtheber tief runter in die Kniebeuge, um sich dann aus dieser tiefen Position wieder aufzurichten.

Der Radfahrer wiederum absolviert einen Großteil seines Trainings auf dem Fahrrad, wo er Tausende von Kilometern im Grundlagenausdauerbereich herunterspult. Auch er absolviert Krafttraining, doch wird er keine Programme mit maximalem Gewicht und niedrigster Wiederholungszahl trainieren. Wie hat er also so definierte Oberschenkel bekommen? Ganz einfach: Er hat seine kleinen und mittleren Muskelfasern ausgebildet.

Worin liegt demnach der Hauptunterschied zwischen einem Ausdauersportler und einem Kraftsportler?

Der Radfahrer nutzt hauptsächlich kleine und mittlere Muskelfasern. Er trainiert vornehmlich seine Beinmuskulatur mit Schwerpunkt auf der Oberschenkelmuskulatur. Sein Oberkörper ist dagegen relativ unausgebildet.

Der Gewichtheber dagegen aktiviert alle Muskelfasern und trainiert seine Ganzkörpermuskulatur. Er erreicht ein hohes Maß an Muskelaufbau in einem Bruchteil der Trainingsstunden, die ein Radfahrer braucht, um seine Oberschenkel zu trainieren. Während der Gewichtheber durchschnittlich etwa 10 Stunden pro Woche trainiert, kommt der Hochklasseradfahrer auf das Dreifache der Trainingsstundenzahl.

3

Ziel meines Buches ist, Ihre Gesamtkörpermuskulatur in nur 16 Wochen umfassend aufzubauen. Alle Trainingsprogramme folgen fünf Richtlinien, die in jedem Training zur Geltung kommen, um Muskelwachstum zu optimieren. Diese folgen hier noch einmal zusammengefasst:

* Sie rekrutieren alle motorischen Einheiten.

* Sie ermüden Ihre Muskulatur ausreichend, um einen hohen Trainingsreiz zu setzen und die Muskulatur zum Wachsen zu bringen.

* Sie führen ausreichend hochwertige Nahrung zu (siehe hierzu Kap. 23).

* Sie trainieren alle großen Muskelgruppen mit möglichst vielen verschiedenen Trainingsformen.

* Sie trainieren möglichst zeiteffizient.

Wenn Sie alle diese Komponenten in Ihrem Training berücksichtigen, dann können Sie innerhalb von nur 16 Wochen ein Muskelwachstum von etwa 5 kg erwarten. Trainingsanfänger erzielen vielleicht sogar ein noch größeres Muskelwachstum, während erfahrene Kraftsportler mit bereits sehr ausgebildeter Muskulatur wohl mit etwas weniger Muskelwachstum vorliebnehmen müssen.

Workout A

GEWICHT: SCHWER

(4-6 RM)

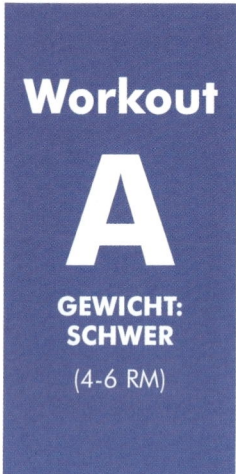

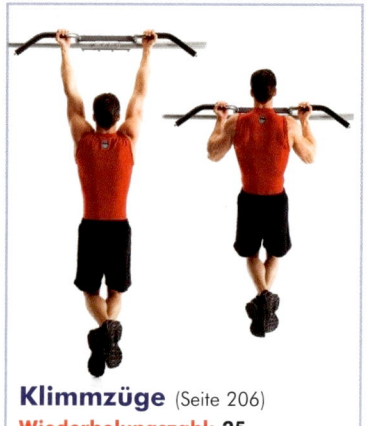

Klimmzüge (Seite 206)
Wiederholungszahl: **25**
Pause (Sekunden): **60**

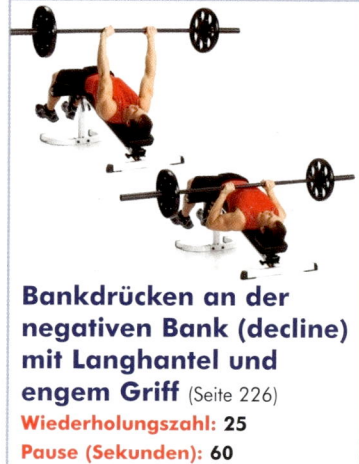

Bankdrücken an der negativen Bank (decline) mit Langhantel und engem Griff (Seite 226)
Wiederholungszahl: **25**
Pause (Sekunden): **60**

Workout B

GEWICHT: MITTEL

(10-12 RM)

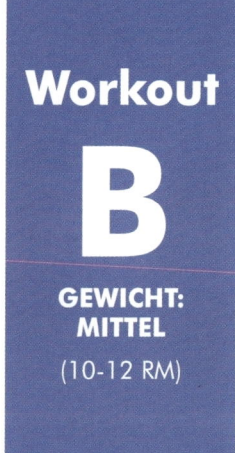

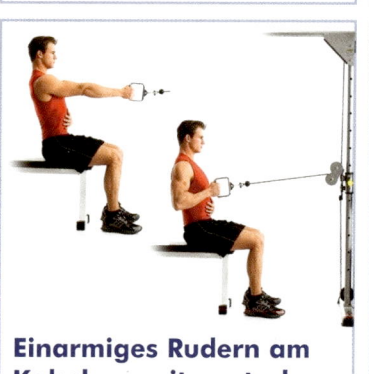
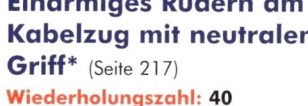

Einarmiges Rudern am Kabelzug mit neutralem Griff* (Seite 217)
Wiederholungszahl: **40**
Pause (Sekunden): **75**

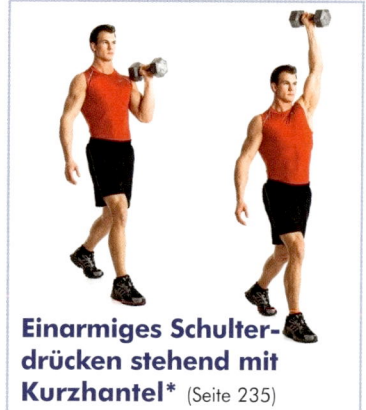

Einarmiges Schulter-drücken stehend mit Kurzhantel* (Seite 235)
Wiederholungszahl: **40**
Pause (Sekunden): **75**

Workout C

GEWICHT: LEICHT

(20-22 RM)

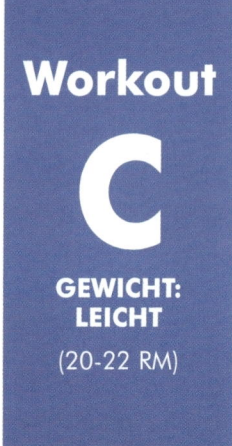

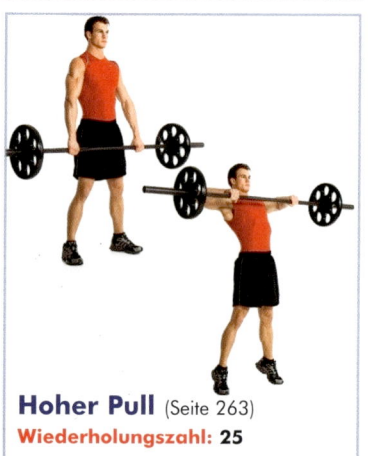

Hoher Pull (Seite 263)
Wiederholungszahl: **25**
Pause (Sekunden): **60**

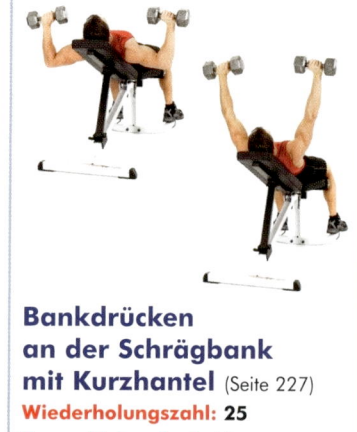

Bankdrücken an der Schrägbank mit Kurzhantel (Seite 227)
Wiederholungszahl: **25**
Pause (Sekunden): **60**

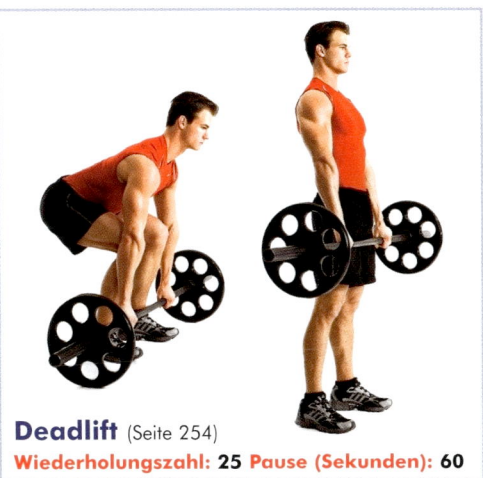

Deadlift (Seite 254)
Wiederholungszahl: 25 Pause (Sekunden): 60

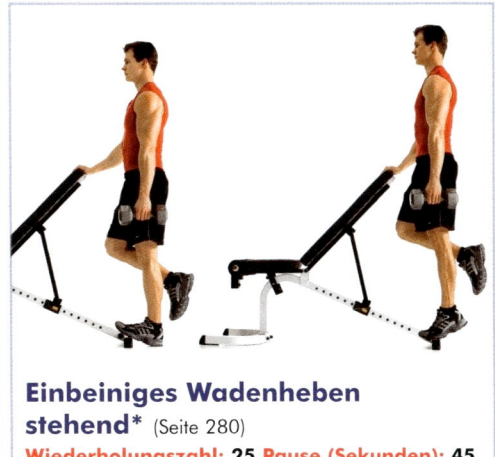

Einbeiniges Wadenheben stehend* (Seite 280)
Wiederholungszahl: 25 Pause (Sekunden): 45

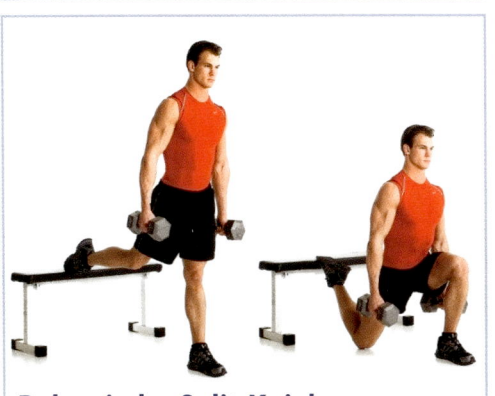

Bulgarische Split-Kniebeuge
(Seite 248)
Wiederholungszahl: 40 Pause (Sekunden): 75

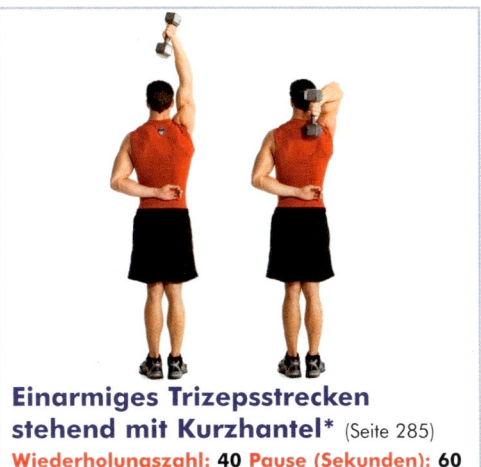

Einarmiges Trizepsstrecken stehend mit Kurzhantel* (Seite 285)
Wiederholungszahl: 40 Pause (Sekunden): 60

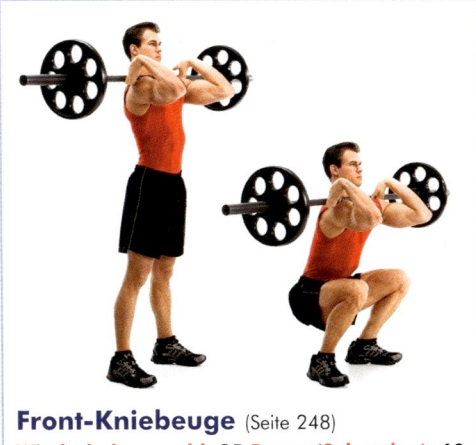

Front-Kniebeuge (Seite 248)
Wiederholungszahl: 25 Pause (Sekunden): 60

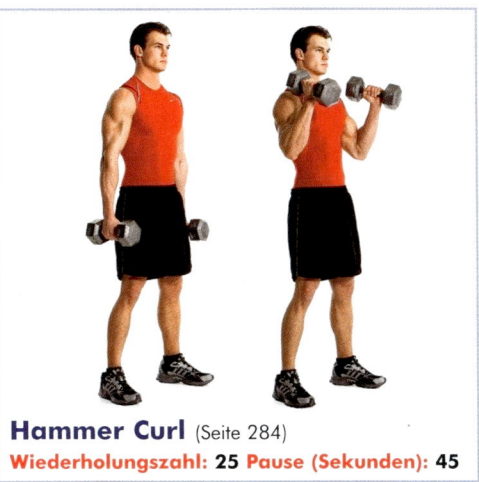

Hammer Curl (Seite 284)
Wiederholungszahl: 25 Pause (Sekunden): 45

* Beginnen Sie mit der schwächeren Seite. Trainieren Sie dann die stärkere Seite. Erst dann machen Sie Pause.

Workout A

GEWICHT: LEICHT

(20-22 RM)

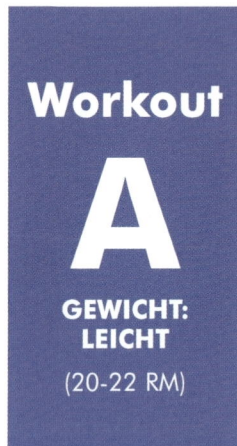
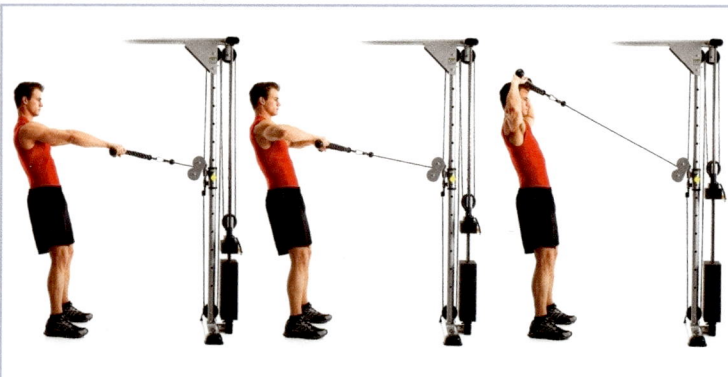

Kabelzug zum Gesicht hin, stehend, mittlere Griffhöhe (Seite 214)

Wiederholungszahl: 50 Pause (Sekunden): 75

Workout B

GEWICHT: MITTEL

(10-12 RM)

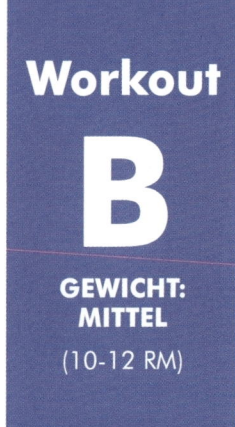
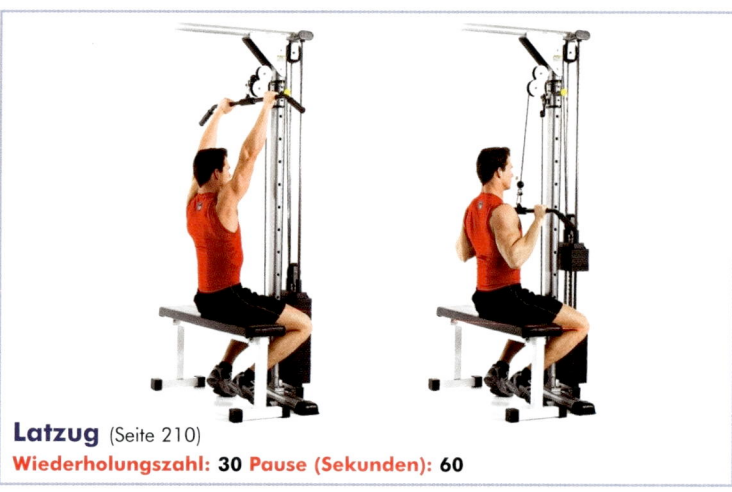

Latzug (Seite 210)

Wiederholungszahl: 30 Pause (Sekunden): 60

Workout C

GEWICHT: MITTEL

(10-12 RM)

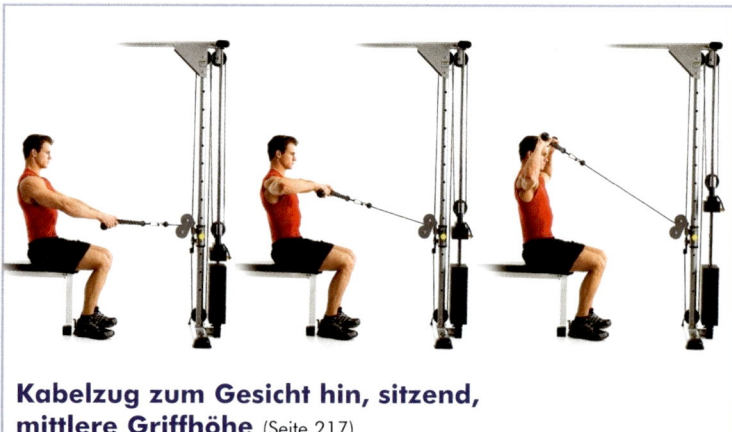

Kabelzug zum Gesicht hin, sitzend, mittlere Griffhöhe (Seite 217)

Wiederholungszahl: 30 Pause (Sekunden): 60

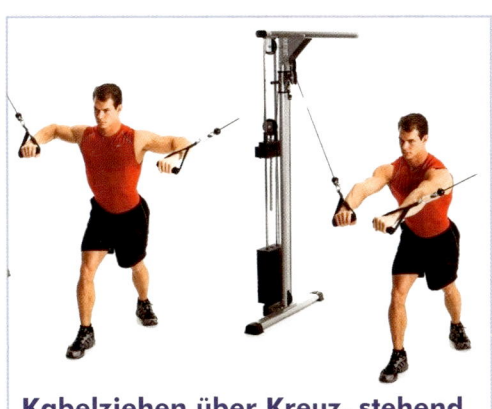

Kabelziehen über Kreuz, stehend
(Seite 229)
Wiederholungszahl: 50 Pause (Sekunden): 75

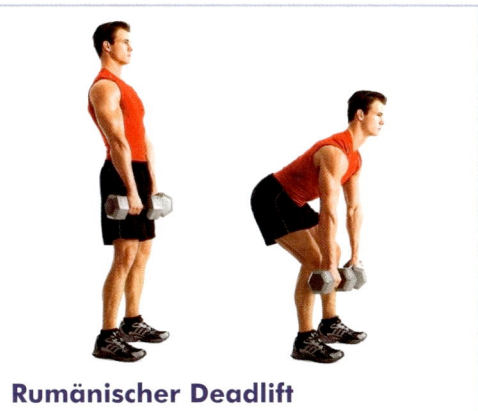

**Rumänischer Deadlift
mit Kurzhanteln** (Seite 256)
Wiederholungszahl: 50 Pause (Sekunden): 75

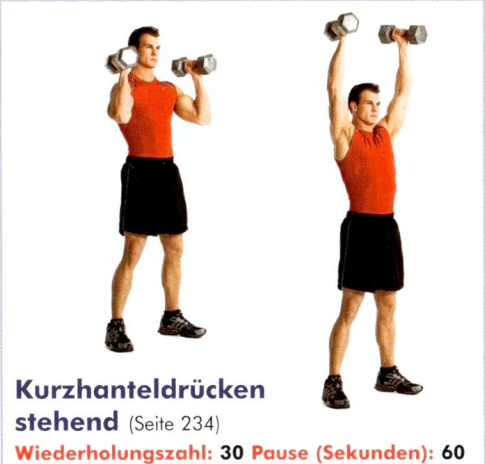

**Kurzhanteldrücken
stehend** (Seite 234)
Wiederholungszahl: 30 Pause (Sekunden): 60

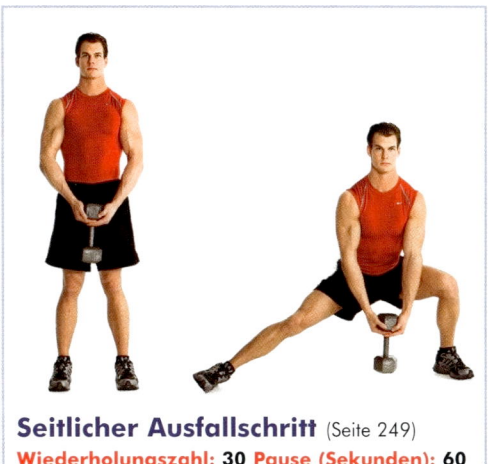

Seitlicher Ausfallschritt (Seite 249)
Wiederholungszahl: 30 Pause (Sekunden): 60

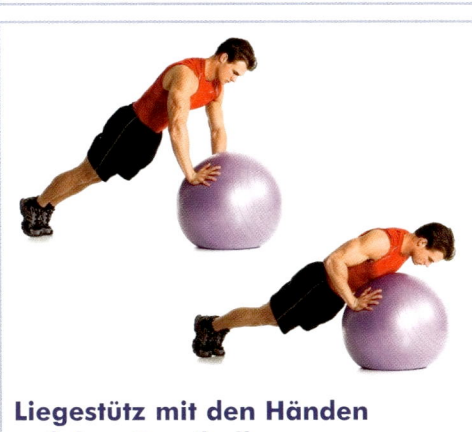
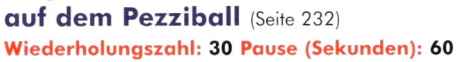

**Liegestütz mit den Händen
auf dem Pezziball** (Seite 232)
Wiederholungszahl: 30 Pause (Sekunden): 60

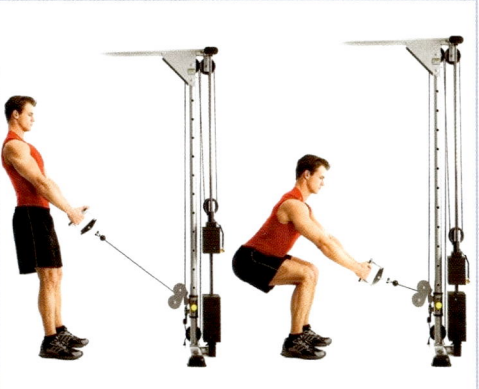

Kniebeuge am Kabelzug (Seite 246)
Wiederholungszahl: 30 Pause (Sekunden): 60

Workout A

GEWICHT: SUPERSCHWER

(2-3 RM)

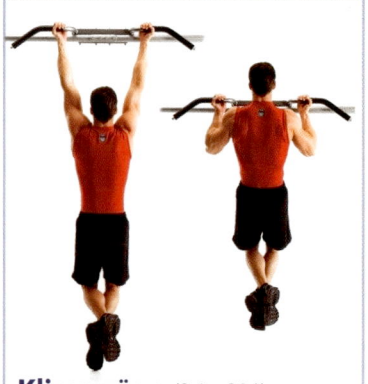

Klimmzüge (Seite 206)
Wiederholungszahl: 15
Pause (Sekunden): 45

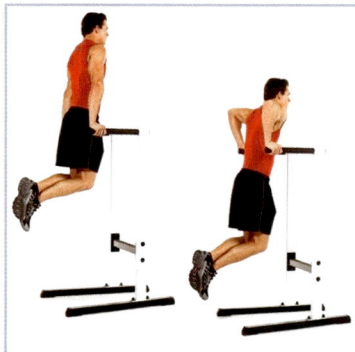

Dips (Seite 223)
Wiederholungszahl: 15
Pause (Sekunden): 45

Workout B

GEWICHT: MITTEL

(10-12 RM)

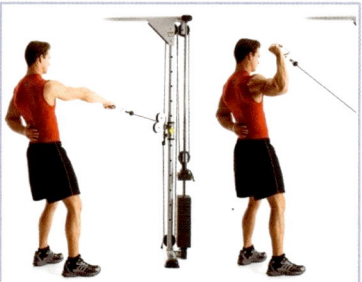

Einarmiges Rudern am Kabelzug, mittlere Griff-höhe, Unterhandgriff* (Seite 214)
Wiederholungszahl: 40
Pause (Sekunden): 75

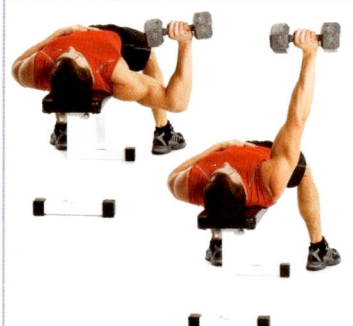

Einarmiges Bankdrücken mit Kurzhantel* (Seite 228)
Wiederholungszahl: 40
Pause (Sekunden): 75

Workout C

GEWICHT: MITTEL

(10-12 RM)

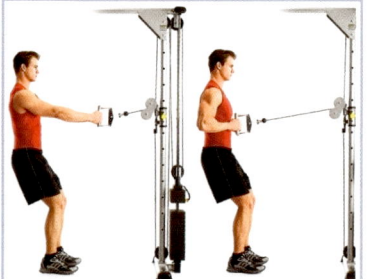

Rudern am Kabelzug im Stehen mit neutralem Griff, mittlere Griffhöhe (Seite 213)
Wiederholungszahl: 40
Pause (Sekunden): 75

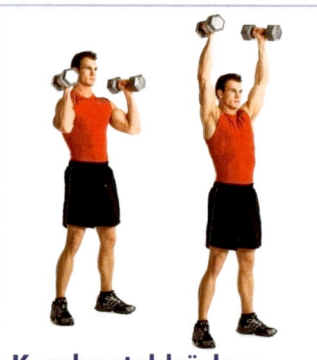

Kurzhanteldrücken stehend (Seite 234)
Wiederholungszahl: 40
Pause (Sekunden): 75

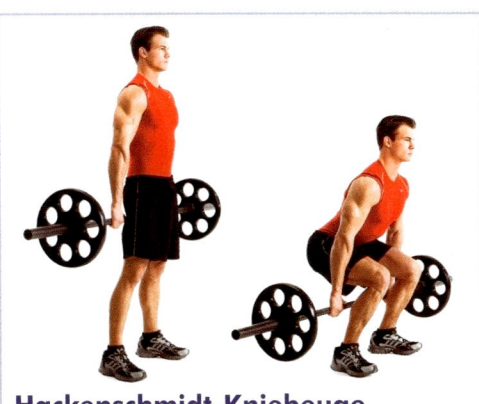

Hackenschmidt-Kniebeuge
(Seite 245)
Wiederholungszahl: 15 Pause (Sekunden): 45

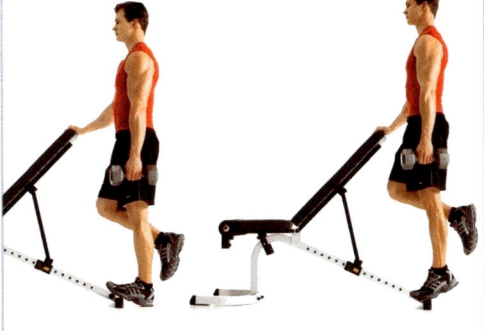

Einbeiniges Wadenheben stehend* (Seite 280)
Wiederholungszahl: 15 Pause (Sekunden): 30

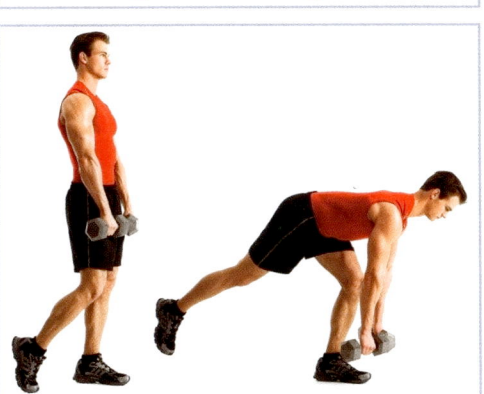

Deadlift einbeinig mit Kurzhantel*
(Seite 257)
Wiederholungszahl: 40 Pause (Sekunden): 75

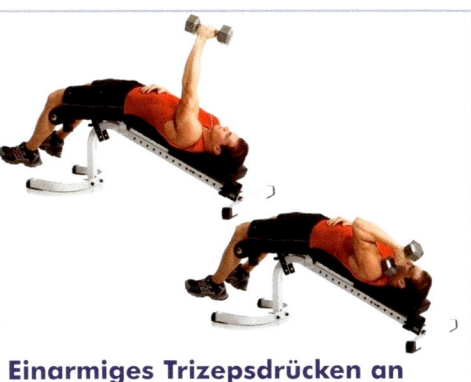

Einarmiges Trizepsdrücken an decline Bank mit Kurzhantel*
(Seite 287)
Wiederholungszahl: 40 Pause (Sekunden): 60

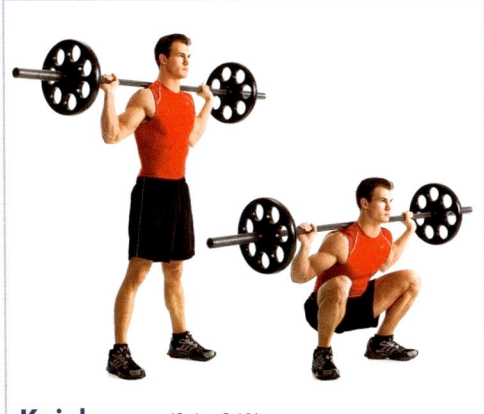

Kniebeuge (Seite 241)
Wiederholungszahl: 40 Pause (Sekunden): 75

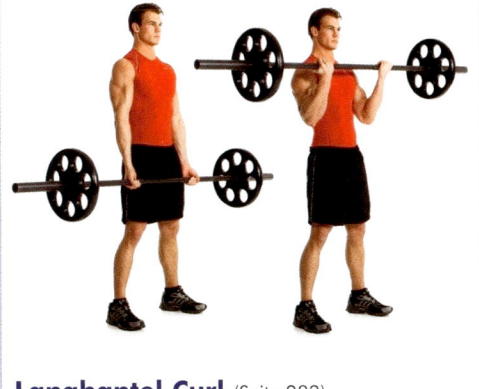

Langhantel Curl (Seite 283)
Wiederholungszahl: 40 Pause (Sekunden): 60

* Beginnen Sie mit der schwächeren Seite. Trainieren Sie dann die stärkere Seite. Erst dann machen Sie Pause.

Workout A

GEWICHT: LEICHT

(20-22 RM)

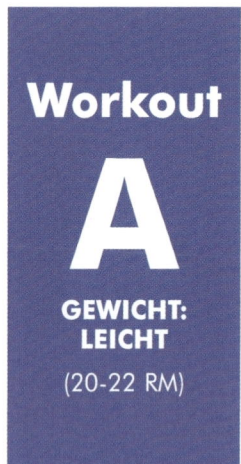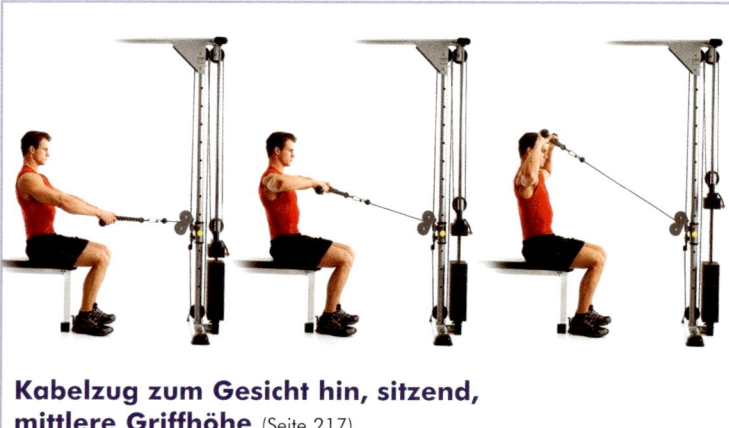

Kabelzug zum Gesicht hin, sitzend, mittlere Griffhöhe (Seite 217)
Wiederholungszahl: 50 Pause (Sekunden): 70

Workout B

GEWICHT: MITTEL

(10-12 RM)

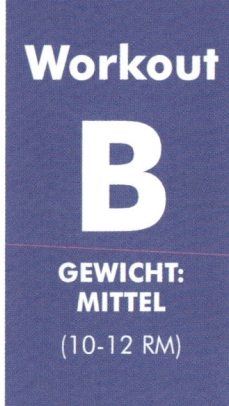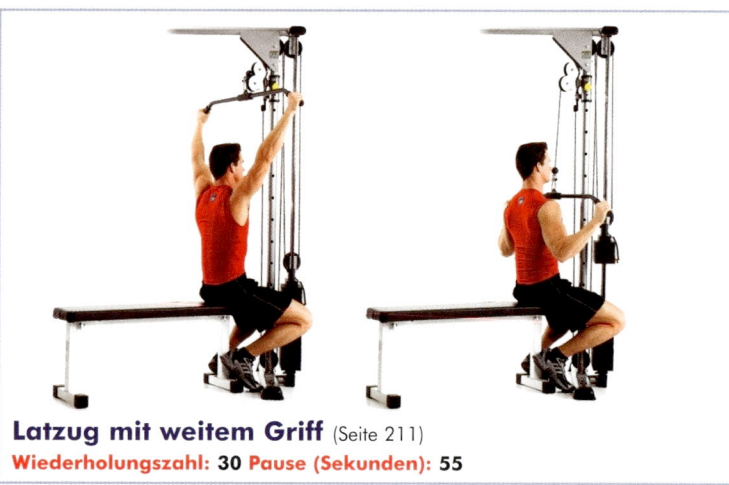

Latzug mit weitem Griff (Seite 211)
Wiederholungszahl: 30 Pause (Sekunden): 55

Workout C

GEWICHT: LEICHT

(20-22 RM)

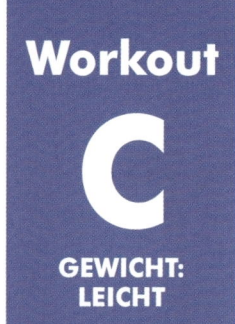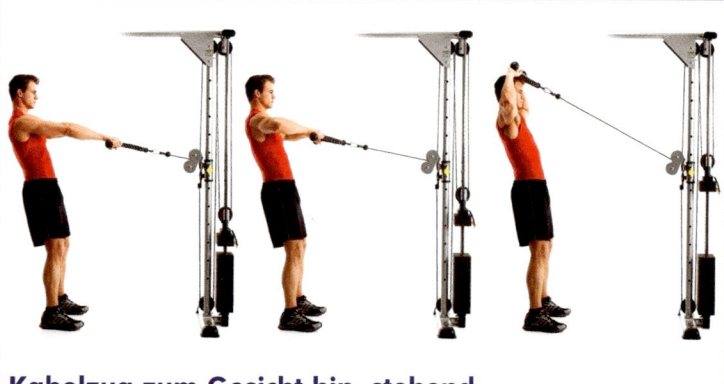

Kabelzug zum Gesicht hin, stehend, mittlere Griffhöhe (Seite 214)
Wiederholungszahl: 50 Pause (Sekunden): 70

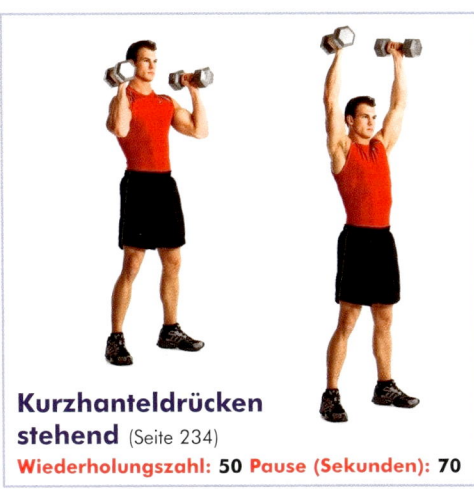

**Kurzhanteldrücken
stehend** (Seite 234)
Wiederholungszahl: **50** Pause (Sekunden): **70**

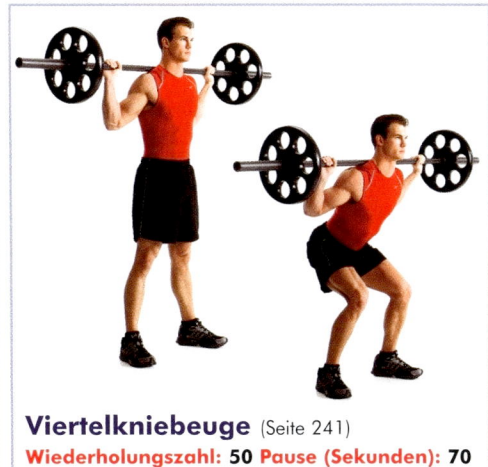

Viertelkniebeuge (Seite 241)
Wiederholungszahl: **50** Pause (Sekunden): **70**

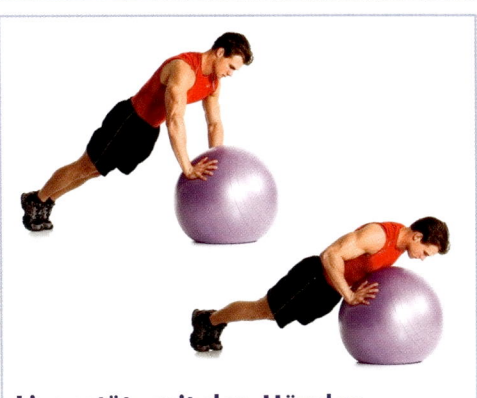

**Liegestütz mit den Händen
auf dem Pezziball** (Seite 232)
Wiederholungszahl: **30** Pause (Sekunden): **55**

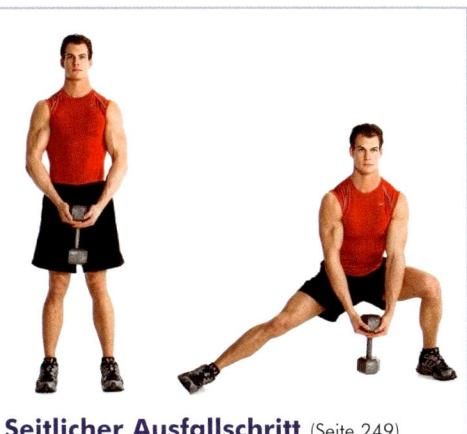

Seitlicher Ausfallschritt (Seite 249)
Wiederholungszahl: **30** Pause (Sekunden): **55**

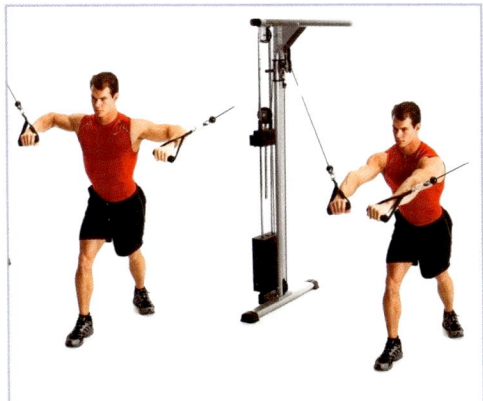

Kabel über Kreuz (Seite 229)
Wiederholungszahl: **50** Pause (Sekunden): **70**

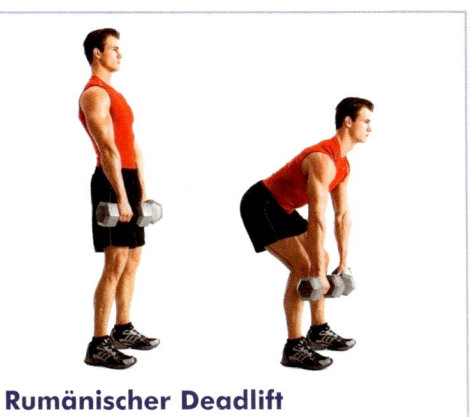

**Rumänischer Deadlift
mit Kurzhanteln** (Seite 256)
Wiederholungszahl: **50** Pause (Sekunden): **70**

Workout A

**GEWICHT:
SUPERSCHWER**

(2-3 RM)

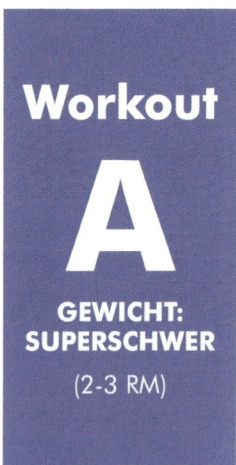
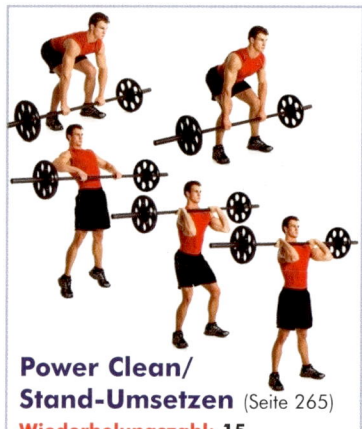

**Power Clean/
Stand-Umsetzen** (Seite 265)
Wiederholungszahl: 15
Pause (Sekunden): 45

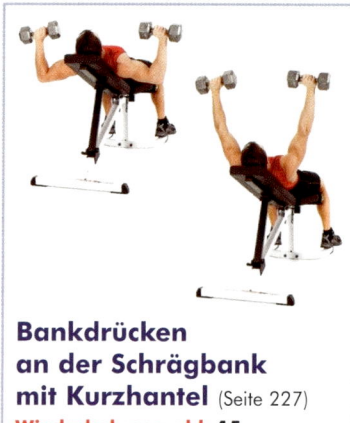

**Bankdrücken
an der Schrägbank
mit Kurzhantel** (Seite 227)
Wiederholungszahl: 15
Pause (Sekunden): 45

Workout B

**GEWICHT:
MITTEL**

(10-12 RM)

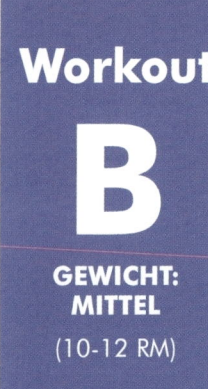
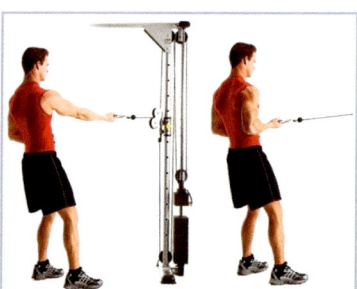

**Einarmiges Rudern am
Kabelzug, im Stehen,
mittlere Griffhöhe,
Unterhandgriff*** (Seite 214)
Wiederholungszahl: 40
Pause (Sekunden): 75

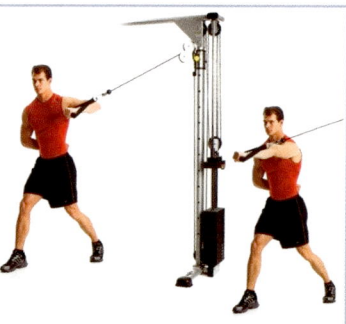

**Einarmige Brustpresse
stehend am Kabelzug***
(Seite 230)
Wiederholungszahl: 40
Pause (Sekunden): 75

Workout C

**GEWICHT:
SCHWER**

(4-6 RM)

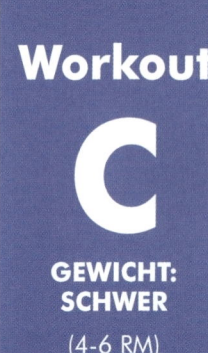
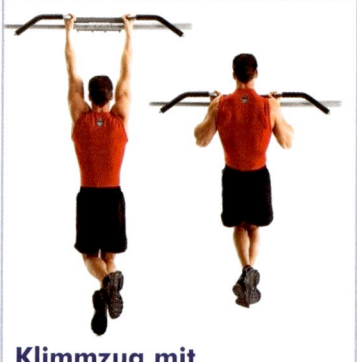

**Klimmzug mit
neutralem Griff** (Seite 209)
Wiederholungszahl: 25
Pause (Sekunden): 60

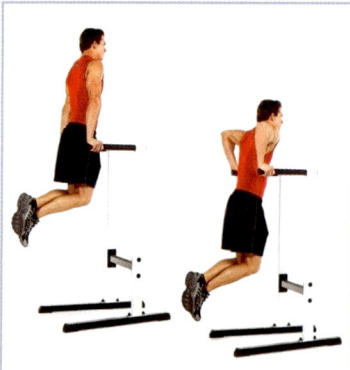

Dips (Seite 223)
Wiederholungszahl: 25
Pause (Sekunden): 60

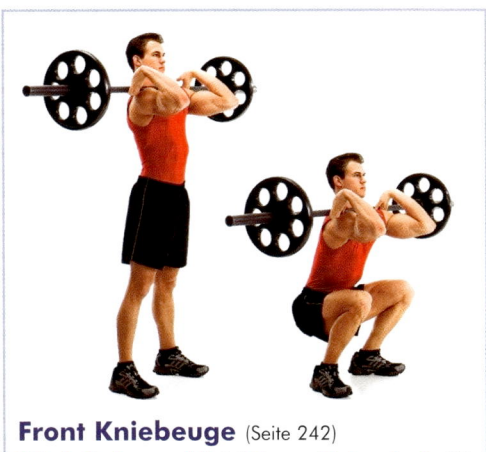

Front Kniebeuge (Seite 242)
Wiederholungszahl: 15 Pause (Sekunden): 45

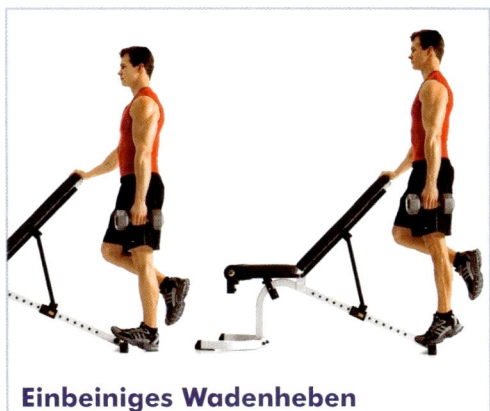

Einbeiniges Wadenheben stehend* (Seite 280)
Wiederholungszahl: 15 Pause (Sekunden): 30

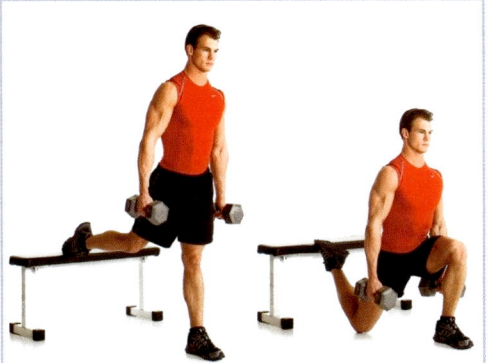

Bulgarische Split-Kniebeuge (Seite 248)
Wiederholungszahl: 40 Pause (Sekunden): 75

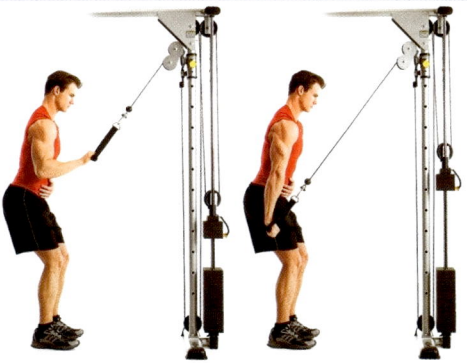

Einarmiges Trizepsdrücken am Kabelzug* (Seite 287)
Wiederholungszahl: 40 Pause (Sekunden): 60

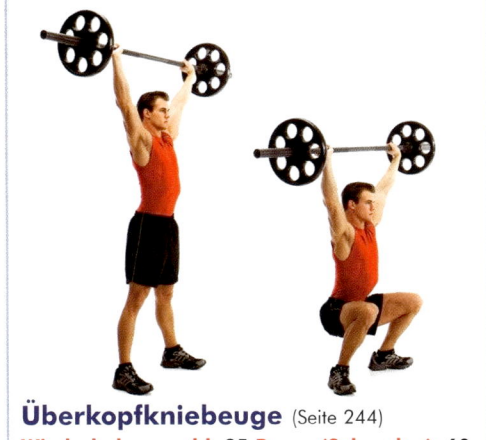

Überkopfkniebeuge (Seite 244)
Wiederholungszahl: 25 Pause (Sekunden): 60

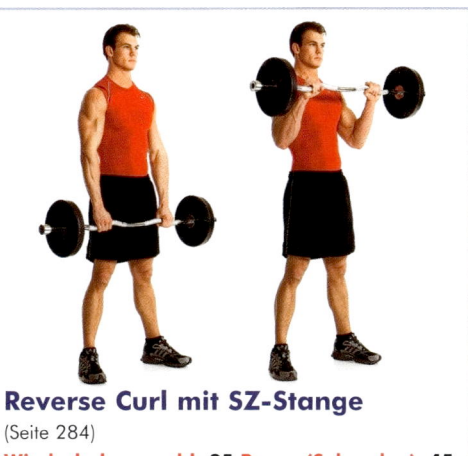

Reverse Curl mit SZ-Stange (Seite 284)
Wiederholungszahl: 25 Pause (Sekunden): 45

* Beginnen Sie mit der schwächeren Seite. Trainieren Sie dann die stärkere Seite. Erst dann machen Sie Pause.

Workout A

**GEWICHT:
LEICHT**

(20-22 RM)

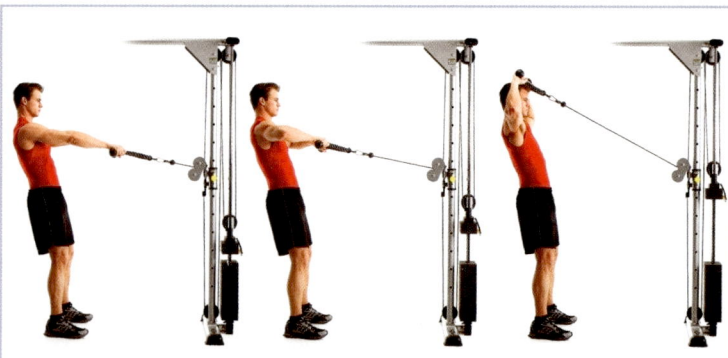

**Kabelzug zum Gesicht hin, stehend,
mittlere Griffhöhe** (Seite 214)
Wiederholungszahl: 50 Pause (Sekunden): 65

Workout B

**GEWICHT:
MITTEL**

(10-12 RM)

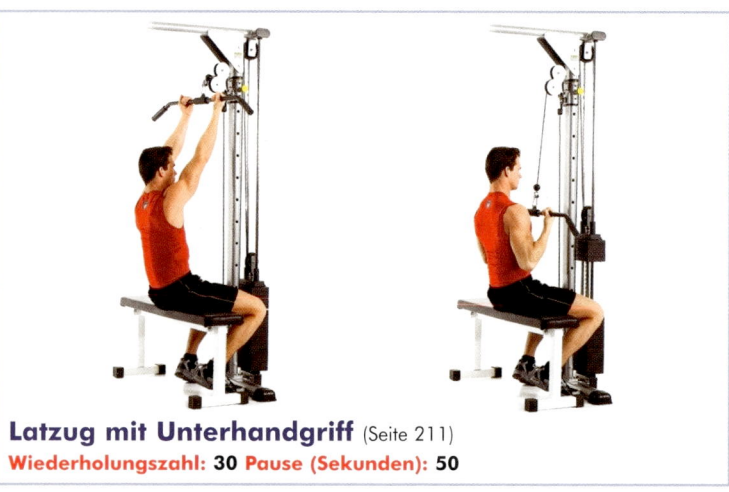

Latzug mit Unterhandgriff (Seite 211)
Wiederholungszahl: 30 Pause (Sekunden): 50

Workout C

**GEWICHT:
LEICHT**

(20-22 RM)

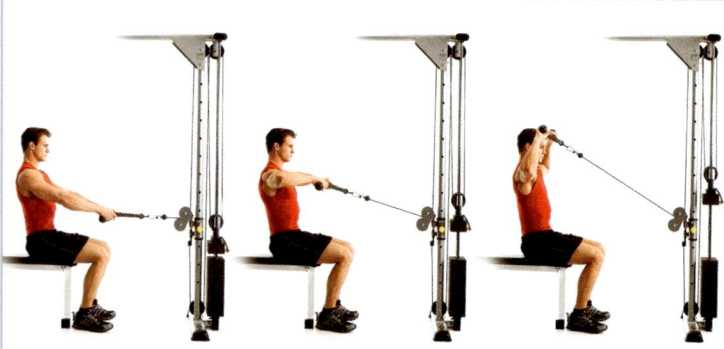

**Kabelzug zum Gesicht hin, sitzend,
mittlere Griffhöhe** (Seite 217)
Wiederholungszahl: 50 Pause (Sekunden): 65

**ABSOLVIEREN SIE JEDES WORKOUT 1X
NACH DIESER ENTLASTUNGSWOCHE MACHEN SIE
EINE KOMPLETTE WOCHE RUHEPAUSE OHNE KRAFTTRAINING,
BEVOR SIE ZUM NÄCHSTEN PROGRAMM WECHSELN**

3

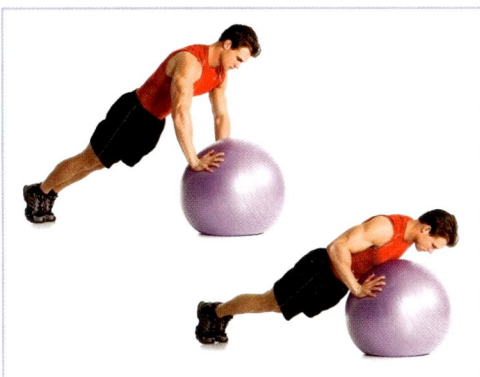

**Liegestütz mit den Händen
auf dem Pezziball** (Seite 232)

Wiederholungszahl: 50 Pause (Sekunden): 65

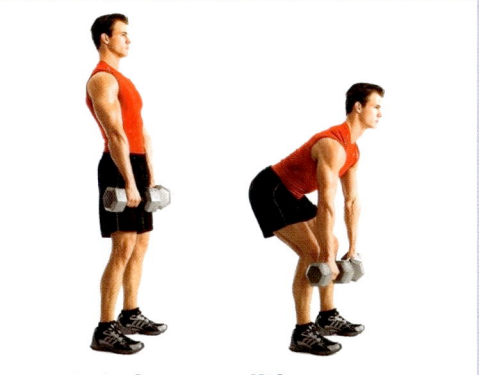

**Rumänischer Deadlift
mit Kurzhanteln** (Seite 256)

Wiederholungszahl: 50 Pause (Sekunden): 65

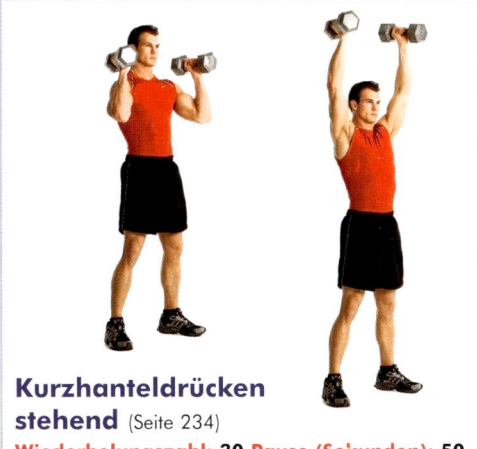

**Kurzhanteldrücken
stehend** (Seite 234)

Wiederholungszahl: 30 Pause (Sekunden): 50

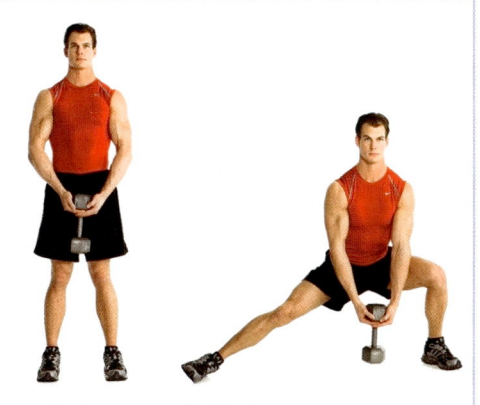

Seitlicher Ausfallschritt (Seite 249)

Wiederholungszahl: 30 Pause (Sekunden): 50

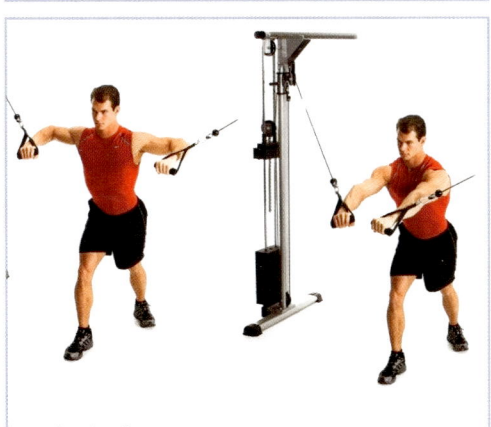

Kabel über Kreuz (Seite 229)

Wiederholungszahl: 50 Pause (Sekunden): 65

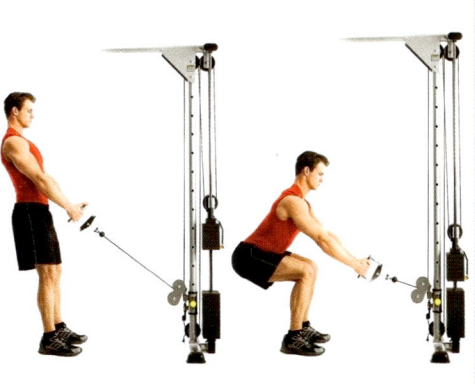

Kabel-Kniebeuge (Seite 246)

Wiederholungszahl: 50 Pause (Sekunden): 65

KAPITEL 11

„GET EVEN BIGGER"

Wenn Sie mich fragen, mit welchem Trainingsprogramm Sie am schnellsten Muskelzuwachs erreichen, würde ich sagen, mit **Hochfrequenztraining (HFT)**. Doch wenn Sie mich fragen würden, welches das härteste und schwierigste Programm ist, dann würde ich Ihnen die gleiche Antwort geben. Aus diesem Grunde können Sie nicht ohne adäquate Vorbereitung in dieses Programm einsteigen.

HFT-Training ist nicht nur deshalb besonders fordernd, weil so viele Trainingseinheiten pro Woche (6-7) absolviert werden müssen (Sie trainieren drei Workouts aus dem „Get Big-Programm" bzw. dem „Get Strong-Programm" und absolvieren 2-4 weitere Trainingseinheiten, die gezielte Muskelgruppen ausbilden), sondern es ist auch technisch sehr anspruchsvoll.

In diesem Kapitel sehen Sie zwei Beispieltrainingseinheiten. Das erste Programm trainiert Bizeps und Trizeps. Wie ich bereits in Kap. 5 erwähnt habe, konnten meine Athleten mit diesem Programm 2-3 cm Oberarmumfang gewinnen.

Das zweite Programm ist ein Ganzkörperprogramm und dieses ist sogar noch fordernder als das Armprogramm. Doch die Ergebnisse machen alle Schmerzen während des Trainings wett, denn der Erfolg lässt nicht lange auf sich warten. Jeder Sportler spricht unterschiedlich auf dieses Training an. Der eine baut extrem viel Muskelmasse auf, ein anderer verliert so viel Fett, dass es erscheint, als hätte er viel Masse aufgebaut. Eines ist aber garantiert: Nach diesem Trainingsblock sehen Sie anders aus als vorher.

Als erfahrener Kraftsportler haben Sie natürlich auch die Möglichkeit, Ihr eigenes HFT-Programm zu entwickeln. Stellen Sie aber sicher, dass Sie die Grundlagen dieses Programms zuerst verstehen und dann auch richtig anwenden.

RICHTLINIEN FÜR DAS HFT

Achten Sie auf Ihre Ernährung

Sie können keinen Muskelzuwachs erzielen, wenn Sie nicht genügend hochwertige Kalorien zuführen. Dies gilt insbesondere für die HFT-Programme. Lesen Sie hierzu Kap. 23. Dort erfahren Sie alles zum Thema *Ernährung* für Kraftsportler.

Vermeiden Sie extrem ermüdende Übungen

Ganzkörperübungen beanspruchen eine Vielzahl von Muskelfasern. Aus diesem Grund sind sie hocheffektiv und bauen sehr schnell Kraft und Muskelmasse auf. Gleichzeitig sind sie aber auch sehr ermüdend. Dieses Training zerstört viele Muskelfasern, die in langer Regenerationszeit wieder aufgebaut werden müssen. Wer also im HFT-Programm zusätzliche Übungen für spezielle Muskelgruppen hinzufügt, der sollte Isolationsübungen wählen, von denen sich der Körper schneller erholt. Wenn Sie die Auswahl an Isolationsübungen ausgeschöpft haben, dann können Sie zu Übungen greifen, die mehrere Gelenke beanspruchen, aber insgesamt wenig belastend sind. Es gibt z. B. nicht viele Übungen für Latissimus und Brust, die nur die Schultergelenke einbeziehen. Außer Fly bzw. Fliegende für die Brust und Pull-Over (auch Überzüge genannt) für den Latissimus können Sie nur zwischen Liegestützen und Ruderübungen wählen. Doch gibt es Möglichkeiten, diese Übungen mit relativ wenig Belastung für den Körper auszuführen.

Schützen Sie Ihre Gelenke

Wer seinen Bizeps und Trizeps aufbauen möchte, der belastet unweigerlich seine Ellbogengelenke. Nach meiner Erfahrung sind Trizeps-Extensions belastender als Bizeps-Curls. Daher kombiniere ich im HFT-Programm mit Schwerpunkt *Arme* Isolationsübungen mit Ganzkörperübungen.

Variieren Sie Ihre Übungen von einem Trainingstag zum nächsten

Viele Sportler würden diesem Rat schon intuitiv folgen, weil es ihnen zu langweilig ist, jeden Tag die gleichen Übungen zu absolvieren. Doch es gibt auch eine physiologische Begründung für diesen Rat: Auch Ihre Gelenke wollen nicht wieder und wieder gleichen Belastungen ausgesetzt werden. Nehmen wir den Bizeps als Beispiel: Der direkteste Weg, diesen zu trainieren, sind Klimmzug bzw. Curl im Unterhandgriff.

Doch wenn Sie ausschließlich diese Übungen absolvieren, setzen Sie Sehnen und Bänder Ihres Ellbogengelenks extremen Belastungen aus. Daher sollten Sie z. B. die Griffpositionen ändern und mal mit neutralem Griff (Handflächen zueinander zeigend), mit Oberhandgriff (Handflächen nach unten zeigend) oder mit Unterhandgriff (Handflächen nach oben zeigend) trainieren. Alternativ können Sie auch die Bewegung von unterschiedlichen Winkeln aus beginnen. Wenn Sie rücklings auf einer Schrägbank liegen und die Arme gestreckt zur Seite hängen lassen, dann beginnen Sie den Curl in überstreckter Position. Allerdings ist diese Ausgangs-position auch nicht besonders gesund, sodass Sie sie nicht allzu oft wählen sollten.

Trainieren Sie mit diesem Programm nur ein oder zwei Muskelgruppen gesondert

Das HFT-Programm ist so konzipiert, dass Sie ein oder zwei Muskelgruppen erfolg-reich aufbauen können. Sie sollten aber nicht versuchen, das Training auf drei Muskelgruppen, wie z. B. Brust, Rücken und Arme, auszuweiten. Sie riskieren da-mit, dass Sie am Ende der Trainingsphase keine der Muskelgruppen nach Ihren Wünschen entwickelt haben. Wenn Sie wirklich mehrere Muskelgruppen gleichzei-tig aufbauen wollen, dann sollten Sie besser das Ganzkörperprogramm wählen. Doch hören Sie auf meine Warnung: Es ist das härteste aller Trainingsprogramme!

Ignorieren Sie nicht die Woche mit verminderter Trainingsbelastung

Im „Get Big" und „Get Strong-Programm" ist jede fünfte Woche als aktive Erho-lungswoche mit verminderter Trainingsbelastung vorgesehen. Das HFT-Programm für die Arme folgt dem gleichen Prinzip. Das HFT-Ganzkörperprogramm allerdings sieht auf Grund der extremen Trainingsbelastung eine aktive Erholung schon in je-der vierten Woche vor.

Wählen Sie den Wiedereinstieg nach Ihren Vorlieben

Nach der ersten aktiven Erholungswoche im HFT-Programm bleibt es Ihnen über-lassen, an welchem Punkt Sie erneut ins Trainingsprogramm einsteigen. Sie kön-nen gleich mit Woche 3 beginnen und sieben Trainingseinheiten pro Woche trai-nieren, oder Sie beginnen mit Woche 1.

Gönnen Sie sich eine Ruhewoche

Nach der aktiven Erholung in Woche 5 ist es ratsam, den Gelenken, Sehnen und Bändern Zeit zu geben, sich gründlich von den vergangenen Belastungen zu erho-len. Sie sollten daher nach Möglichkeit eine komplette Ruhewoche ohne Krafttrai-ning einlegen.

3

DAS HFT-PROGRAMM FÜR DIE ARME

Dieses Programm sollte im Anschluss an „Get Ready" und „Get Big" bzw. „Get Strong" trainiert werden. Beachten Sie unbedingt, dass Sie nach dem „Get Big-" bzw. „Get Strong-Programm" zunächst eine volle Woche Ruhe einlegen, denn im HFT-Programm warten 5-7 wöchentliche Trainingseinheiten auf Sie. Ihr Körper sollte daher gut erholt sein, bevor Sie ihn dieser außergewöhnlichen Belastung aussetzen. Halten Sie sich bitte genau an die vorgeschriebenen Übungen und die Zeitplanung, um Überlastungen zu vermeiden. Wann immer Sie zwei Trainingseinheiten an einem Tag trainieren, sollten mindestens sechs Stunden Erholung zwischen den Einheiten liegen, um die Energiedepots wieder aufzufüllen. Als erfahrener Kraftsportler können Sie natürlich auch Übungen ersetzen, wenn Ihnen meine Übungen zu eintönig werden. Grundsätzlich können immer Kurzhanteln durch Langhanteln oder freie Gewichte durch den Kabelzug ersetzt werden.

Tag 1

Workout

A1

VORMITTAG

GEWICHT: SCHWER

(4-6 RM)

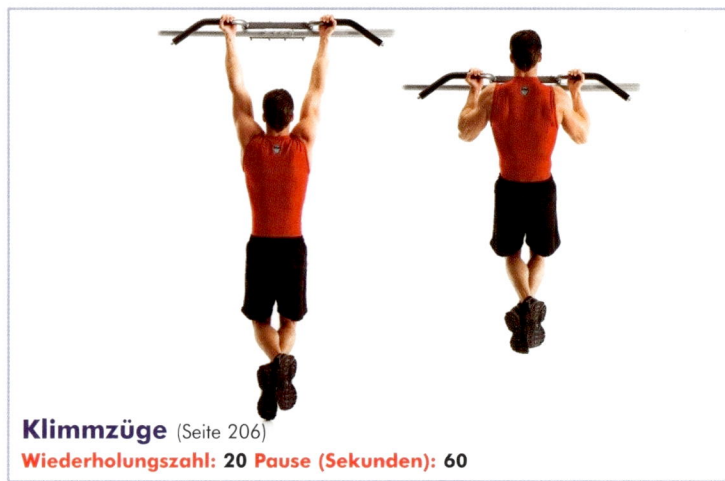

Klimmzüge (Seite 206)
Wiederholungszahl: 20 Pause (Sekunden): 60

Workout

B1

NACHMITTAG

GEWICHT: SCHWER

(4-6 RM)

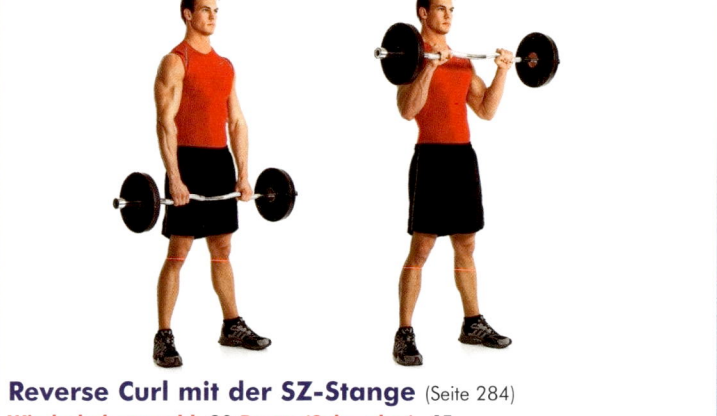

Reverse Curl mit der SZ-Stange (Seite 284)
Wiederholungszahl: 20 Pause (Sekunden): 45

Tag 2: Trainingsfrei

Tag 3

Workout

C1

VORMITTAG

GEWICHT: MITTEL

(10-12 RM)

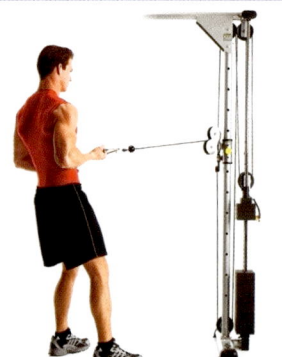

Kabelzug stehend, einarmig, mittlere Griffhöhe, Unterhandgriff* (Seite 214)
Wiederholungszahl: 35 Pause (Sekunden): 75

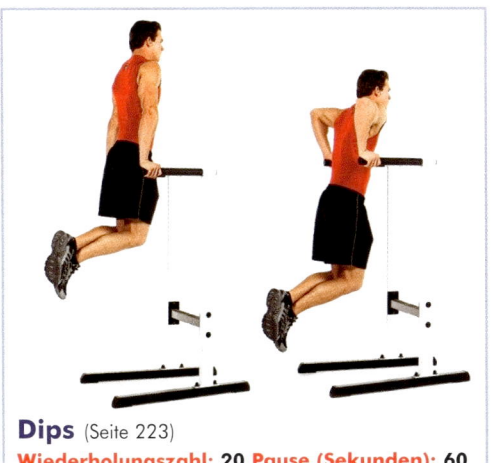

Dips (Seite 223)
Wiederholungszahl: **20** Pause (Sekunden): **60**

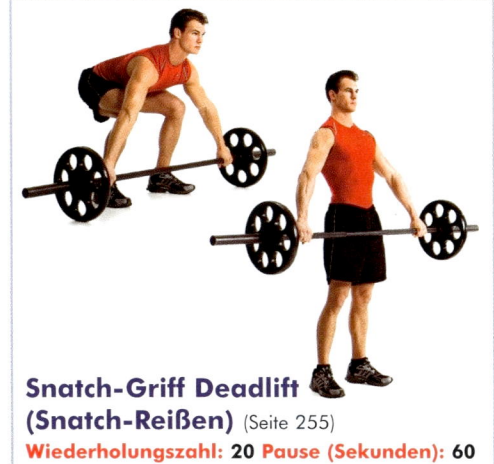

Snatch-Griff Deadlift (Snatch-Reißen) (Seite 255)
Wiederholungszahl: **20** Pause (Sekunden): **60**

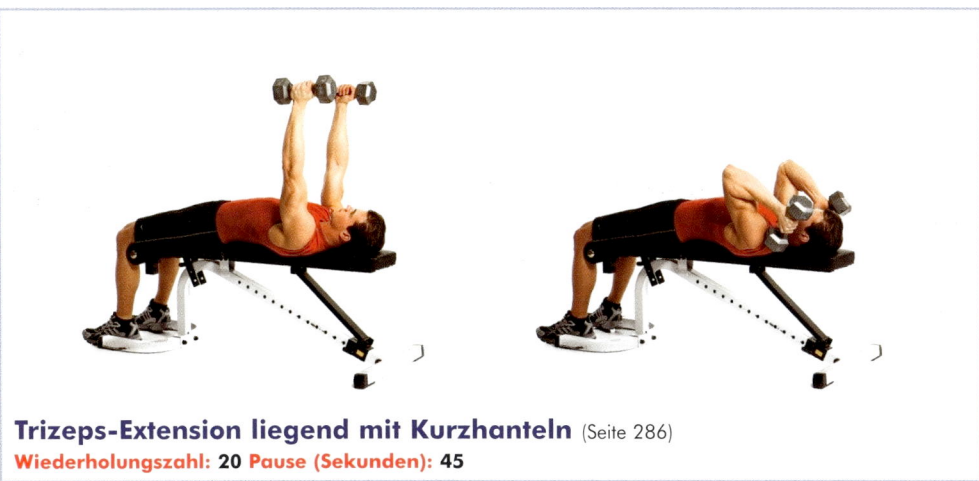

Trizeps-Extension liegend mit Kurzhanteln (Seite 286)
Wiederholungszahl: **20** Pause (Sekunden): **45**

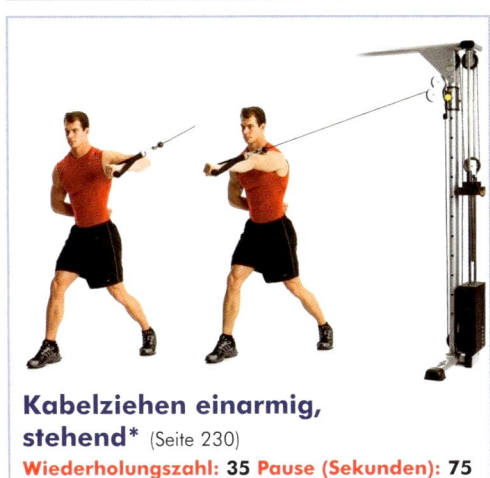

Kabelziehen einarmig, stehend* (Seite 230)
Wiederholungszahl: **35** Pause (Sekunden): **75**

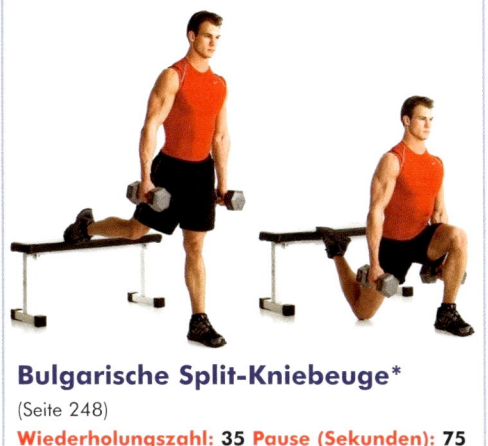

Bulgarische Split-Kniebeuge*
(Seite 248)
Wiederholungszahl: **35** Pause (Sekunden): **75**

* Beginnen Sie mit der schwächeren Seite. Trainieren Sie dann die stärkere Seite. Erst dann machen Sie Pause.

Workout

D1

NACHMITTAG

GEWICHT: MITTEL

(10-12 RM)

Tag 4: Trainingsfrei

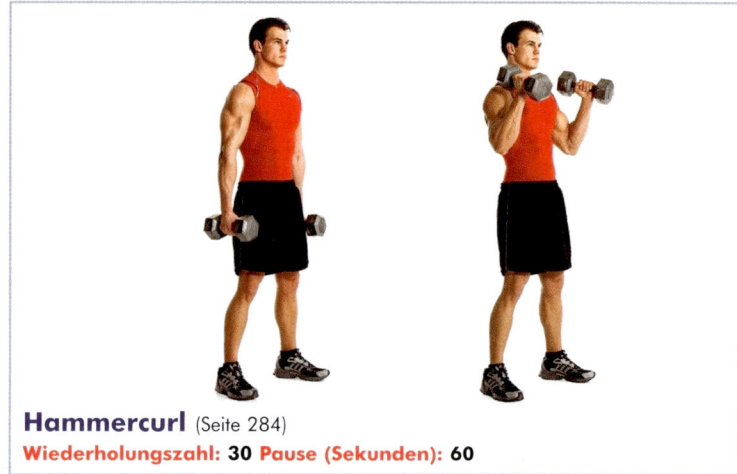

Hammercurl (Seite 284)

Wiederholungszahl: 30 Pause (Sekunden): 60

Tag 5

Workout

E1

VORMITTAG ODER NACHMITTAG

GEWICHT: MITTEL

(10-12 RM)

Tag 6 und 7: Trainingsfrei

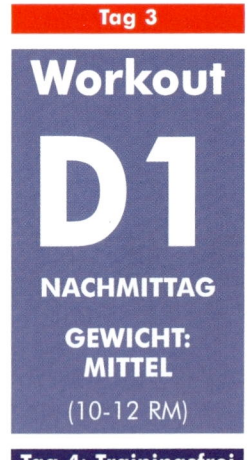

Langhantel Rudern vorgebeugt, Unterhandgriff (Seite 218)

Wiederholungszahl: 20 Pause (Sekunden): 60

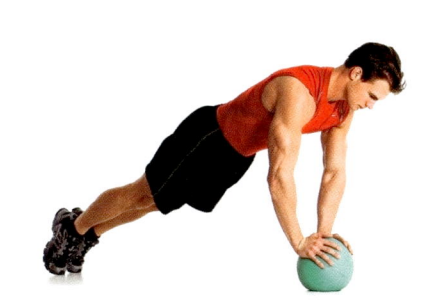 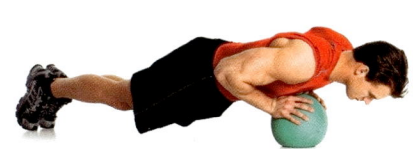

Liegestütze mit den Händen auf dem Medizinball (Seite 233)
Wiederholungszahl: 30 Pause (Sekunden): 60

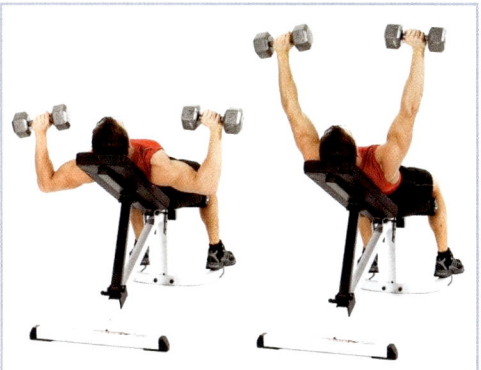

Bankdrücken an der Schrägbank mit Kurzhanteln (Seite 227)
Wiederholungszahl: 20 Pause (Sekunden): 60

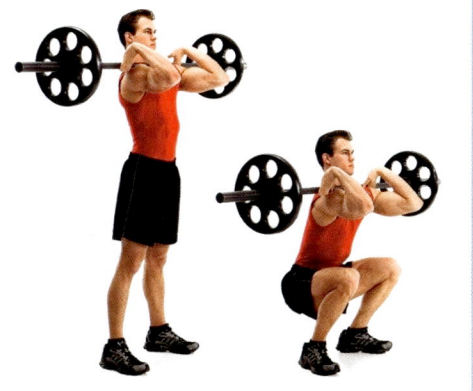

Front Kniebeuge (Seite 242)
Wiederholungszahl: 20 Pause (Sekunden): 60

Tag 1

Workout
A2
VORMITTAG

**GEWICHT:
SCHWER**

(4-6 RM)

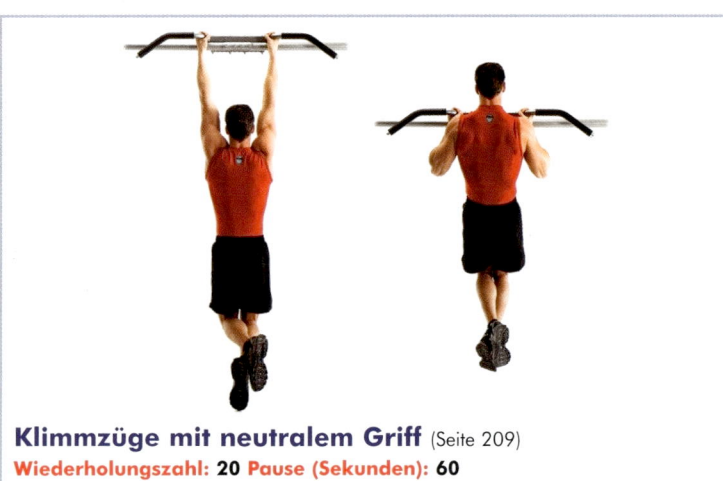

Klimmzüge mit neutralem Griff (Seite 209)
Wiederholungszahl: 20 Pause (Sekunden): 60

Workout
B2
NACHMITTAG

**GEWICHT:
SCHWER**

(4-6 RM)

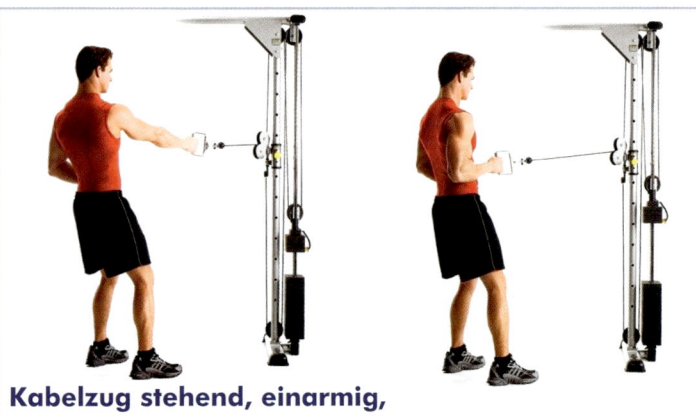

Reverse Curl mit der SZ-Stange (Seite 284)
Wiederholungszahl: 20 Pause (Sekunden): 45

Tag 2: Trainingsfrei

Tag 3

Workout
C2
VORMITTAG

**GEWICHT:
MITTEL**

(10-12 RM)

**Kabelzug stehend, einarmig,
mittlere Griffhöhe, Ellbogen rein*** (Seite 213)
Wiederholungszahl: 35 Pause (Sekunden): 75

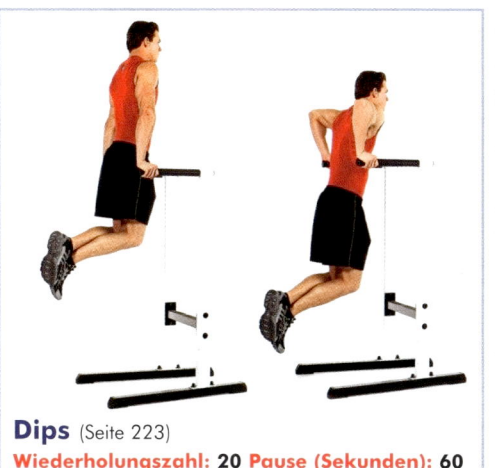

Dips (Seite 223)
Wiederholungszahl: **20** Pause (Sekunden): **60**

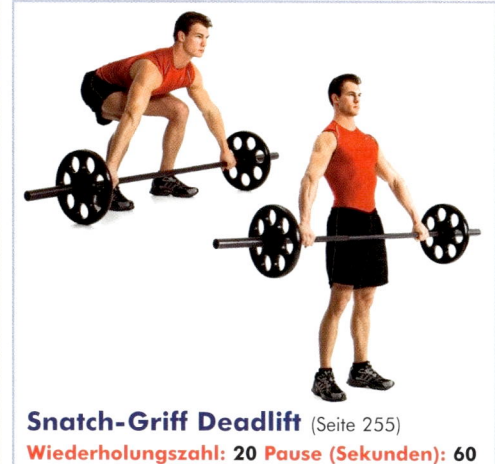

Snatch-Griff Deadlift (Seite 255)
Wiederholungszahl: **20** Pause (Sekunden): **60**

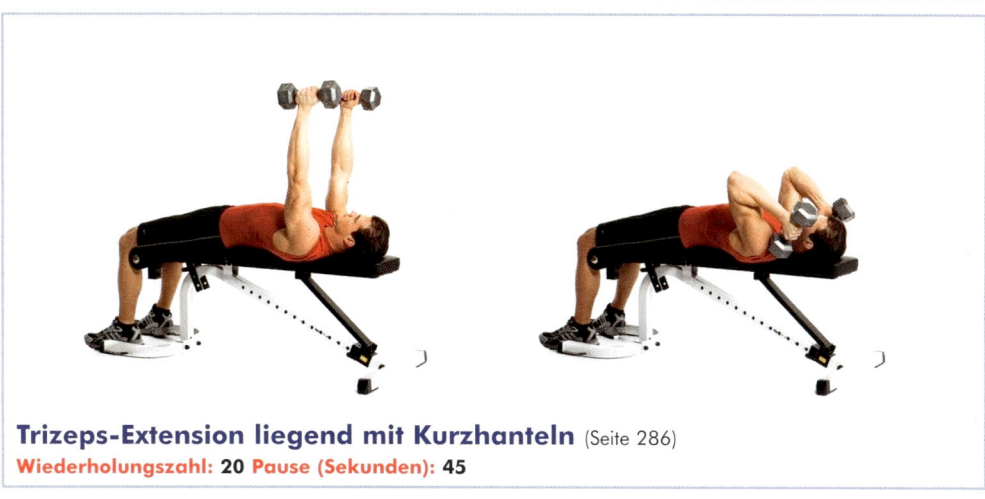

Trizeps-Extension liegend mit Kurzhanteln (Seite 286)
Wiederholungszahl: **20** Pause (Sekunden): **45**

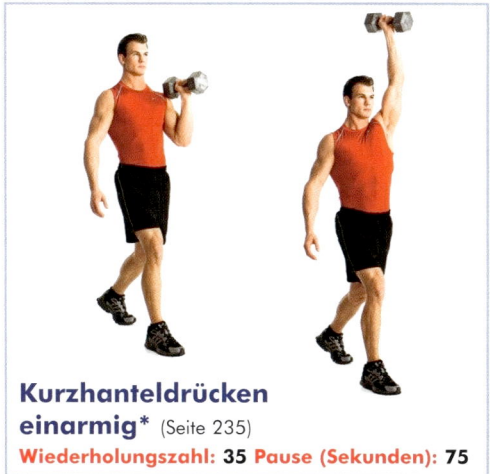

Kurzhanteldrücken einarmig* (Seite 235)
Wiederholungszahl: **35** Pause (Sekunden): **75**

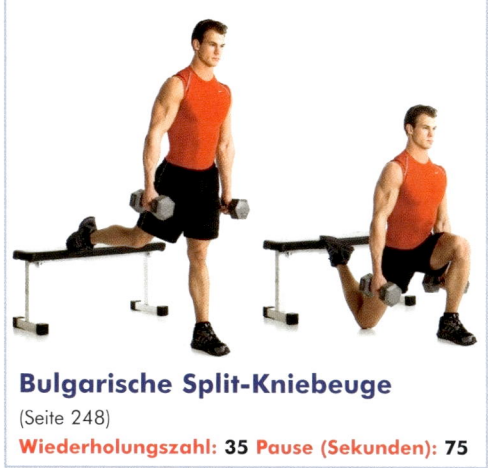

Bulgarische Split-Kniebeuge
(Seite 248)
Wiederholungszahl: **35** Pause (Sekunden): **75**

* Beginnen Sie mit der schwächeren Seite. Trainieren Sie dann die stärkere Seite. Erst dann machen Sie Pause.

Tag 3	
Workout D2	
NACHMITTAG	
GEWICHT: MITTEL	
(10-12 RM)	
Tag 4: Trainingsfrei	

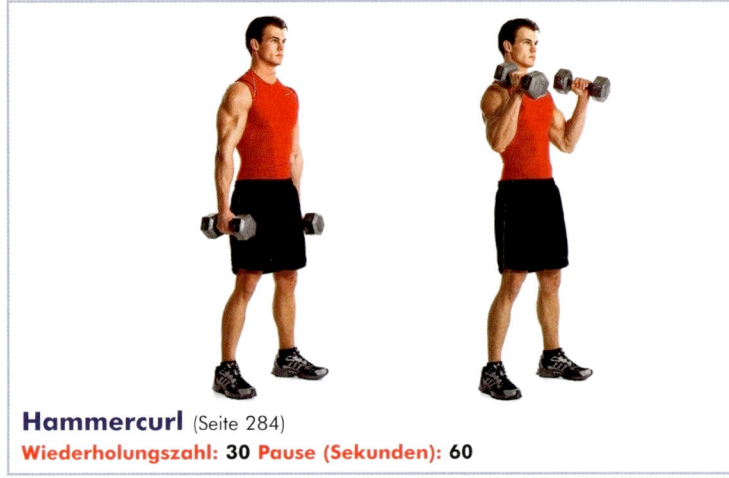

Hammercurl (Seite 284)
Wiederholungszahl: 30 Pause (Sekunden): 60

Tag 5
Workout E2
VORMITTAG
GEWICHT: SCHWER
(4-6 RM)

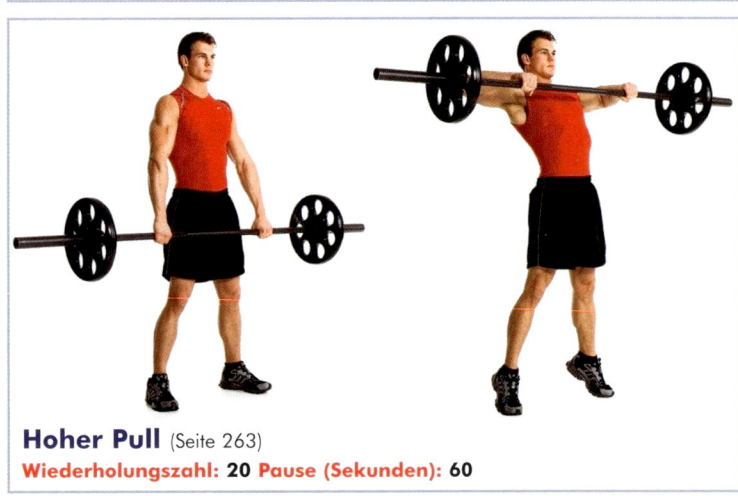

Hoher Pull (Seite 263)
Wiederholungszahl: 20 Pause (Sekunden): 60

Workout F2
NACHMITTAG
GEWICHT: SCHWER
(4-6 RM)
Tag 6 und 7: Trainingsfrei

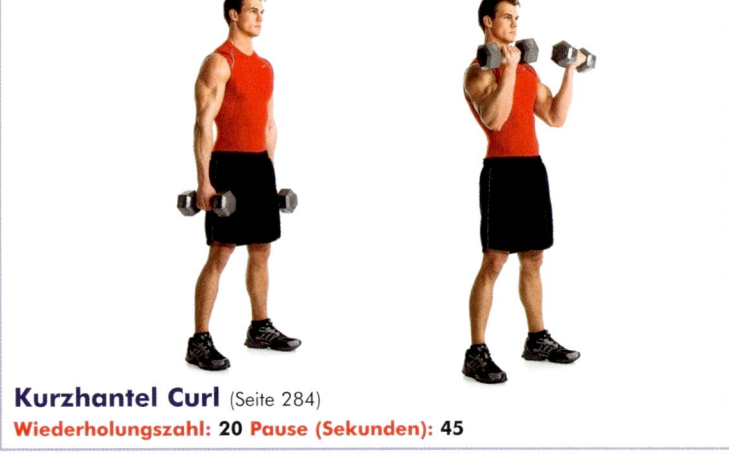

Kurzhantel Curl (Seite 284)
Wiederholungszahl: 20 Pause (Sekunden): 45

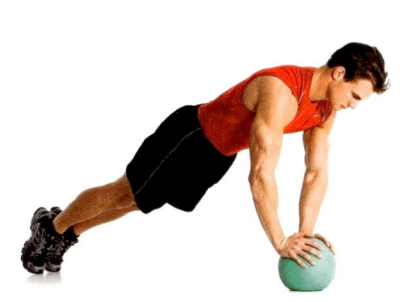

Liegestütze mit den Händen auf dem Medizinball (Seite 233)
Wiederholungszahl: 30 Pause (Sekunden): 60

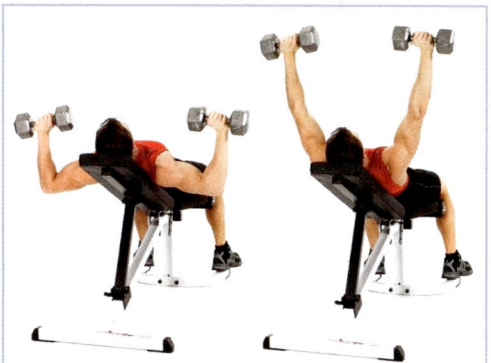

Bankdrücken an der Schrägbank mit Kurzhanteln (Seite 227)
Wiederholungszahl: 20 Pause (Sekunden): 60

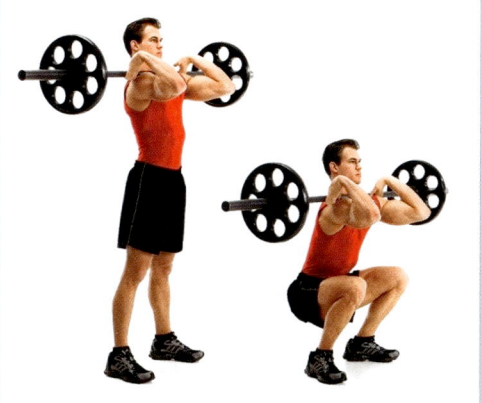

Front Kniebeuge (Seite 242)
Wiederholungszahl: 20 Pause (Sekunden): 60

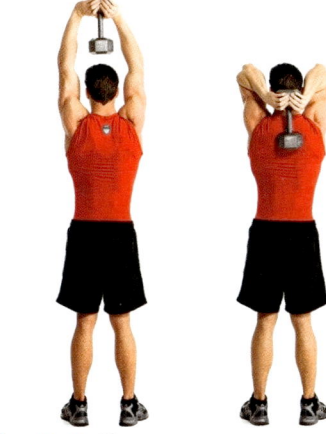

Trizepsdrücken stehend mit Kurzhanteln (Seite 286)
Wiederholungszahl: 20 Pause (Sekunden): 45

Tag 1

Workout
A3
VORMITTAG

**GEWICHT:
SCHWER**

(4-6 RM)

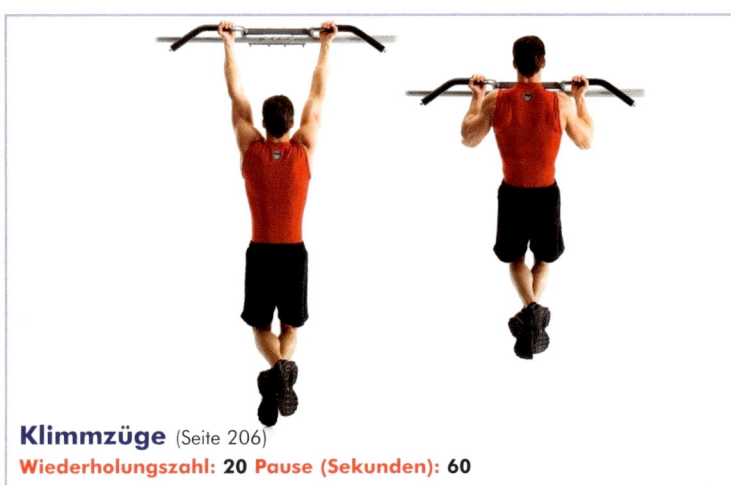

Klimmzüge (Seite 206)
Wiederholungszahl: 20 Pause (Sekunden): 60

Workout
B3
NACHMITTAG

**GEWICHT:
MITTEL**

(10-12 RM)

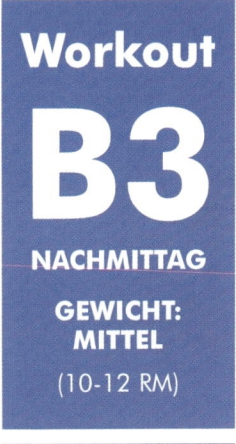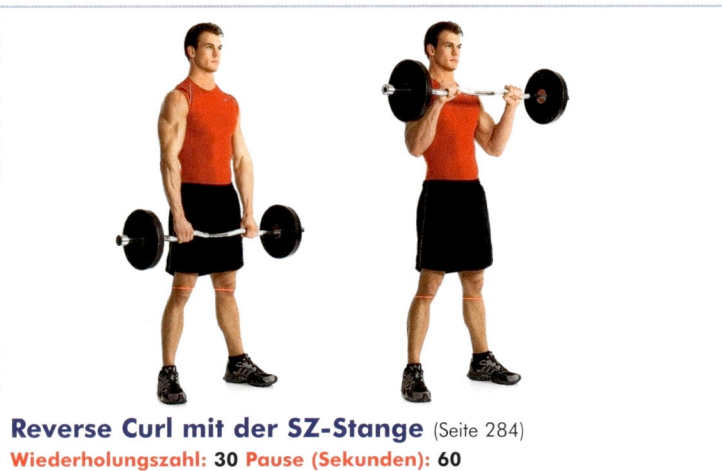

Reverse Curl mit der SZ-Stange (Seite 284)
Wiederholungszahl: 30 Pause (Sekunden): 60

Tag 2: Trainingsfrei

Tag 3

Workout
C3
VORMITTAG

**GEWICHT:
MITTEL**

(10-12 RM)

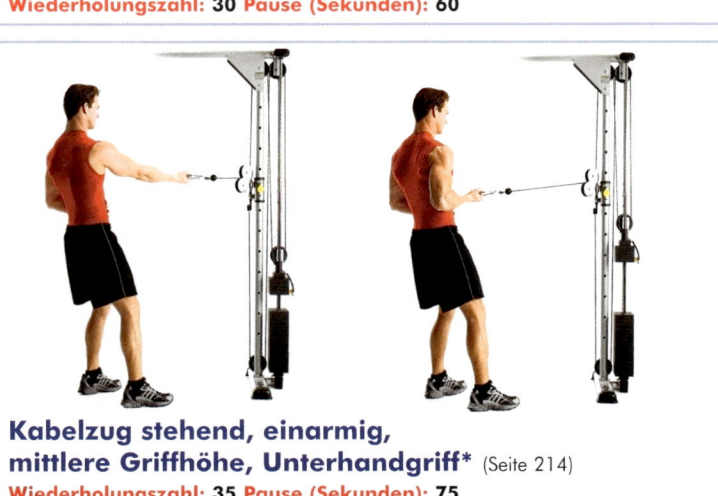

**Kabelzug stehend, einarmig,
mittlere Griffhöhe, Unterhandgriff*** (Seite 214)
Wiederholungszahl: 35 Pause (Sekunden): 75

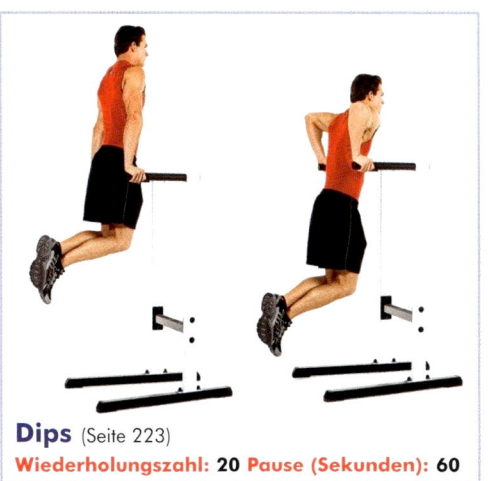

Dips (Seite 223)
Wiederholungszahl: **20** Pause (Sekunden): **60**

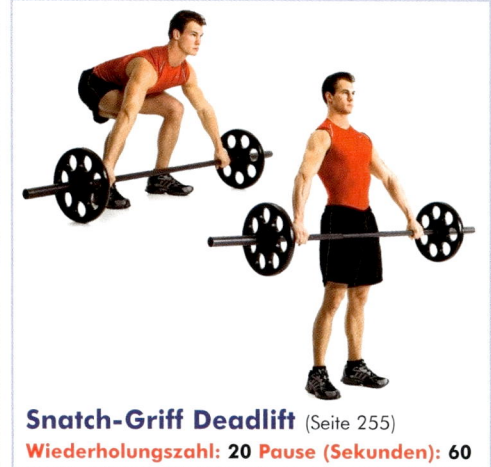

Snatch-Griff Deadlift (Seite 255)
Wiederholungszahl: **20** Pause (Sekunden): **60**

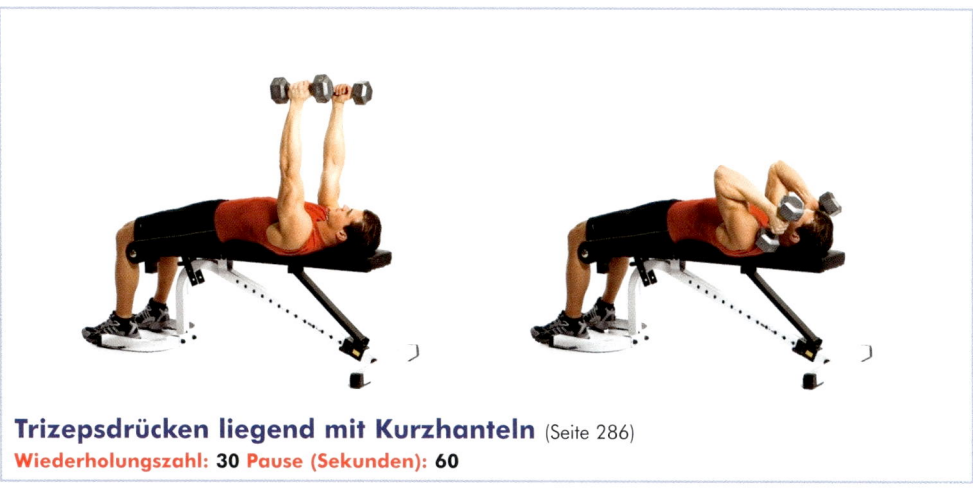

Trizepsdrücken liegend mit Kurzhanteln (Seite 286)
Wiederholungszahl: **30** Pause (Sekunden): **60**

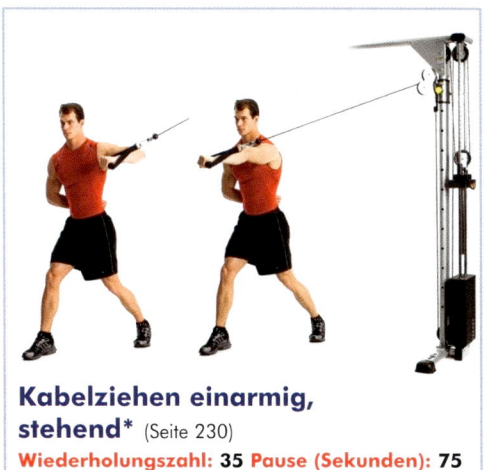

Kabelziehen einarmig, stehend* (Seite 230)
Wiederholungszahl: **35** Pause (Sekunden): **75**

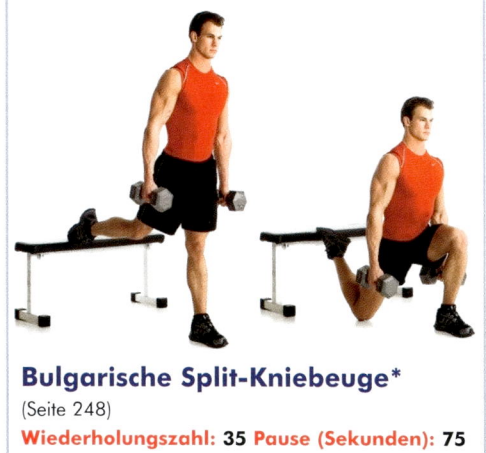

Bulgarische Split-Kniebeuge*
(Seite 248)
Wiederholungszahl: **35** Pause (Sekunden): **75**

* Beginnen Sie mit der schwächeren Seite. Trainieren Sie dann die stärkere Seite. Erst dann machen Sie Pause.

Workout
D3

NACHMITTAG

GEWICHT: SCHWER

(4-6 RM)

Tag 4: Trainingsfrei

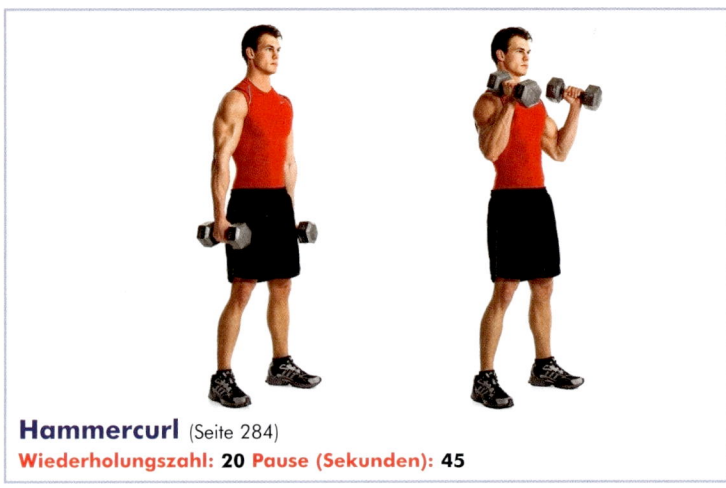

Hammercurl (Seite 284)
Wiederholungszahl: 20 Pause (Sekunden): 45

Workout
E3

VORMITTAG

GEWICHT: SCHWER

(4-6 RM)

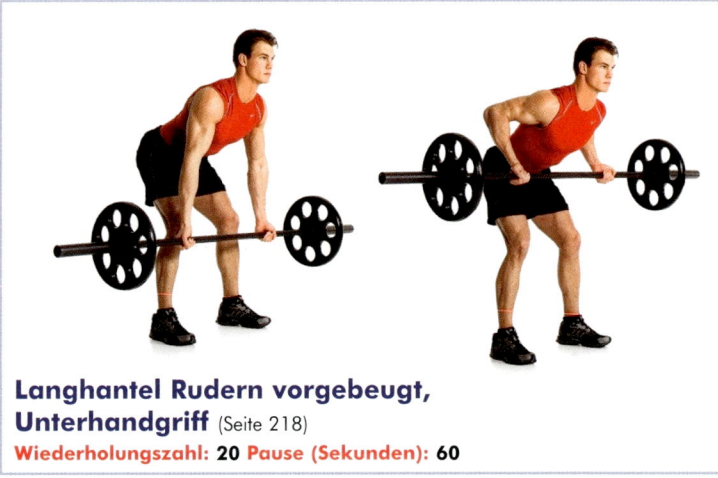

Langhantel Rudern vorgebeugt, Unterhandgriff (Seite 218)
Wiederholungszahl: 20 Pause (Sekunden): 60

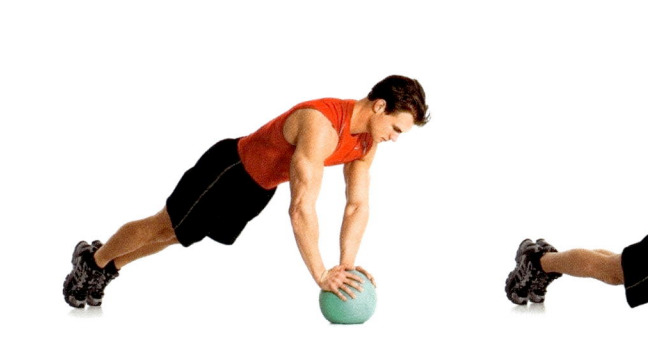

Liegestütze mit den Händen auf dem Medizinball (Seite 233)
Wiederholungszahl: 20 Pause (Sekunden): 45

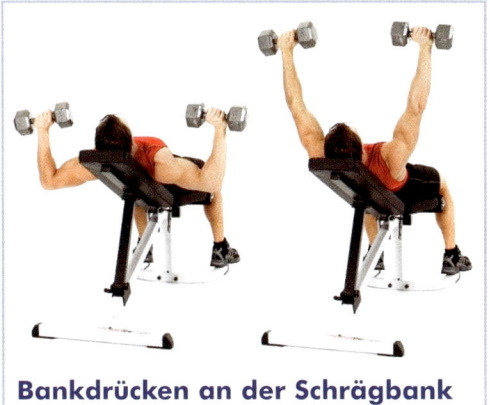

Bankdrücken an der Schrägbank mit Kurzhanteln (Seite 227)
Wiederholungszahl: 20 Pause (Sekunden): 60

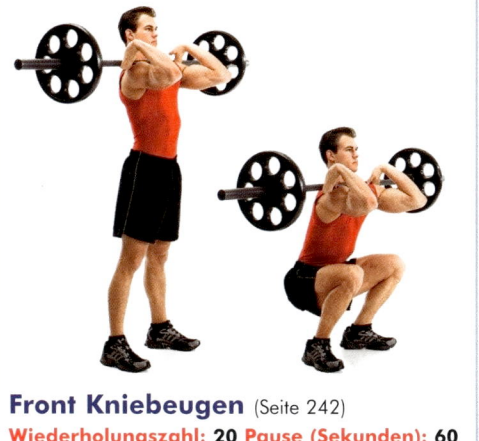

Front Kniebeugen (Seite 242)
Wiederholungszahl: 20 Pause (Sekunden): 60

Workout

F3

NACHMITTAG

GEWICHT: MITTEL

(10-12 RM)

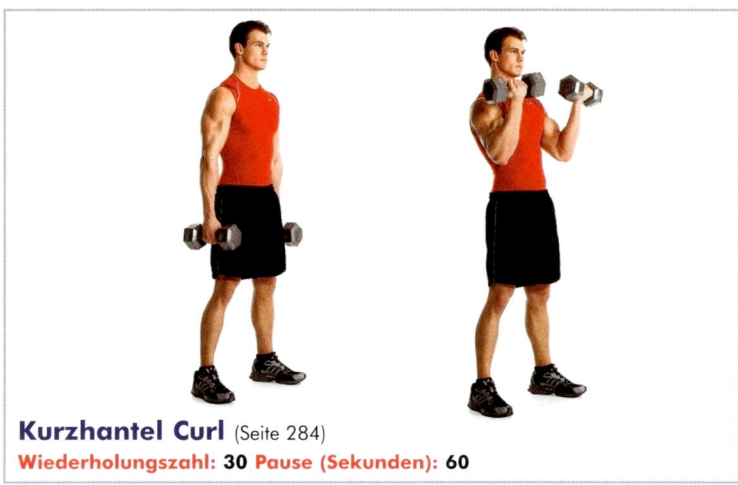

Kurzhantel Curl (Seite 284)
Wiederholungszahl: 30 Pause (Sekunden): 60

Tag 6

Workout

G3

VORMITTAG

GEWICHT: SCHWER

(4-6 RM)

Tag 7: Trainingsfrei

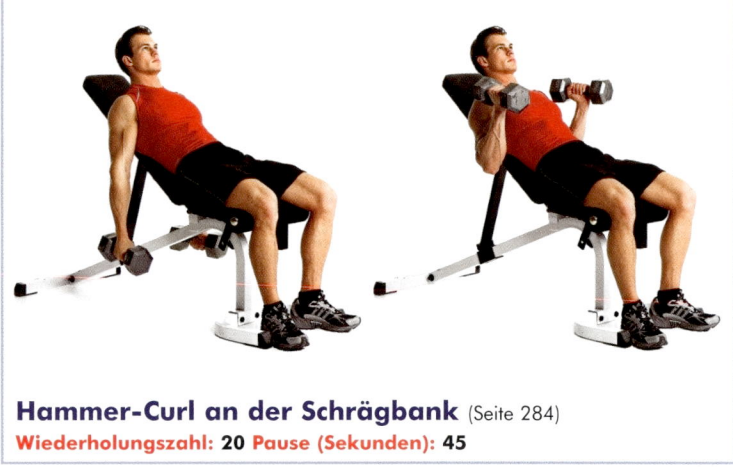

Hammer-Curl an der Schrägbank (Seite 284)
Wiederholungszahl: 20 Pause (Sekunden): 45

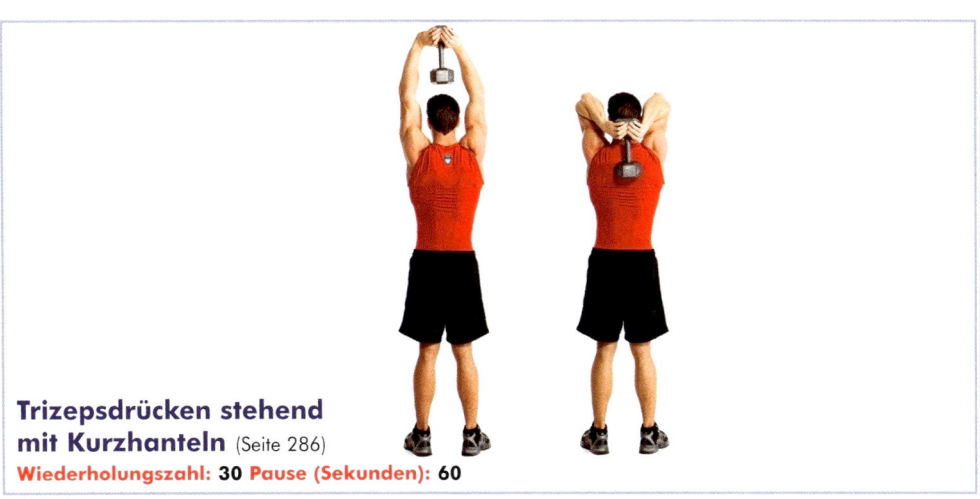

**Trizepsdrücken stehend
mit Kurzhanteln** (Seite 286)
Wiederholungszahl: 30 Pause (Sekunden): 60

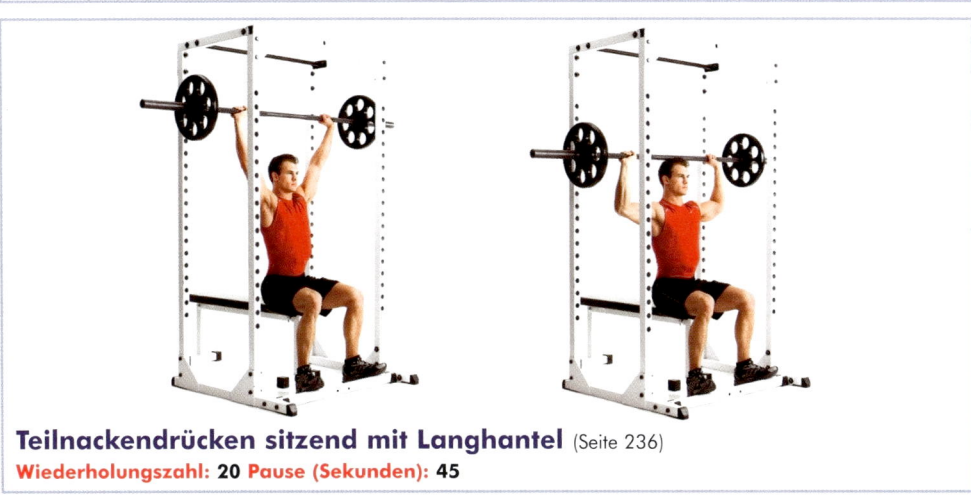

Teilnackendrücken sitzend mit Langhantel (Seite 236)
Wiederholungszahl: 20 Pause (Sekunden): 45

Workout

A4

VORMITTAG

GEWICHT: SCHWER

(4-6 RM)

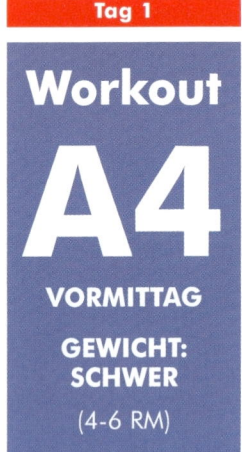
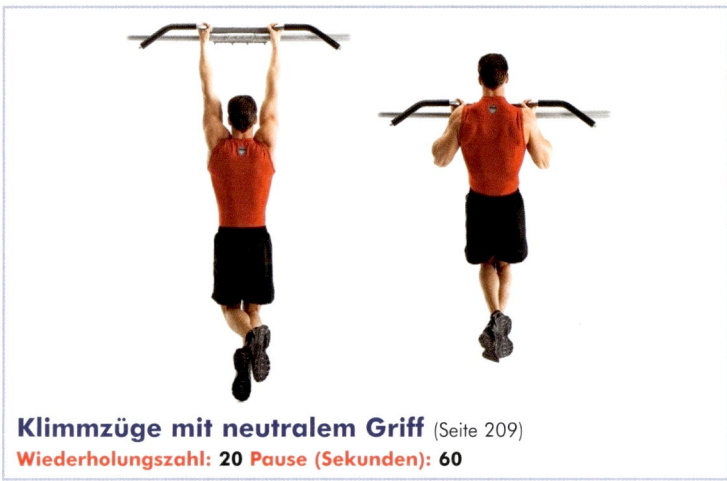

Klimmzüge mit neutralem Griff (Seite 209)
Wiederholungszahl: 20 Pause (Sekunden): 60

Workout

B4

NACHMITTAG

GEWICHT: MITTEL

(10-12 RM)

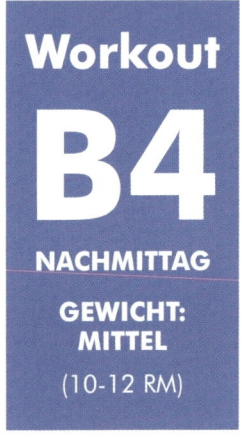
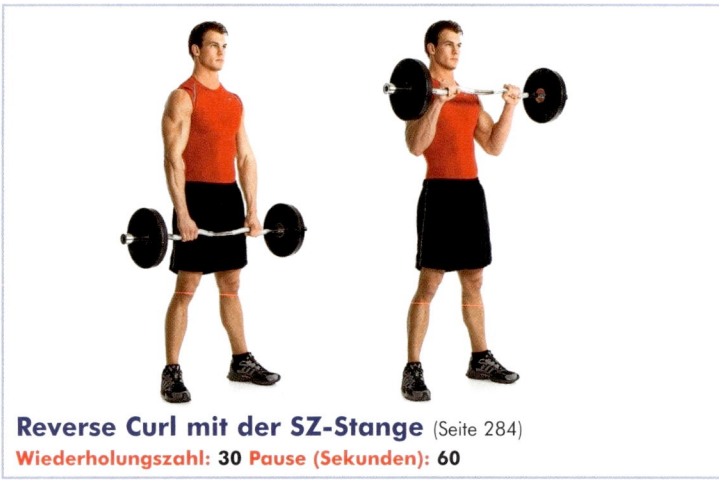

Reverse Curl mit der SZ-Stange (Seite 284)
Wiederholungszahl: 30 Pause (Sekunden): 60

Tag 2: Trainingsfrei

Tag 3

Workout

C4

VORMITTAG

GEWICHT: MITTEL

(10-12 RM)

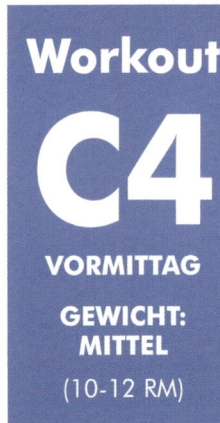
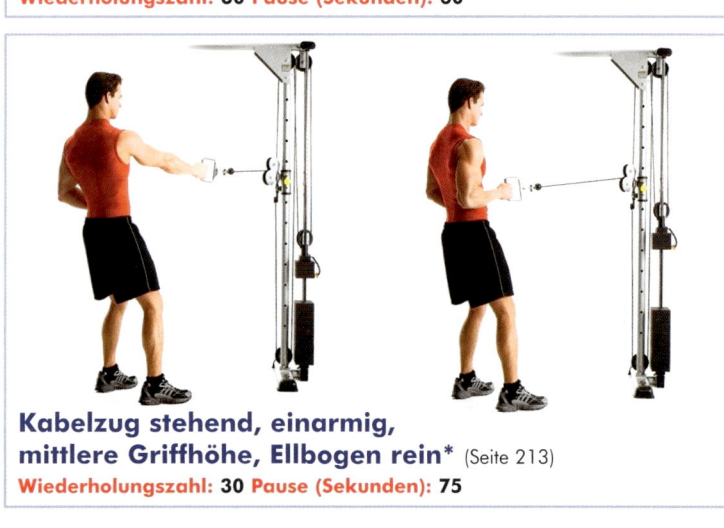

Kabelzug stehend, einarmig, mittlere Griffhöhe, Ellbogen rein* (Seite 213)
Wiederholungszahl: 30 Pause (Sekunden): 75

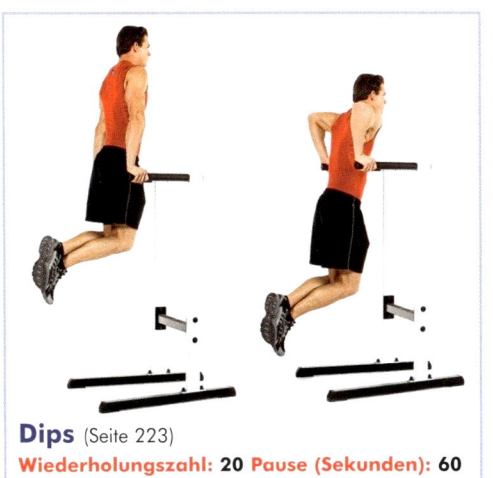

Dips (Seite 223)
Wiederholungszahl: 20 Pause (Sekunden): 60

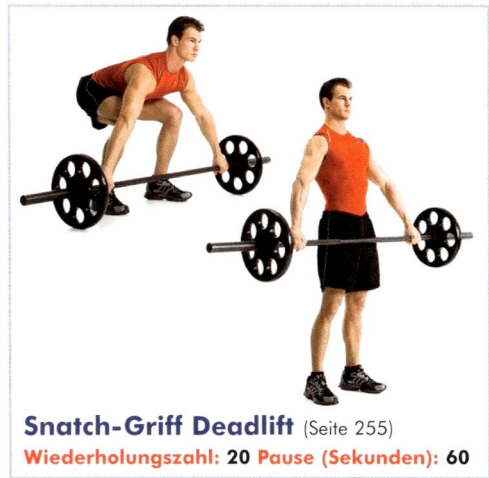

Snatch-Griff Deadlift (Seite 255)
Wiederholungszahl: 20 Pause (Sekunden): 60

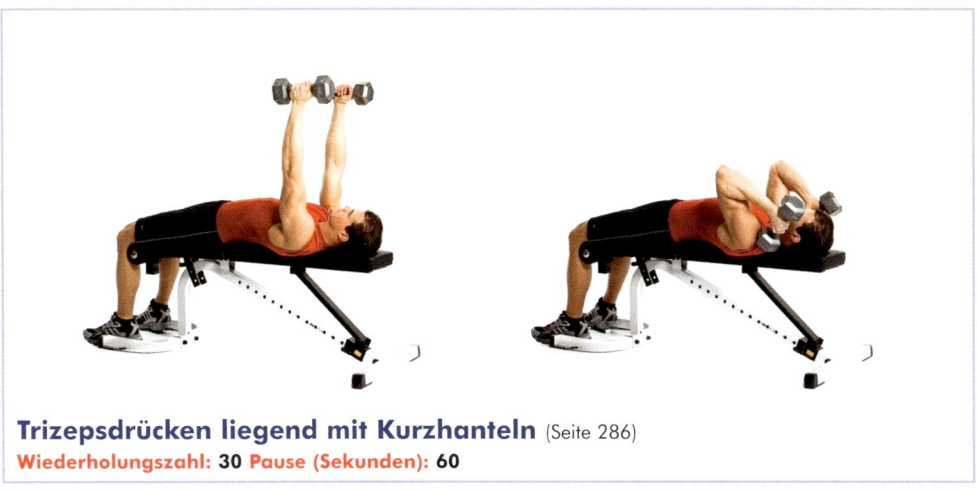

Trizepsdrücken liegend mit Kurzhanteln (Seite 286)
Wiederholungszahl: 30 Pause (Sekunden): 60

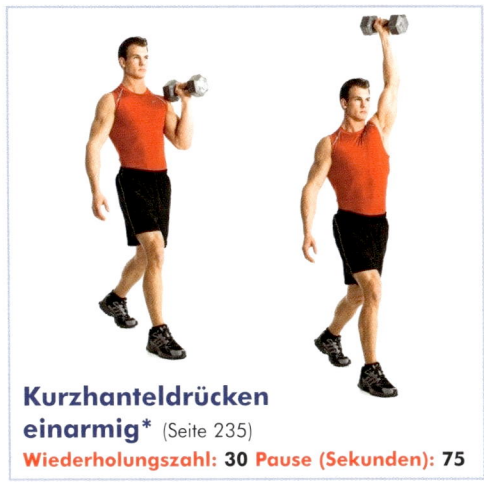

Kurzhanteldrücken einarmig* (Seite 235)
Wiederholungszahl: 30 Pause (Sekunden): 75

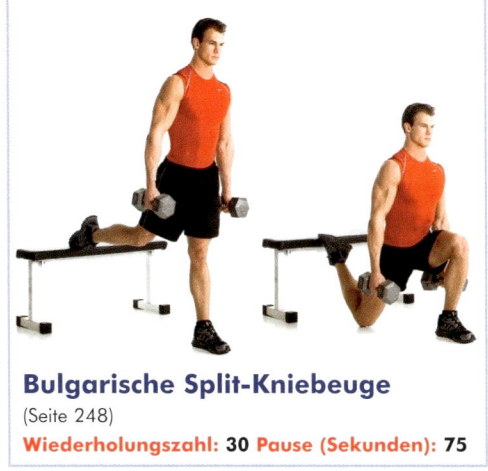

Bulgarische Split-Kniebeuge
(Seite 248)
Wiederholungszahl: 30 Pause (Sekunden): 75

* Beginnen Sie mit der schwächeren Seite. Trainieren Sie dann die stärkere Seite. Erst dann machen Sie Pause.

Tag 4

Workout
D4

NACHMITTAG

GEWICHT: SCHWER

(4-6 RM)

Tag 4: Trainingsfrei

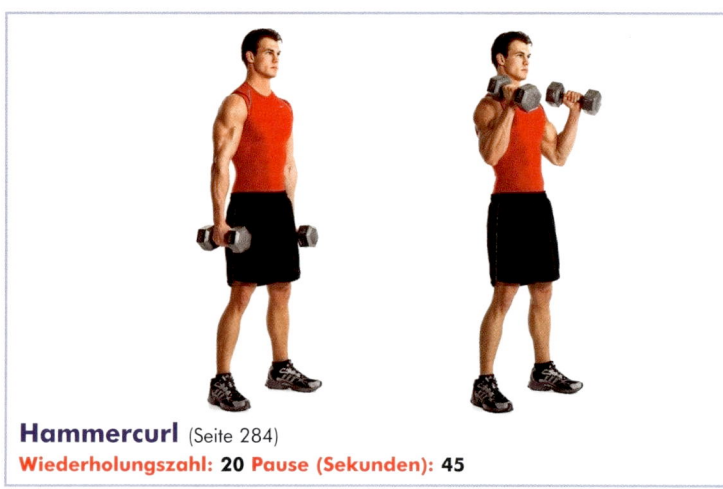

Hammercurl (Seite 284)
Wiederholungszahl: 20 Pause (Sekunden): 45

Tag 5

Workout
E4

VORMITTAG

GEWICHT: SCHWER

(4-6 RM)

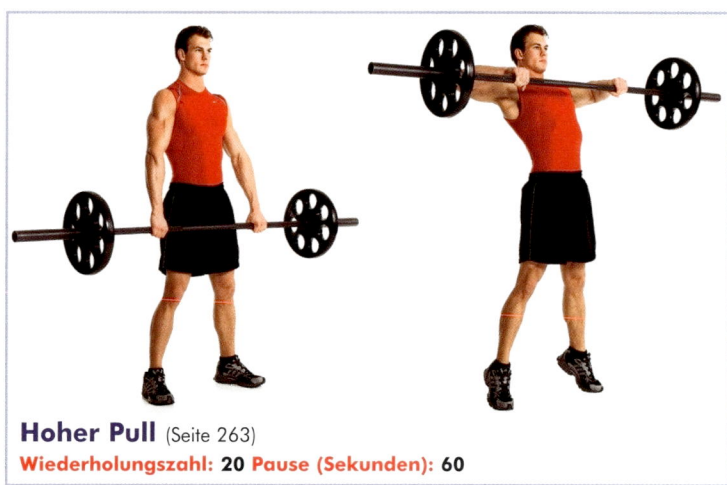

Hoher Pull (Seite 263)
Wiederholungszahl: 20 Pause (Sekunden): 60

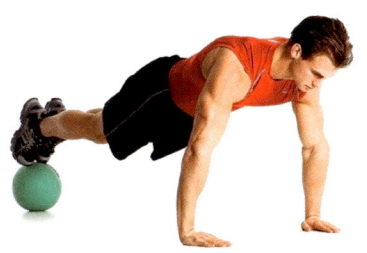
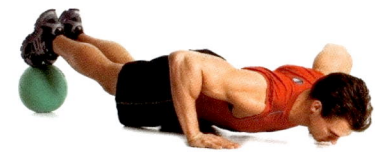

Liegestütze mit den Füßen auf dem Medizinball (Seite 233)
Wiederholungszahl: **20** Pause (Sekunden): **45**

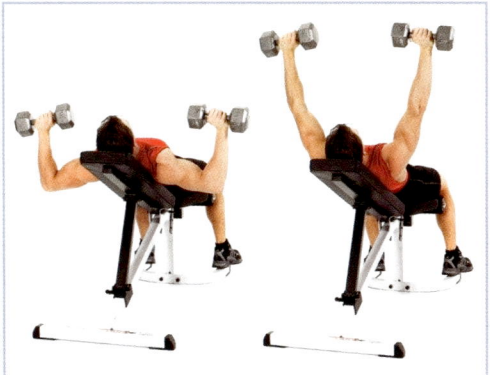

Bankdrücken an der Schrägbank mit Kurzhanteln (Seite 227)
Wiederholungszahl: **20** Pause (Sekunden): **60**

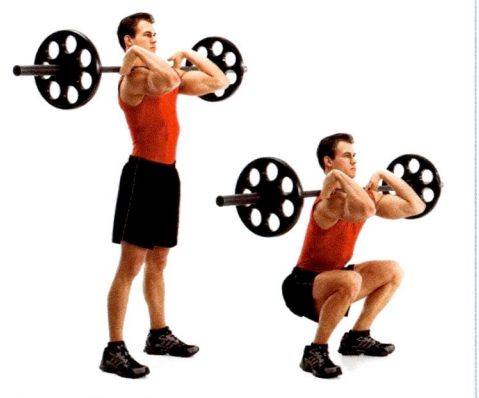

Front Kniebeuge (Seite 242)
Wiederholungszahl: **20** Pause (Sekunden): **60**

Workout
F4
NACHMITTAG

GEWICHT: MITTEL

(10-12 RM)

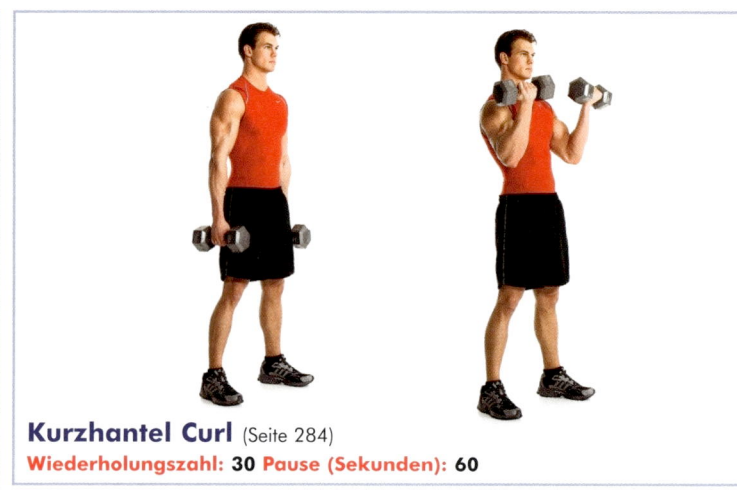

Kurzhantel Curl (Seite 284)
Wiederholungszahl: 30 Pause (Sekunden): 60

Tag 6

Workout
G4
VORMITTAG

GEWICHT: SCHWER

(4-6 RM)

Tag 7: Trainingsfrei

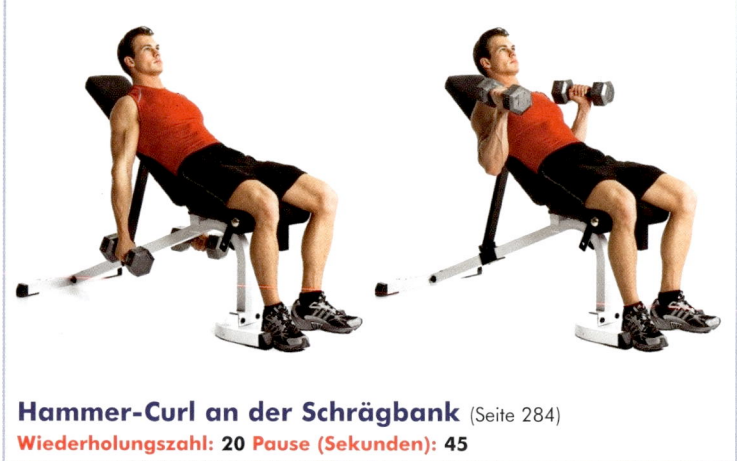

Hammer-Curl an der Schrägbank (Seite 284)
Wiederholungszahl: 20 Pause (Sekunden): 45

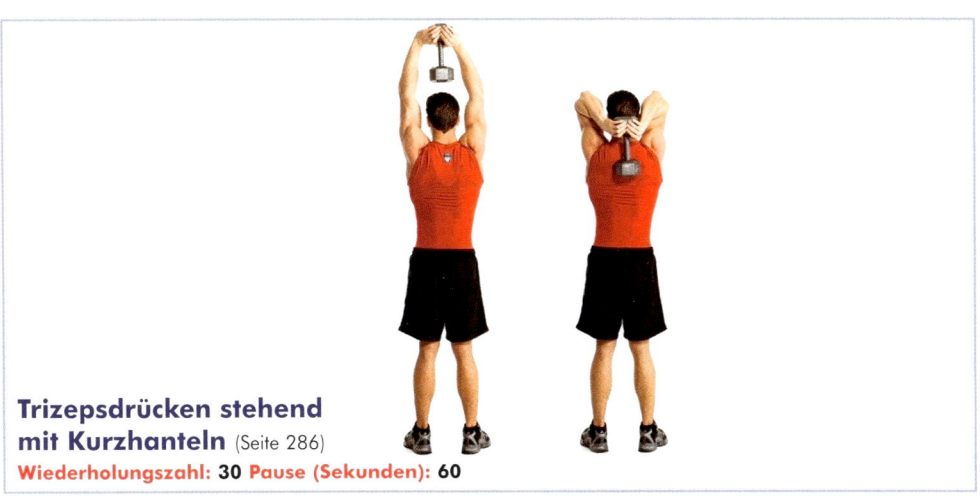

**Trizepsdrücken stehend
mit Kurzhanteln** (Seite 286)
Wiederholungszahl: 30 Pause (Sekunden): 60

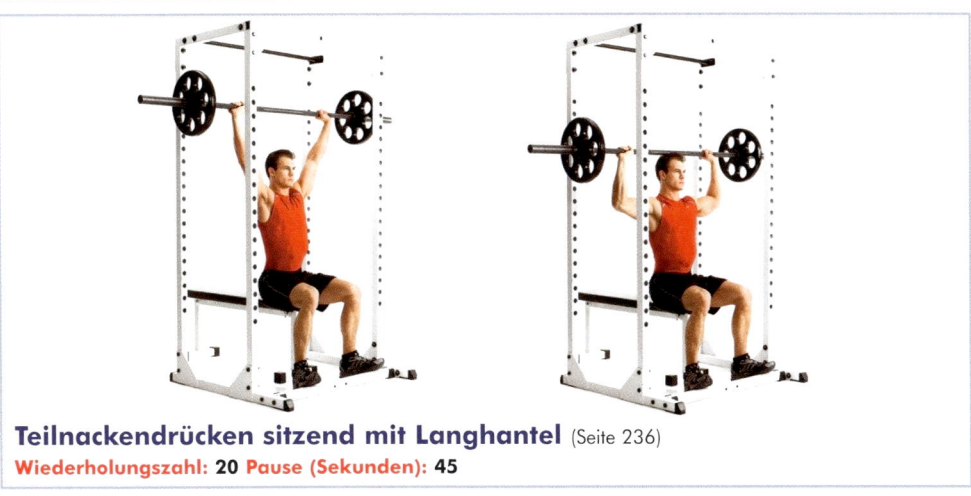

Teilnackendrücken sitzend mit Langhantel (Seite 236)
Wiederholungszahl: 20 Pause (Sekunden): 45

GET EVEN BIGGER – WOCHE 5
(ENTLASTUNGSWOCHE)

Tag 1

Workout
A5

**GEWICHT:
LEICHT**

(20-22 RM)

Tag 2: Trainingsfrei

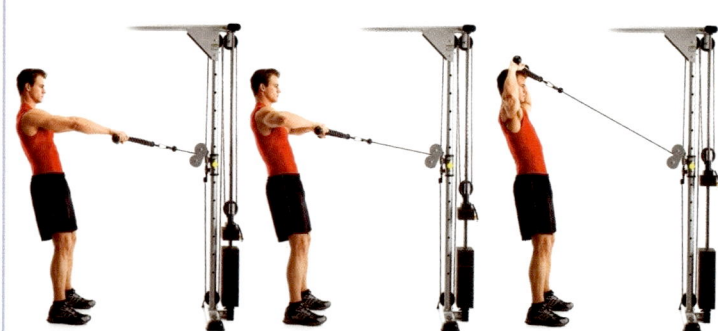

**Kabelzug stehend zum Gesicht hin,
mittlere Griffhöhe** (Seite 214)
Wiederholungszahl: 50 Pause (Sekunden): 75

Tag 3

Workout
B5

**GEWICHT:
MITTEL**

(10-12 RM)

Tag 4: Trainingsfrei

Latzug Unterhandgriff
(Seite 211)
Wiederholungszahl: 30
Pause (Sekunden): 60

Kniebeuge am Kabelzug
(Seite 246)
Wiederholungszahl: 30
Pause (Sekunden): 60

Tag 3

Workout
C4

**GEWICHT:
MITTEL**

(10-12 RM)

**Tag 6 und 7:
Trainingsfrei**

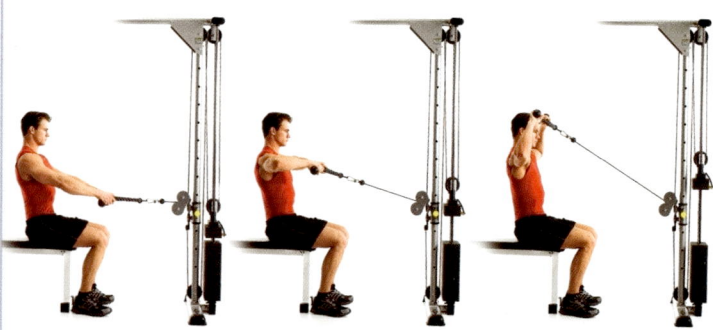

**Kabelzug zum Gesicht hin, sitzend,
mittlere Griffhöhe** (Seite 217)
Wiederholungszahl: 30 Pause (Sekunden): 60

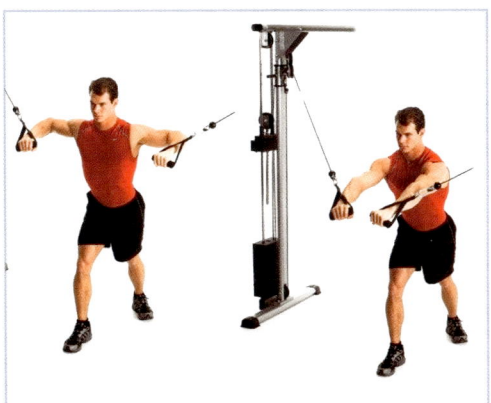

Kabel über Kreuz, stehend (Seite 229)
Wiederholungszahl: 50 Pause (Sekunden): 75

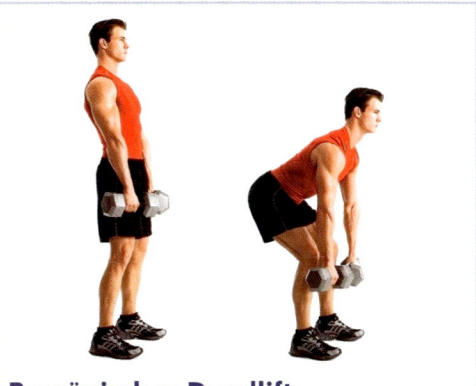

**Rumänischer Deadlift
mit Kurzhanteln** (Seite 256)
Wiederholungszahl: 50 Pause (Sekunden): 75

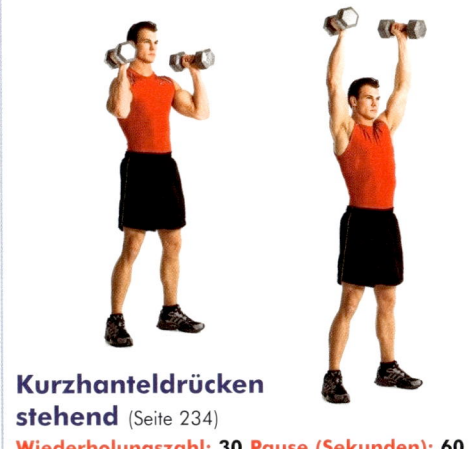

**Kurzhanteldrücken
stehend** (Seite 234)
Wiederholungszahl: 30 Pause (Sekunden): 60

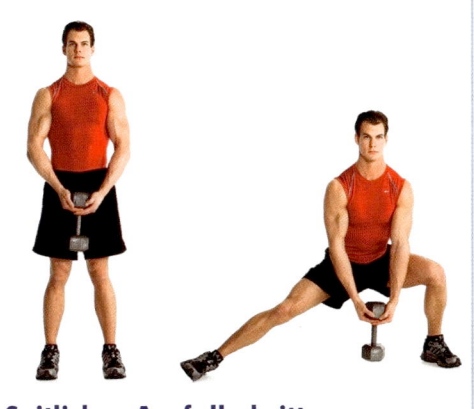

Seitlicher Ausfallschritt (Seite 249)
Wiederholungszahl: 30 Pause (Sekunden): 60

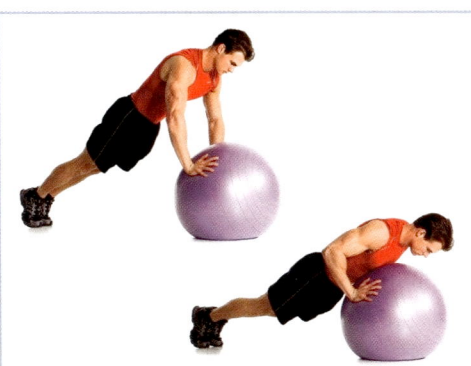

**Liegestütz mit den Händen
auf dem Pezziball** (Seite 232)
Wiederholungszahl: 30 Pause (Sekunden): 60

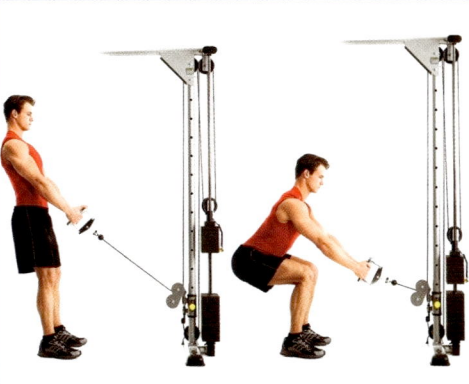

Kniebeuge am Kabelzug (Seite 246)
Wiederholungszahl: 30 Pause (Sekunden): 60

HFT FÜR ANDERE MUSKELGRUPPEN

Ich kann Ihnen nicht empfehlen, direkt im Anschluss an ein HFT-Programm das nächste zu absolvieren. Natürlich kann ich es auch nicht verhindern, wenn Sie es trotzdem tun.

Wenn Sie entscheiden, ein weiteres HFT-Programm zu absolvieren, dann empfehle ich Ihnen, das HFT-Programm für Arme als Vorlage zu benutzen. Halten Sie es einfach: Trainieren Sie drei Ganzkörper-Workouts und addieren Sie dann eigene Übungen für Muskelgruppen Ihrer Wahl. Sie absolvieren zwei HFT-Workouts in der ersten Woche, drei in der zweiten Woche und vier in der dritten und vierten Woche. In der fünften Woche machen Sie dann drei Workouts mit vermindertem Gewicht, bevor Sie in der sechsten Woche eine komplette Trainingspause einlegen.

Im Folgenden führe ich einige Übungen auf, die Sie in Ihr Training einbauen können.

Unterarme
- Langhantel Handgelenk-Curl (Seite 288)
- Kurzhantel Handgelenk-Curl (Seite 289)
- Umgekehrter Handgelenk-Curl mit SZ-Stange (Seite 289)
- Umgekehrter Handgelenk-Curl mit Kurzhanteln (Seite 289)

Deltoidmuskel (Deltamuskel, Armheber)
- Seitliches Heben (Seitheben) (Seite 292)
- Seitliches Heben mit Daumen nach oben (Seite 292)
- Seitliches Heben mit kleinem Finger nach oben (Seite 293)
- Seitliches Heben nach außen gelehnt (Seite 293)
- L-Heben (Seite 294)

Brust
- Fly an der negativen Bank mit Kurzhanteln (Seite 290)
- Liegestütz mit Klatschen (Seite 233)
- Liegestütz mit den Händen auf dem Pezziball (Seite 232)
- Liegestütz mit weiter Griffposition, Füße hochgelegt (Seite 232)

M. latissimus
- Pull-Over (Überzüge) an negativer Bank mit Kurzhanteln (Seite 291)
- Pull-Over an negativer Bank einarmig mit Kurzhanteln (Seite 291)
- Rudern einarmig mit Kurzhanteln vorgelehnt (Seite 219)
- Rudern einarmig mit Kurzhanteln und Handflächen nach oben (Seite 219)
- Ausrollen mit der Langhantel (Seite 272)

M. glutaeus, hintere Oberschenkelmuskulatur
- Hüft/Knieextension am Kabelzug (Seite 295)
- Einbeinige Brücke (Seite 296)

- Hüftabduktion mit Deuser-Band (Seite 297)
- Deadlift einbeinig mit Kurzhanteln (Seite 257)
- Beincurl am Pezziball (Seite 298)
- Rumänischer Deadlift mit Kurzhanteln (Seite 256)
- Good-Morning mit schneller Teilausführung (Seite 257)

M. quadriceps
- Einbeinige Kniebeuge (Seite 251)
- Treppensteigen (Seite 298)
- Ausfallschritt nach hinten (Seite 250)
- Treppensteigen an negativer Bank (Seite 299)

Waden
- Einbeiniges Wadenheben, stehend (Seite 280)
- Einbeiniges Wadenheben, sitzend (Seite 281)
- Einbeiniges Wadenheben, „Affe" (Seite 281)
- Einbeiniger Hüpfer (Seite 282)

GANZKÖRPER-HFT

Alles, was wichtig ist, habe ich bereits am Beginn des Kapitels dargelegt. Nur zur Erinnerung, Ihre Ernährung ist die wichtigste Komponente neben dem harten Training. Im Folgenden möchte ich auf einige wichtige Kernpunkte des Ganzkörper-HFT-Programms eingehen.

- Sie absolvieren drei Wochen lang jede Woche sechs Ganzkörpertrainingseinheiten. Davon werden jeweils zwei Einheiten an einem Tag trainiert, der folgende Tag ist Ruhetag.

- In der vierten Woche absolvieren Sie nur eine einzige Trainingseinheit mit vermindertem Gewicht.

- Versuchen Sie nicht, zusätzliche Übungen zu diesen Programmen hinzuzufügen. Konzentrieren Sie sich stattdessen auf die Ganzkörperübungen, Oberkörperpull, Oberkörperpush, Kniebeuge und Deadlift. Zusätzliche Übungen, wie Bizeps-Curls oder Wadenheben, die Ihre Lieblingsmuskeln trainieren, sollten ebenso vermieden werden, wie Gymnastik oder Yoga.

- Kombinieren Sie dieses Programm nicht mit Intervall- oder Ausdauertraining. Das würde den Trainingserfolg herabsetzen.

- Unterstützen Sie den Erholungsprozess mit Maßnahmen, wie Massagen, Bäder, Mittagsschlaf etc. Mehr Schlaf und gute Ernährung hilft Ihnen, das Training besser zu verkraften.

- Sie sollten das Ganzkörper-HFT-Programm nicht 2 x hintereinander absolvieren. Warten Sie stattdessen mindestens zwei Monate, bevor Sie es wieder in Angriff nehmen. Absolvieren Sie es unter keinen Umständen häufiger als 3 x pro Jahr.

Tag 1

Workout

A

VORMITTAG

**GEWICHT:
SCHWER**

(4-6 RM)

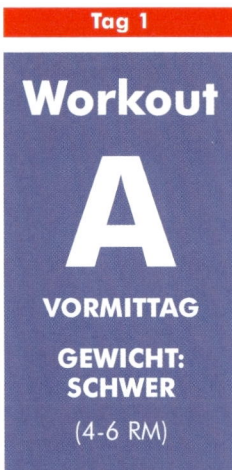

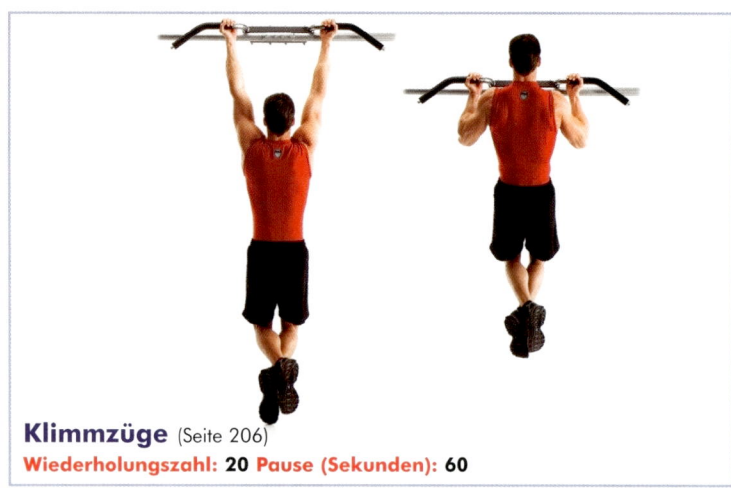

Klimmzüge (Seite 206)
Wiederholungszahl: 20 Pause (Sekunden): 60

Workout

B

VORMITTAG

**GEWICHT:
MITTEL**

(10-12 RM)

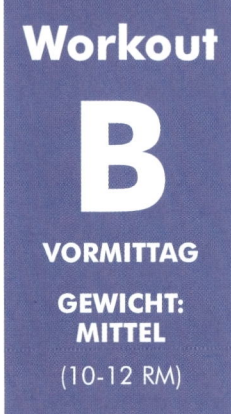

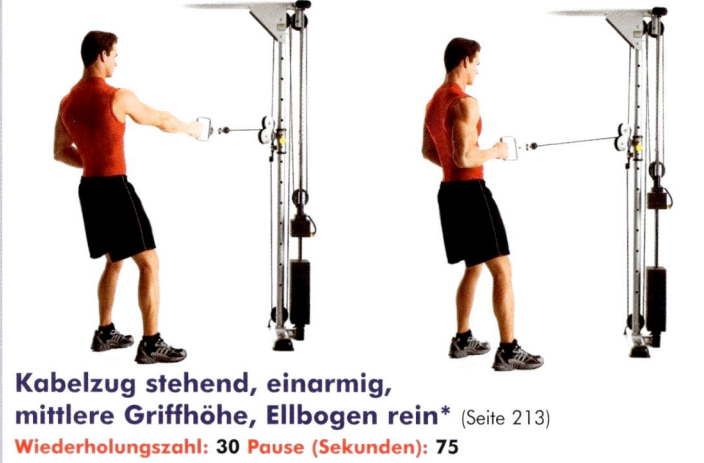

**Kabelzug stehend, einarmig,
mittlere Griffhöhe, Ellbogen rein*** (Seite 213)
Wiederholungszahl: 30 Pause (Sekunden): 75

Tag 2: Trainingsfrei

Tag 3

Workout

C

VORMITTAG

**GEWICHT:
SCHWER**

(4-6 RM)

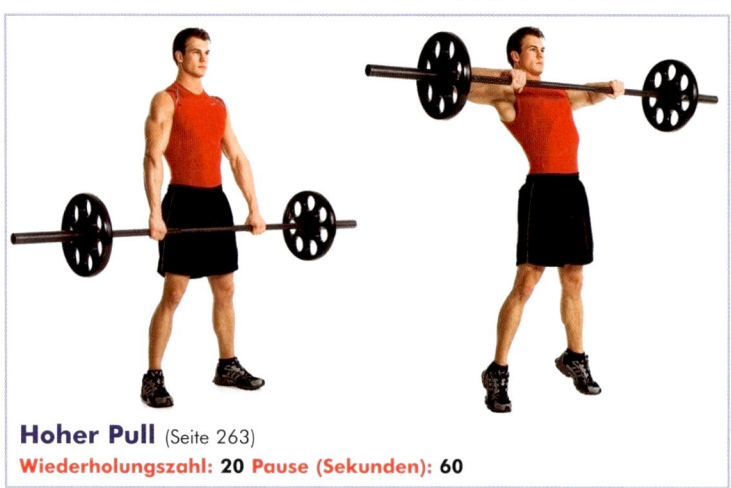

Hoher Pull (Seite 263)
Wiederholungszahl: 20 Pause (Sekunden): 60

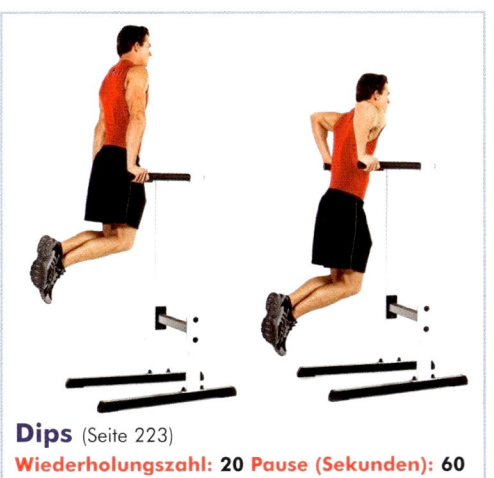

Dips (Seite 223)
Wiederholungszahl: 20 Pause (Sekunden): 60

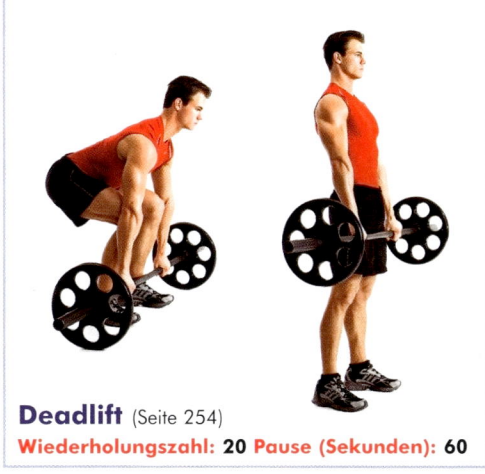

Deadlift (Seite 254)
Wiederholungszahl: 20 Pause (Sekunden): 60

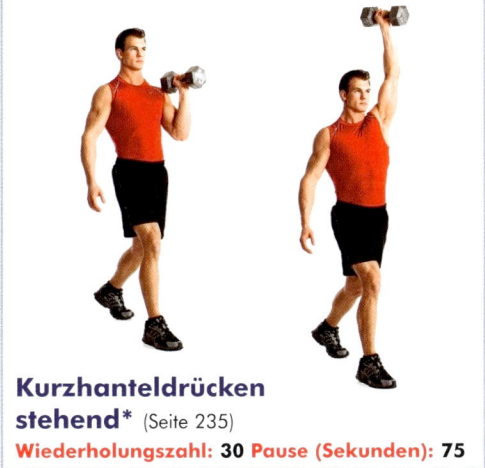

Kurzhanteldrücken stehend* (Seite 235)
Wiederholungszahl: 30 Pause (Sekunden): 75

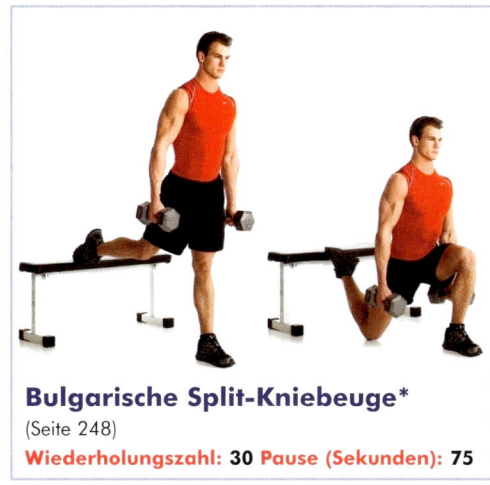

Bulgarische Split-Kniebeuge*
(Seite 248)
Wiederholungszahl: 30 Pause (Sekunden): 75

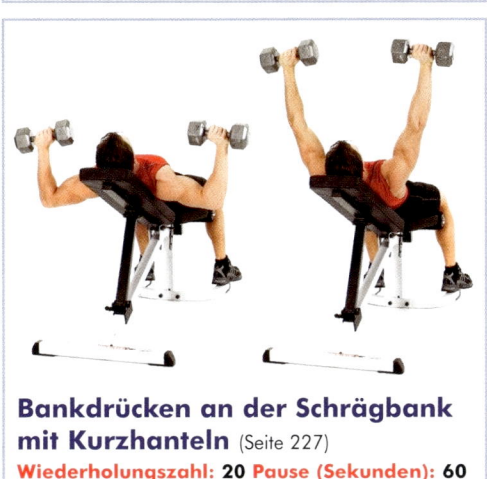

Bankdrücken an der Schrägbank mit Kurzhanteln (Seite 227)
Wiederholungszahl: 20 Pause (Sekunden): 60

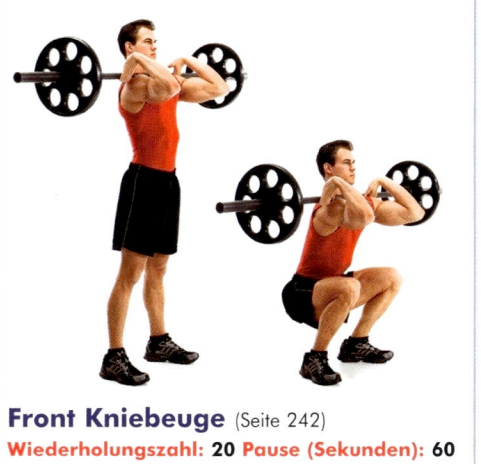

Front Kniebeuge (Seite 242)
Wiederholungszahl: 20 Pause (Sekunden): 60

* Beginnen Sie mit der schwächeren Seite. Trainieren Sie dann die stärkere Seite. Erst dann machen Sie Pause.

Tag 3

Workout

D

NACHMITTAG

GEWICHT: MITTEL

(4-6 RM)

Tag 4: Trainingsfrei

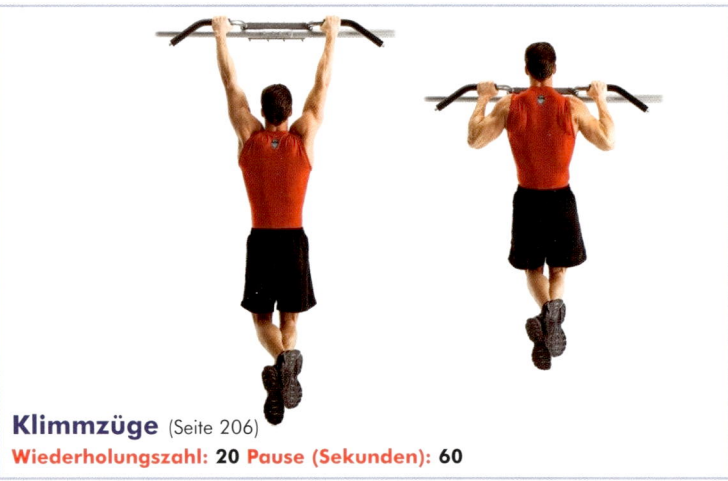

Latzug einarmig* (Seite 211)
Wiederholungszahl: 30 Pause (Sekunden): 75

Tag 5

Workout

E

VORMITTAG

GEWICHT: SCHWER

(4-6 RM)

Klimmzüge (Seite 206)
Wiederholungszahl: 20 Pause (Sekunden): 60

Workout

F

NACHMITTAG

GEWICHT: MITTEL

(10-12 RM)

Tag 6 und 7: Trainingsfrei

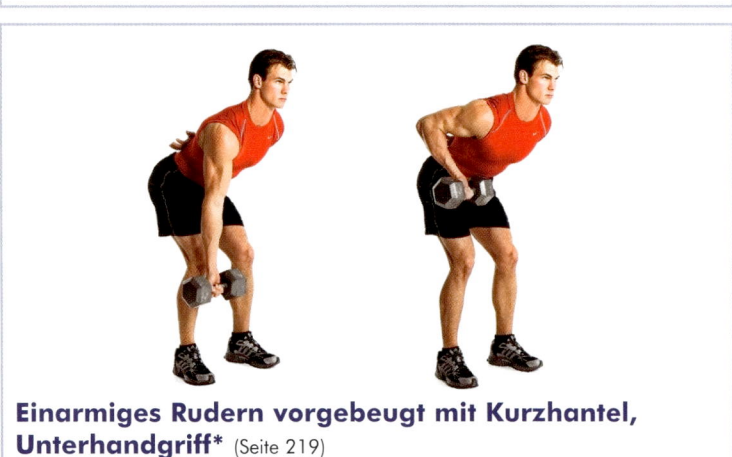

Einarmiges Rudern vorgebeugt mit Kurzhantel, Unterhandgriff* (Seite 219)
Wiederholungszahl: 30 Pause (Sekunden): 75

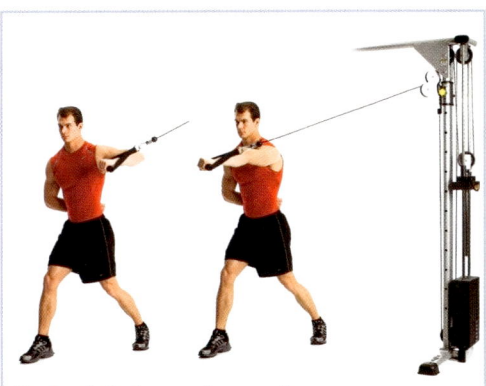

Kabelziehen einarmig, stehend* (Seite 230)
Wiederholungszahl: 30 Pause (Sekunden): 75

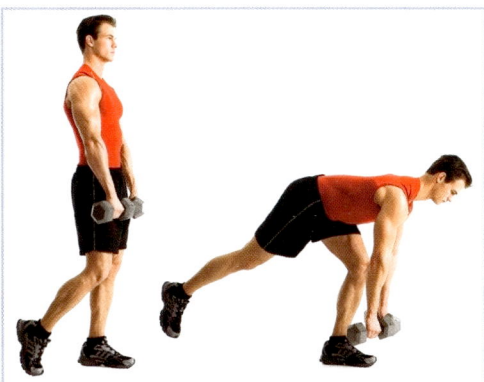

Deadlift einbeinig mit Kurzhantel*
(Seite 257)
Wiederholungszahl: 30 Pause (Sekunden): 75

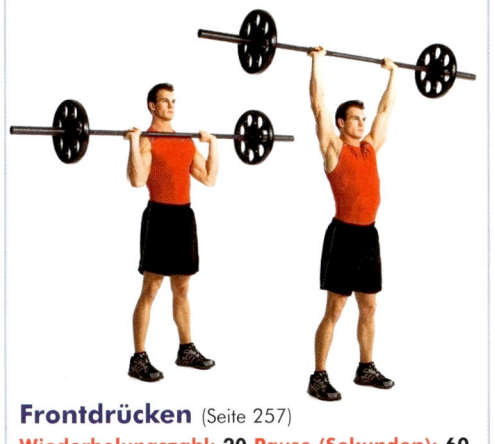

Frontdrücken (Seite 257)
Wiederholungszahl: 20 Pause (Sekunden): 60

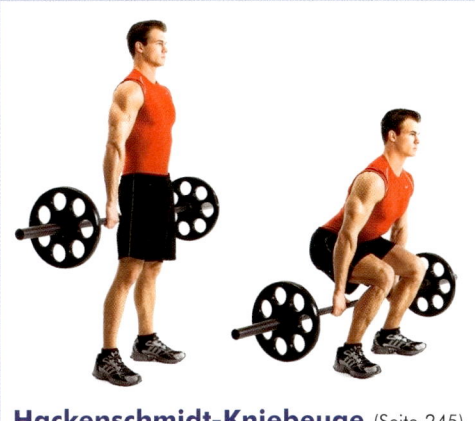

Hackenschmidt-Kniebeuge (Seite 245)
Wiederholungszahl: 20 Pause (Sekunden): 60

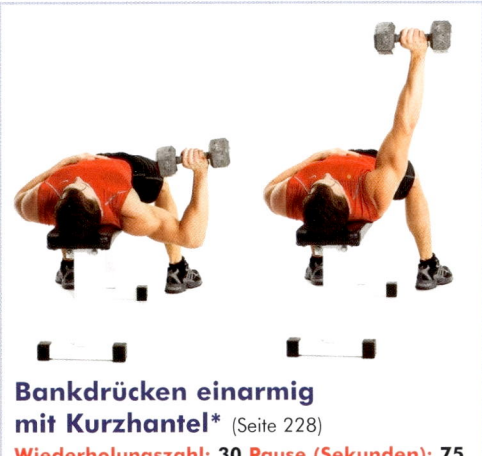

Bankdrücken einarmig mit Kurzhantel* (Seite 228)
Wiederholungszahl: 30 Pause (Sekunden): 75

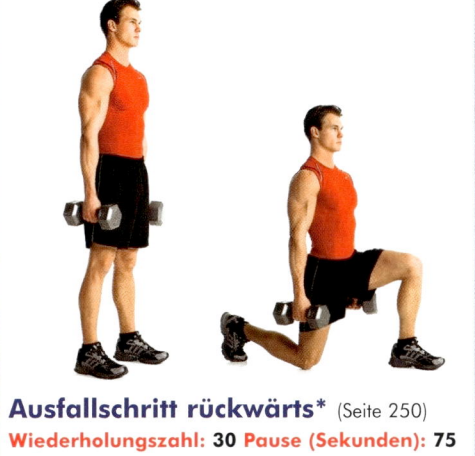

Ausfallschritt rückwärts* (Seite 250)
Wiederholungszahl: 30 Pause (Sekunden): 75

* Beginnen Sie mit der schwächeren Seite. Trainieren Sie dann die stärkere Seite. Erst dann machen Sie Pause.

Workout

A

GEWICHT: LEICHT

(20-22 RM)

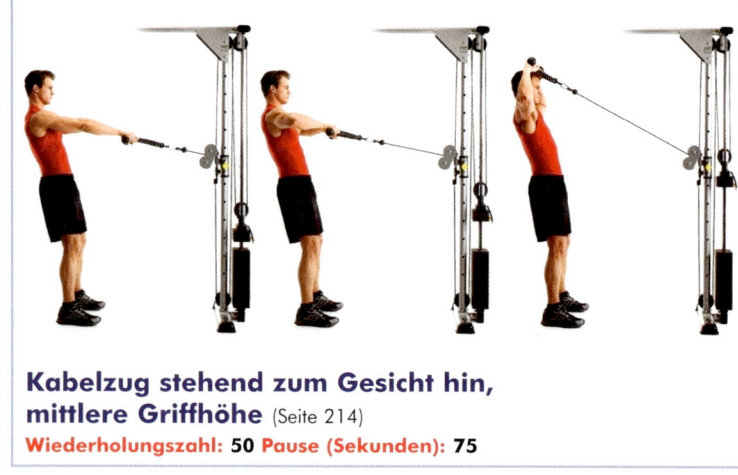

Kabelzug stehend zum Gesicht hin, mittlere Griffhöhe (Seite 214)

Wiederholungszahl: 50 Pause (Sekunden): 75

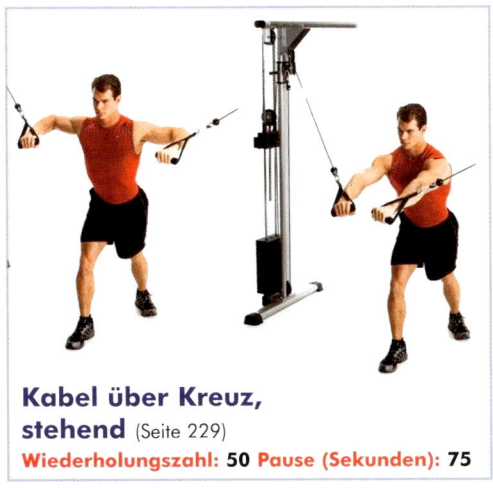

Kabel über Kreuz,
stehend (Seite 229)
Wiederholungszahl: 50 Pause (Sekunden): 75

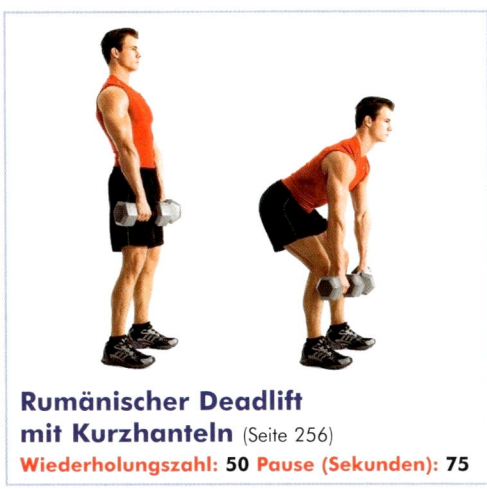

Rumänischer Deadlift
mit Kurzhanteln (Seite 256)
Wiederholungszahl: 50 Pause (Sekunden): 75

KAPITEL 12

„GET STRONG"

Eine meiner ersten Gruppen, die ich als Trainer betreute, war eine Gruppe junger Männer und Frauen im YMCA-Fitnesscenter in Südillinois. Ich ließ sie Deadlifts, Kniebeugen, Press- und Ruderbewegungen mit niedrigen Wiederholungszahlen und hohen Gewichten absolvieren. Doch dies, damals als Training mit völlig falschem Konzept angesehen, hatte Erfolg. Ich brachte alle meine Klienten dazu, Muskulatur auf- und gleichzeitig Fett abzubauen.

Heute bin ich zwar viel erfahrener, doch meinen Grundsatz habe ich beibehalten. Den Grundsatz, der mich unterscheidet von den meisten anderen Trainern, Maximalkraft mit hohen Gewichten und niedriger Wiederholungszahl aufzubauen. Diesem bleibe ich treu, ob ich nun mit Bodybuildern traîniere, mit Fitnesssportlern oder Athleten anderer Sportarten.

NERVEN AUS STAHL

Es klingt alles so einfach: Wer seinen Muskelumfang vergrößern will, muss stärker werden. Wer stärker werden will, muss schwerere Gewichte stemmen. Doch wenn Sie zu denen gehören, die bereits einige Trainingsjahre auf dem Buckel haben, wissen Sie, dass die Sache eben nicht so einfach ist.

Die Fähigkeit, Muskelmasse aufzubauen, hängt nämlich mit dem Nervensystem zusammen. Das Heben schwerer Gewichte verbessert Ihre Fähigkeit, die größten motorischen Einheiten zu rekrutieren. Je größer die arbeitenden motorischen Einheiten, desto mehr Muskelfasern werden trainiert. Der Sportler muss daher ständig versuchen, so dicht am Maximum zu trainieren wie möglich. Doch dies funktioniert nicht ohne Vorbereitung. Daher habe ich Ihnen auch dringend empfohlen, dem „Get Strong-Programm" das „Get Ready-Programm" und ein Hypertrophieprogramm vorzuschalten.

Dort haben Sie gelernt, die Nerven auf schnelles Bewegen der Gewichte vorzubereiten. Sie haben außerdem Ihre Muskelkraft entwickelt und haben sich daran gewöhnt, Muskelgewebe ab- und wieder aufzubauen. In diesem Programm nun ändern wir die Methode. Wir reduzieren die Wiederholungszahl, um weniger Muskelgewebe abzubauen, als dies beim Hypertrophietraining der Fall war. Ein zu großer Muskelgewebeabbau würde die Regeneration behindern und damit dem Trainingsprozess entgegenstehen.

In den meisten Trainingseinheiten müssen Sie nun superschwere Gewichte stemmen, was das Nervensystem extrem beansprucht.

Wenn Sie dieses Trainingsprogramm absolviert haben, haben Sie Ihre Effizienz der Nervenübertragung verbessert, was sich darin bemerkbar macht, dass Sie deutlich höhere Gewichte stemmen können als zuvor. Wer noch nie zuvor ernsthaft einem Trainingsprogramm gefolgt ist, der kann Fortschritte von etwa 2 % pro Woche erwarten. Grundsätzlich sind die Fortschritte zu Anfang des Trainings größer als in der Endphase.

Wenn Sie das „Get Big-" und das „Get Strong-Programm" direkt hintereinander absolvieren, können Sie damit rechnen, dass Sie in den Hauptübungen das maximale Gewicht, das Sie 1x stemmen können, auf bis zu 30 % erhöhen. Wer also Kniebeugen mit 110 kg geschafft hat, der legt nach dem Durchlaufen beider Programme bis zu 150 kg auf. Ein hoch trainierter Kraftsportler, der bereits zuvor sein genetisches Potenzial fast ausgeschöpft hat, kann natürlich weniger große Fortschritte erwarten.

Manche Sportler werden durch dieses Programm sogar schlanker, ohne ihre Diät zu ändern. Sie werden stärker, bauen Muskulatur auf, was wiederum vermehrt Kalorien und Fett verbrennt.

DIES IST KEIN POWERLIFTINGPROGRAMM

Wann immer ich über die Wichtigkeit von Stärke spreche, werde ich von Sportlern, die hierauf keinen gesteigerten Wert legen, gefragt: Wenn Stärke so wichtig wäre, warum haben Powerlifter dann weniger Muskelmasse, aber einen größeren Körperfettanteil als Bodybuilder? Sie könnten auch weniger galant fragen: Warum sind Powerlifter dick?

Hierfür gibt es mehrere Gründe: Powerlifter haben mehr Körperfett, weil sie essen, was immer und wann immer sie wollen. Sie haben auch mehr Körperfett, weil der Gesamtumfang ihres Trainings geringer ist, als der des Bodybuilders (sie trainieren weniger Sets und niedrigere Wiederholungszahlen) und weil sie längere Pausen zwischen den Sets machen, sodass die Ermüdung während des Trainings geringer ist.

Aber meine Programme sind ja auch keine Powerliftingprogramme. Ansonsten würde mein Training sich auf Leistungsverbesserungen von Kniebeugen, Bankdrücken und Deadlifts beschränken. Entwicklung in funktionaler Ganzkörperkraft wäre dabei nur ein Nebenprodukt. Doch meine Programme zentrieren sich um *funktionale Kraft*. Mit funktionaler Kraft ist die Kraft gemeint, die der Sportler in seiner Sportart oder auch im Alltag braucht. Ein Fußballer muss Fertigkeiten trainieren, die ihm helfen, seinen Gegner zu kontrollieren, ein Kampfsportler dagegen muss in der Lage sein, seinen Kontrahenten zu Boden zu zwingen und wer Kraftsport ausübt, der möchte eben einfach seinen Muskelumfang vergrößern.

Workout

A

GEWICHT:
SCHWER
(4-6 RM)

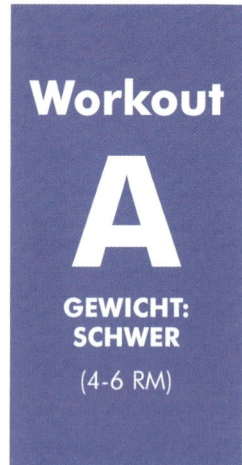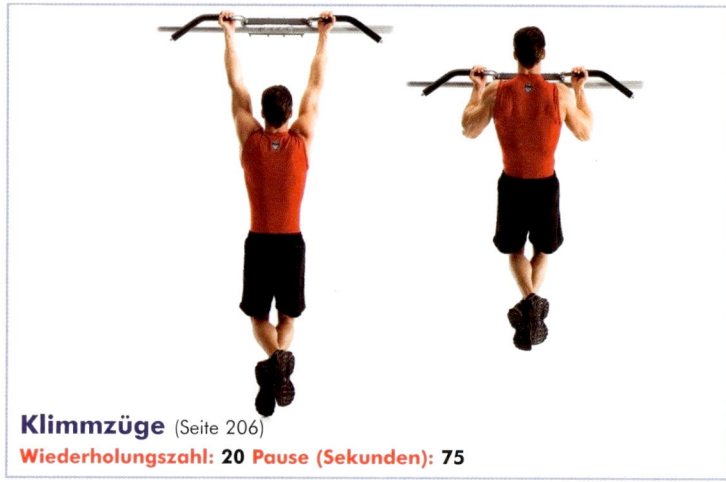

Klimmzüge (Seite 206)
Wiederholungszahl: 20 Pause (Sekunden): 75

Workout

B

GEWICHT:
SCHWER
(4-6 RM)

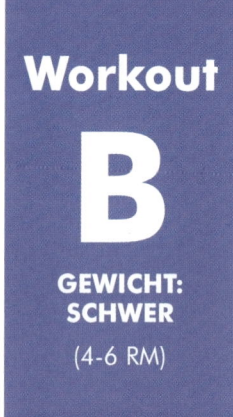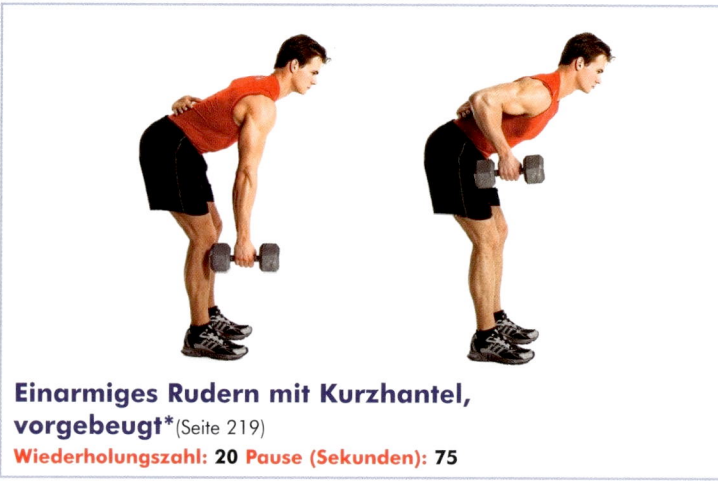

Einarmiges Rudern mit Kurzhantel,
vorgebeugt*(Seite 219)
Wiederholungszahl: 20 Pause (Sekunden): 75

Workout

C

GEWICHT:
MITTEL
(10-12 RM)

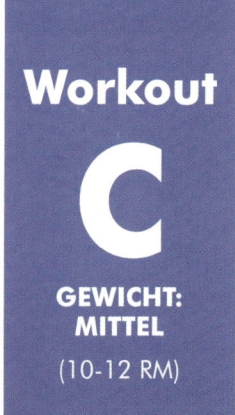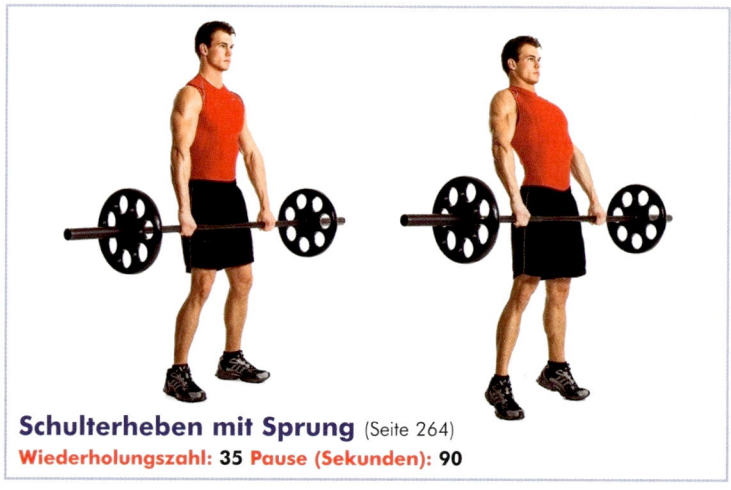

Schulterheben mit Sprung (Seite 264)
Wiederholungszahl: 35 Pause (Sekunden): 90

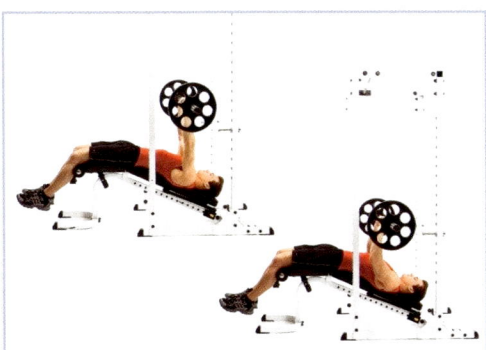

**Bankdrücken an der
negativen Bank mit Langhantel
und engem Griff** (Seite 226)
Wiederholungszahl: 20 Pause (Sekunden): 75

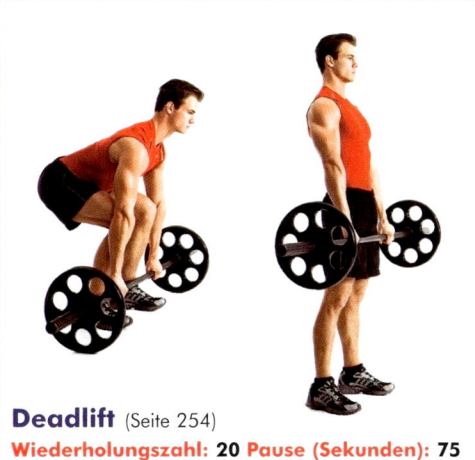

Deadlift (Seite 254)
Wiederholungszahl: 20 Pause (Sekunden): 75

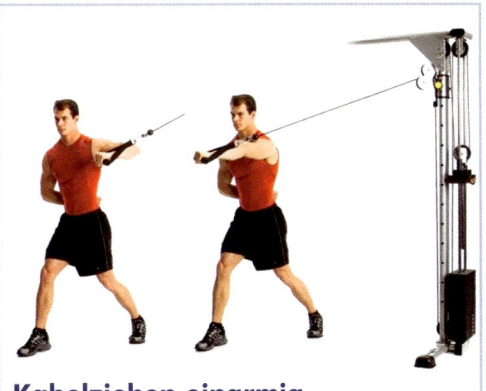

**Kabelziehen einarmig,
stehend*** (Seite 230)
Wiederholungszahl: 20 Pause (Sekunden): 75

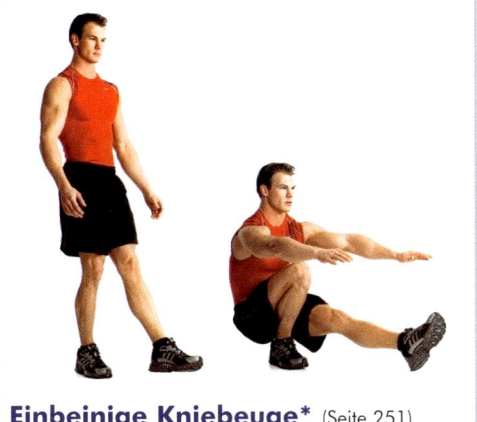

Einbeinige Kniebeuge* (Seite 251)
Wiederholungszahl: 20 Pause (Sekunden): 75

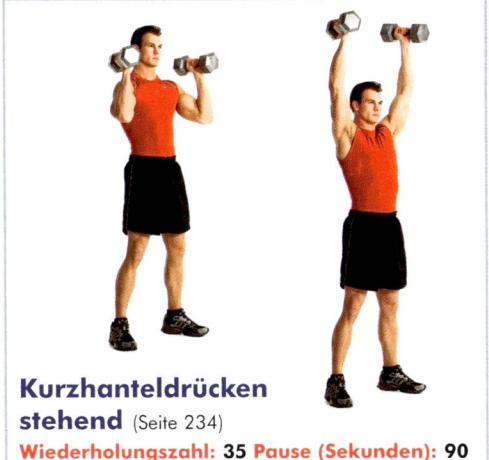

**Kurzhanteldrücken
stehend** (Seite 234)
Wiederholungszahl: 35 Pause (Sekunden): 90

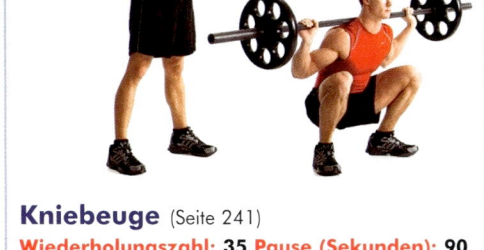

Kniebeuge (Seite 241)
Wiederholungszahl: 35 Pause (Sekunden): 90

* Beginnen Sie mit der schwächeren Seite. Trainieren Sie dann die stärkere Seite. Erst dann machen Sie Pause.

Workout A

**GEWICHT:
MITTEL**

(10-12 RM)

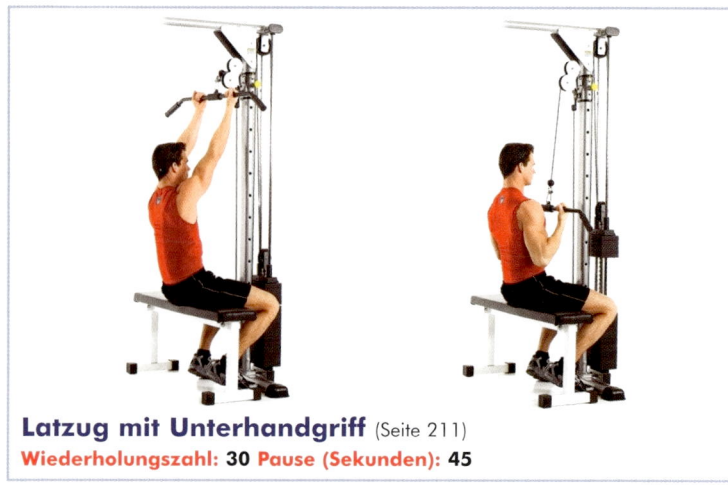

Latzug mit Unterhandgriff (Seite 211)
Wiederholungszahl: 30 Pause (Sekunden): 45

Workout B

**GEWICHT:
MITTEL**

(10-12 RM)

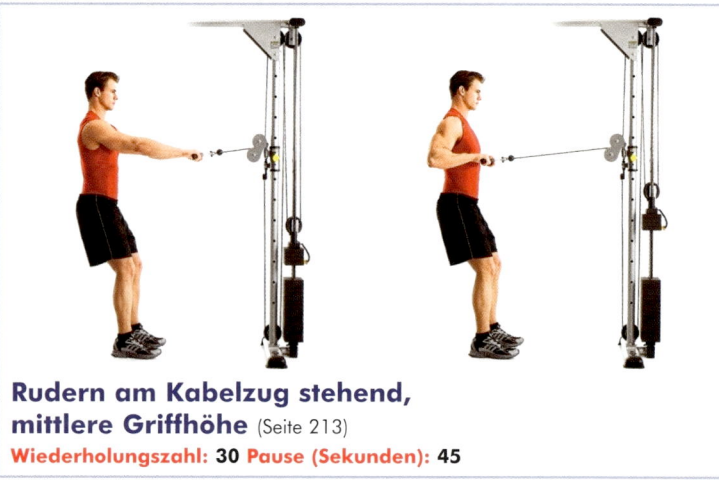

**Rudern am Kabelzug stehend,
mittlere Griffhöhe** (Seite 213)
Wiederholungszahl: 30 Pause (Sekunden): 45

Workout C

**GEWICHT:
MITTEL**

(10-12 RM)

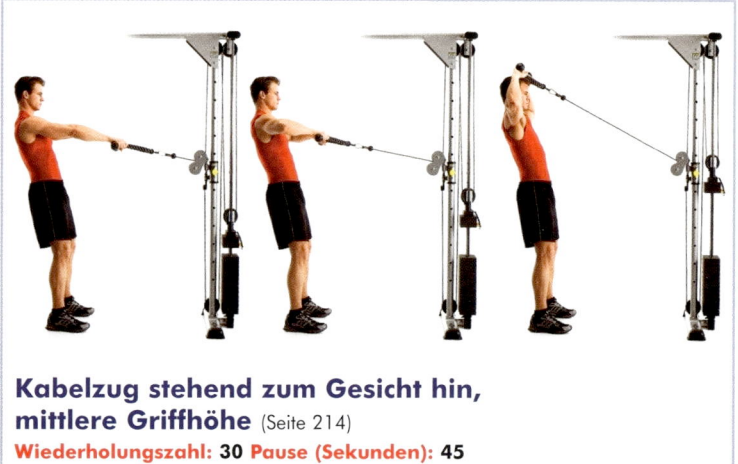

**Kabelzug stehend zum Gesicht hin,
mittlere Griffhöhe** (Seite 214)
Wiederholungszahl: 30 Pause (Sekunden): 45

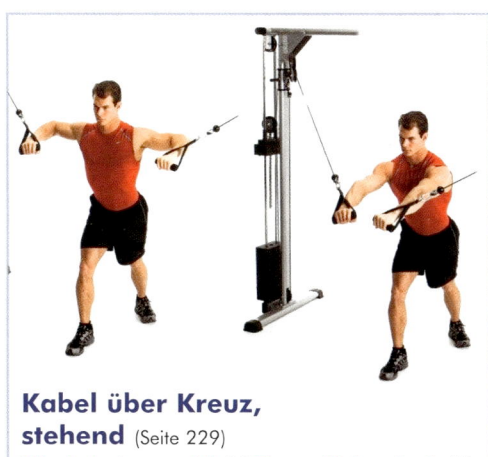

Kabel über Kreuz, stehend (Seite 229)
Wiederholungszahl: 30 Pause (Sekunden): 45

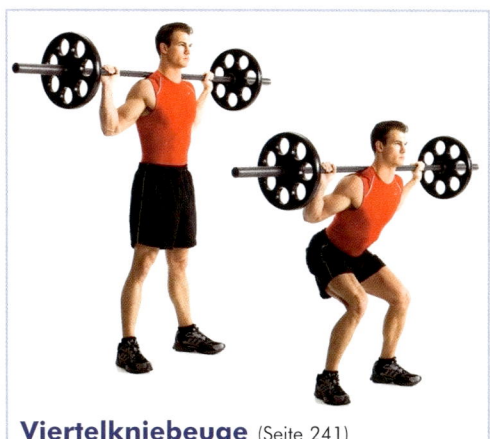

Viertelkniebeuge (Seite 241)
Wiederholungszahl: 30 Pause (Sekunden): 45

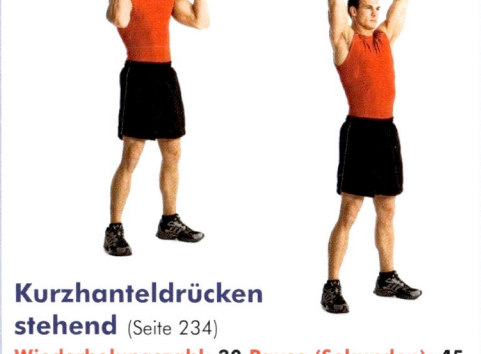

Kurzhanteldrücken stehend (Seite 234)
Wiederholungszahl: 30 Pause (Sekunden): 45

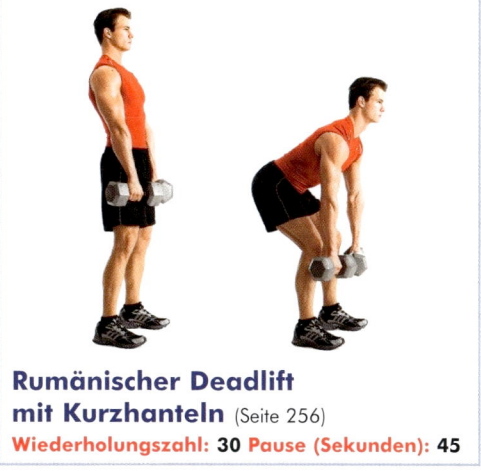

Rumänischer Deadlift mit Kurzhanteln (Seite 256)
Wiederholungszahl: 30 Pause (Sekunden): 45

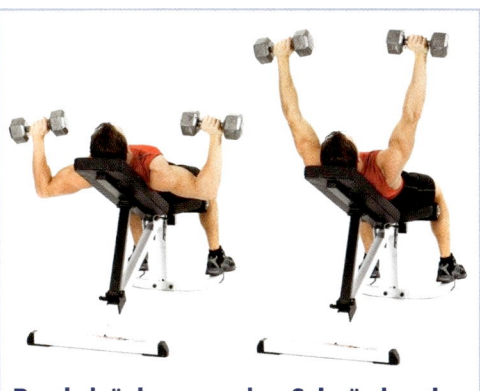

Bankdrücken an der Schrägbank mit Kurzhanteln (Seite 227)
Wiederholungszahl: 30 Pause (Sekunden): 45

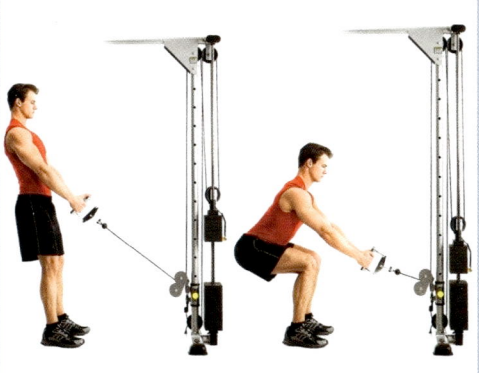

Kniebeuge am Kabelzug (Seite 246)
Wiederholungszahl: 30 Pause (Sekunden): 45

Workout A

GEWICHT: SUPERSCHWER

(2-3 RM)

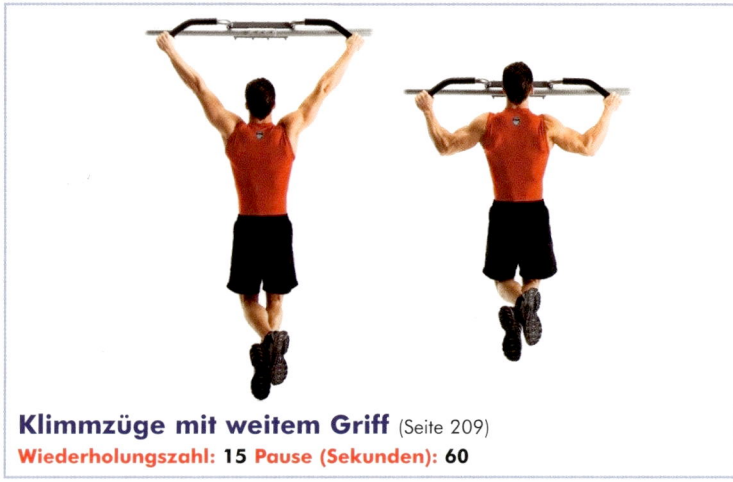

Klimmzüge mit weitem Griff (Seite 209)
Wiederholungszahl: 15 Pause (Sekunden): 60

Workout B

GEWICHT: SCHWER

(4-6 RM)

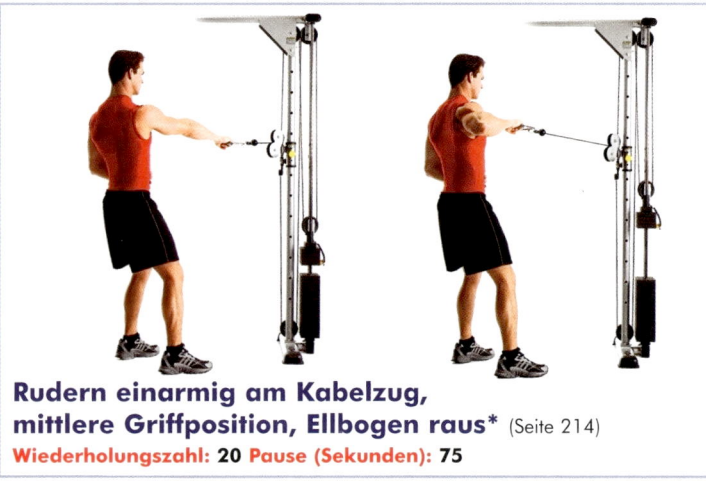

Rudern einarmig am Kabelzug, mittlere Griffposition, Ellbogen raus* (Seite 214)
Wiederholungszahl: 20 Pause (Sekunden): 75

Workout C

GEWICHT: MITTEL

(10-12 RM)

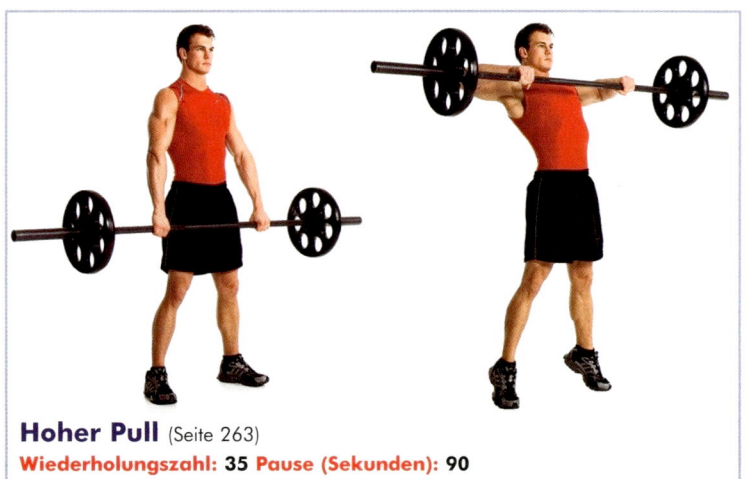

Hoher Pull (Seite 263)
Wiederholungszahl: 35 Pause (Sekunden): 90

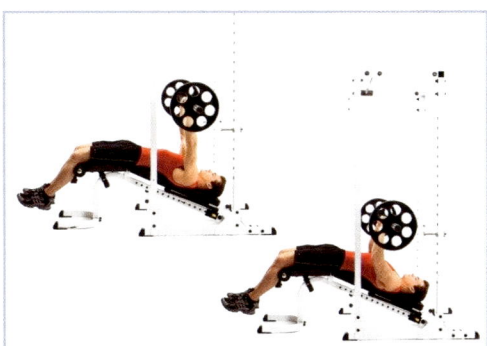

Bankdrücken an der negativen Bank mit Langhantel und engem Griff (Seite 226)
Wiederholungszahl: 15 Pause (Sekunden): 60

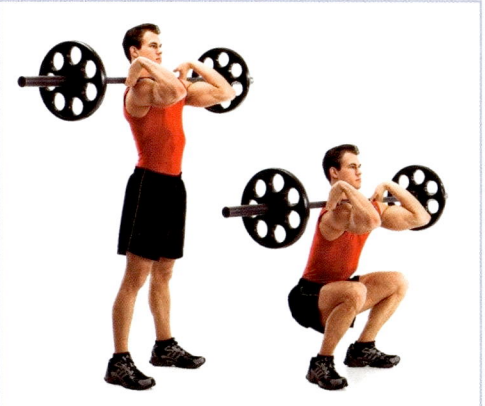

Front Kniebeuge (Seite 242)
Wiederholungszahl: 15 Pause (Sekunden): 60

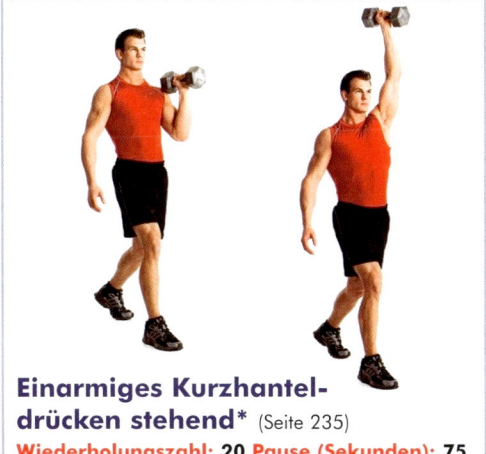

Einarmiges Kurzhantel- drücken stehend* (Seite 235)
Wiederholungszahl: 20 Pause (Sekunden): 75

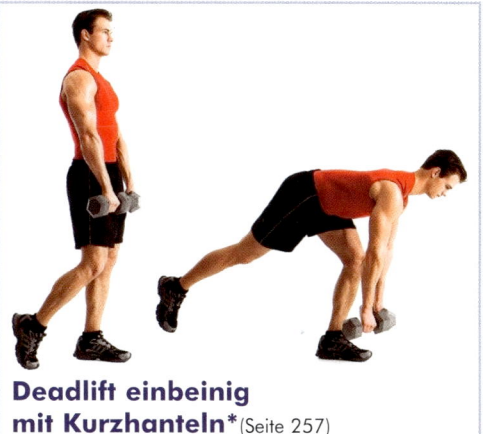

Deadlift einbeinig mit Kurzhanteln* (Seite 257)
Wiederholungszahl: 20 Pause (Sekunden): 75

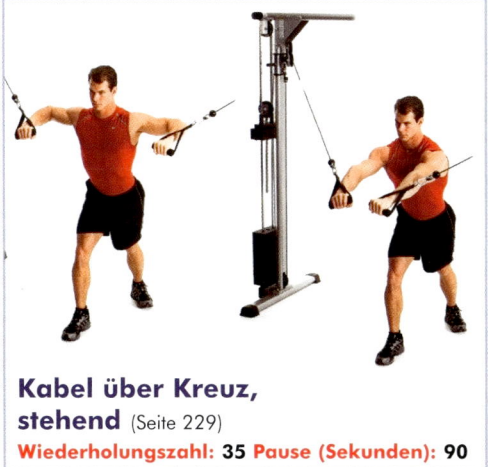

Kabel über Kreuz, stehend (Seite 229)
Wiederholungszahl: 35 Pause (Sekunden): 90

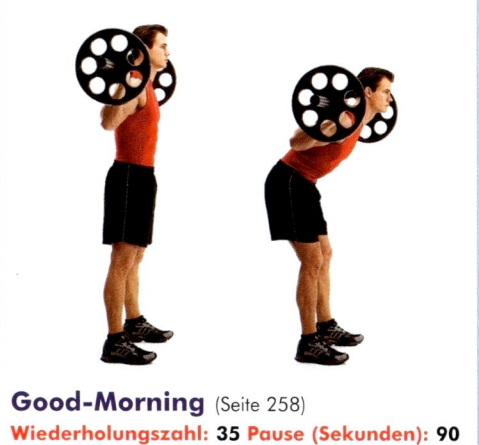

Good-Morning (Seite 258)
Wiederholungszahl: 35 Pause (Sekunden): 90

* Beginnen Sie mit der schwächeren Seite. Trainieren Sie dann die stärkere Seite. Erst dann machen Sie Pause.

Workout A

GEWICHT: MITTEL

(10-12 RM)

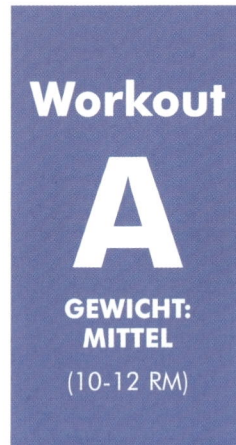 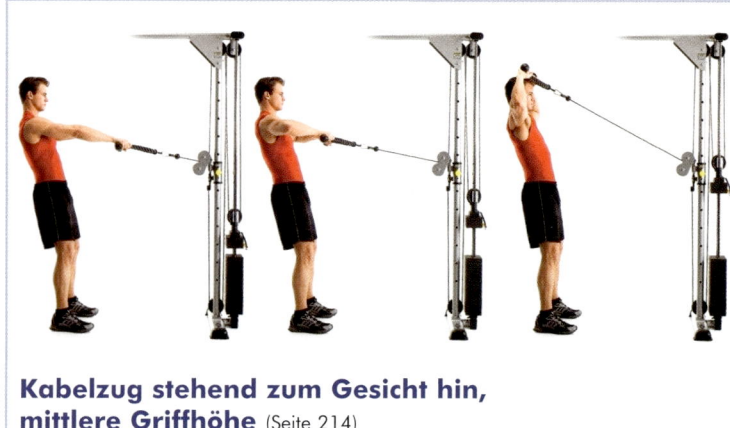

Kabelzug stehend zum Gesicht hin, mittlere Griffhöhe (Seite 214)
Wiederholungszahl: 30 Pause (Sekunden): 40

Workout B

GEWICHT: MITTEL

(10-12 RM)

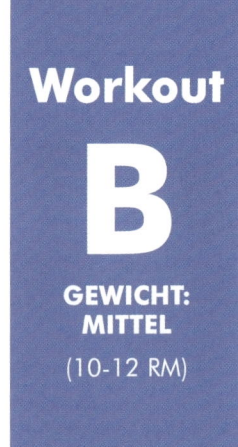 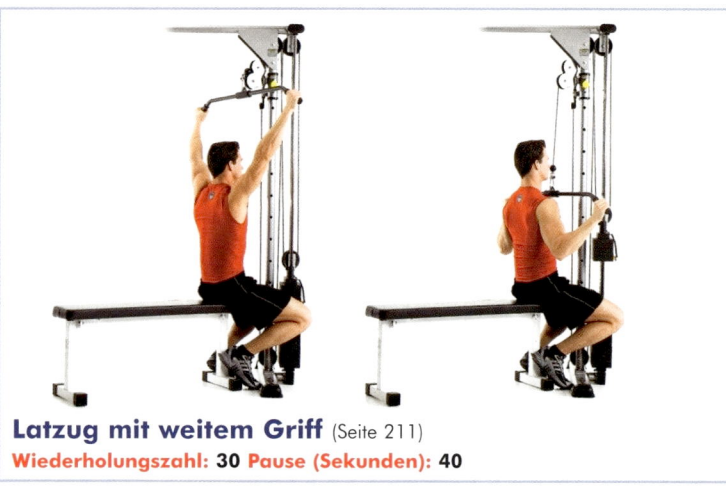

Latzug mit weitem Griff (Seite 211)
Wiederholungszahl: 30 Pause (Sekunden): 40

Workout C

GEWICHT: MITTEL

(10-12 RM)

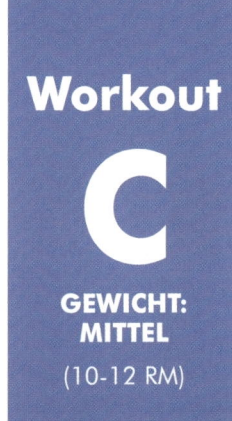 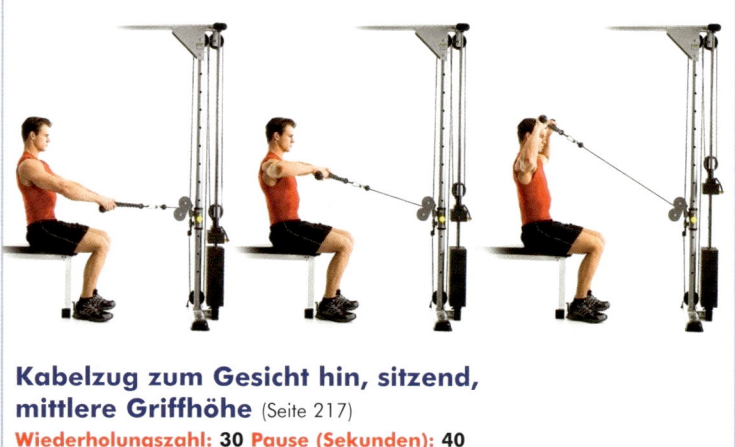

Kabelzug zum Gesicht hin, sitzend, mittlere Griffhöhe (Seite 217)
Wiederholungszahl: 30 Pause (Sekunden): 40

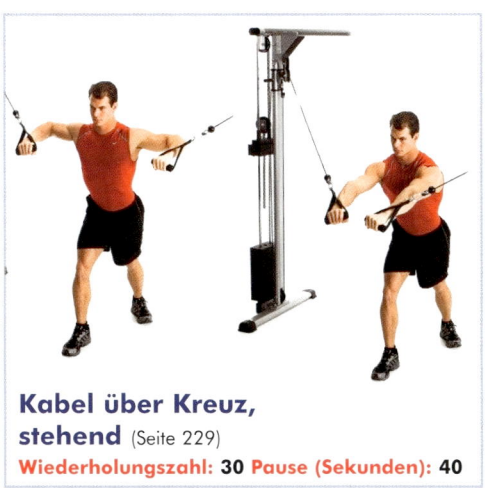

Kabel über Kreuz, stehend (Seite 229)
Wiederholungszahl: **30** Pause (Sekunden): **40**

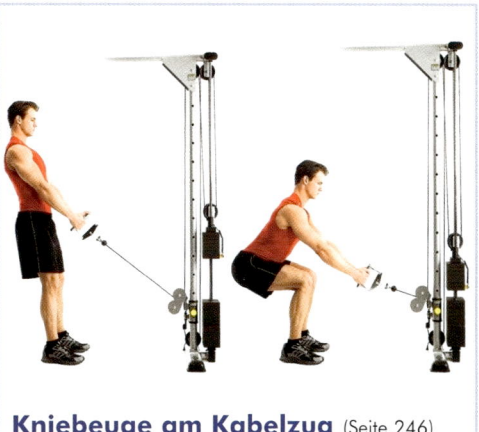

Kniebeuge am Kabelzug (Seite 246)
Wiederholungszahl: **30** Pause (Sekunden): **40**

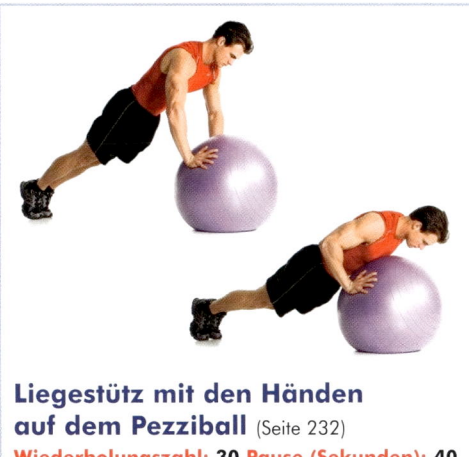

Liegestütz mit den Händen auf dem Pezziball (Seite 232)
Wiederholungszahl: **30** Pause (Sekunden): **40**

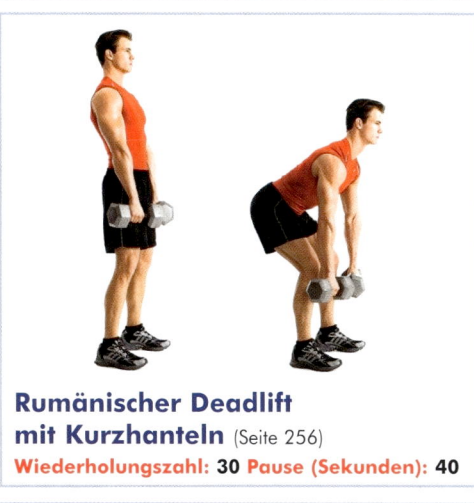

Rumänischer Deadlift mit Kurzhanteln (Seite 256)
Wiederholungszahl: **30** Pause (Sekunden): **40**

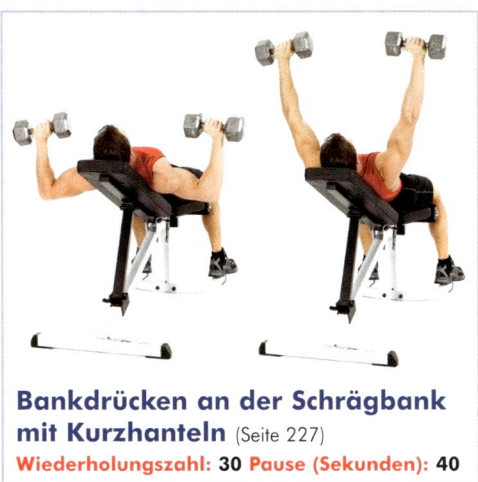

Bankdrücken an der Schrägbank mit Kurzhanteln (Seite 227)
Wiederholungszahl: **30** Pause (Sekunden): **40**

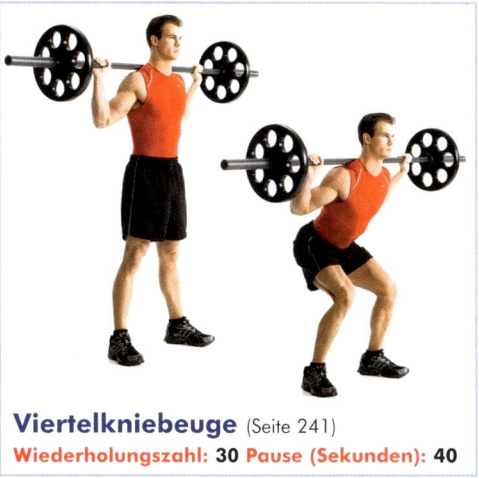

Viertelkniebeuge (Seite 241)
Wiederholungszahl: **30** Pause (Sekunden): **40**

* Beginnen Sie mit der schwächeren Seite. Trainieren Sie dann die stärkere Seite. Erst dann machen Sie Pause.

Workout A

GEWICHT:
SUPERSCHWER

(2-3 RM)

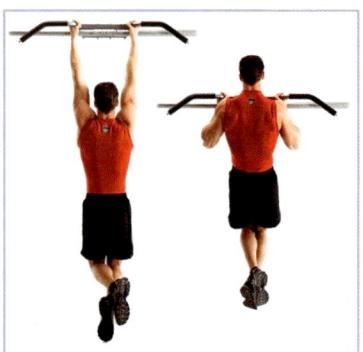

Klimmzüge mit neutralem Griff (Seite 209)

Wiederholungszahl: 15
Pause (Sekunden): 60

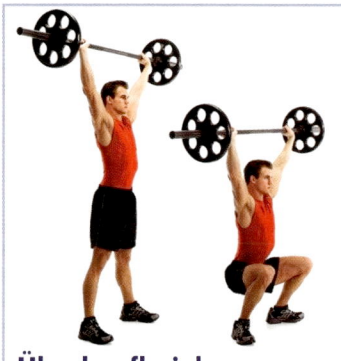

Überkopfkniebeuge
(Seite 244)

Wiederholungszahl: 15
Pause (Sekunden): 60

Workout B

GEWICHT:
SCHWER

(4-6 RM)

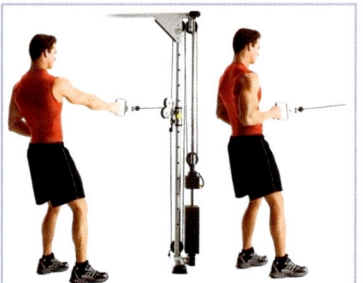

Einarmiges Rudern am Kabelzug, mittlere Griffhöhe, Ellbogen rein*
(Seite 213)

Wiederholungszahl: 15
Pause (Sekunden): 75

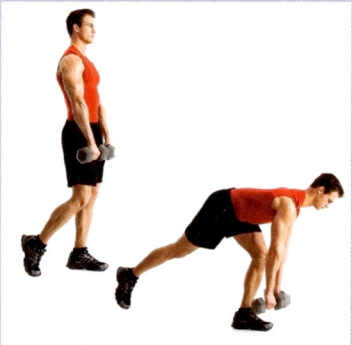

Deadlift einbeinig mit Kurzhanteln* (Seite 257)

Wiederholungszahl: 15
Pause (Sekunden): 75

Workout C

GEWICHT:
SCHWER

(4-6 RM)

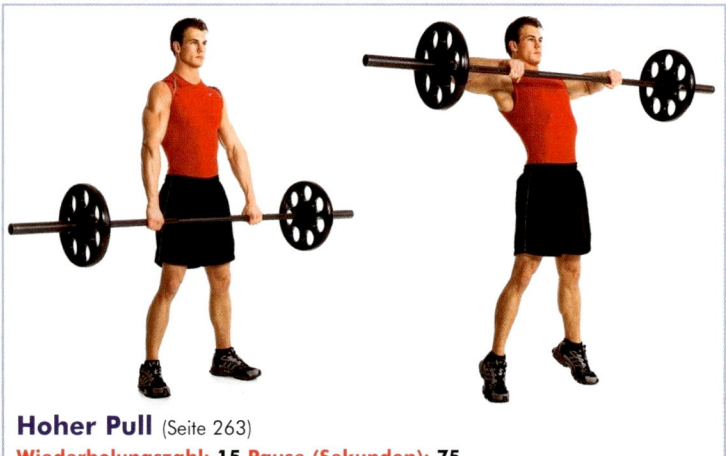

Hoher Pull (Seite 263)
Wiederholungszahl: 15 Pause (Sekunden): 75

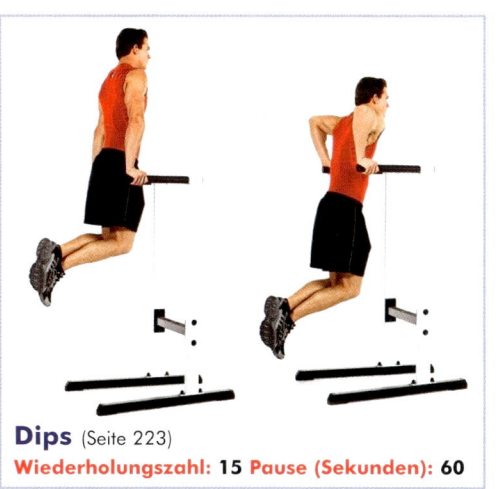

Dips (Seite 223)
Wiederholungszahl: 15 Pause (Sekunden): 60

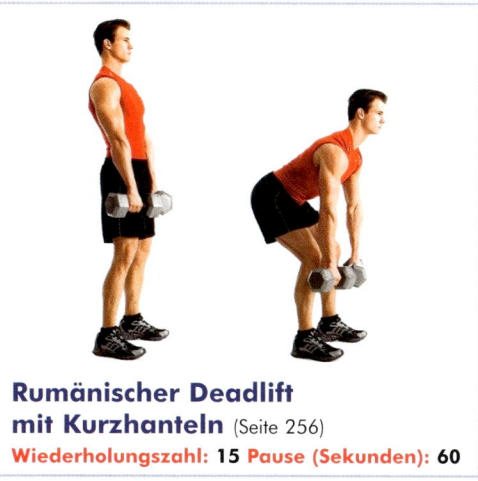

**Rumänischer Deadlift
mit Kurzhanteln** (Seite 256)
Wiederholungszahl: 15 Pause (Sekunden): 60

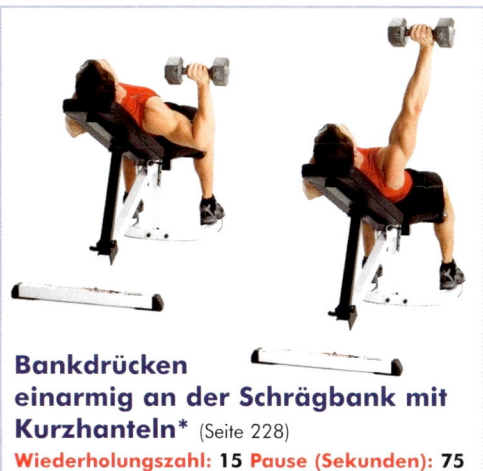

**Bankdrücken
einarmig an der Schrägbank mit
Kurzhanteln*** (Seite 228)
Wiederholungszahl: 15 Pause (Sekunden): 75

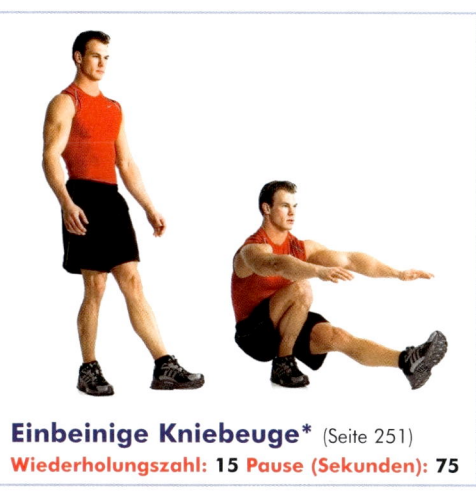

Einbeinige Kniebeuge* (Seite 251)
Wiederholungszahl: 15 Pause (Sekunden): 75

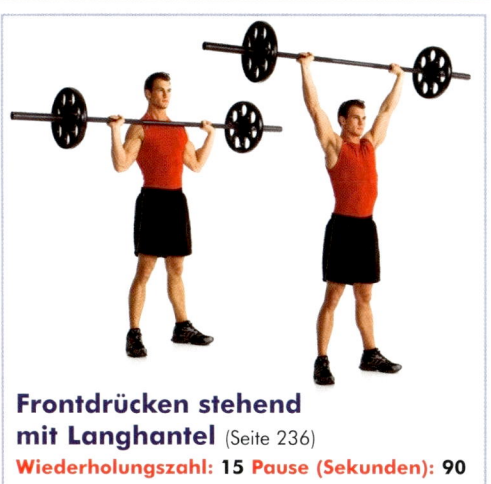

**Frontdrücken stehend
mit Langhantel** (Seite 236)
Wiederholungszahl: 15 Pause (Sekunden): 90

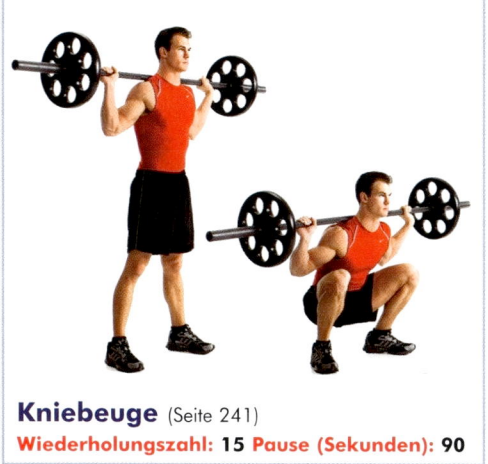

Kniebeuge (Seite 241)
Wiederholungszahl: 15 Pause (Sekunden): 90

* Beginnen Sie mit der schwächeren Seite. Trainieren Sie dann die stärkere Seite. Erst dann machen Sie Pause.

Workout A

GEWICHT: MITTEL

(10-12 RM)

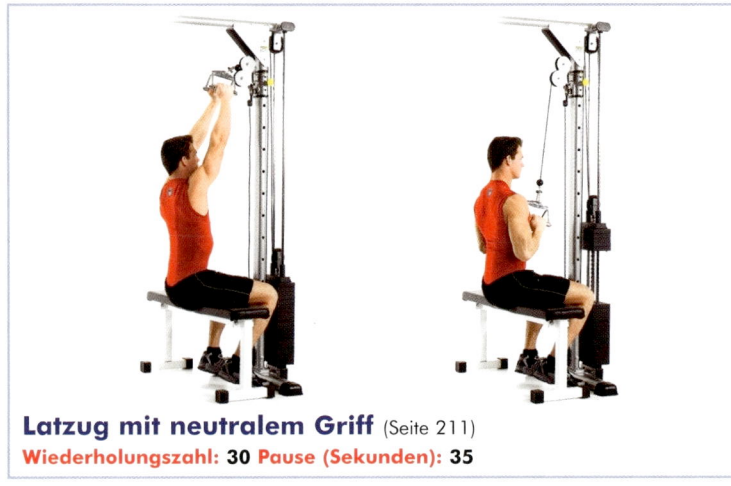

Latzug mit neutralem Griff (Seite 211)

Wiederholungszahl: 30 Pause (Sekunden): 35

Workout B

GEWICHT: MITTEL

(10-12 RM)

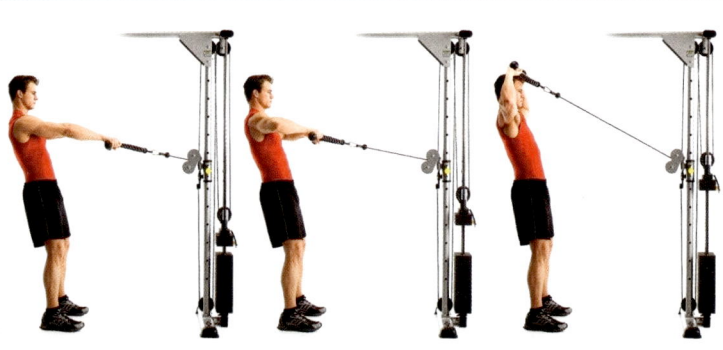

Kabelzug stehend zum Gesicht hin, mittlere Griffhöhe (Seite 214)

Wiederholungszahl: 30 Pause (Sekunden): 35

Workout C

GEWICHT: MITTEL

(10-12 RM)

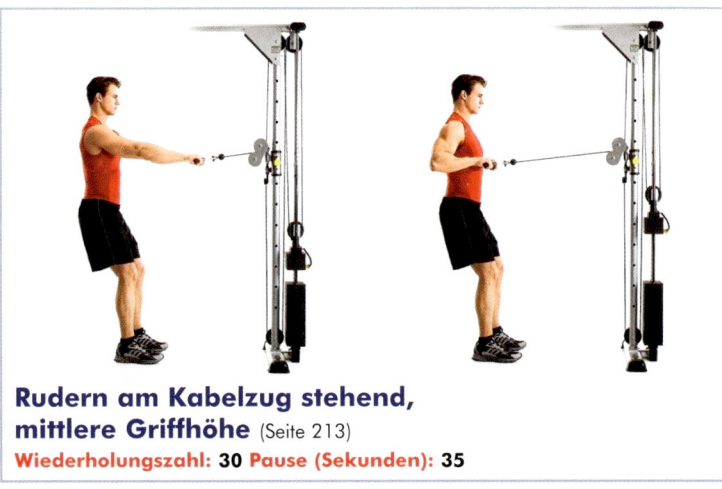

Rudern am Kabelzug stehend, mittlere Griffhöhe (Seite 213)

Wiederholungszahl: 30 Pause (Sekunden): 35

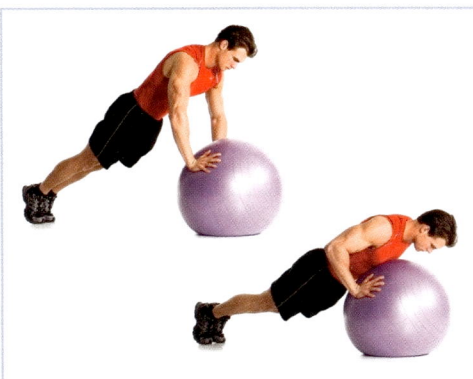

**Liegestütz mit den Händen
auf dem Pezziball** (Seite 232)
Wiederholungszahl: 30 Pause (Sekunden): 35

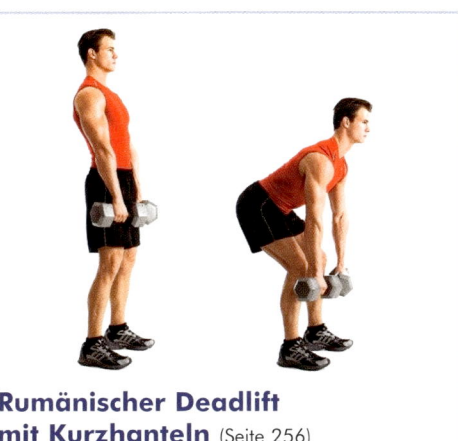

**Rumänischer Deadlift
mit Kurzhanteln** (Seite 256)
Wiederholungszahl: 30 Pause (Sekunden): 35

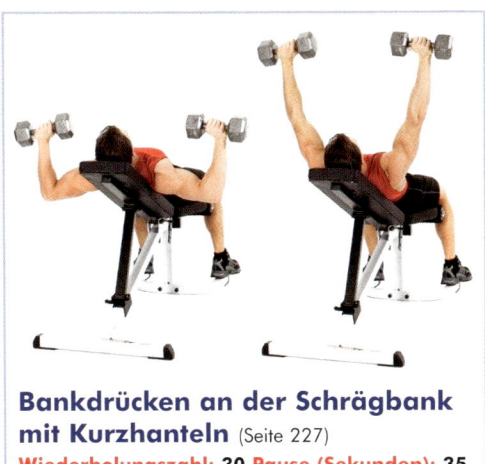

**Kurzhanteldrücken
stehend** (Seite 234)
Wiederholungszahl: 30 Pause (Sekunden): 35

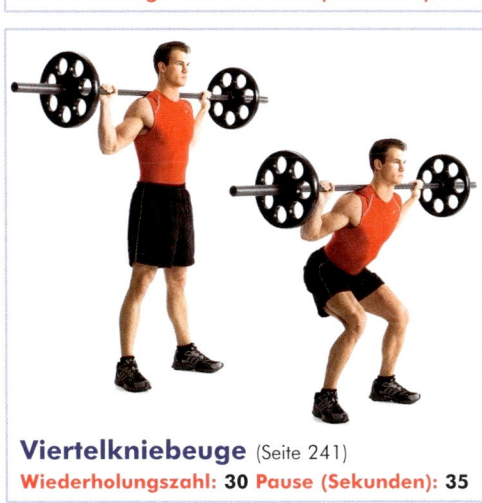

Viertelkniebeuge (Seite 241)
Wiederholungszahl: 30 Pause (Sekunden): 35

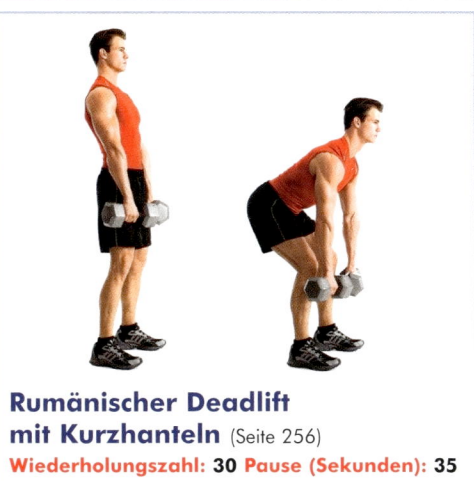

**Bankdrücken an der Schrägbank
mit Kurzhanteln** (Seite 227)
Wiederholungszahl: 30 Pause (Sekunden): 35

**Rumänischer Deadlift
mit Kurzhanteln** (Seite 256)
Wiederholungszahl: 30 Pause (Sekunden): 35

* Beginnen Sie mit der schwächeren Seite. Trainieren Sie dann die stärkere Seite. Erst dann machen Sie Pause.

KAPITEL 13

„GET EVEN STRONGER"

Wenn Sie dieses Trainingsprogramm in Angriff nehmen wollen, dann haben Sie hoffentlich das „Get Ready" und das „Get Strong" bereits in den Knochen. Vielleicht haben Sie auch die Programme „Get Big" und „Get Even Bigger" absolviert. Dann sind Sie wohl bereit für das „Get Even Stronger-Programm", oder nicht?

Einen Moment noch. Dieses Programm erfordert Fertigkeiten, die nur ein sehr erfahrener Kraftsportler hat. Lassen Sie uns bitte zunächst klarstellen, ob Sie in diese Kategorie fallen. Ansonsten laufen Sie nämlich Gefahr, sich ernsthaft zu verletzen. Folgende Kriterien sollten Sie erfüllen, wenn Sie dieses Programm in Angriff nehmen wollen:

1. Sie haben bereits seit mindestens vier Jahren mehr oder weniger ununterbrochen trainiert. Sie haben Teile Ihres Trainings mit Schwerpunkt Kraft absolviert.

2. Sie haben unter Anleitung eines erfahrenen Trainers trainiert, der Ihre Bewegungen korrigiert hat. Sie sollten insbesondere Ihre Technik bei Powerlifts überprüft haben. Falls Sie mit diesem Begriff nichts anfangen können, ist dieses Programm für Sie *nicht* geeignet.

3. Eine kleine mathematische Rechnung: Addieren Sie das Gewicht, das Sie einmal stemmen können von Bankdrücken, Kniebeuge und Powerlift. Die Zahl sollte mindestens dem Viereinhalbfachen Ihres Körpergewichts entsprechen. Wenn Sie 90 kg wiegen, muss die Zahl demnach mindestens 400 kg betragen.

4. Sie sollten ferner in der Lage sein, mindestens das Zweifache Ihres Körpergewichts an jedem der drei Geräte zu stemmen. Wenn Sie 90 kg wiegen, also mindestens 180 kg.

WELCHE ERGEBNISSE KÖNNEN SIE ERWARTEN?

Selbst ein hoch trainierter Kraftsportler kann erwarten, bereits in den ersten Wochen 5 % Leistungszuwachs zu erzielen. Dadurch, dass Sie neue Techniken benutzen, bekommen Ihre Muskeln einen völlig neuen Stimulus, der das Kraftwachstum einleitet. In der zweiten Hälfte des Programms wird der Leistungsfortschritt dann langsam geringer.

3

WELCHE TECHNIKEN WERDEN ANGEWANDT?

Supramaximales Halten (SMH)

Was es ist: Sie halten ein Gewicht, das schwerer ist als Ihr Maximalgewicht. Sie strecken dabei aber nicht die Gelenke durch, sondern senken das Gewicht von dieser Position um einige Zentimeter. Durch diese Trainingsform gewöhnen Sie sich an das Halten extrem schwerer Gewichte, was Ihre Kraft verbessert.

Wie es durchgeführt wird: Sie bestücken die Stange mit 20 % mehr Gewicht, als Sie normalerweise für Kniebeugen, Dips, Deadlifts oder Klimmzüge auflegen würden. Beginnen Sie die Übung aus der Topposition und senken Sie das Gewicht dann um einige Zentimeter. Sie brauchen dazu ein Power Rack, da Sie den Deadlift nicht vom Boden aus beginnen können. Halten Sie diese Position für 10 Sekunden.

Für den Klimmzug hängen Sie sich entweder einen mit dem Zusatzgewicht bestückten Hüftgürtel um oder klemmen eine Kurzhantel zwischen die Beine. Nun ziehen Sie sich aus dem Hang hoch und halten diese Position 10 Sekunden.

Nach einer SMH-Übung machen Sie 30 Sekunden Pause und absolvieren dann ein Set mit schweren oder superschweren Gewichten mit so vielen Wiederholungen wie möglich. Dann pausieren Sie 90 Sekunden, bevor Sie von Neuem beginnen.

Wann Sie diese Übungsform einsetzen: Sie können SMH 1 x pro Woche mit den Übungsformen Kniebeuge, Dip, Deadlift oder Klimmzug trainieren, sollten aber nur einen Tag wählen, an dem Sie schwere bzw. superschwere Gewichte stemmen sollen.

Pausenmethode (PM)

Was es ist: Bei der Pausenmethode machen Sie nach jeder Wiederholung einige Sekunden Pause, bevor Sie die nächste Wiederholung ansetzen. Hierzu müssen Sie wissen, dass die größten Muskelfasern nur etwa 15 Sekunden lang arbeiten können, bevor Ihr Energiebereitstellungssystem erschöpft ist. Innerhalb von nur 10 Sekunden ist es aber *teilweise* wieder aufgefüllt, sodass die größten Muskelfasern wieder arbeiten können. Aus diesem Grund müssen Sie nach jeder Wiederholung 5-10 Sekunden pausieren, um so die größten Muskelgruppen wieder rekrutieren zu können.

Wie es durchgeführt wird: Diese Methode kann grundsätzlich bei allen Übungen angewendet werden, die es ermöglichen, das Gewicht abzusetzen. Leider ist das aber nicht bei vielen Übungen der Fall. Am besten geeignet ist der Deadlift. Auch Dips, Klimmzüge und Kabelübungen können mit der Pausenmethode durchgeführt werden. Für die Dips brauchen Sie einfach nur einen Vorsprung seitlich am Gerät, auf dem Sie in der Pause stehen können. Bei Klimmzügen können Sie auf dem Boden stehend pausieren. Bei Kniebeugen dagegen, auch wenn Sie die Stange auf das Power Rack ablegen, pausieren Sie mit den Beinen in angewinkelter Stellung, was Ihnen keine komplette Entlastung gibt. Sie sollten daher am besten die Übung jedes Mal komplett neu beginnen, um in natürlicher, gestreckter Haltung zu pausieren.

Wann Sie diese Übungsform einsetzen: Die Pausenmethode können Sie grundsätzlich bei jedem Training anwenden, welches nicht mit SMH-Methode absolviert wird. Am besten geeignet ist die Pausenmethode für schwere und superschwere Gewichte.

Schnelle Teilausführung (ST)

Was es ist: Bei dieser Übungsform führen Sie nur einen Teil der Bewegung aus. Sie absolvieren die jeweils härtere Hälfte der Übung möglichst schnell und brechen dann ab. Dadurch können Sie höhere Gewichte stemmen, ohne die Gelenke über Gebühr zu belasten.

Wie es durchgeführt wird: Beim Deadlift ist der schwerste Teil der Übung das Ziehen von Kniehöhe bis zum Feststellen der Gelenke. Bei Pressen und Kniebeugen ist es der Teil, wenn sich das Gewicht auf halbem Weg befindet bis zum Feststellen der Gelenke. Bei Oberkörperziehbewegungen ist der erste Teil der Bewegung am schwersten. Diesen Teil, bis die Ellbogen etwa 90° haben, führen Sie schnell aus.

Die Methode der schnellen Teilausführung können Sie grundsätzlich bei jedem Training anwenden, welches nicht mit SMH-Methode oder Pausenmethode absolviert wird.

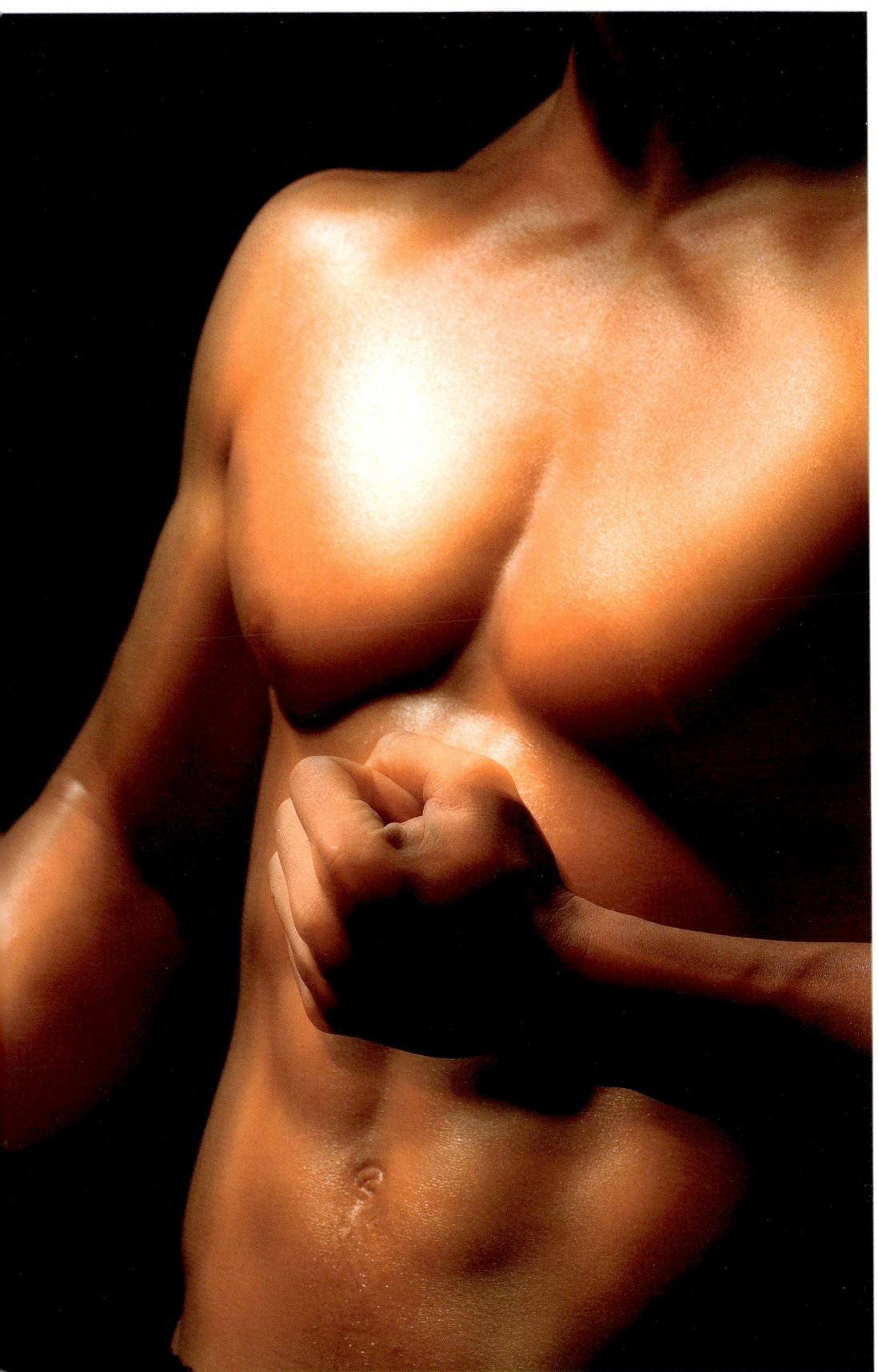

Wie Sie die SMH-Methode anwenden

Trainieren Sie mit einem Gewicht, das etwa 20 % schwerer ist als Ihr Maximalgewicht. Machen Sie eine Wiederholung, halten Sie das Gewicht etwa fünf Sekunden, legen Sie dann das Gewicht ab und machen Sie 30 Sekunden Pause. In der Zwischenzeit reduzieren Sie das Gewicht auf Schwergewicht (das ist das Gewicht, das Sie 4-6 x stemmen können). Führen Sie dann ein Set mit schwerem Gewicht aus, bevor Sie 90 Sekunden pausieren. Während der Pause legen Sie wieder Gewicht für die SMH-Wiederholung auf. Wiederholen Sie diese Sequenz, bis Sie alle Wiederholungen absolviert haben.

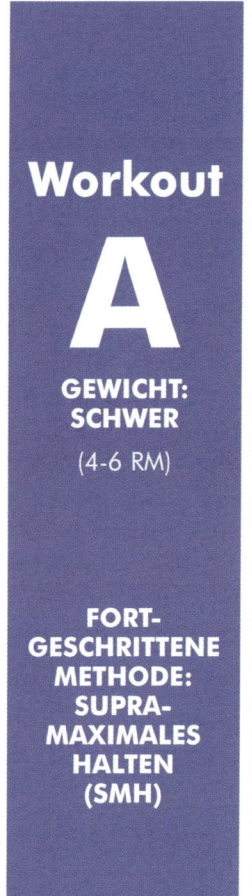

Workout

A

GEWICHT: SCHWER

(4-6 RM)

FORT-GESCHRITTENE METHODE: SUPRA-MAXIMALES HALTEN (SMH)

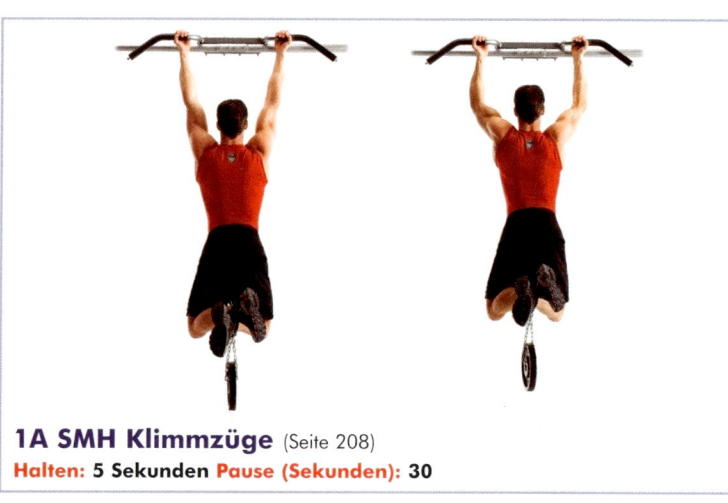

1A SMH Klimmzüge (Seite 208)
Halten: 5 Sekunden Pause (Sekunden): 30

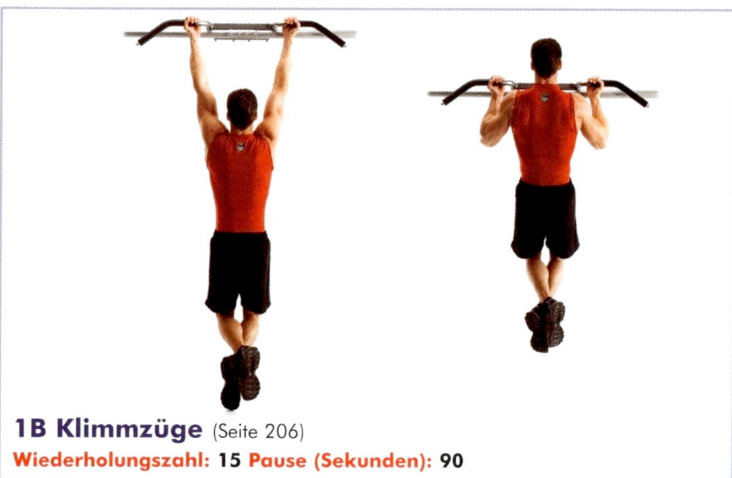

1B Klimmzüge (Seite 206)
Wiederholungszahl: 15 Pause (Sekunden): 90

Klimmzüge: Sie starten in hängender Position, ziehen sich etwa 5 cm hoch und halten diese Position.

Decline Bankdrücken mit Langhantelstange und engem Griff: Senken Sie die Stange etwa 5 cm und halten Sie.

Deadlift: Beginnen Sie mit der Langhantelstange auf mittlerer Höhe. Bringen Sie die Hüfte leicht nach hinten, senken Sie das Gewicht um etwa 10 cm und halten Sie.

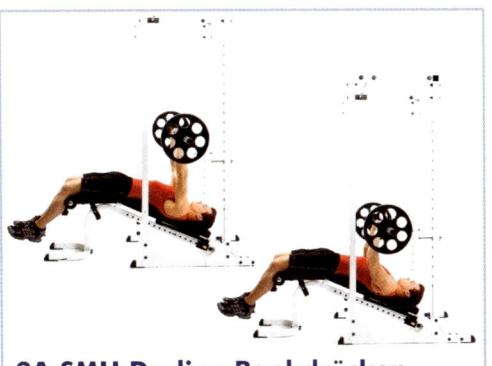

2A SMH Decline Bankdrücken mit Langhantel und engem Griff
(Seite 226)
Halten: 5 Sekunden Pause (Sekunden): 30

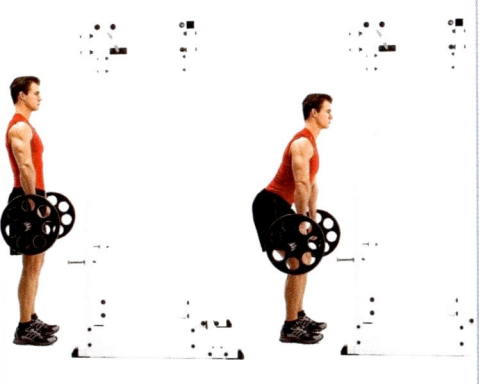

3A SMH Deadlift (Seite 255)
Halten: 5 Sekunden Pause (Sekunden): 30

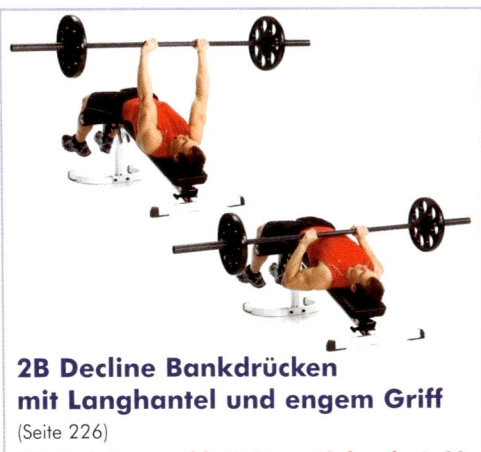

2B Decline Bankdrücken mit Langhantel und engem Griff
(Seite 226)
Wiederholungszahl: 15 Pause (Sekunden): 90

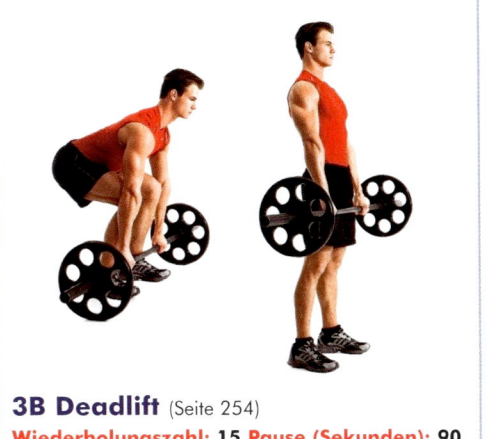

3B Deadlift (Seite 254)
Wiederholungszahl: 15 Pause (Sekunden): 90

Workout

B

GEWICHT: SCHWER

(4-6 RM)

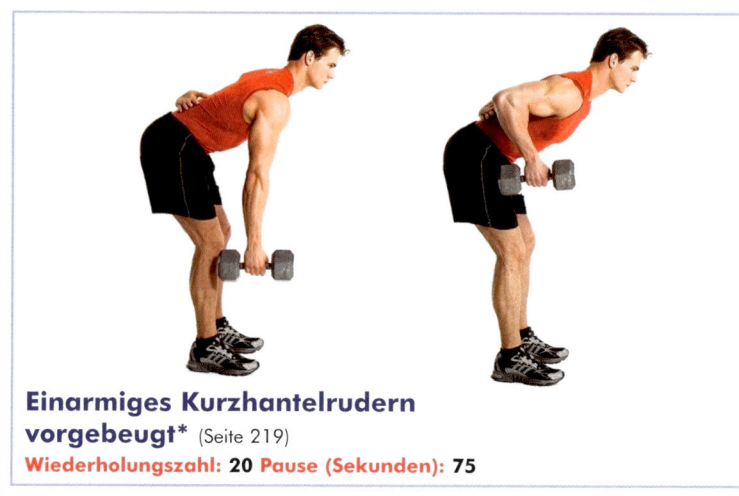

Einarmiges Kurzhantelrudern vorgebeugt* (Seite 219)

Wiederholungszahl: 20 Pause (Sekunden): 75

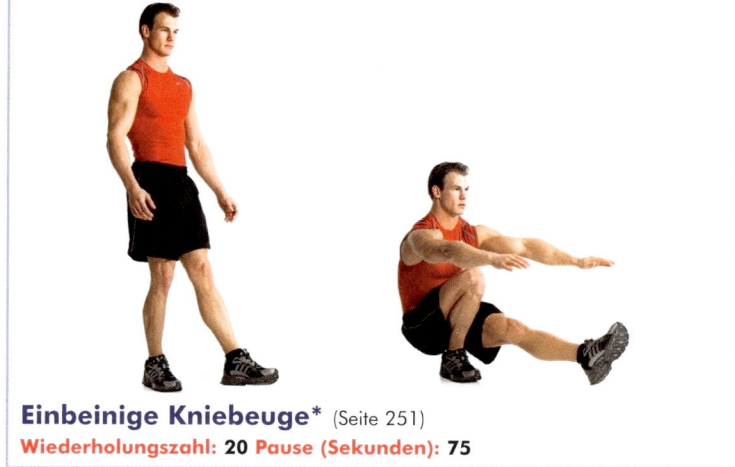

Einbeinige Kniebeuge* (Seite 251)

Wiederholungszahl: 20 Pause (Sekunden): 75

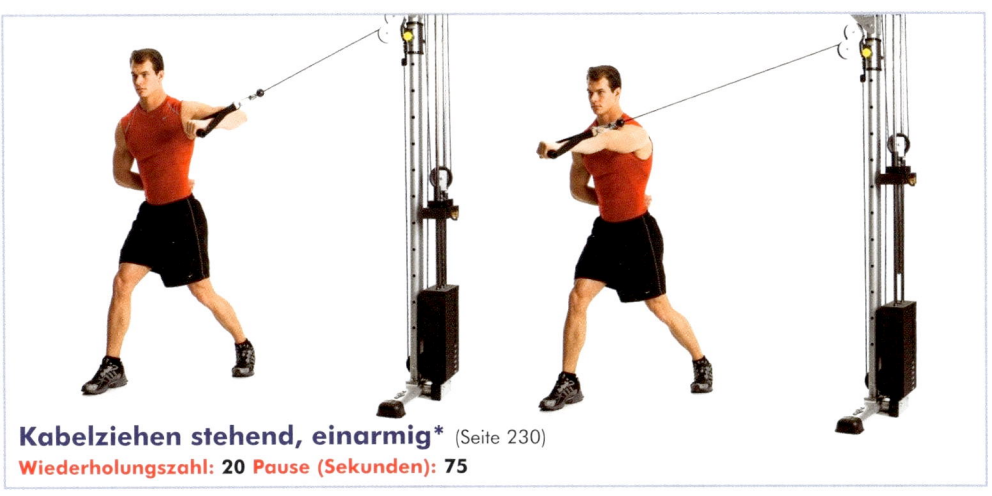

Kabelziehen stehend, einarmig* (Seite 230)
Wiederholungszahl: 20 Pause (Sekunden): 75

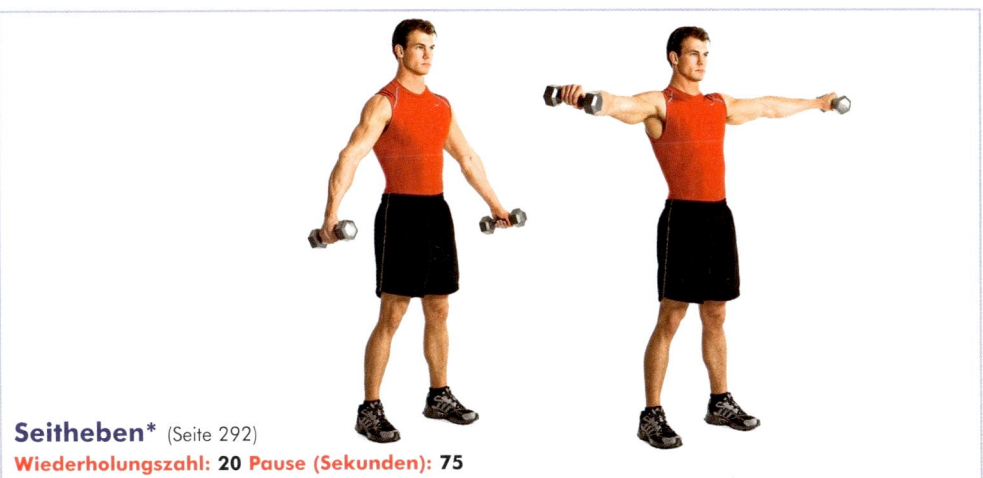

Seitheben* (Seite 292)
Wiederholungszahl: 20 Pause (Sekunden): 75

* Beginnen Sie mit der schwächeren Seite. Trainieren Sie dann die stärkere Seite. Erst dann machen Sie Pause.

Wie Sie die Methode der schnellen Teilausführung anwenden:

Der Zweck dieser Methode ist, höhere Gewichts zu stemmen, als Sie bei komplettem Bewegungsumfang stemmen könnten. Indem Sie nur den härteren Teil der Übung ausführen und dann die Bewegung abbrechen, können Sie etwa 15 % mehr Gewicht auflegen. Hier ist die Gewichtslast im Bereich „mittel", das heißt, Sie können das Gewicht im ersten Set 10-12 x heben. Wenn Sie also normalerweise die Front Kniebeuge mit 70 kg absolvieren würden, dann können Sie bei der Methode der schnellen Teilausführung 80 kg auflegen.

Workout

C

**GEWICHT:
MITTEL**

(10-12 RM)

**SCHNELLE
TEIL-
AUSFÜHRUNG
(ST)**

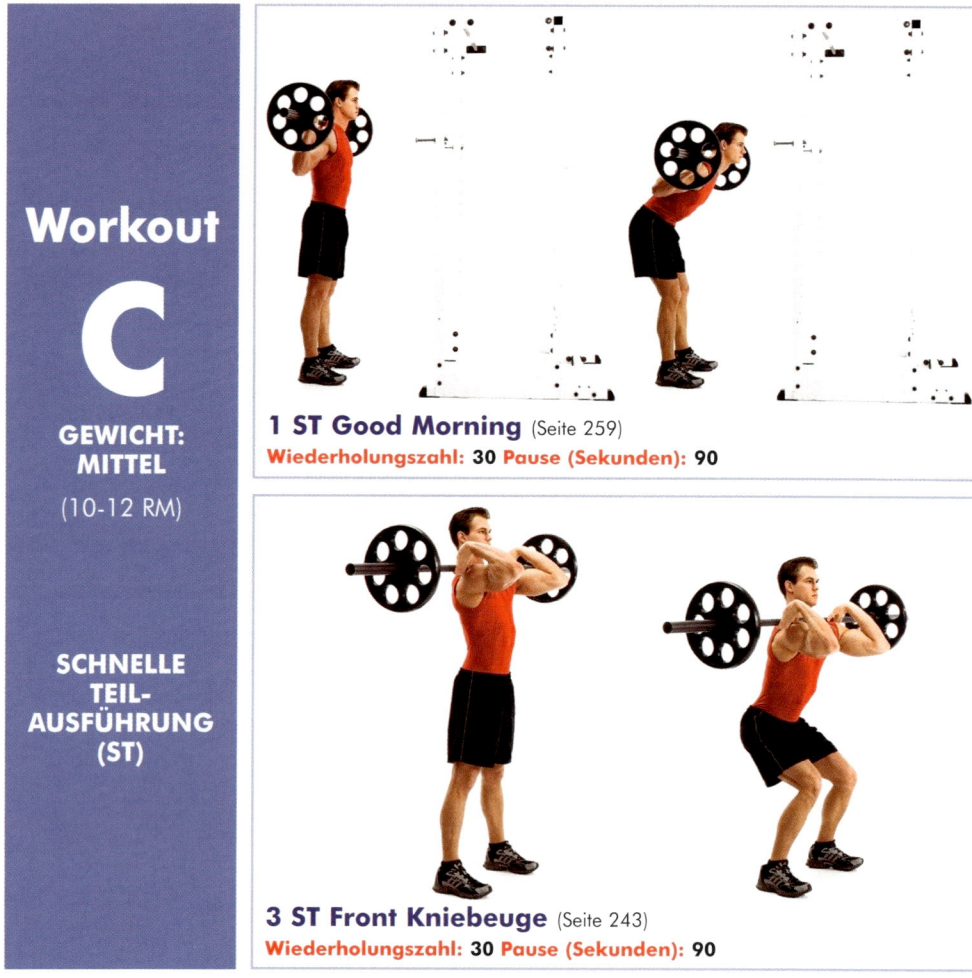

1 ST Good Morning (Seite 259)
Wiederholungszahl: 30 Pause (Sekunden): 90

3 ST Front Kniebeuge (Seite 243)
Wiederholungszahl: 30 Pause (Sekunden): 90

Good Morning: Sie trainieren nur die erste Hälfte der Übung von der Topposition, bis Ihr Oberkörper sich im etwa 45°-Winkel zum Boden befindet.

Sitzende Schulterpresse mit Kurzhanteln: Sie senken die Arme von der kompletten Streckung, bis sich die Oberarme parallel zum Boden befinden.

Front Kniebeuge: Sie beugen die Beine von der kompletten Streckung, bis sich die Oberschenkel parallel zum Boden befinden.

Kabelzug zum Gesicht stehend, mittlere Griffposition: Sie beginnen die Übung mit gestreckten Armen und ziehen dann halb durch, die Ellbogen erreichen nicht den Punkt, an dem sie 90° gebeugt wären.

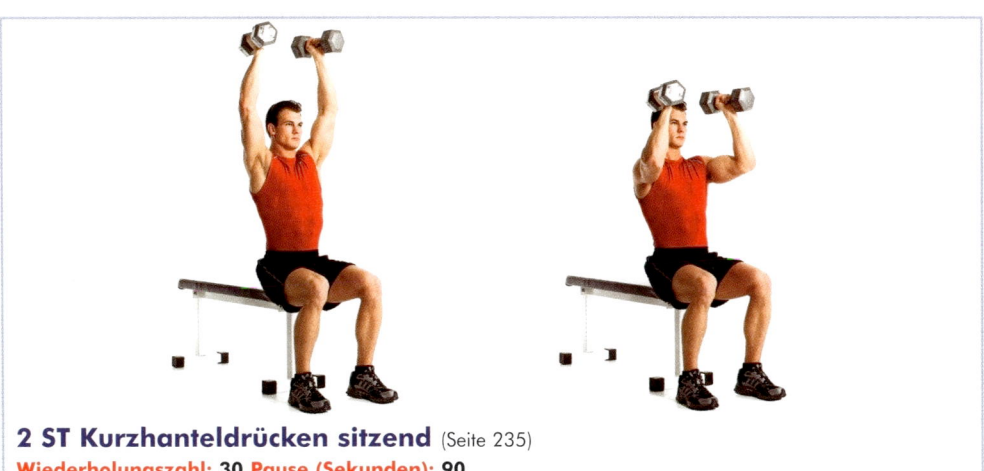

2 ST Kurzhanteldrücken sitzend (Seite 235)
Wiederholungszahl: 30 Pause (Sekunden): 90

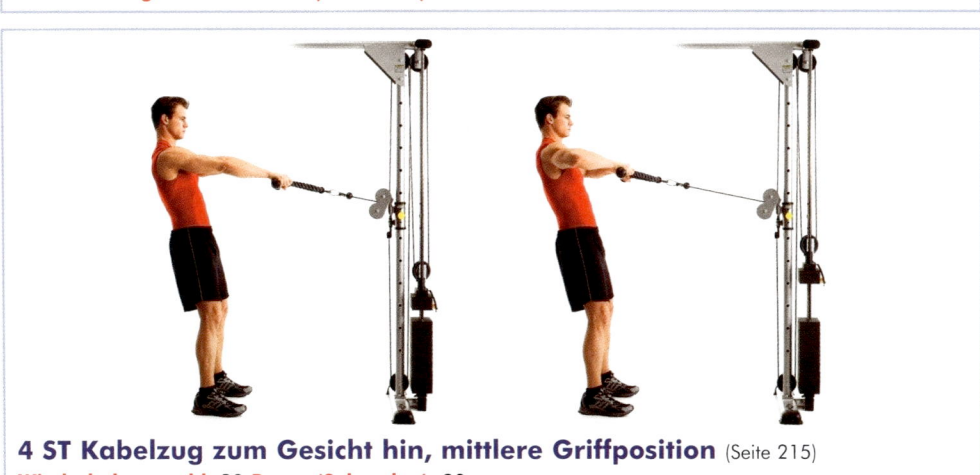

4 ST Kabelzug zum Gesicht hin, mittlere Griffposition (Seite 215)
Wiederholungszahl: 30 Pause (Sekunden): 90

Workout

A

GEWICHT: MITTEL

(10-12 RM)

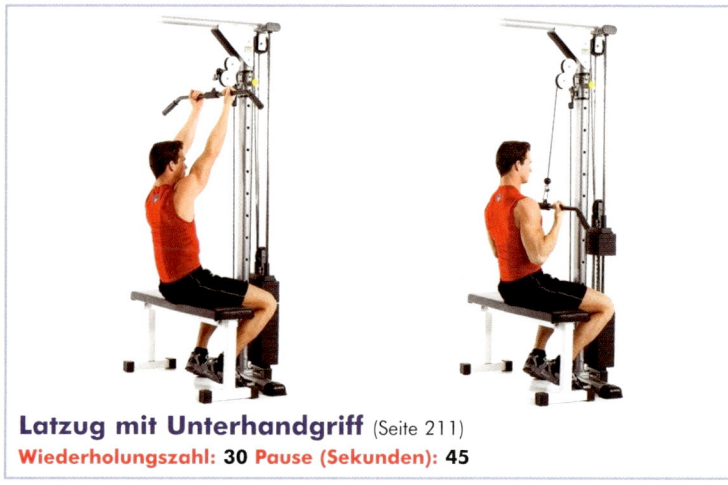

Latzug mit Unterhandgriff (Seite 211)

Wiederholungszahl: 30 Pause (Sekunden): 45

Workout

B

GEWICHT: MITTEL

(10-12 RM)

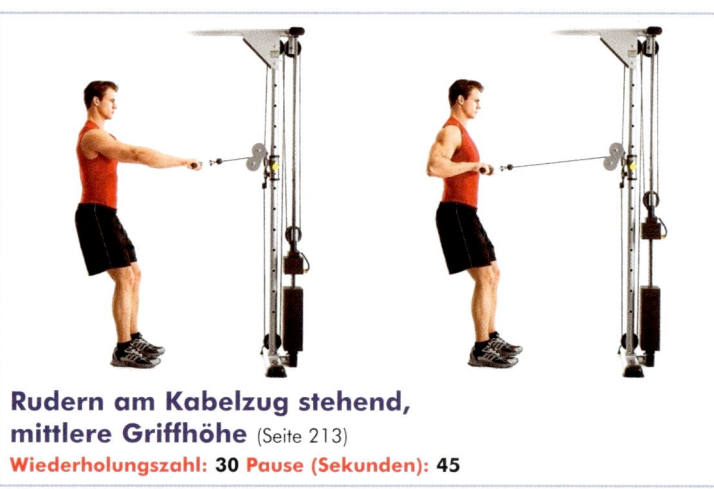

Rudern am Kabelzug stehend, mittlere Griffhöhe (Seite 213)

Wiederholungszahl: 30 Pause (Sekunden): 45

Workout

C

GEWICHT: MITTEL

(10-12 RM)

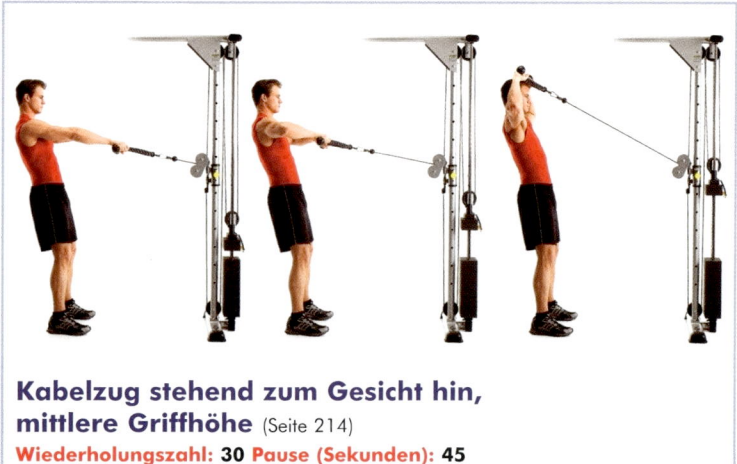

Kabelzug stehend zum Gesicht hin, mittlere Griffhöhe (Seite 214)

Wiederholungszahl: 30 Pause (Sekunden): 45

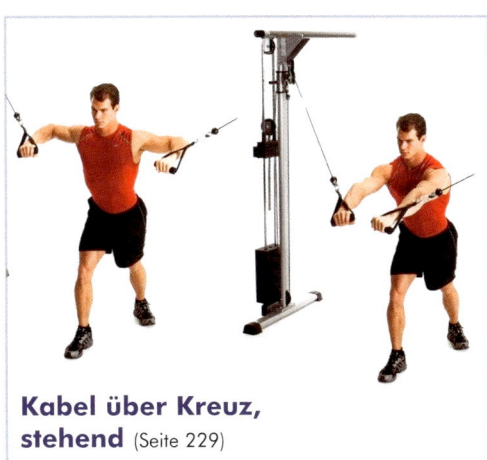

Kabel über Kreuz, stehend (Seite 229)
Wiederholungszahl: 30 Pause (Sekunden): 45

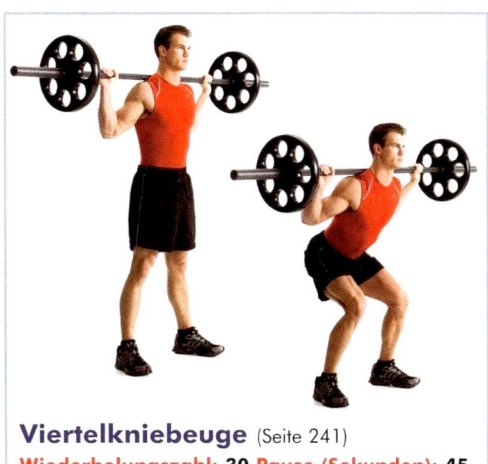

Viertelkniebeuge (Seite 241)
Wiederholungszahl: 30 Pause (Sekunden): 45

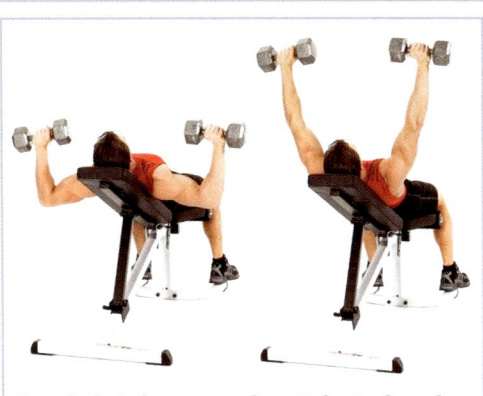

Kurzhanteldrücken stehend (Seite 234)
Wiederholungszahl: 30 Pause (Sekunden): 45

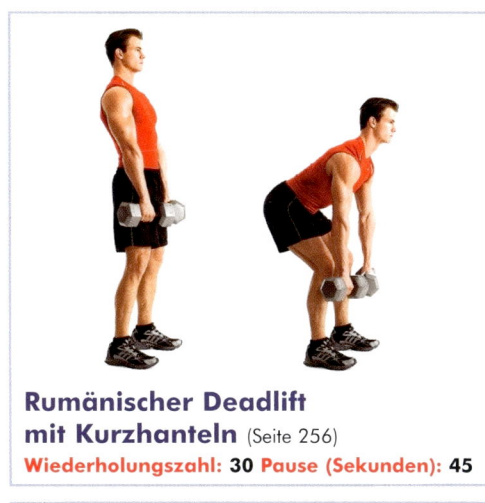

Rumänischer Deadlift mit Kurzhanteln (Seite 256)
Wiederholungszahl: 30 Pause (Sekunden): 45

Bankdrücken an der Schrägbank
mit Kurzhanteln (Seite 227)
Wiederholungszahl: 30 Pause (Sekunden): 45

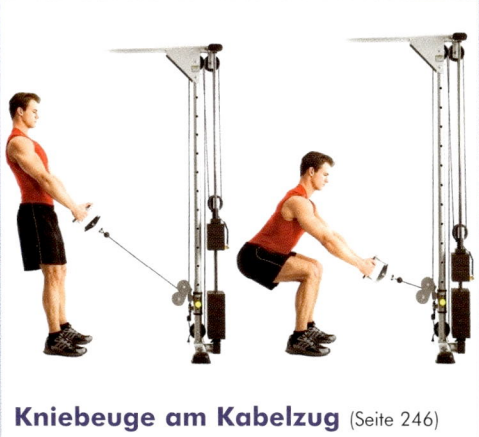

Kniebeuge am Kabelzug (Seite 246)
Wiederholungszahl: 30 Pause (Sekunden): 45

Wie Sie die Pausenmethode anwenden:

Nach jeder einzelnen Wiederholung der Übungen im Workout A machen Sie fünf Sekunden Pause.

Workout

A

GEWICHT: SUPERSCHWER

(2-3 RM)

PAUSEN-METTHODE

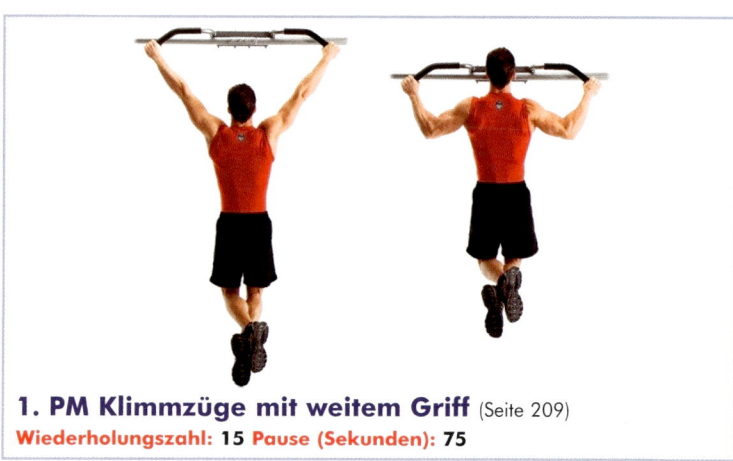

1. PM Klimmzüge mit weitem Griff (Seite 209)
Wiederholungszahl: 15 Pause (Sekunden): 75

Workout

B

GEWICHT: SCHWER

(4-6 RM)

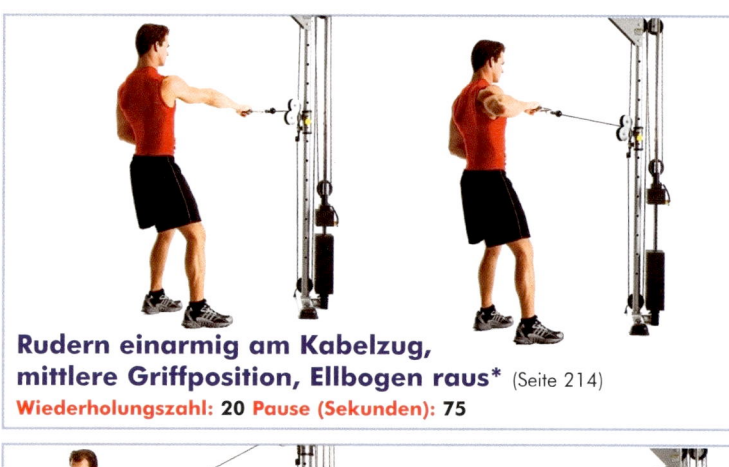

Rudern einarmig am Kabelzug, mittlere Griffposition, Ellbogen raus* (Seite 214)
Wiederholungszahl: 20 Pause (Sekunden): 75

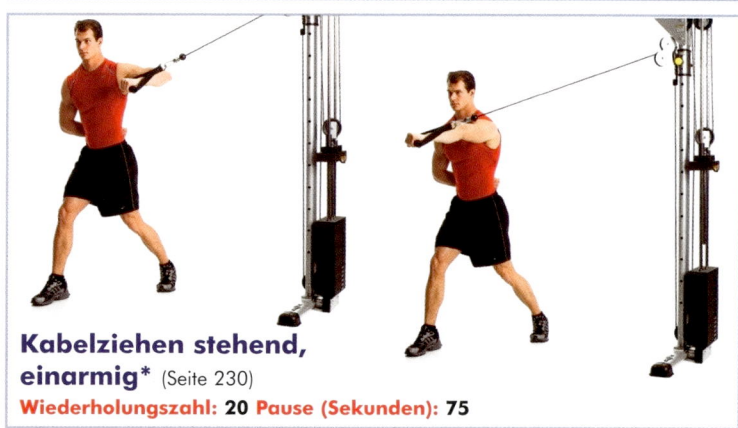

Kabelziehen stehend, einarmig* (Seite 230)
Wiederholungszahl: 20 Pause (Sekunden): 75

Klimmzug: Stellen Sie zwischen den Wiederholungen die Füße auf dem Boden ab.

Dip: Stellen Sie Ihre Füße entweder auf dem Boden oder auf einer Stufe ab.

Deadlift: Legen Sie die Langhantelstange auf dem Boden ab.

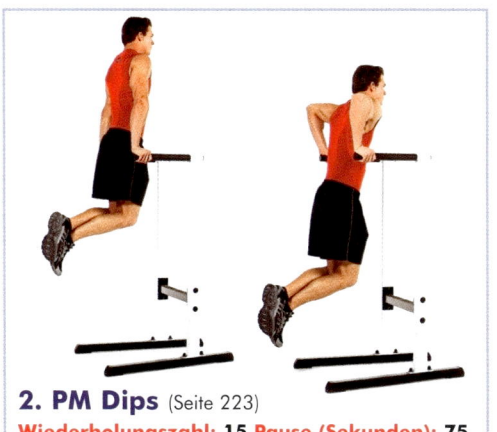

2. PM Dips (Seite 223)
Wiederholungszahl: 15 Pause (Sekunden): 75

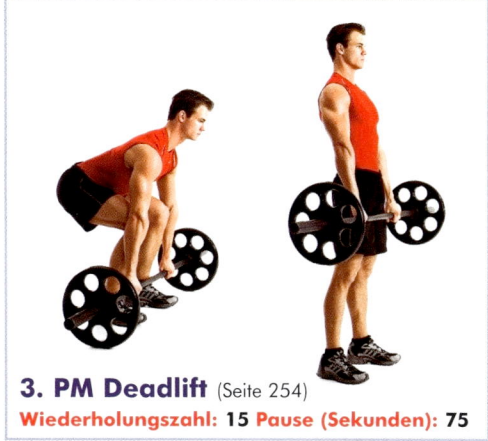

3. PM Deadlift (Seite 254)
Wiederholungszahl: 15 Pause (Sekunden): 75

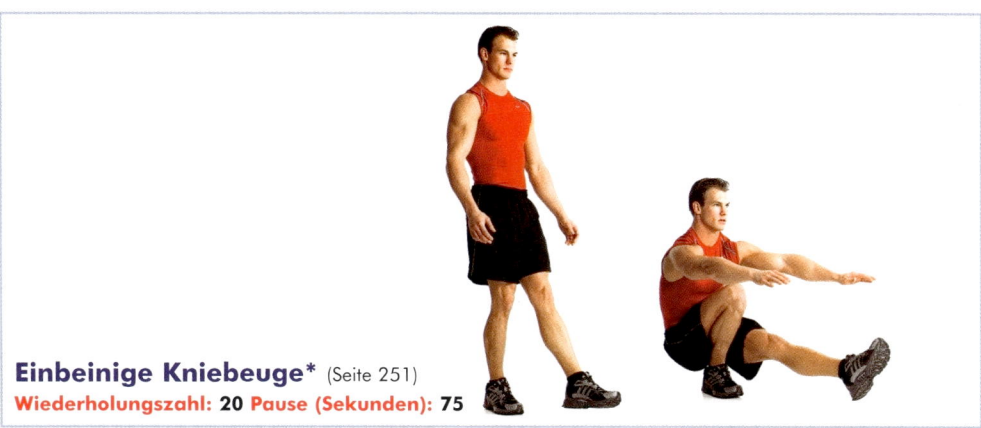

Einbeinige Kniebeuge* (Seite 251)
Wiederholungszahl: 20 Pause (Sekunden): 75

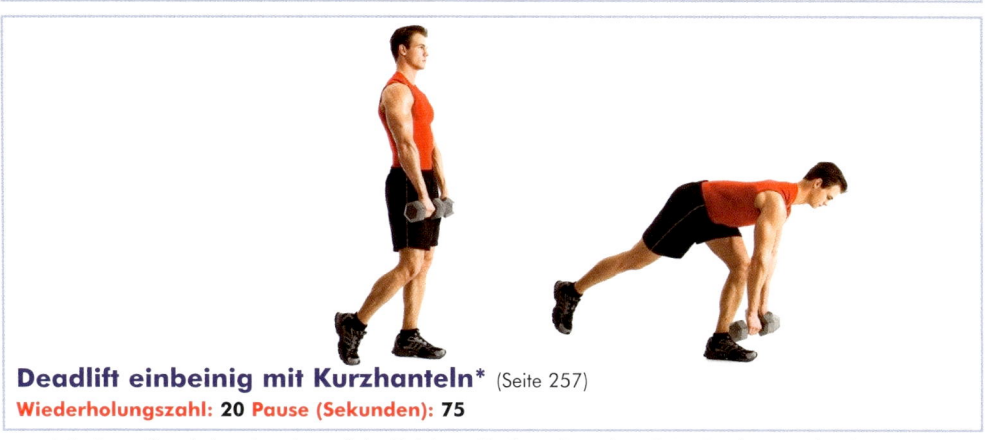

Deadlift einbeinig mit Kurzhanteln* (Seite 257)
Wiederholungszahl: 20 Pause (Sekunden): 75

* Beginnen Sie mit der schwächeren Seite. Trainieren Sie dann die stärkere Seite. Erst dann machen Sie Pause.

Wie Sie die Methode der schnellen Teilausführung anwenden:

Rudern am Kabelzug mit V-Griff, hohe Griffposition: Sie beginnen in gestreckter Position und ziehen die Arme dann nur halb durch, sodass sie nicht die 90°-Position erreichen.

Rumänischer Deadlift mit Kurzhanteln: Sie beginnen im Stand, schieben dann Ihre Hüfte zurück und senken die Kurzhanteln, bis sie sich einige Zentimeter über Kniehöhe befinden.

Stehende Schulterpresse mit Kurzhanteln: Senken Sie die Kurzhanteln von der Topposition, bis sich die Arme im 90°-Winkel befinden.

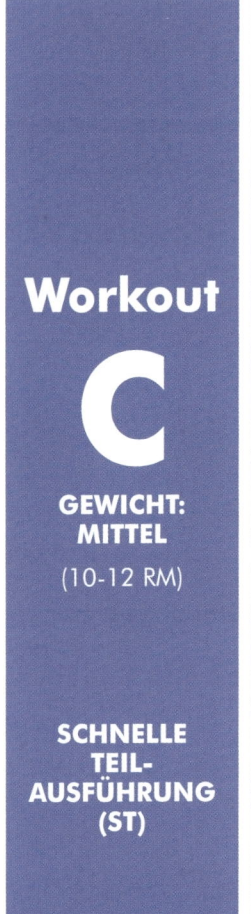

Workout

C

**GEWICHT:
MITTEL**

(10-12 RM)

**SCHNELLE
TEIL-
AUSFÜHRUNG
(ST)**

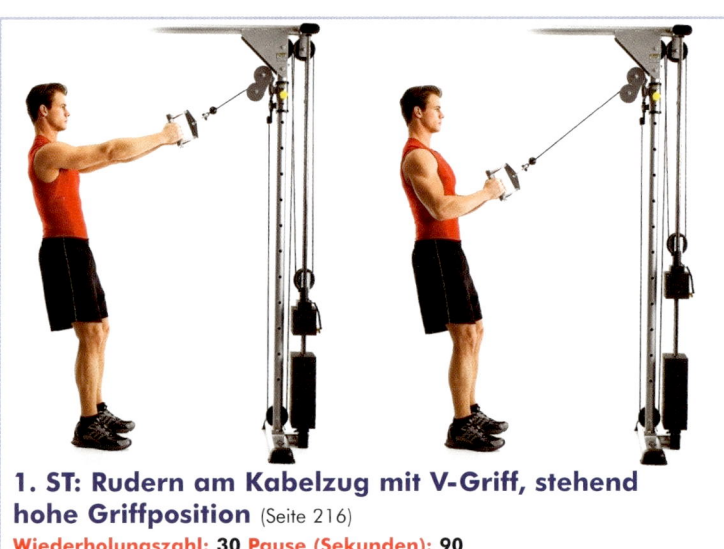

1. ST: Rudern am Kabelzug mit V-Griff, stehend hohe Griffposition (Seite 216)
Wiederholungszahl: 30 Pause (Sekunden): 90

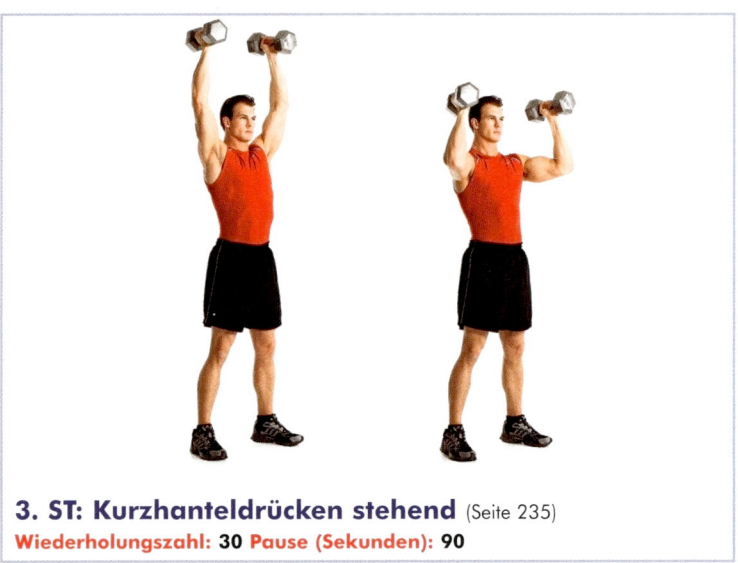

3. ST: Kurzhanteldrücken stehend (Seite 235)
Wiederholungszahl: 30 Pause (Sekunden): 90

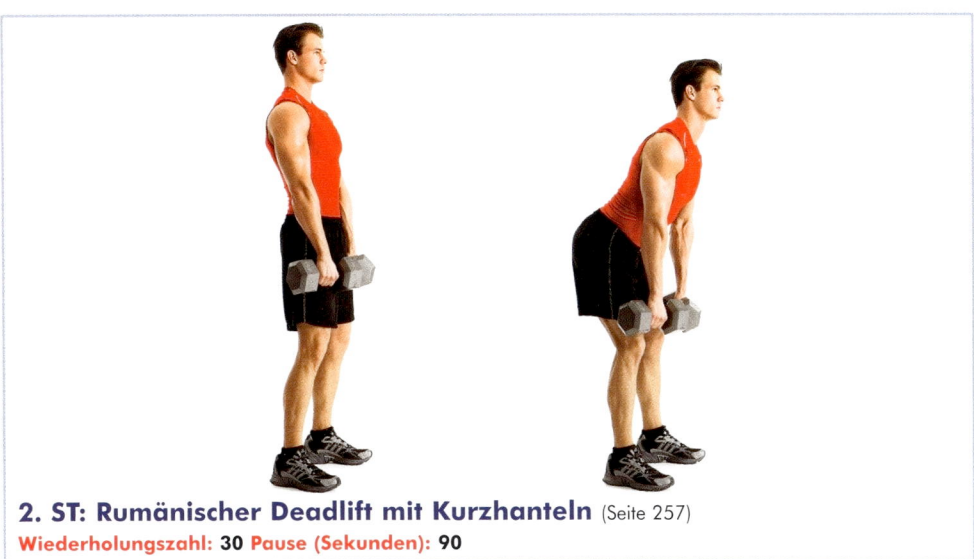

2. ST: Rumänischer Deadlift mit Kurzhanteln (Seite 257)
Wiederholungszahl: 30 Pause (Sekunden): 90

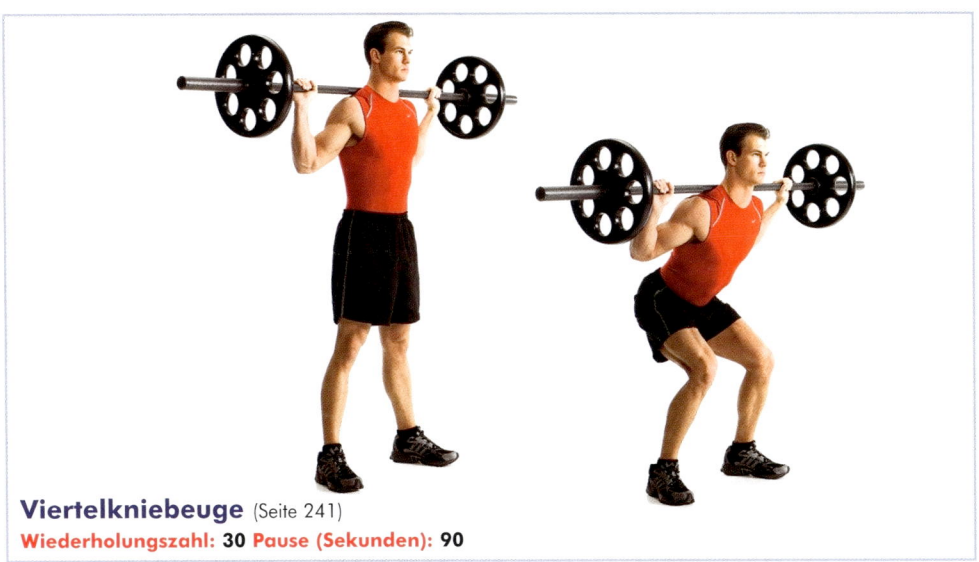

Viertelkniebeuge (Seite 241)
Wiederholungszahl: 30 Pause (Sekunden): 90

Workout A

GEWICHT: MITTEL

(10-12 RM)

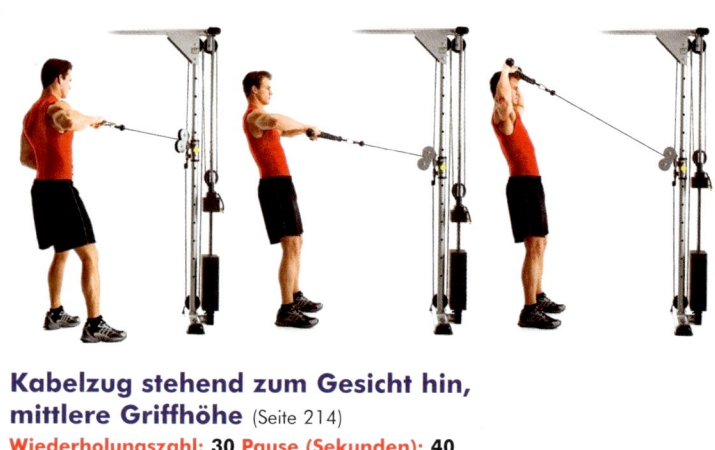

Kabelzug stehend zum Gesicht hin, mittlere Griffhöhe (Seite 214)

Wiederholungszahl: 30 Pause (Sekunden): 40

Workout B

GEWICHT: MITTEL

(10-12 RM)

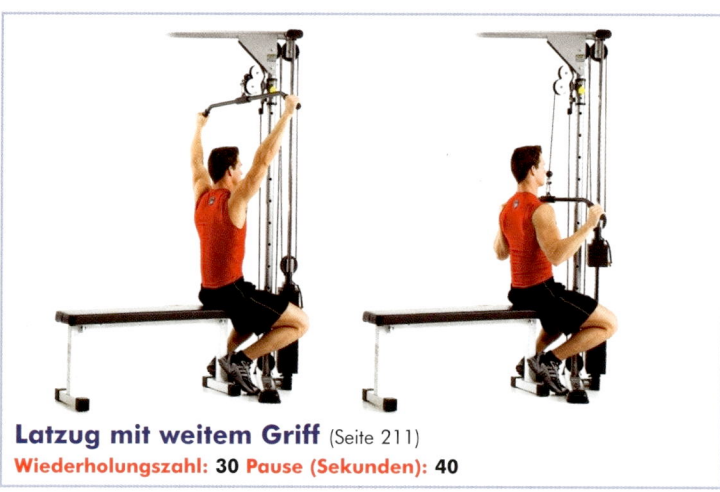

Latzug mit weitem Griff (Seite 211)

Wiederholungszahl: 30 Pause (Sekunden): 40

Workout C

GEWICHT: MITTEL

(10-12 RM)

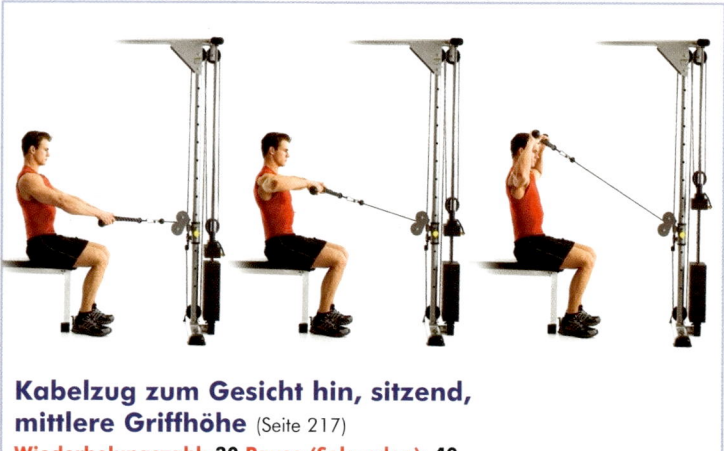

Kabelzug zum Gesicht hin, sitzend, mittlere Griffhöhe (Seite 217)

Wiederholungszahl: 30 Pause (Sekunden): 40

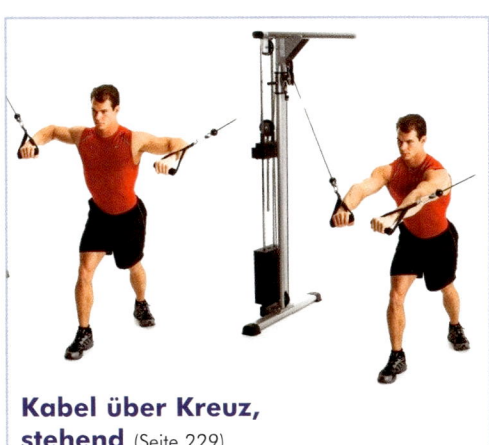

Kabel über Kreuz, stehend (Seite 229)

Wiederholungszahl: 30 Pause (Sekunden): 40

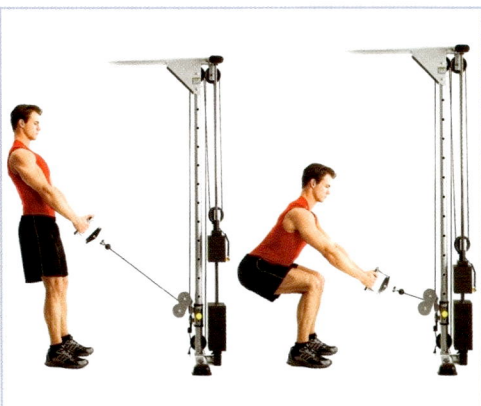

Kniebeuge am Kabelzug (Seite 246)

Wiederholungszahl: 30 Pause (Sekunden): 40

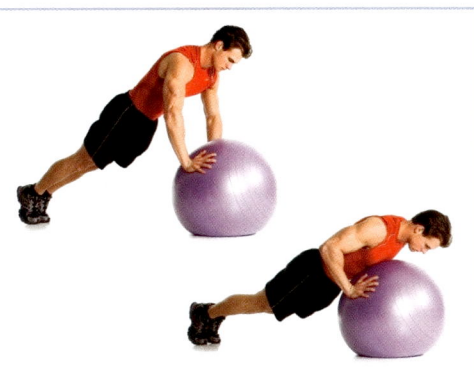

Liegestütz mit den Händen auf dem Pezziball (Seite 232)

Wiederholungszahl: 30 Pause (Sekunden): 40

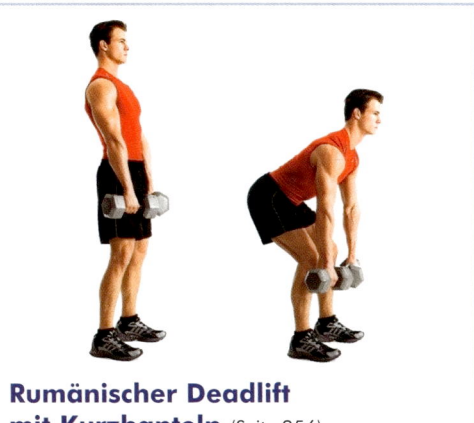

Rumänischer Deadlift mit Kurzhanteln (Seite 256)

Wiederholungszahl: 30 Pause (Sekunden): 40

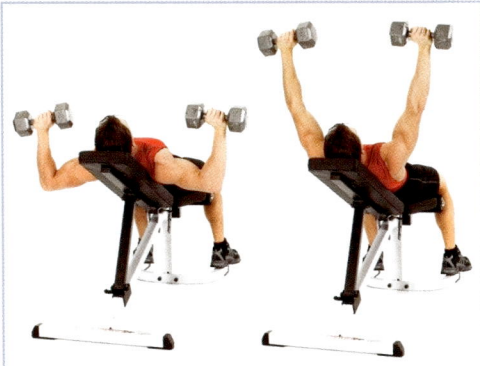

Bankdrücken an der Schrägbank mit Kurzhanteln (Seite 227)

Wiederholungszahl: 30 Pause (Sekunden): 40

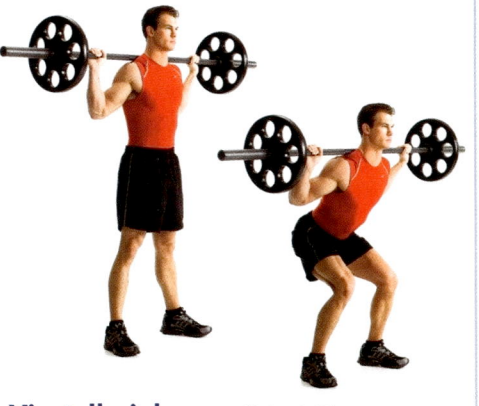

Viertelkniebeuge (Seite 241)

Wiederholungszahl: 30 Pause (Sekunden): 40

Workout

A

**GEWICHT:
SUPERSCHWER**

(2-3 RM)

**PAUSEN-
METTHODE**

Wie Sie die Pausenmethode anwenden:

Bei den Übungen am Kabelzug senken Sie das Gewicht, beim Deadlift legen Sie die Stange auf dem Boden ab und bei der Brustpresse legen Sie die Arme auf den Boden (jeweils für fünf Sekunden zwischen den Wiederholungen).

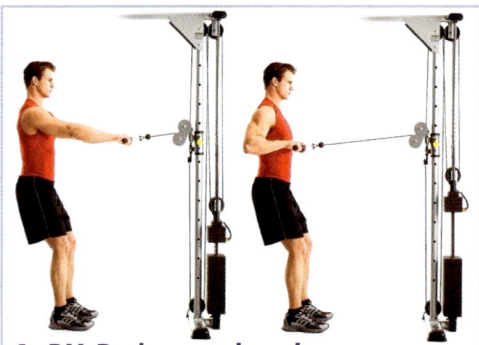

1. PM Rudern stehend am Kabelzug, mittlere Griffposition
(Seite 213)
Wiederholungszahl: 15 Pause (Sekunden): 60

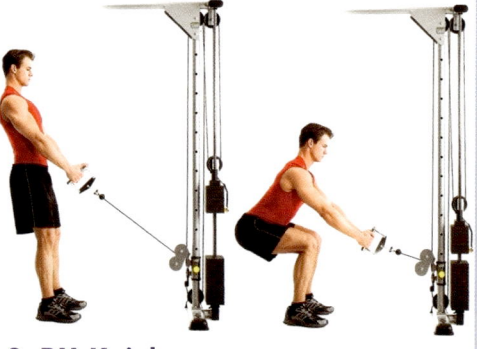

2. PM Kniebeuge am Kabelzug (Seite 246)
Wiederholungszahl: 15 Pause (Sekunden): 60

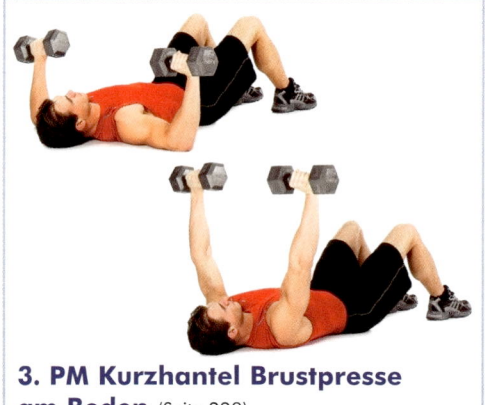

3. PM Kurzhantel Brustpresse am Boden (Seite 228)
Wiederholungszahl: 15 Pause (Sekunden): 60

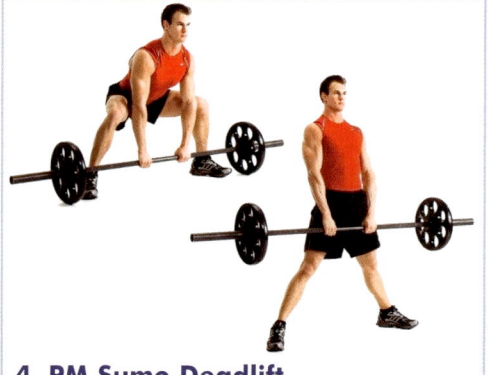

4. PM Sumo Deadlift mit Langhantel (Seite 255)
Wiederholungszahl: 15 Pause (Sekunden): 60

Workout

B

**GEWICHT:
MITTEL**

(10-12 RM)

**SCHNELLE
TEIL-
AUSFÜHRUNG
(ST)**

Wie Sie die schnelle Teilmethode anwenden:

Beim Klimmzug beginnen Sie die Bewegung mit gestreckten Armen und ziehen sich dann halb nach oben. Beim Dip senken Sie den Körper bis zur Hälfte der Bewegung.

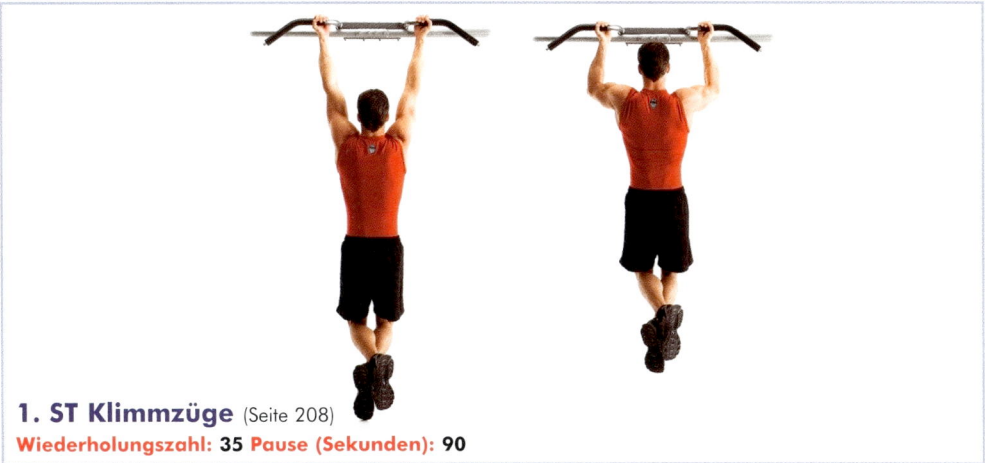

1. ST Klimmzüge (Seite 208)
Wiederholungszahl: 35 Pause (Sekunden): 90

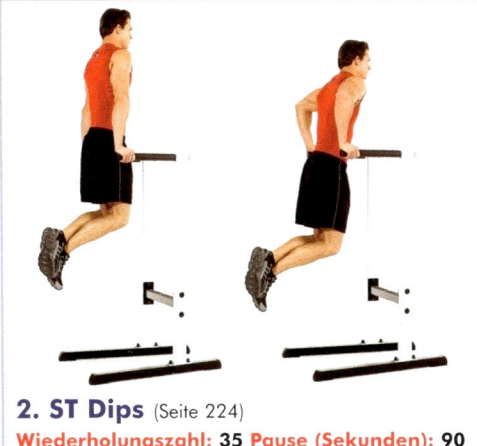

2. ST Dips (Seite 224)
Wiederholungszahl: 35 Pause (Sekunden): 90

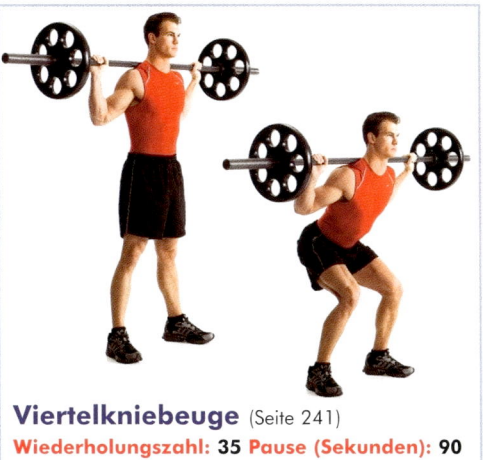

Viertelkniebeuge (Seite 241)
Wiederholungszahl: 35 Pause (Sekunden): 90

Workout C

GEWICHT: SCHWER

(4-6 RM)

FORT-GESCHRITTENE METHODE: SUPRA-MAXIMALES HALTEN (SMH)

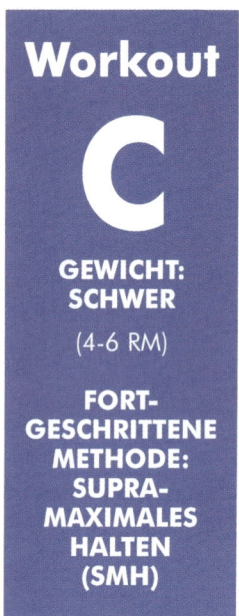

Wie Sie die SMH-Methode anwenden:

Beim Klimmzug ziehen Sie sich aus dem Hang etwa 5 cm hoch und halten die Position fünf Sekunden. Beim Bankdrücken senken Sie das Gewicht aus der Top-position um etwa 5 cm und halten es. Bei der Kniebeuge setzen Sie die Stange auf Ihrer Brust ab und schieben dann die Hüfte zurück, bis Sie die Stange etwa 10 cm gesenkt haben.

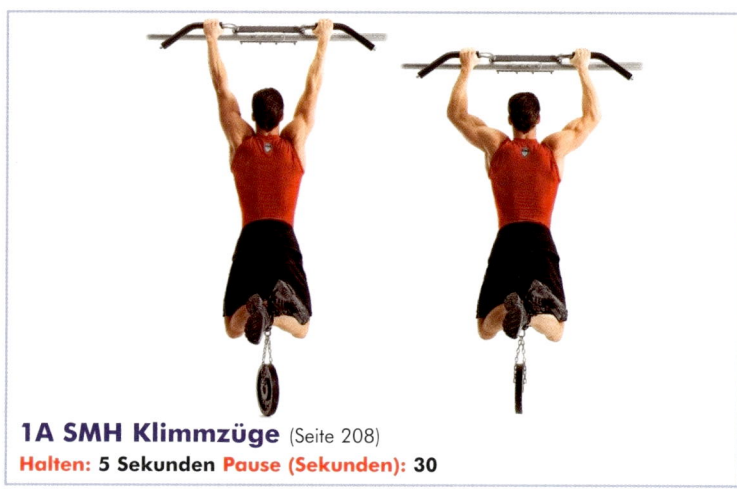

1A SMH Klimmzüge (Seite 208)

Halten: 5 Sekunden Pause (Sekunden): 30

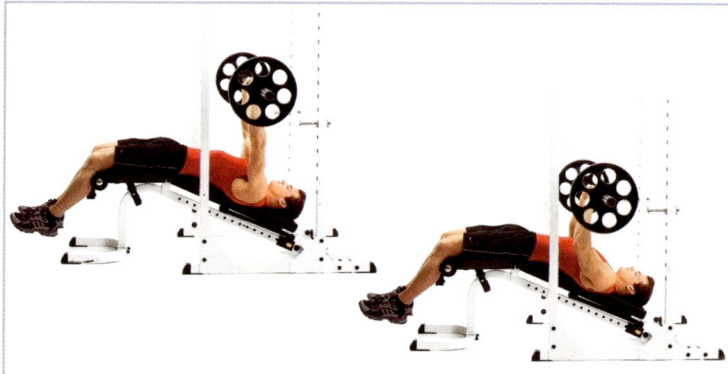

2A SMH Decline Bankdrücken, enge Griffhaltung mit Langhantel (Seite 226)

Halten: 5 Sekunden Pause (Sekunden): 30

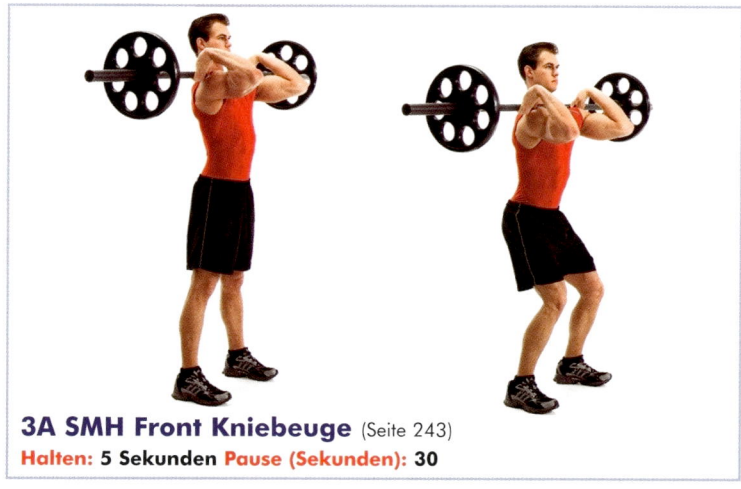

3A SMH Front Kniebeuge (Seite 243)

Halten: 5 Sekunden Pause (Sekunden): 30

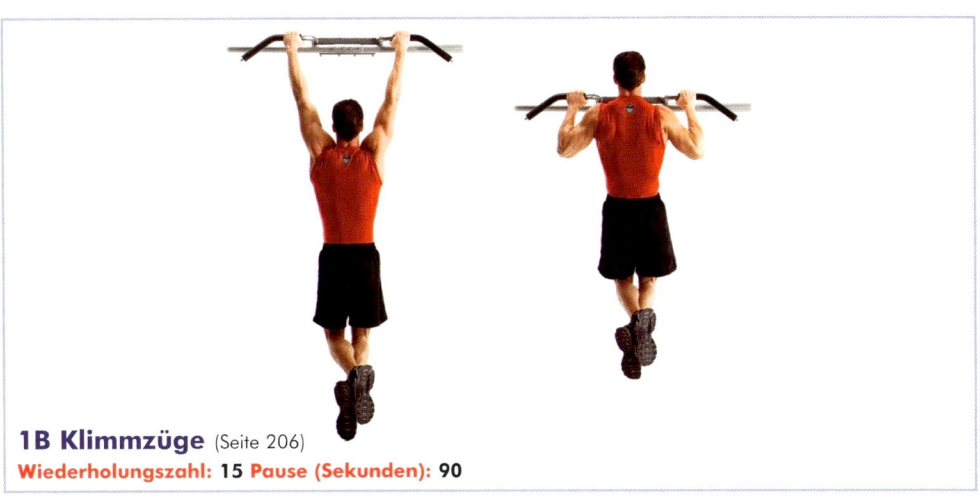

1B Klimmzüge (Seite 206)
Wiederholungszahl: 15 Pause (Sekunden): 90

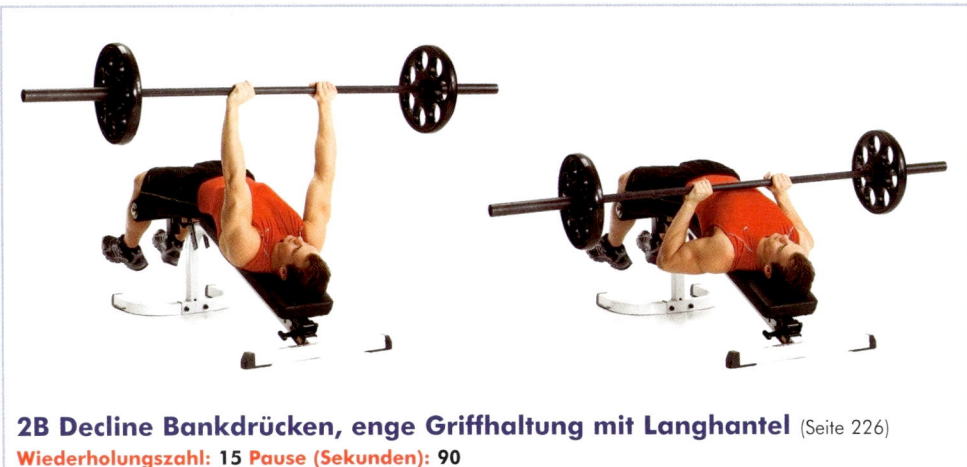

2B Decline Bankdrücken, enge Griffhaltung mit Langhantel (Seite 226)
Wiederholungszahl: 15 Pause (Sekunden): 90

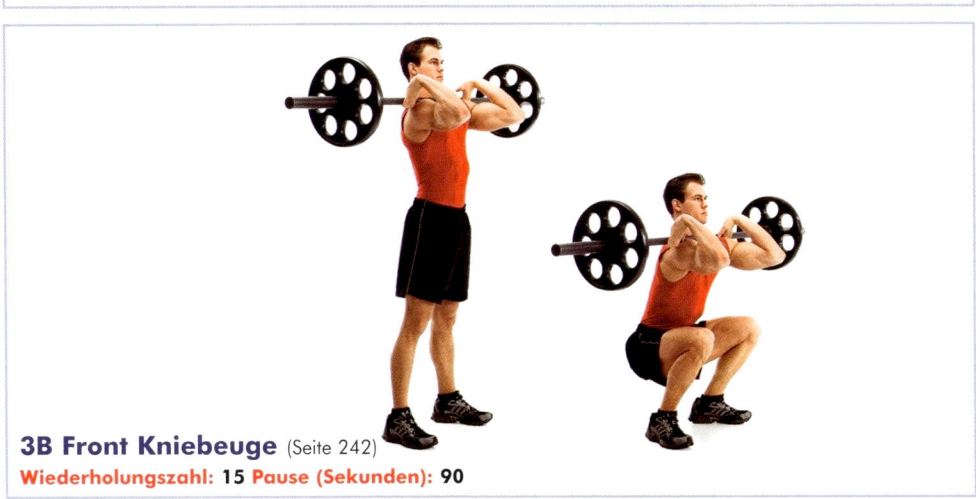

3B Front Kniebeuge (Seite 242)
Wiederholungszahl: 15 Pause (Sekunden): 90

Workout A

GEWICHT: MITTEL

(10-12 RM)

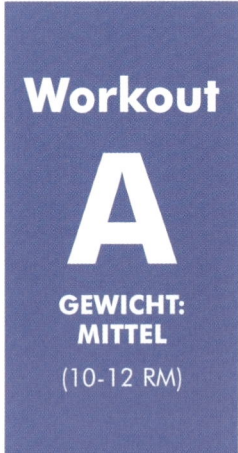
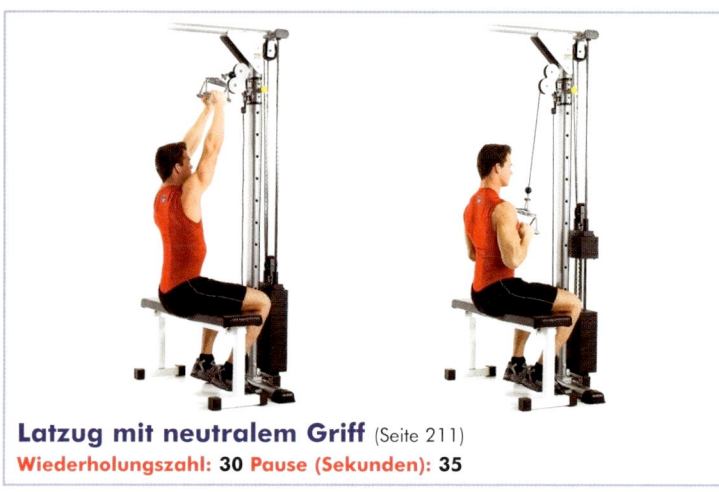

Latzug mit neutralem Griff (Seite 211)
Wiederholungszahl: 30 Pause (Sekunden): 35

Workout B

GEWICHT: MITTEL

(10-12 RM)

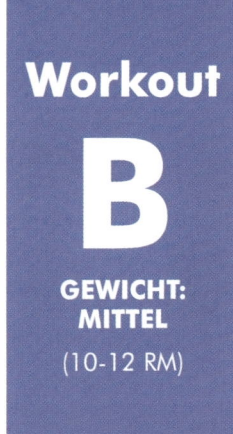
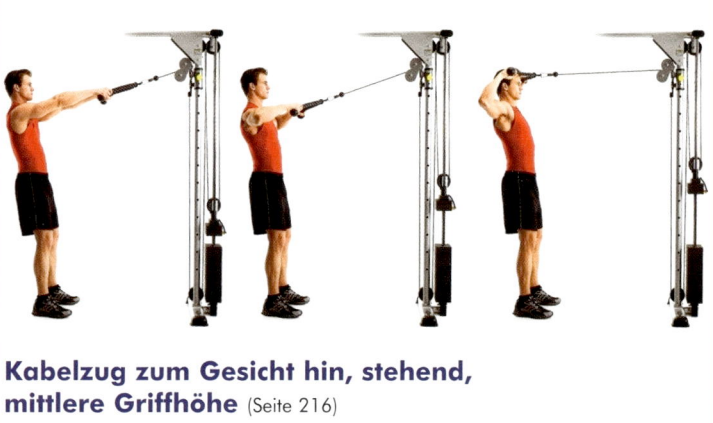

Kabelzug zum Gesicht hin, stehend, mittlere Griffhöhe (Seite 216)
Wiederholungszahl: 30 Pause (Sekunden): 35

Workout C

GEWICHT: MITTEL

(10-12 RM)

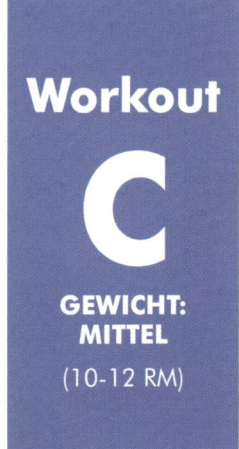
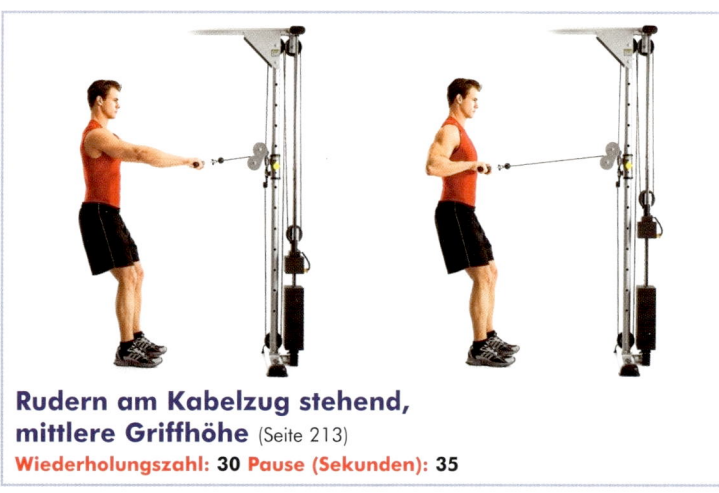

Rudern am Kabelzug stehend, mittlere Griffhöhe (Seite 213)
Wiederholungszahl: 30 Pause (Sekunden): 35

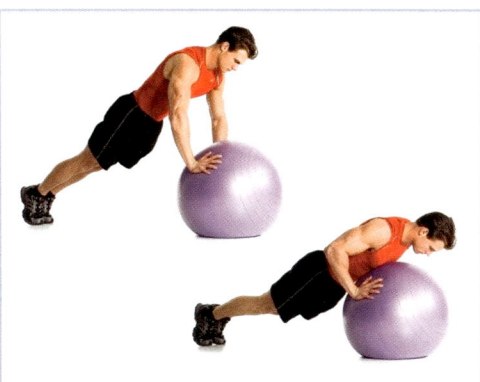

Liegestütz mit den Händen auf dem Pezziball (Seite 232)
Wiederholungszahl: **30** Pause (Sekunden): **35**

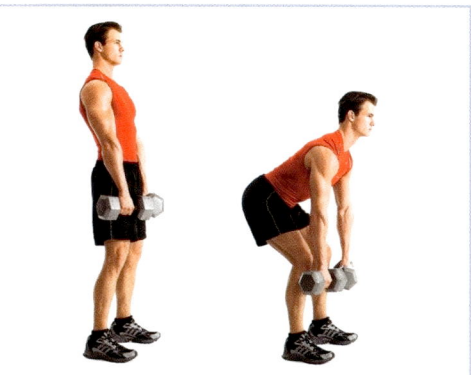

Rumänischer Deadlift mit Kurzhanteln (Seite 256)
Wiederholungszahl: **30** Pause (Sekunden): **35**

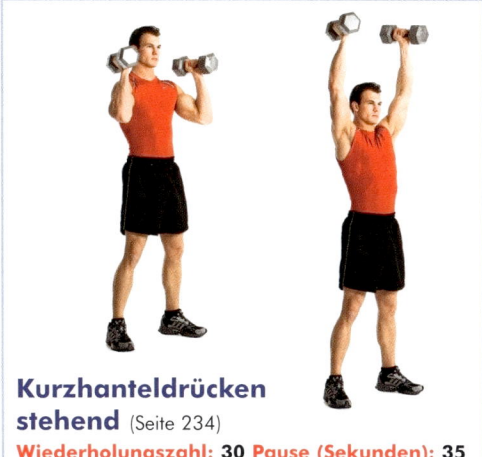

Kurzhanteldrücken stehend (Seite 234)
Wiederholungszahl: **30** Pause (Sekunden): **35**

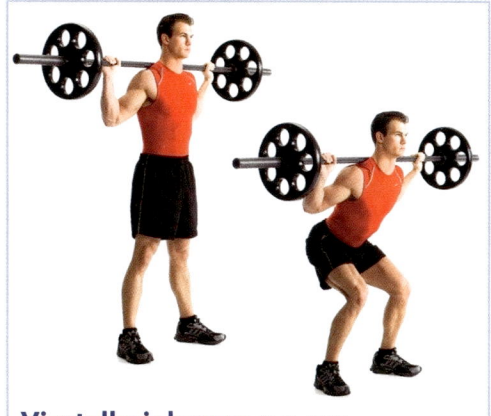

Viertelkniebeuge (Seite 241)
Wiederholungszahl: **30** Pause (Sekunden): **35**

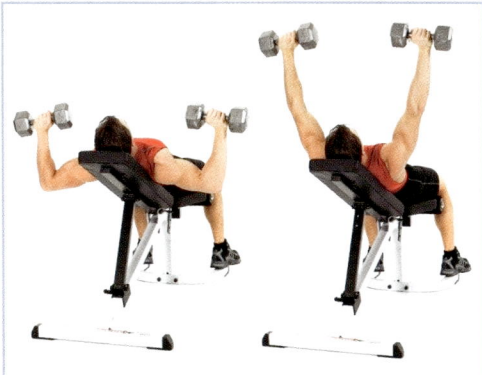

Bankdrücken an der Schrägbank mit Kurzhanteln (Seite 227)
Wiederholungszahl: **30** Pause (Sekunden): **35**

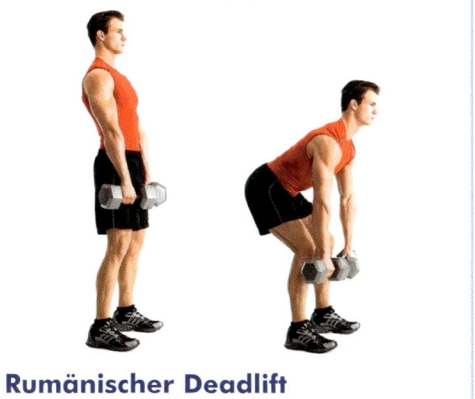

Rumänischer Deadlift mit Kurzhanteln (Seite 256)
Wiederholungszahl: **30** Pause (Sekunden): **35**

KAPITEL 14

„GET LEAN"

Mit Muskeln, die unsichtbar sind, können Sie niemanden beeindrucken. Wenn Sie zwar trainieren wie ein Wahnsinniger, aber eine dicke Fettschicht über Ihren Muskeln prangt, dann wird von Ihrer Muskelmasse niemand Notiz nehmen.

Wenn Sie also zu denen gehören, die zu viel Körperfett mit sich herumschleppen, dann muss dem erst einmal Abhilfe geschaffen werden. Natürlich verlieren Sie, wenn Sie die Ernährungsratschläge aus Kap. 22 und 23 beherzigen, bis zu einem gewissen Grad auch mit den Programmen in Kap. 9-13 Fett. Denn wer Muskeln aufbaut, der beschleunigt seinen Stoffwechsel. Und wer seinen Stoffwechsel beschleunigt, der verbrennt vermehrt Kalorien.

Dies ist auch der Grund, warum so viele traditionelle Diäten zum Scheitern verurteilt sind: Da wird empfohlen, weniger zu essen und gleichzeitig Ausdauertraining mit niedriger Intensität auszuführen. Dies aber verlangsamt den Stoffwechsel und führt damit zum Verlust von Muskelmasse zusammen mit einem geringen Anteil an Fett.

Muskelaufbauprogramme sind auch nicht optimal, wenn man Fett reduzieren möchte, da bei diesem Training viele Muskelfasern zerstört werden. Um diese wieder aufzubauen, müssen überschüssige Kalorien aufgenommen werden. Wer nicht genug isst, der kann sich nicht erholen und verliert damit an Kraft.

Auch die Kraftprogramme bringen Probleme mit sich. Weniger Sets und geringere Wiederholungszahlen sind zwar weniger ermüdend, aber Krafttraining mit Maximalbelastung belastet das Nervensystem und beansprucht die Gelenke. Wer zu wenig isst, riskiert, die Erholungsphase zu verlängern.

Aus diesem Grund habe ich ein spezielles Programm zur Fettverbrennung entwickelt, welches Intensität und Umfang richtig dosiert, um erfolgreich Fett abzubauen.

DIE URSPRÜNGE DES „GET LEAN-PROGRAMMS"

Alles nahm seinen Anfang, als ich vor einiger Zeit mit Alwyn Cosgrove, einem Spezialisten für Fettabbau und Co-Autor der Reihe *The New Rules of Lifting* zusammensaß und mit ihm die Hauptkomponenten des Fettabbautrainings zusammenstellte.

1.   Kreieren Sie ein Kaloriendefizit

Wer Fett abbauen will, muss mehr Kalorien abbauen, als aufgenommen werden. Die Frage ist nur, wie das am besten geschieht. Ohne einen guten Grund gibt der Körper nämlich seine Fettreserven nicht auf. Wer allerdings ein zu großes Kaloriendefizit schafft, der bewirkt das Gegenteil: Der Körper gerät in eine Notsituation und hält nun besonders stark an seinen Fettreserven fest. Muskelgewebe wird abgebaut, was wiederum den Stoffwechsel verlangsamt und in der Folge zur Gewichtszunahme führt.

Ihr erstes Ziel muss demnach sein, den Stoffwechsel auf Hochtouren arbeiten zu lassen. Hierfür haben Sie zwei Möglichkeiten:

- Essen Sie häufiger kleine Mahlzeiten. Nehmen Sie einen hohen Proteinanteil, gesunde Fette und viel Gemüse zu sich.

- Trainieren Sie hart, um den Körper zu veranlassen, noch lange nach Beendigung des Trainings vermehrt Kalorien zu verbrennen.

Nach sehr hartem Training bleibt die Sauerstoffaufnahme noch längere Zeit erhöht, was vermehrt Kalorien verbrennt. Dieses Phänomen, im Englischen *excess postexercise oxygen consumption*, kurz EPOC genannt, muss im Fettverbrennungstraining eingesetzt werden.

2. Wählen Sie Übungen, die die Stoffwechseltätigkeit anregen

Bei Übungen, deren Ausführung schwierig ist und die viele Muskelgruppen gleichzeitig ansprechen, wird der Stoffwechsel weit mehr beansprucht, als bei Übungen, die nur eine Muskelgruppe trainieren. Daher führen Kniebeugen zu größerer Energieverbrennung als Curls.

3. Sorgen Sie für hohe Stoffwechseltätigkeit während des gesamten Workouts

Wer zwischen den Übungen zu lange Pause macht, der reduziert die Stoffwechseltätigkeit. Daher müssen die Pausen zwischen den Übungen reduziert werden, um für möglichst hohen Sauerstoffverbrauch während des Trainings und damit gesteigerte Stoffwechseltätigkeit nach dem Training zu sorgen.

4. Führen Sie hochintensives Intervalltraining (HIIT) aus

Wer Ausdauertraining mit niedriger Intensität ausführt, der verbrennt zwar während des Trainings Kalorien, doch geht die Stoffwechseltätigkeit nach dem Training gleich runter. Wer dagegen hochintensives Intervalltraining absolviert, dessen Stoffwechsel bleibt auch nach dem Training noch aktiviert. Aus diesem Grund ist ein wichtiger Bestandteil meines Fettverbrennungsprogramms Intervalltraining, bei dem mehrere maximale Sprints von etwa 15 Sekunden ausgeführt werden. Diese werden gefolgt von 30-45 Sekunden Pause. Der Wechsel von maximaler Belastung und geringer Belastung ist sehr viel anstrengender für den Körper als gleichmäßig niedrige Belastungen. 2-3 x pro Woche 15-30 Minuten Intervalltraining sind ausreichend, um gute Erfolge zu verzeichnen.

5.   Suchen Sie Freunde, die Sie moralisch unterstützen

Wenn Sie ernsthaft schlanker werden wollen, kostet das viel Willenskraft. Nicht nur Ihr Training, sondern auch Ihr soziales Leben wird von diesem Streben beeinflusst. Wenn Sie keine Unterstützung von Familie, Freunden und Kollegen bekommen, dann ist Ihr Bemühen vermutlich zum Scheitern verurteilt. Es ist viel schwieriger, die Disziplin für tägliches Training und angepasste Ernährung aufzubringen, wenn die Eltern nörgeln, dass Sie als Familienvater so viel Zeit im Fitnessstudio verbringen, wenn die Ehefrau regelmäßig für einen aufgefüllten Süßigkeitenschrank sorgt und die Kollegen sich über Ihr kalorienreduziertes Mittagessen lustig machen. Suchen Sie daher aktiv nach Freunden, die sich ähnliche Ziele gesteckt haben und Sie moralisch in Ihrem Vorhaben unterstützen.

KOMMEN SIE INS SCHWITZEN!

Bei allen Übungen im Fettverbrennungsprogramm gilt ein Grundsatz: Je früher Sie anfangen zu schwitzen, desto besser. Wenn Sie nicht nach spätestens 10 Minuten ein nasses T-Shirt haben, dann trainieren Sie nicht hart genug. Sie müssen während des Workouts eine Sauerstoffschuld eingehen, um noch Stunden später vermehrt Kalorien zu verbrennen.

Das Training wird begonnen mit fünf Minuten Seilspringen. Dieses wird gefolgt von einer hochintensiven Sprungfolge. Bei dieser Übung beginnen Sie im Stand, gehen dann in die Hocke und bringen die Hände auf den Boden. Dann springen Sie mit beiden Füßen gleichzeitig nach hinten, was Sie in die Liegestützposition bringt. Bringen Sie dann die Füße wieder ans Gesäß und richten Sie sich schließlich wieder auf. Wiederholen Sie diese Sprungfolge, bis Sie fünf Minuten hinter sich gebracht haben.

Vermutlich sind Sie nicht in der Lage, diese hochintensiven Übungen 10 Minuten ohne Pause durchzuführen. Das ist aber auch nicht notwendig. Machen Sie kurze Pausen, wann immer es nötig ist. Zählen Sie einfach die Anzahl der Wiederholungen pro Set und versuchen Sie, diese von Mal zu Mal zu vergrößern.

DAS PROGRAMM

Fettverbrennungsprogramme haben üblicherweise den Nachteil, dass der Trainierende Kraft verliert. Da aber Krafttraining dann die meisten Kalorien verbrennt, wenn die größten MEs aktiviert werden, muss Kraftverlust unbedingt vermieden werden. Um einem Kraftverlust entgegenzuwirken, habe ich in mein Get Lean-Programm eine Kraftwoche eingebaut. Im Gegensatz zu den Kraftprogrammen, in denen nach jeder Trainingsphase eine Entlastungsphase eingebaut wurde, um die Gelenke zu entlasten und die Regeneration einzuleiten, arbeiten Sie in dieser Woche mit besonders schweren Gewichten, um Kraft aufzubauen. Dieser Kraftzuwachs kommt Ihnen in den folgenden Wochen zugute, da Sie dann mit höheren Gewichten arbeiten können und folglich vermehrt Kalorien verbrennen. Um Überlastungen zu vermeiden, ist das Gesamtvolumen der Kraftwoche relativ gering. Sie trainieren nur 2 x pro Woche.

Das Intervalltraining, welches Sie nach jeder Trainingseinheit absolvieren sollen, können Sie nach Ihren Wünschen gestalten. Sie können im Fitnessstudio oder draußen laufen bzw. Rad fahren. Auch den Ellipsentrainer oder das Rudergerät können Sie benutzen. Um Eintönigkeit zu vermeiden, empfehle ich Ihnen, die Übungsformen abzuwechseln und so oft wie möglich draußen zu trainieren. Im HIIT-Programm sehen Sie, dass ich 15 Sekunden Sprints, gefolgt von 45 Sekunden lockerer Bewegung, vorgesehen habe. Diese können in allen vorgenannten Sportarten absolviert werden. Nur gymnastische Übungen sind für solche Intervallbelastungen nicht geeignet, da Ihre Muskulatur nach dem Krafttraining zu beansprucht ist und es daher schnell zu Verletzungen kommen kann.

Welche Ergebnisse können Sie erwarten?

Sie können mit insgesamt 5 kg Fettverlust rechnen. In den ersten Wochen des Programms verlieren Sie vermutlich mit deutlich höherer Rate Gewicht als im zweiten Teil des Programms, wenn sich Ihr Körper bereits umgestellt hat.

Workout A

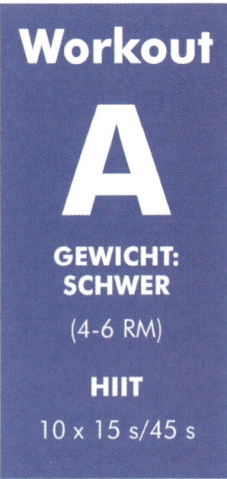

GEWICHT: SCHWER

(4-6 RM)

HIIT

10 x 15 s/45 s

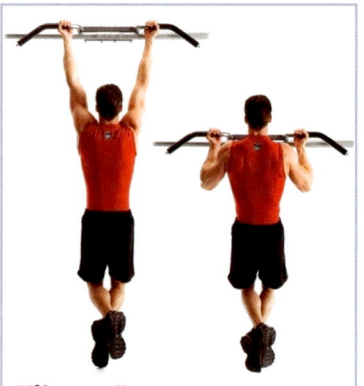

Klimmzüge (Seite 206)
Wiederholungszahl: 20
Pause (Sekunden): 45

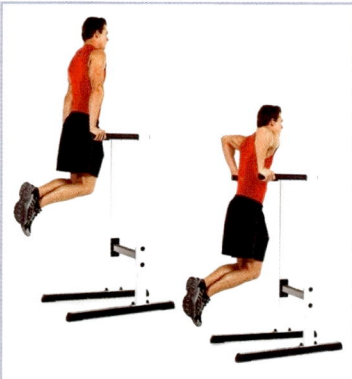

Dips (Seite 223)
Wiederholungszahl: 20
Pause (Sekunden): 45

Workout B

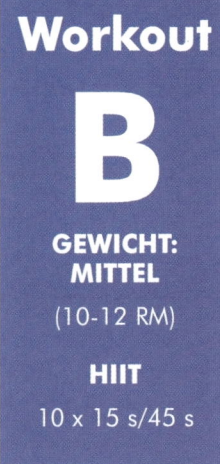

GEWICHT: MITTEL

(10-12 RM)

HIIT

10 x 15 s/45 s

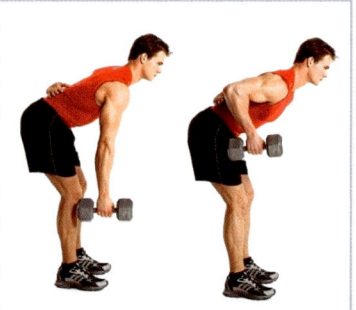

Einarmiges Kurzhantel-rudern, vorgelehnt*
(Seite 219)
Wiederholungszahl: 35
Pause (Sekunden): 60

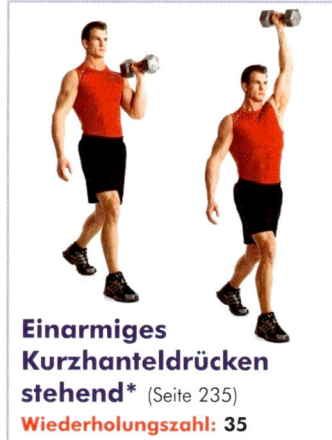

Einarmiges Kurzhanteldrücken stehend* (Seite 235)
Wiederholungszahl: 35
Pause (Sekunden): 60

Workout C

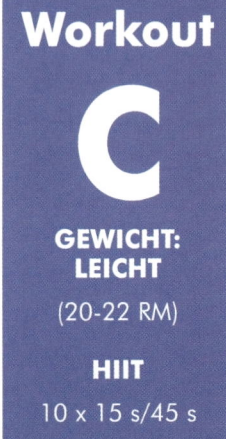

GEWICHT: LEICHT

(20-22 RM)

HIIT

10 x 15 s/45 s

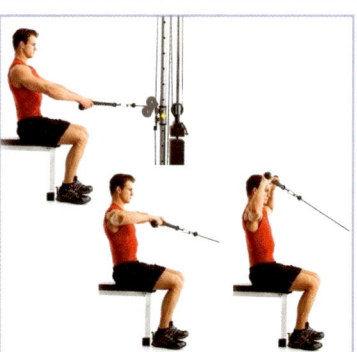

Kabelzug zum Gesicht hin, sitzend (Seite 217)
Wiederholungszahl: 50
Pause (Sekunden): 75

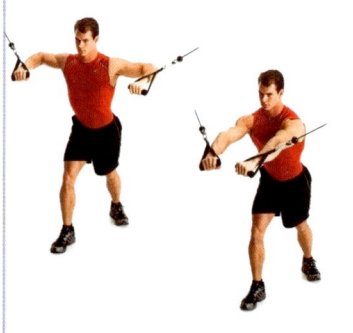

Kabel über Kreuz
(Seite 229)
Wiederholungszahl: 50
Pause (Sekunden): 75

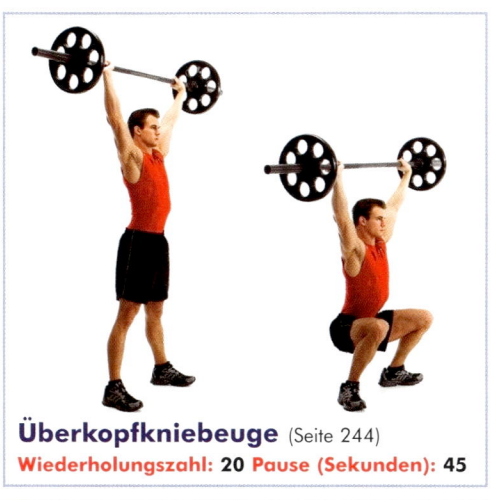

Überkopfkniebeuge (Seite 244)
Wiederholungszahl: **20** Pause (Sekunden): **45**

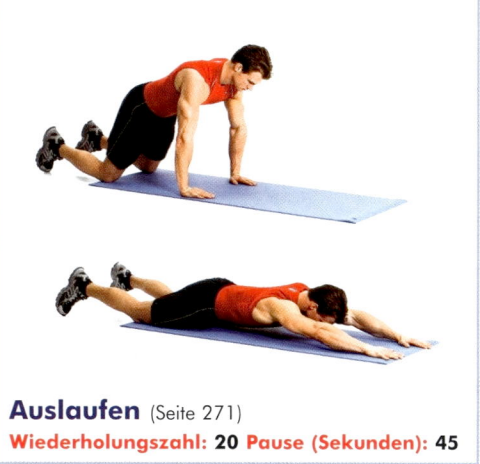

Auslaufen (Seite 271)
Wiederholungszahl: **20** Pause (Sekunden): **45**

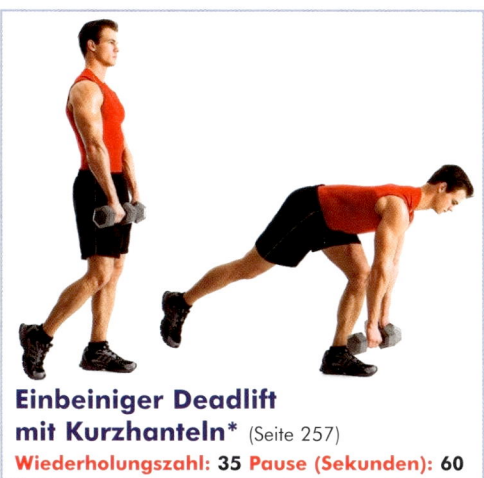

**Einbeiniger Deadlift
mit Kurzhanteln*** (Seite 257)
Wiederholungszahl: **35** Pause (Sekunden): **60**

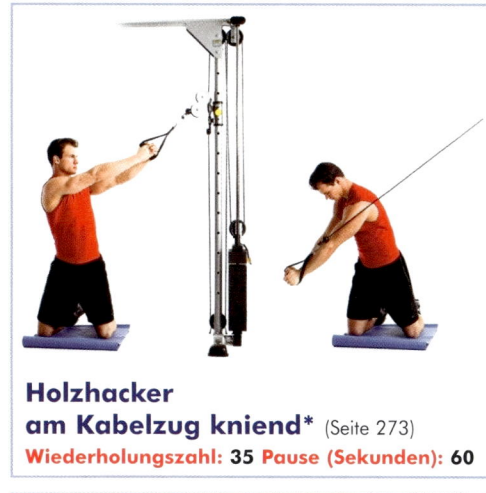

**Holzhacker
am Kabelzug kniend*** (Seite 273)
Wiederholungszahl: **35** Pause (Sekunden): **60**

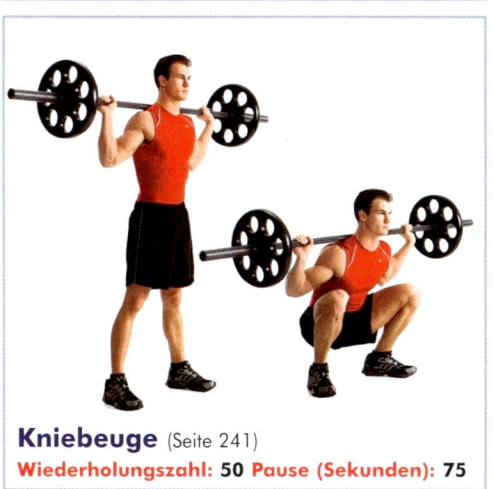

Kniebeuge (Seite 241)
Wiederholungszahl: **50** Pause (Sekunden): **75**

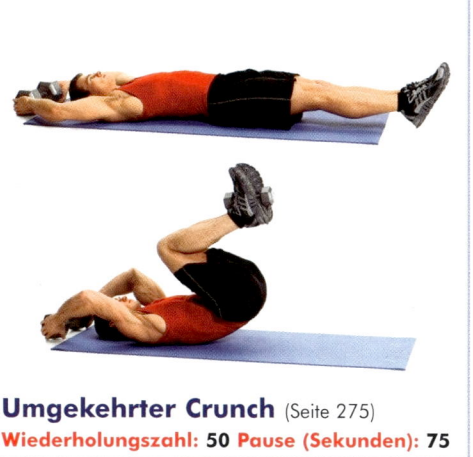

Umgekehrter Crunch (Seite 275)
Wiederholungszahl: **50** Pause (Sekunden): **75**

* Beginnen Sie mit der schwächeren Seite. Trainieren Sie dann die stärkere Seite. Erst dann machen Sie Pause.

Workout A

**GEWICHT:
SUPERSCHWER**

(2-3 RM)

HIIT
16 x 15 s/45 s

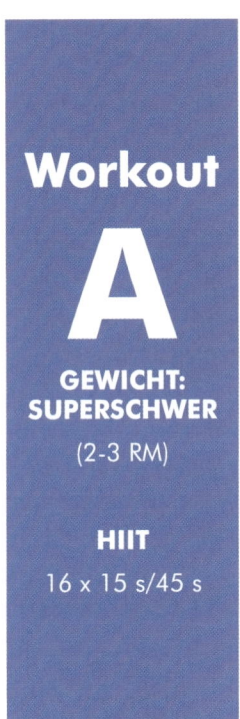

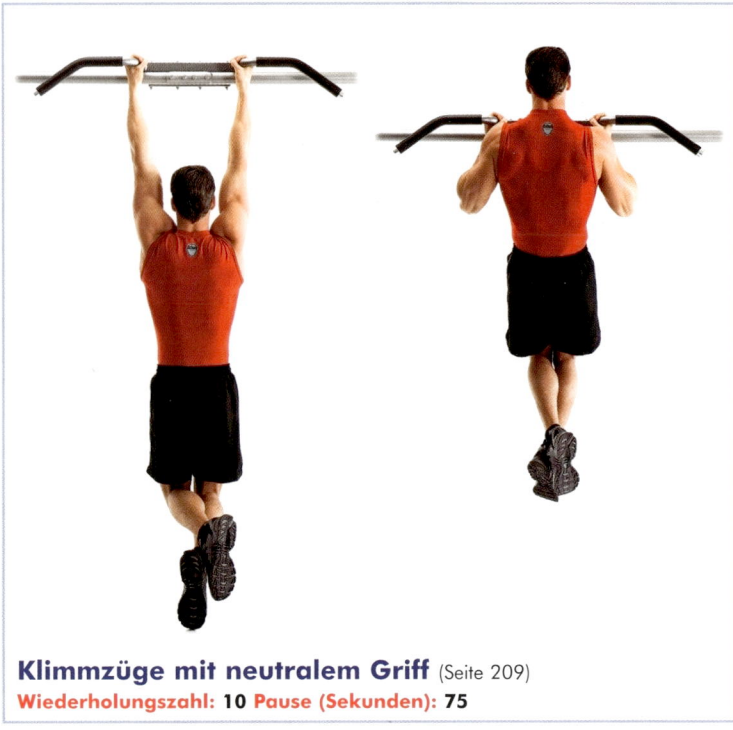

Klimmzüge mit neutralem Griff (Seite 209)
Wiederholungszahl: 10 Pause (Sekunden): 75

Workout B

**GEWICHT:
SUPERSCHWER**

(2-3 RM)

HIIT
16 x 15 s/45 s

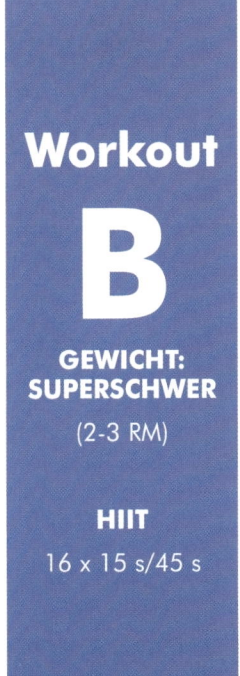

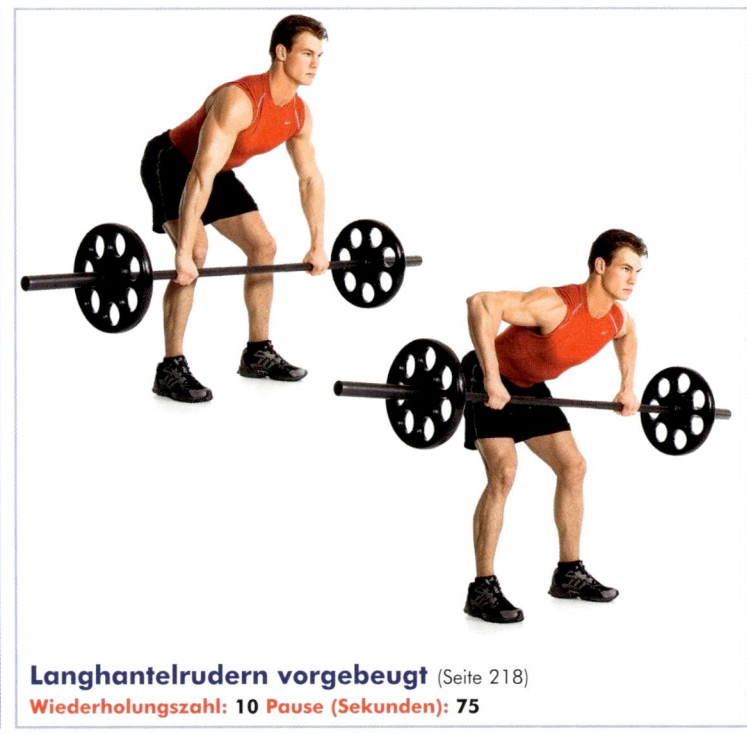

Langhantelrudern vorgebeugt (Seite 218)
Wiederholungszahl: 10 Pause (Sekunden): 75

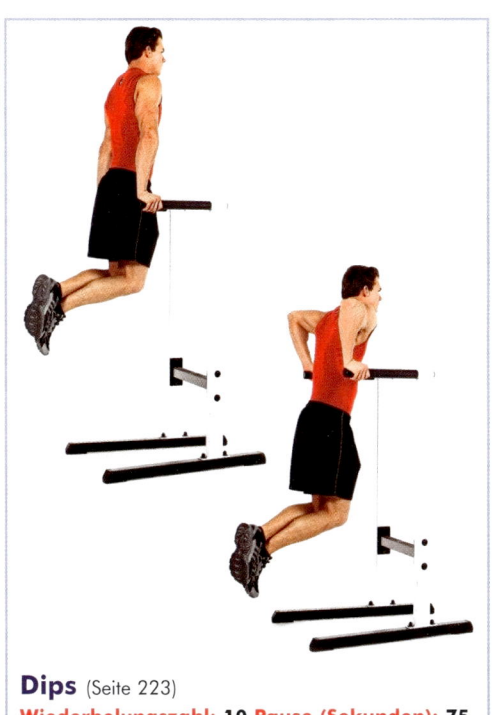

Dips (Seite 223)

Wiederholungszahl: **10** Pause (Sekunden): **75**

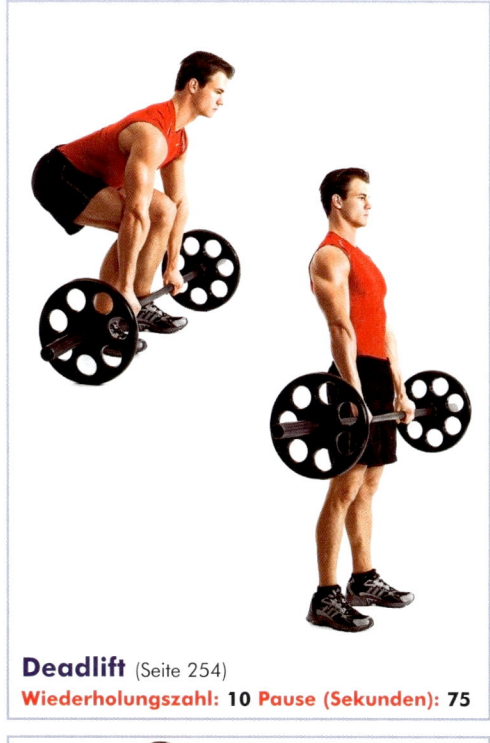

Deadlift (Seite 254)

Wiederholungszahl: **10** Pause (Sekunden): **75**

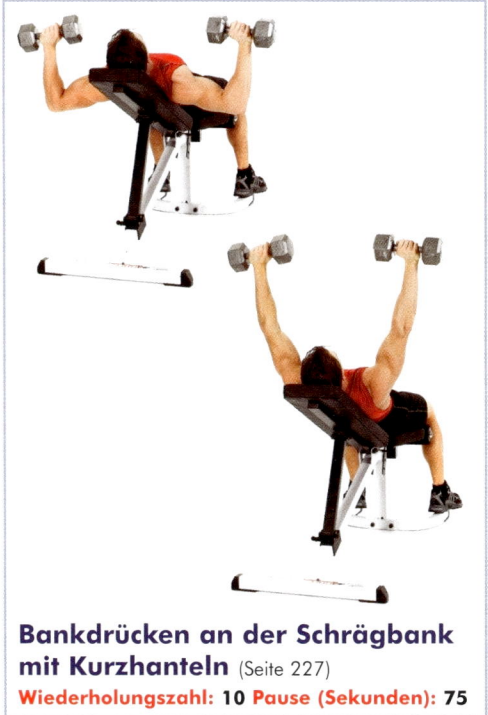

Bankdrücken an der Schrägbank mit Kurzhanteln (Seite 227)

Wiederholungszahl: **10** Pause (Sekunden): **75**

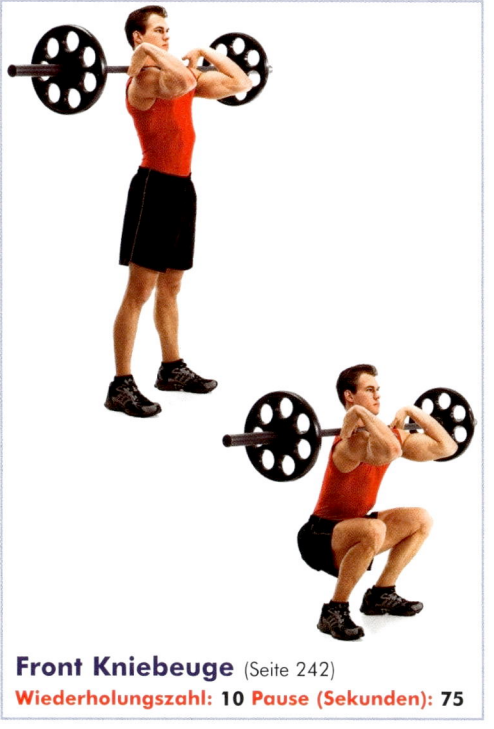

Front Kniebeuge (Seite 242)

Wiederholungszahl: **10** Pause (Sekunden): **75**

Workout

A

**GEWICHT:
SCHWER**

(4-6 RM)

HIIT

12 x 15 s/45 s

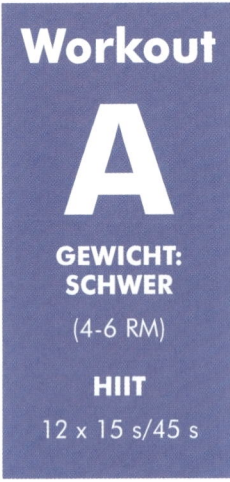
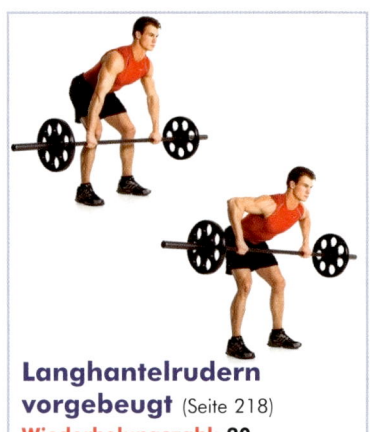

**Langhantelrudern
vorgebeugt** (Seite 218)
Wiederholungszahl: 20
Pause (Sekunden): 40

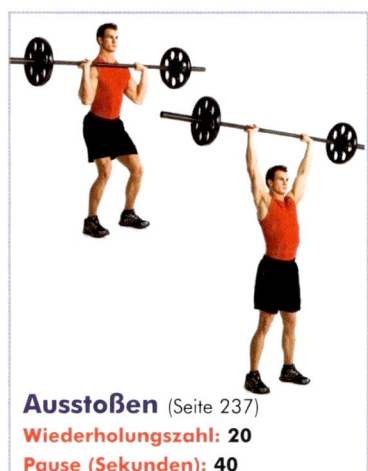

Ausstoßen (Seite 237)
Wiederholungszahl: 20
Pause (Sekunden): 40

Workout

B

**GEWICHT:
MITTEL**

(10-12 RM)

HIIT

12 x 15 s/45 s

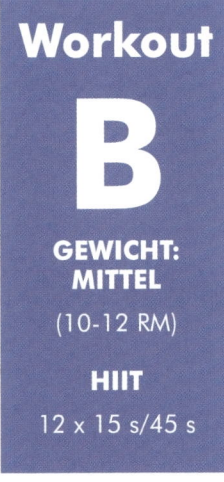
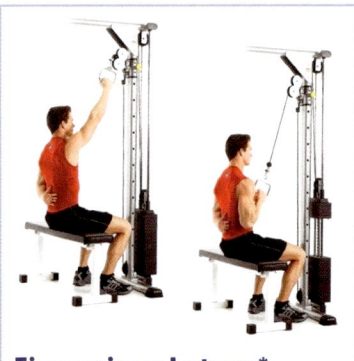
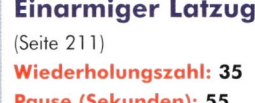

Einarmiger Latzug*
(Seite 211)
Wiederholungszahl: 35
Pause (Sekunden): 55

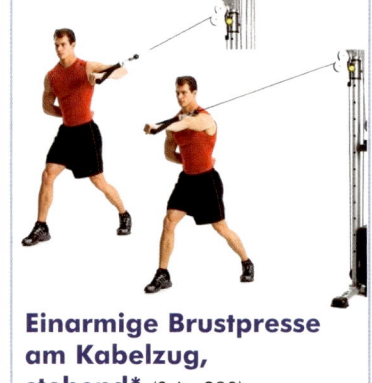
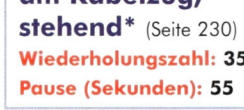

**Einarmige Brustpresse
am Kabelzug,
stehend*** (Seite 230)
Wiederholungszahl: 35
Pause (Sekunden): 55

Workout

C

**GEWICHT:
LEICHT**

(20-22 RM)

HIIT

12 x 15 s/45 s

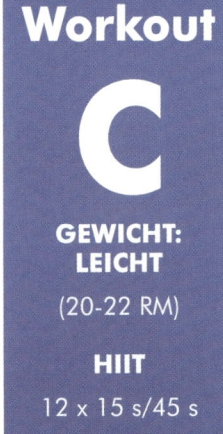
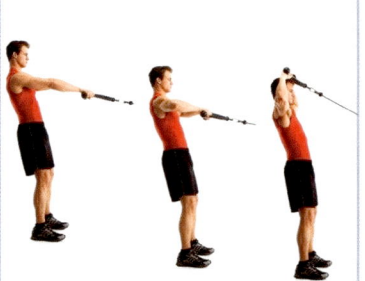

**Kabelzug zum Gesicht
hin, stehend, mittlere
Griffhöhe** (Seite 214)
Wiederholungszahl: 50
Pause (Sekunden): 70

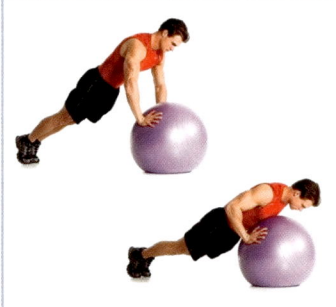

**Liegestütz mit den
Händen auf dem
Pezziball** (Seite 232)
Wiederholungszahl: 50
Pause (Sekunden): 70

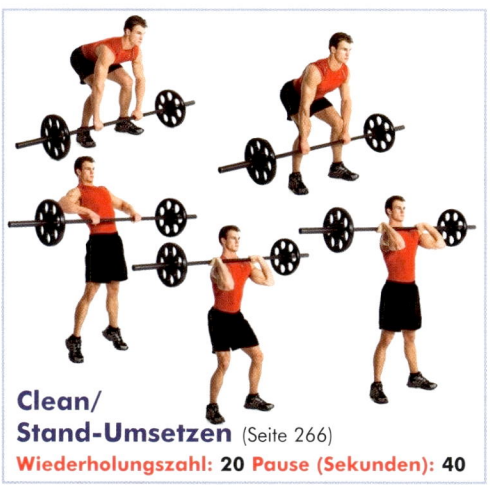

**Clean/
Stand-Umsetzen** (Seite 266)
Wiederholungszahl: 20 Pause (Sekunden): 40

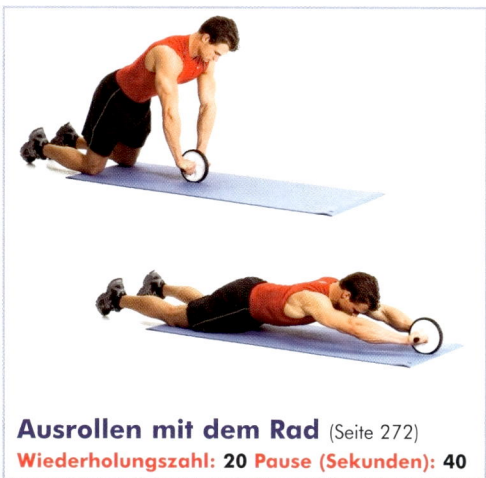

Ausrollen mit dem Rad (Seite 272)
Wiederholungszahl: 20 Pause (Sekunden): 40

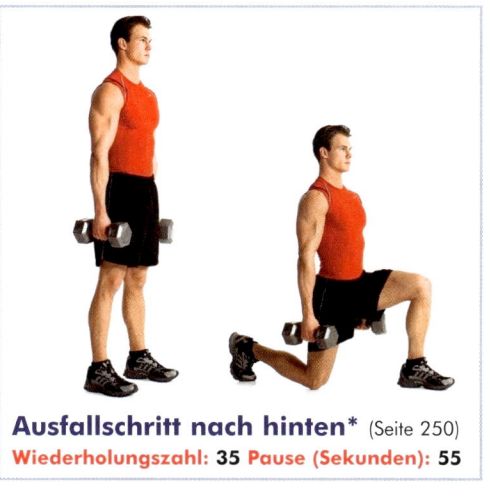

Ausfallschritt nach hinten* (Seite 250)
Wiederholungszahl: 35 Pause (Sekunden): 55

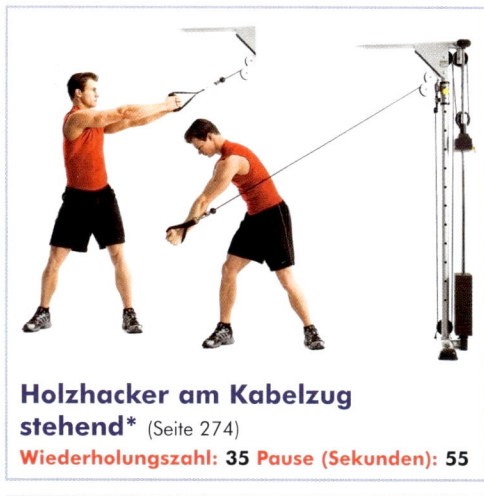

**Holzhacker am Kabelzug
stehend*** (Seite 274)
Wiederholungszahl: 35 Pause (Sekunden): 55

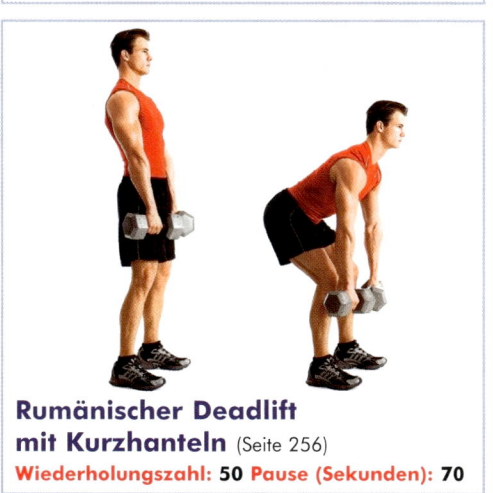

**Rumänischer Deadlift
mit Kurzhanteln** (Seite 256)
Wiederholungszahl: 50 Pause (Sekunden): 70

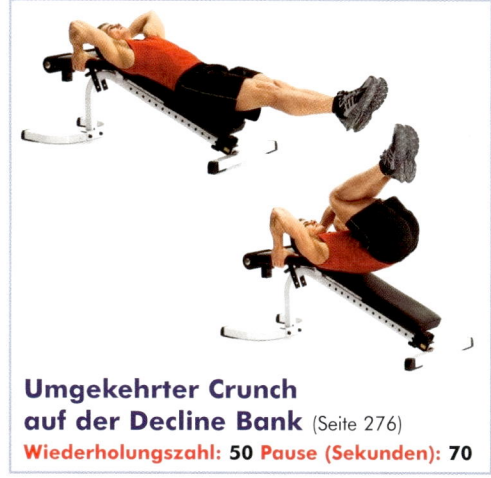

**Umgekehrter Crunch
auf der Decline Bank** (Seite 276)
Wiederholungszahl: 50 Pause (Sekunden): 70

* Beginnen Sie mit der schwächeren Seite. Trainieren Sie dann die stärkere Seite. Erst dann machen Sie Pause.

Workout

A

**GEWICHT:
SUPERSCHWER**

(2-3 RM)

HIIT

18 x 15 s/45 s

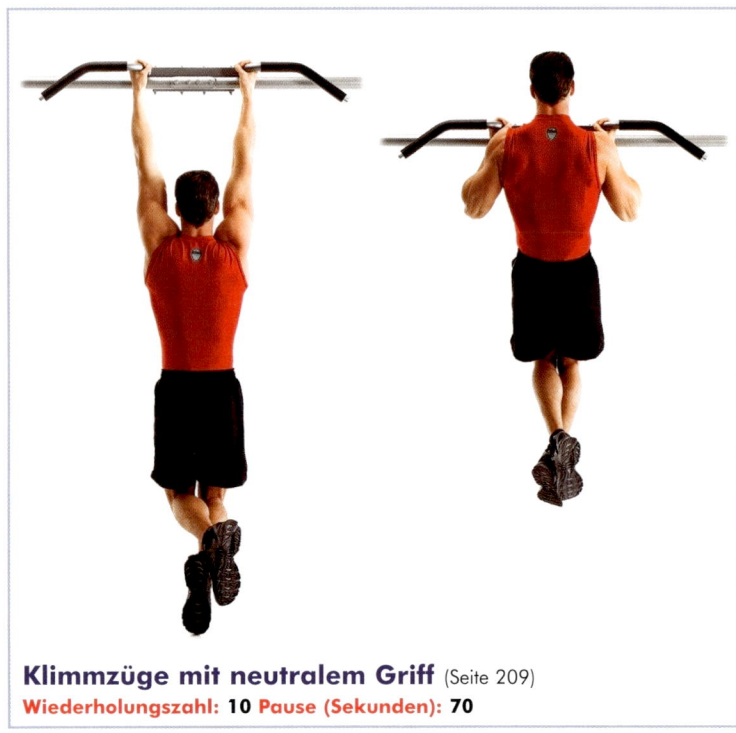

Klimmzüge mit neutralem Griff (Seite 209)
Wiederholungszahl: 10 Pause (Sekunden): 70

Workout

B

**GEWICHT:
SUPERSCHWER**

(2-3 RM)

HIIT

18 x 15 s/45 s

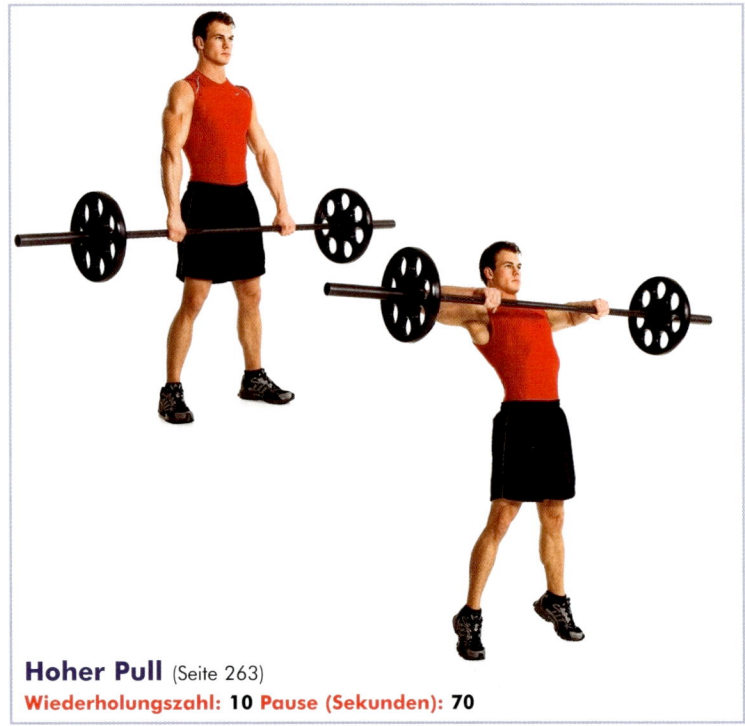

Hoher Pull (Seite 263)
Wiederholungszahl: 10 Pause (Sekunden): 70

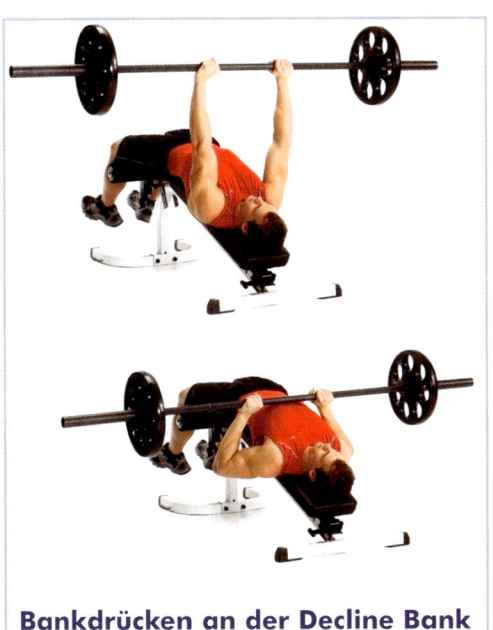

**Bankdrücken an der Decline Bank
mit Langhantel
und engem Griff** (Seite 226)
Wiederholungszahl: 10 Pause (Sekunden): 70

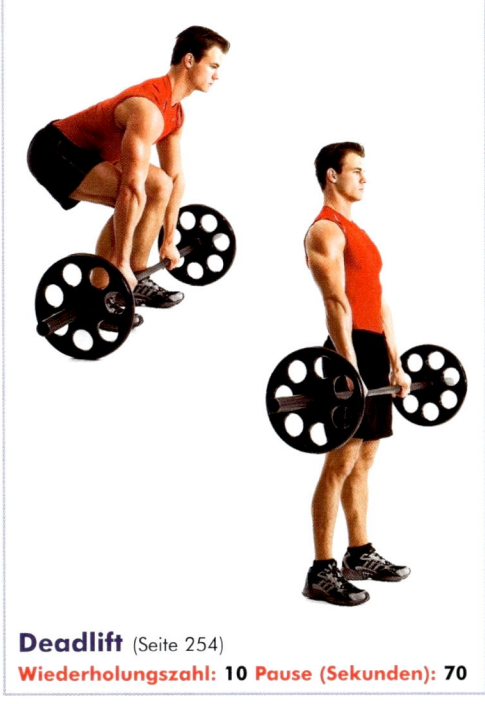

Deadlift (Seite 254)
Wiederholungszahl: 10 Pause (Sekunden): 70

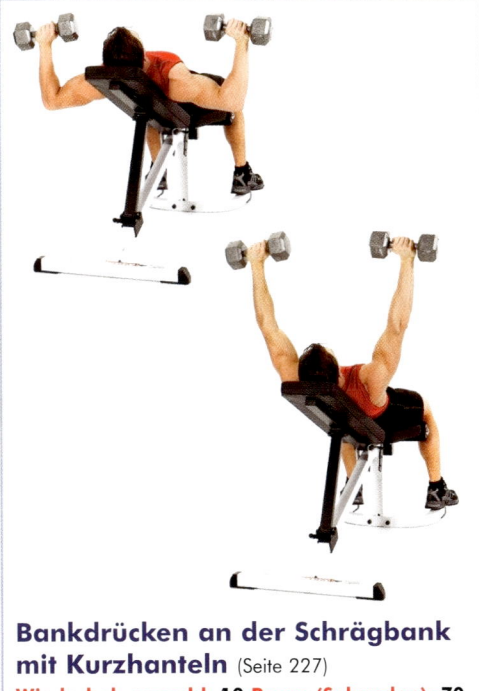

**Bankdrücken an der Schrägbank
mit Kurzhanteln** (Seite 227)
Wiederholungszahl: 10 Pause (Sekunden): 70

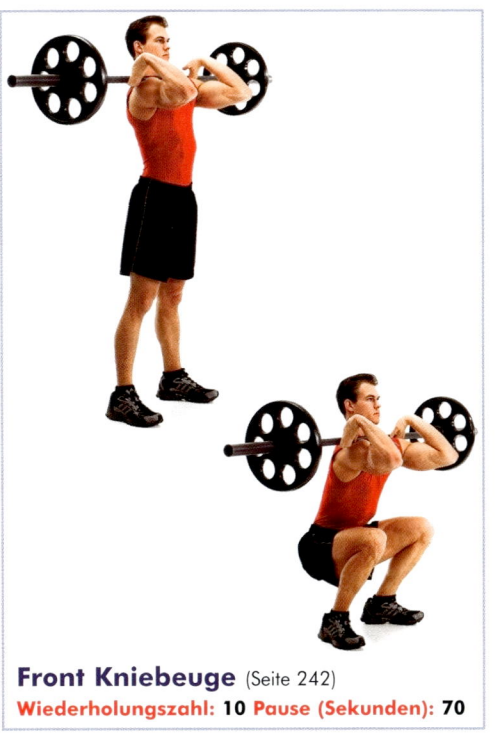

Front Kniebeuge (Seite 242)
Wiederholungszahl: 10 Pause (Sekunden): 70

Workout

A

**GEWICHT:
SCHWER**

(4-6 RM)

HIIT

14 x 15 s/45 s

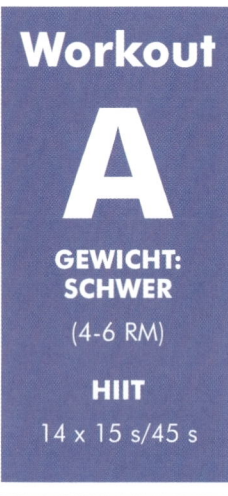

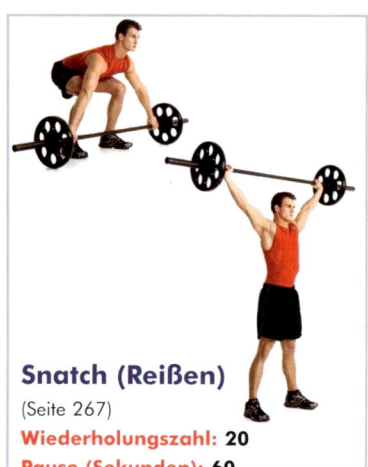

Snatch (Reißen)
(Seite 267)
Wiederholungszahl: 20
Pause (Sekunden): 60

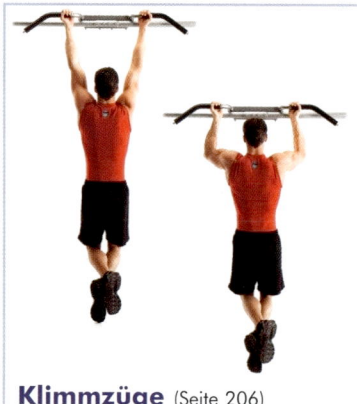

Klimmzüge (Seite 206)
Wiederholungszahl: 20
Pause (Sekunden): 35

Workout

B

**GEWICHT:
MITTEL**

(10-12 RM)

HIIT

14 x 15 s/45 s

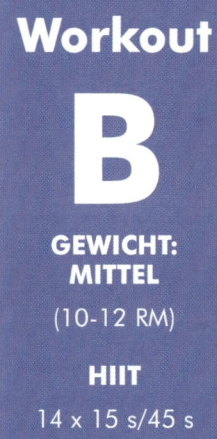

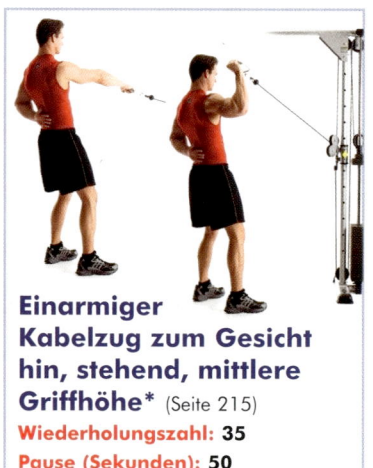

**Einarmiger
Kabelzug zum Gesicht
hin, stehend, mittlere
Griffhöhe*** (Seite 215)
Wiederholungszahl: 35
Pause (Sekunden): 50

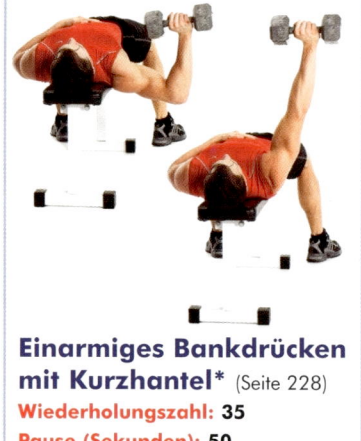

**Einarmiges Bankdrücken
mit Kurzhantel*** (Seite 228)
Wiederholungszahl: 35
Pause (Sekunden): 50

Workout

C

**GEWICHT:
LEICHT**

(20-22 RM)

HIIT

14 x 15 s/45 s

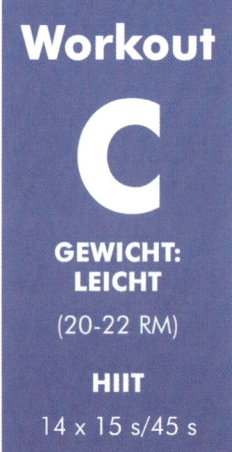

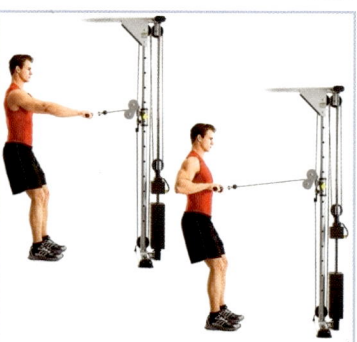
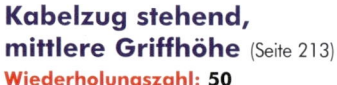

**Kabelzug stehend,
mittlere Griffhöhe** (Seite 213)
Wiederholungszahl: 50
Pause (Sekunden): 65

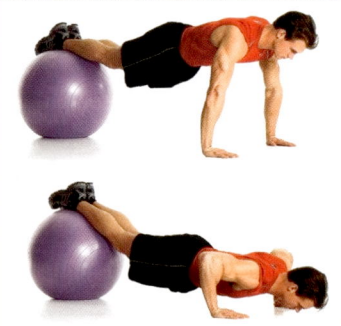

**Liegestütz mit den Füßen
auf dem Pezziball** (Seite 232)
Wiederholungszahl: 50
Pause (Sekunden): 65

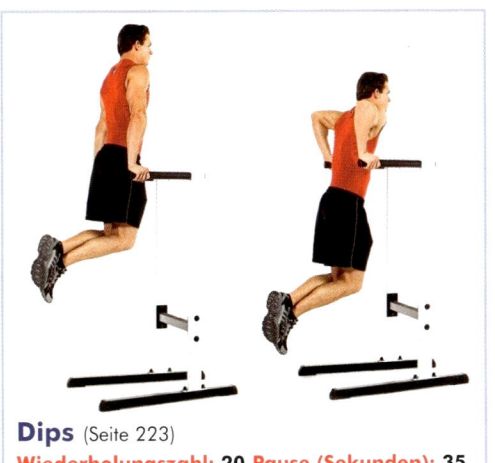

Dips (Seite 223)
Wiederholungszahl: 20 Pause (Sekunden): 35

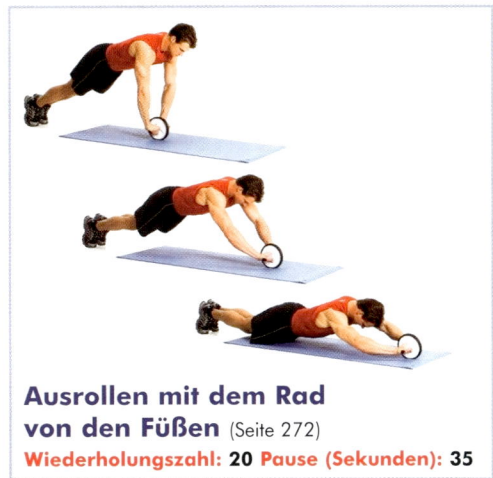

Ausrollen mit dem Rad von den Füßen (Seite 272)
Wiederholungszahl: 20 Pause (Sekunden): 35

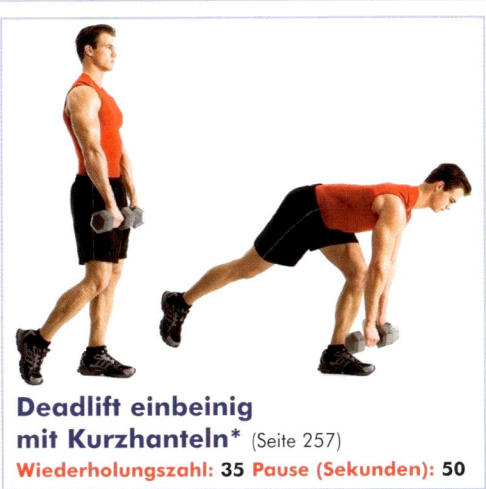

Deadlift einbeinig mit Kurzhanteln* (Seite 257)
Wiederholungszahl: 35 Pause (Sekunden): 50

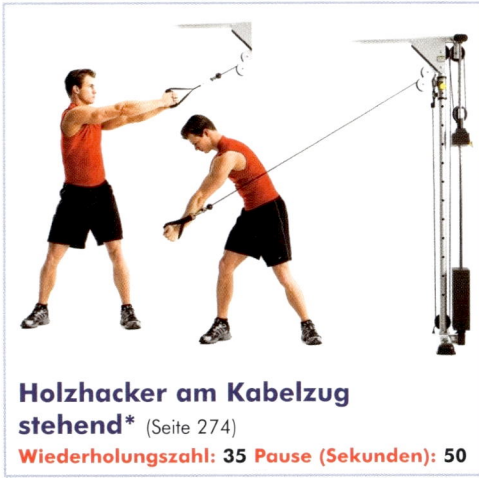

Holzhacker am Kabelzug stehend* (Seite 274)
Wiederholungszahl: 35 Pause (Sekunden): 50

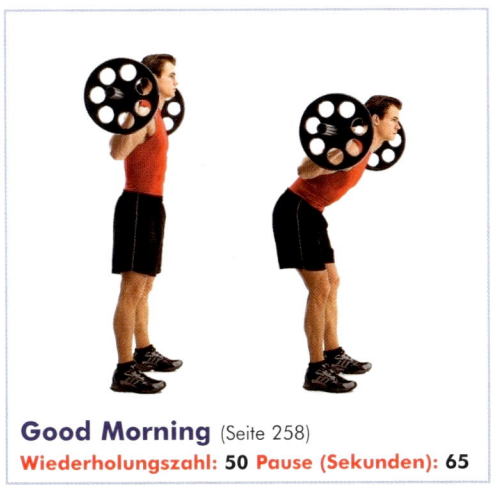

Good Morning (Seite 258)
Wiederholungszahl: 50 Pause (Sekunden): 65

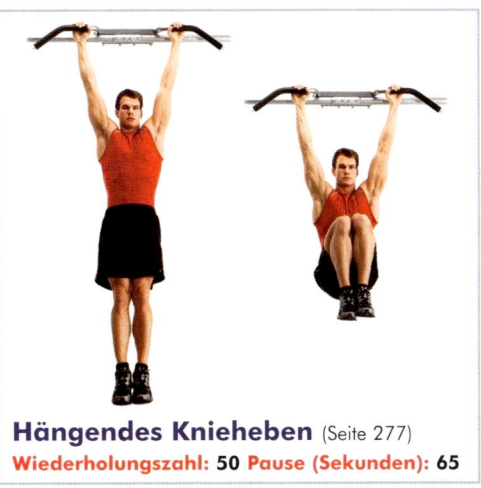

Hängendes Knieheben (Seite 277)
Wiederholungszahl: 50 Pause (Sekunden): 65

* Beginnen Sie mit der schwächeren Seite. Trainieren Sie dann die stärkere Seite. Erst dann machen Sie Pause.

Workout

A

**GEWICHT:
SUPERSCHWER**

(2-3 RM)

HIIT
20 x 15 s/45 s

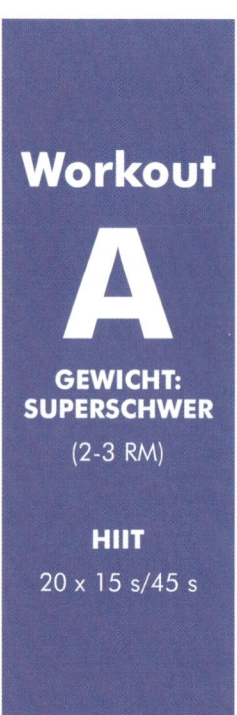
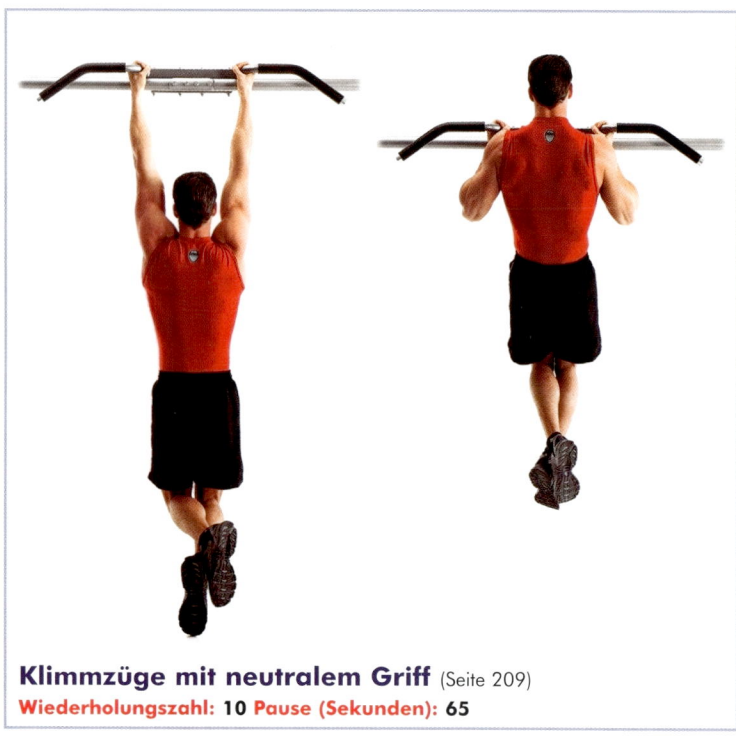

Klimmzüge mit neutralem Griff (Seite 209)
Wiederholungszahl: 10 Pause (Sekunden): 65

Workout

B

**GEWICHT:
SUPERSCHWER**

(2-3 RM)

HIIT
20 x 15 s/45 s

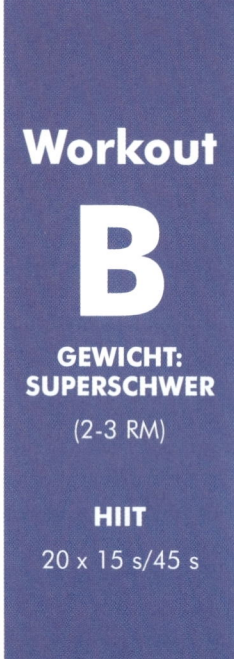
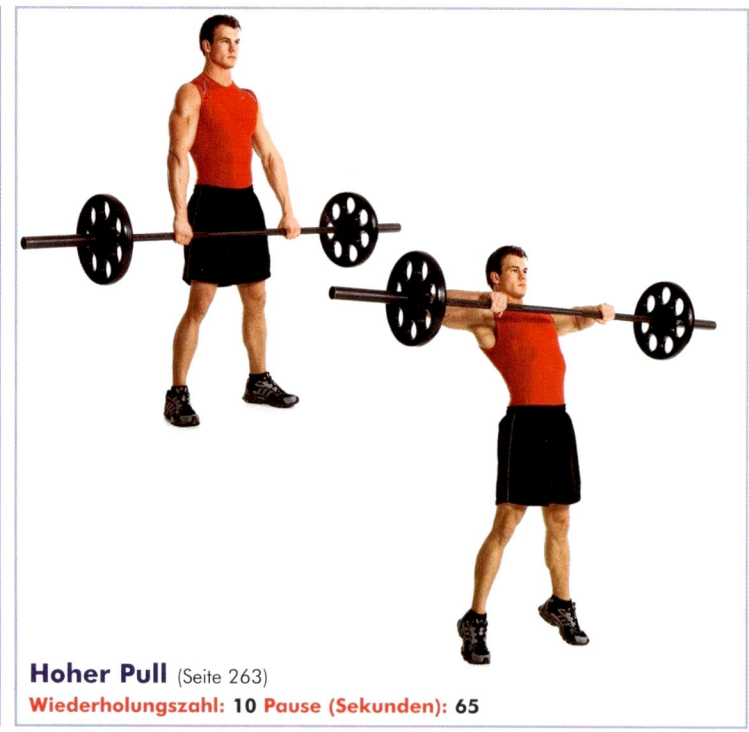

Hoher Pull (Seite 263)
Wiederholungszahl: 10 Pause (Sekunden): 65

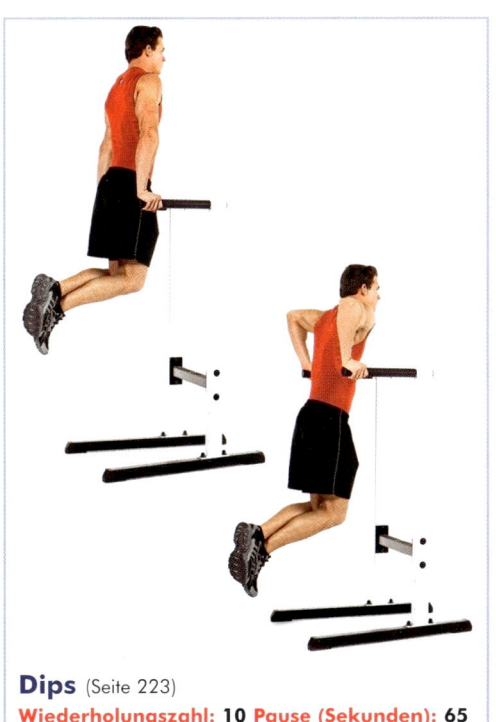

Dips (Seite 223)
Wiederholungszahl: **10** Pause (Sekunden): **65**

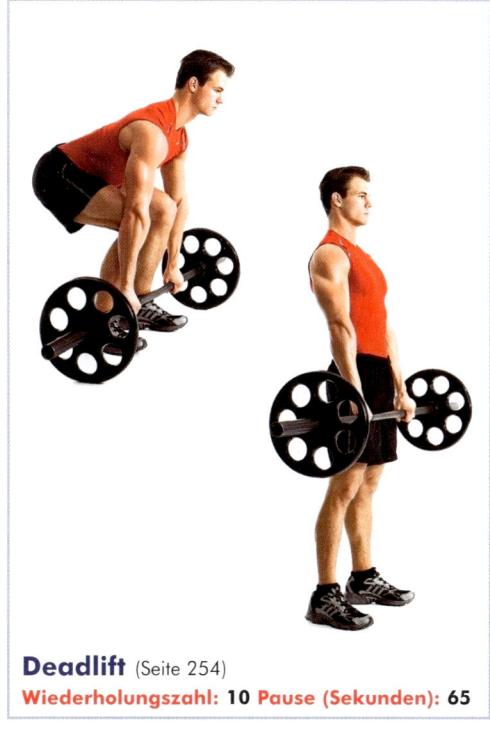

Deadlift (Seite 254)
Wiederholungszahl: **10** Pause (Sekunden): **65**

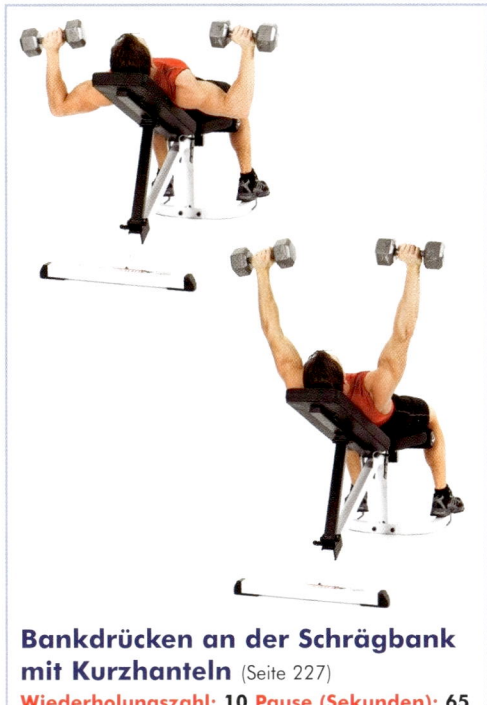

Bankdrücken an der Schrägbank mit Kurzhanteln (Seite 227)
Wiederholungszahl: **10** Pause (Sekunden): **65**

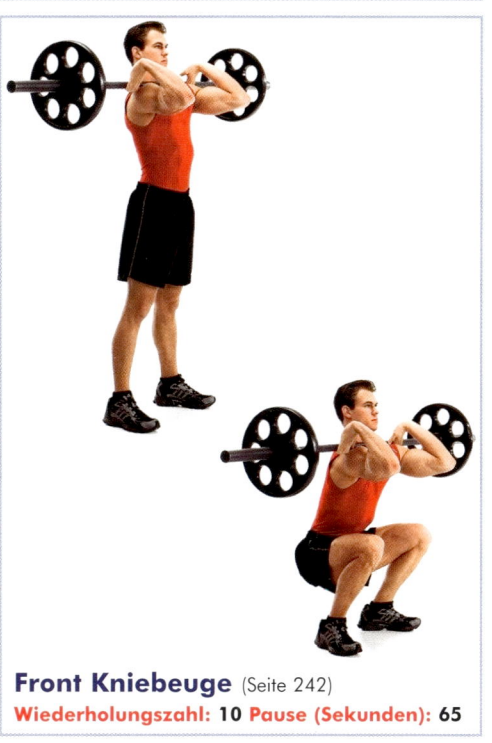

Front Kniebeuge (Seite 242)
Wiederholungszahl: **10** Pause (Sekunden): **65**

TEIL 4

DIE ÜBUNGEN

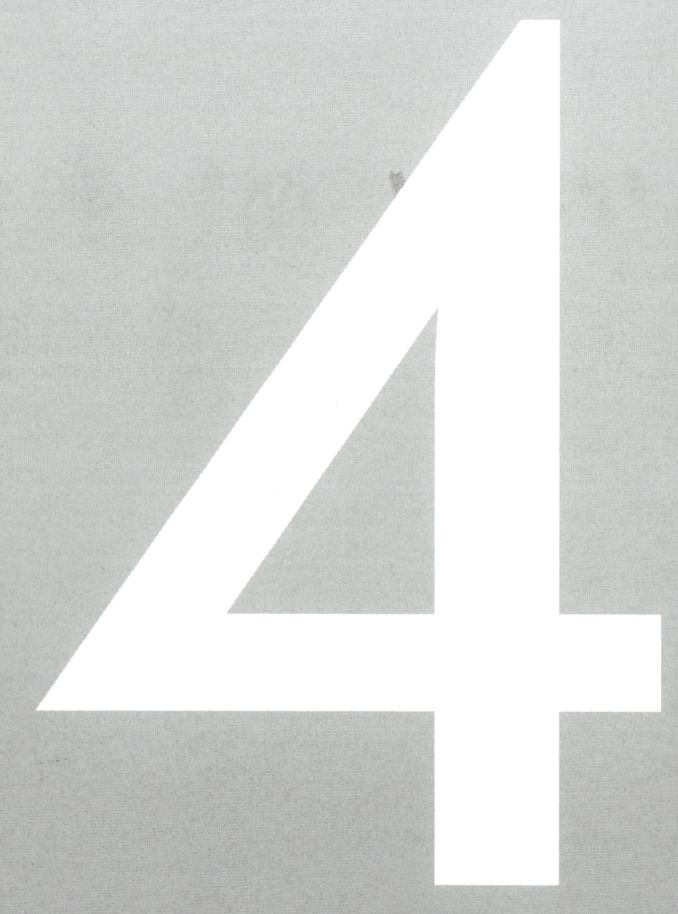

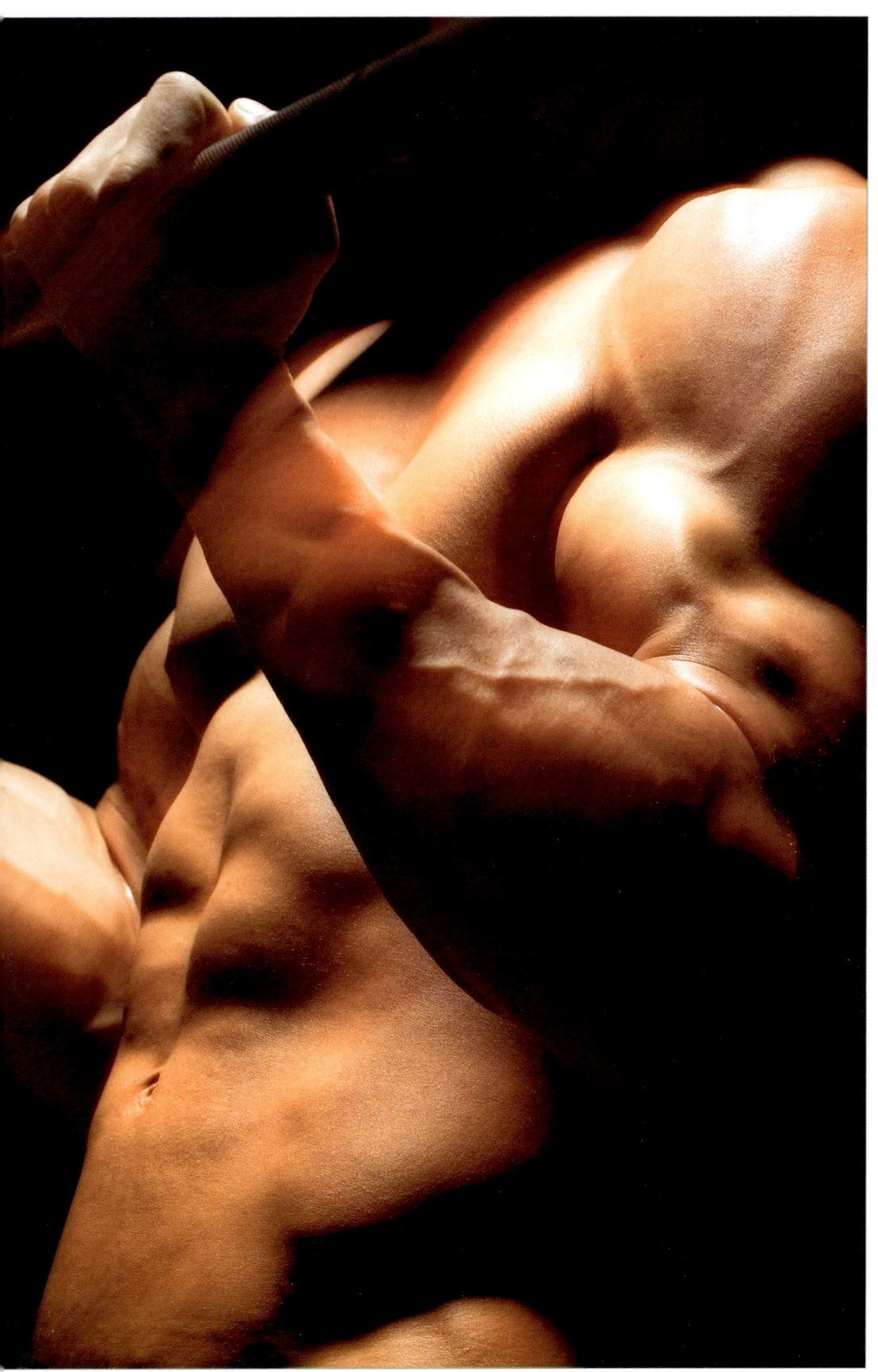

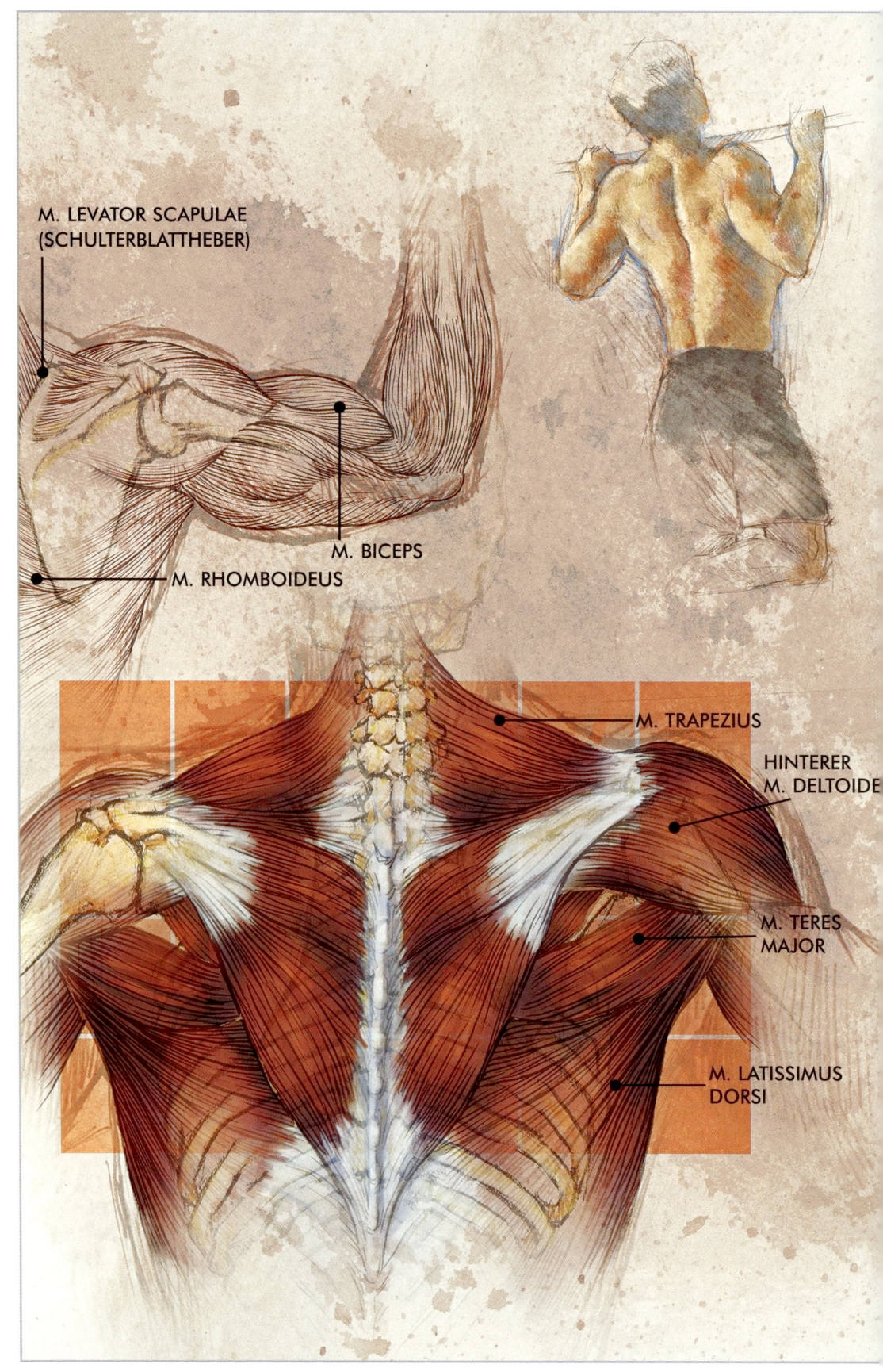

M. LEVATOR SCAPULAE
(SCHULTERBLATTHEBER)

M. BICEPS

M. RHOMBOIDEUS

M. TRAPEZIUS

HINTERER
M. DELTOIDE

M. TERES
MAJOR

M. LATISSIMUS
DORSI

4

KAPITEL 15

OBERKÖRPER ZUGÜBUNGEN

Die Übungen in diesem Kapitel trainieren alle Muskeln, die um Schulter, Schulterblatt und Ellbogen wirken.

DIE SCHULTER

Der **M. latissimus dorsi** ist der hauptsächlich arbeitende Muskel, wenn der Oberarm gesenkt oder zum Körper gezogen wird. Dieser Muskel wird unterstützt vom **hinteren M. deltoideus**. Typische Übungsformen für diese Muskelgruppen sind Latzug, Klimmzug und Rudern.

DAS SCHULTERBLATT

Der rautenförmige **M. trapezius** beginnt direkt unterhalb des Schädels, läuft dann auswärts zu den Schultern und schließlich zum mittleren Rücken. Der obere Teil dieses Muskels zieht die Schulterblätter hoch. Typische Übungsformen sind Shrugs (Schulterheben) und aufrechtes Rudern. Der Mittelteil des Muskels zieht die Schulterblätter zusammen, wie dies bei Ruderübungen der Fall ist. Der untere Teil des Muskels senkt die Schulterblätter und zieht sie zusammen. Dies geschieht bei Klimmzügen und Pull-Down-Übungen. Unter dem M. trapezius befinden sich der **M. levator scapulae (Schulterblattheber)** und der **M. rhomboideus**, die bei allen vorgenannten Bewegungen unterstützend wirken.

DER ELLBOGEN

Der **M. biceps** beugt den Arm im Ellbogengelenk. Unter dem Bizeps liegt der starke und große **M. brachialis**. Dieser arbeitet am meisten, wenn das Gewicht mit neutralem Griff (Handflächen zueinander zeigend) oder im Oberhandgriff gehalten wird. Der größte Unterarmmuskel, der **M. brachioradialis**, unterstützt den **M. brachialis**.

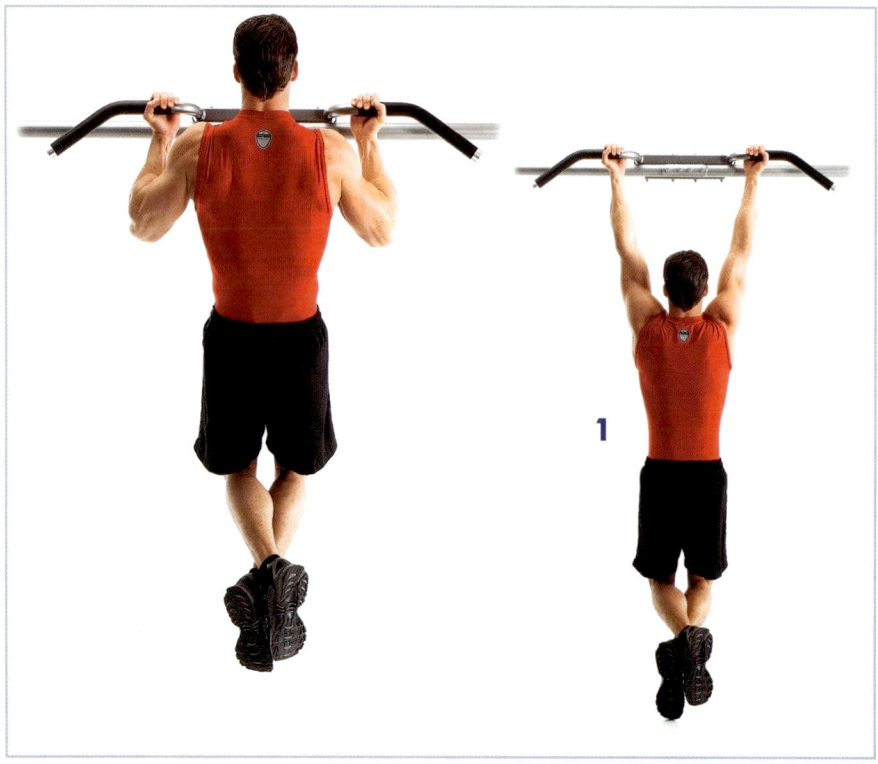

KLIMMZUG

Material: Sie benötigen eine Stange, die Ihr Körpergewicht halten kann. Diese muss hoch genug angebracht werden, um eine volle Bewegungsamplitude zu ermöglichen. Eine Stange, die in den Türrahmen eingelassen wird, ist kaum ausreichend, denn sie ist vermutlich nicht hoch genug, um einen langen Hang zu ermöglichen.

Bewegungsausführung: Greifen Sie die Stange schulterbreit. Beginnen Sie jede Wiederholung im langen Hang. Die Beine lassen Sie entweder gestreckt herunterhängen oder Sie überkreuzen die Füße und winkeln dabei die Knie an. Wenn Sie zusätzliches Gewicht heben wollen, können Sie entweder einen Gewichtsgürtel tragen oder eine Kurzhantel zwischen die Füße nehmen.

Ziehen Sie sich nun nach oben, bis sich Ihr Kinn über der Stange befindet. Dann senken Sie den Körper wieder in die Ausgangsposition.

VARIATIONEN:

1   **Klimmzug im Oberhandgriff (Handrücken zeigen zum Körper) bzw. Unterhandgriff (Handflächen zeigen zum Körper).**

Wo Sie die Übung finden: Get Big, Phase 1; Get Even Bigger; Get Strong, Phase 1; Get Even Stronger, Phasen 1 und 3; Get Lean, Phase 1.

WENN SIE NOCH NICHT STARK GENUG SIND, UM GENÜGEND VIELE WIEDERHOLUNGEN ZU SCHAFFEN

Seit der Einführung der Kraftmaschinen ist der klassische Klimmzug ziemlich aus der Mode gekommen. Selbst Kraftsportler, die in der Lage wären, Klimmzüge auszuführen, entscheiden sich meist stattdessen für den Latzug, obwohl dieser weit weniger effektiv ist. Die meisten Anfänger dagegen sind noch nicht kräftig genug, um mehrere Klimmzüge hintereinander zu absolvieren. Wenn Sie auch zu dieser Gruppe gehören, haben Sie zwei Möglichkeiten: Viele Kraftstudios haben Maschinen, an denen Sie Klimmzüge und Dips mit Unterstützung machen können. Wenn Sie eine solche Maschine einsetzen, sollten Sie aber versuchen, möglichst wenig Gewichtsunterstützung einzusetzen und damit auf das Ziel hinarbeiten, sobald wie möglich ohne Unterstützung zu arbeiten.

Wenn Sie keine Maschine zur Verfügung haben, dann haben Sie die Möglichkeit, stattdessen mit der sogenannten *Pausenmethode* zu trainieren. Diese beschreibe ich in Kap. 13, daher hier nur eine Kurzform: Sie absolvieren zunächst nur 2-3 Wiederholungen, machen dann eine kurze Pause und beginnen erneut. Bei jedem Durchgang machen Sie so viele Reps wie möglich. Wenn Sie die geforderte Wiederholungszahl absolviert haben, machen Sie die vorgesehene Pause und gehen schließlich zur nächsten Übung über.

Wenn Sie allerdings nicht mehr als eine einzige Wiederholung schaffen, dann sollten Sie einen Stuhl oder eine Bank zu Hilfe nehmen. Sie absolvieren zunächst so viele Wiederholungen wie möglich aus dem langen Hang. Für die verbleibenden Reps stellen Sie sich dann auf einen Stuhl und drücken sich leicht nach oben ab. Nur wenn auch diese Möglichkeit zu schwer ist, weichen Sie auf andere Übungen aus, um Ihre Oberkörperkraft aufzubauen.

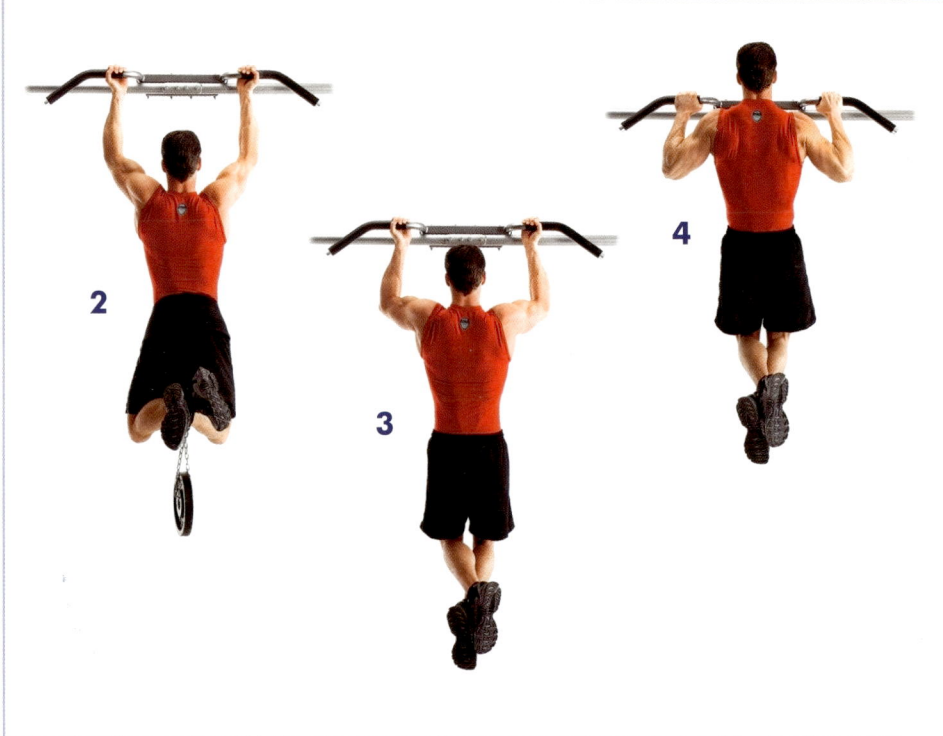

2 Supramaximaler Klimmzug, Unterhandgriff

Wo Sie die Übung finden: Get Even Stronger, Phase 1

Bewegungsausführung: Wählen Sie ein Gewicht, das etwa 20 % höher ist, als Ihr Maximalgewicht bei einer Wiederholung. Sie können Gewicht hinzufügen durch einen Gewichtsgürtel oder eine zwischen die Füße geklemmte Hantel. Greifen Sie im Unterhandgriff, ziehen Sie sich aus dem langen Hang etwa 5 cm hoch und halten Sie.

3 Klimmzug mit schneller Teilausführung

Wo Sie die Übung finden: Get Even Stronger, Phase 3

Bewegungsausführung: Sie beginnen mit gestreckten Armen und ziehen sich dann etwa bis auf halbe Höhe hoch.

4 Klimmzug

Wo Sie die Übung finden: Get Big, Phase 2; Get Even Bigger, Total Body-HFT; Get Even Stronger, Phase 3

Bewegungsausführung: Sie greifen die Stange im engen Oberhandgriff mit den Armen etwas dichter als schulterbreit.

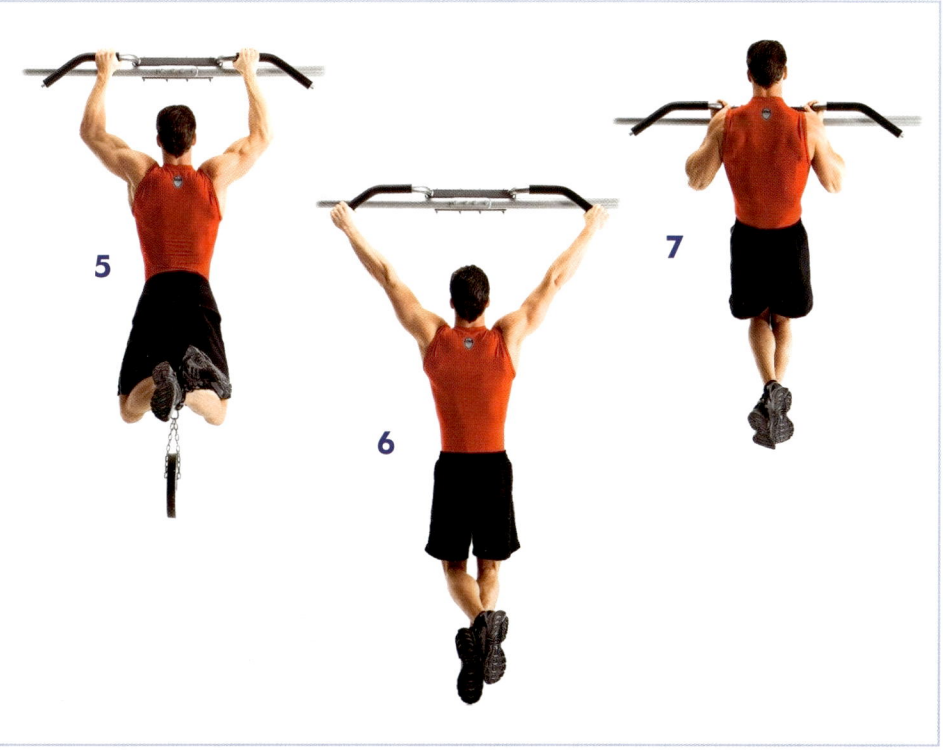

5   Supramaximaler Klimmzug, Oberhandgriff

Wo Sie die Übung finden: Get Even Stronger, Phase 3

Bewegungsausführung: Wählen Sie ein Gewicht, das etwa 20 % höher ist als Ihr Maximalgewicht. Greifen Sie im Oberhandgriff, ziehen Sie sich aus dem langen Hang etwa 5 cm hoch und halten Sie.

6   Klimmzug mit weitem Griff

Wo Sie die Übung finden: Get Strong, Phase 2; Get Even Stronger, Phase 2

Bewegungsausführung: Greifen Sie die Stange im extrem weiten Oberhandgriff.

7   Klimmzug mit neutralem Griff

Wo Sie die Übung finden: Get Big, Phase 3; Get Even Bigger, HFT für Arme; Get Strong, Phase 3, Get Lean, Phasen 1A, 2A und 3A

Bewegungsausführung: Sie benötigen für diese Übung eine Klimmzugstation, bei der Sie die Hände schulterbreit im neutralen Griff halten können. Sie können dazu einen V-Griff verwenden, den Sie auf die Klimmzugstange legen. Beim Hochziehen schieben Sie den Kopf wechselseitig links und rechts am Griff vorbei.

Achtung: Beim Absetzen der Übung müssen Sie den Griff mit einer Hand festhalten, um zu vermeiden, dass er Ihnen auf den Kopf fällt.

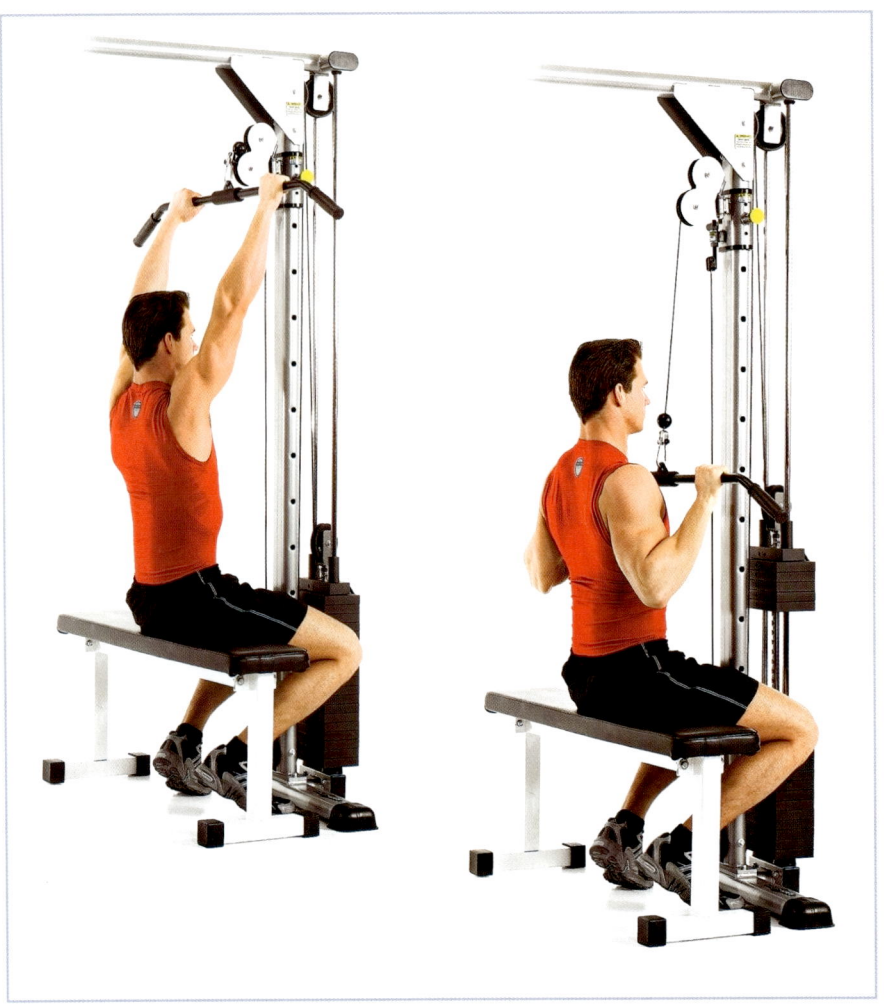

LATZUG

Wo Sie die Übung finden: Get Big, Phase 1A

Material: Sie benötigen eine Latzugstange und einen Kabelzug mit hohem Griff.

Bewegungsausführung: Setzen Sie sich mit Blick zum Gerät auf die Bank. Sie haben nun die Wahl, entweder die Kniestütze als Halt für Ihre Oberschenkel zu verwenden oder die Stütze hochzuschieben. In diesem Fall trainieren Sie gleichzeitig Ihre Rumpfmuskulatur. Greifen Sie jetzt die Stange etwas enger als schulterbreit und ziehen Sie sie nach unten. Bewegen Sie dabei die Brust leicht zur Stange. Wenn die Stange Ihre Brust berührt, führen Sie sie langsam wieder nach oben. Achten Sie während der Bewegung darauf, dass Ihr Rücken aufrecht bleibt und der Lendenwirbelbereich seine natürliche Wölbung beibehält. Der obere Rücken beugt sich leicht, wenn sich das Gewicht nach unten bewegt.

Bringen Sie die Stange zurück in die Ausgangsposition.

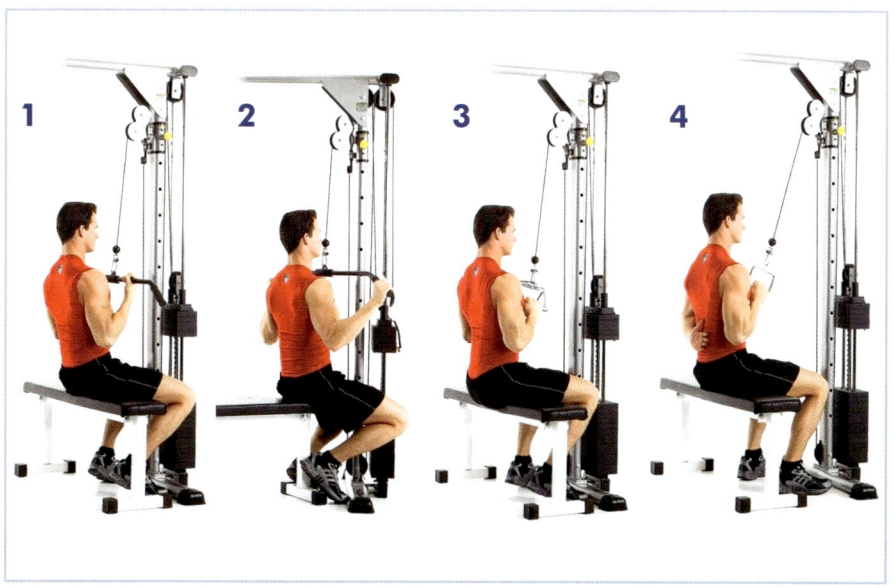

VARIATIONEN:

1   Latzug mit Unterhandgriff

Wo Sie die Übung finden: Get Ready; Get Big, Phase 3A; Get Even Bigger, HFT für Arme; Get Strong, Phase 1A, Get Even Stronger, Phase 1A

Bewegungsausführung: Sie greifen die Stange im Unterhandgriff etwa schulterbreit.

2   Latzug mit weitem Griff

Wo Sie die Übung finden: Get Big, Phase 2A; Get Strong, Phase 2A; Get Even Stronger, Phase 2A

Bewegungsausführung: Sie greifen die Stange so breit wie möglich im Oberhandgriff.

3   Latzug mit neutralem Griff

Wo Sie die Übung finden: Get Strong, Phase 3A, Get Even Stronger, Phase 3A

Bewegungsausführung: Sie benutzen einen V-Griff und greifen diesen im neutralen Griff.

4   Einarmiger Latzug

Wo Sie die Übung finden: Get Even Bigger, Ganzkörper-HFT; Get Lean, Phase 2

Bewegungsausführung: Sie benutzen einen D-Griff und halten diesen mit einer Hand im neutralen Griff. Die andere Hand halten Sie hinter Ihrem Rücken. Sie beginnen mit der schächeren Seite. Ziehen Sie nun den Griff seitlich nach unten, wobei Sie den Oberkörper aufrecht halten und den Ellbogen dicht am Körper halten.

KABELZUG STEHEND

Man unterscheidet vier Varianten des stehenden Kabelzugs:

* **Kabelzug mit mittlerer Griffhöhe.** Hier wird der Griff auf Brusthöhe angebracht.

* **Kabelzug mit niedriger Griffhöhe.** Hier wird der Griff so niedrig wie möglich angebracht.

* **Kabelzug mit hoher Griffhöhe.** Hier wird der Griff so hoch wie möglich angebracht.

* **Kabelzug zum Gesicht.** Hier wird ein Seilanhang oder ein D-Griff (für die einarmige Version) benutzt. Der Griff wird zunächst zum Kinn gezogen. Dann wird die Bewegung mit einer Drehung nach außen abgeschlossen.

Leider verfügt nicht jedes Kraftstudio über einen Kabelzug, den man in Brusthöhe anbringen kann. Wenn Sie also nur zwischen hoher und niedriger Griffposition wählen können, empfehle ich die niedrige Griffposition. Unter Umständen haben Sie in diesem Fall aber nur einen Kabelzug zur Verfügung, den Sie im Sitzen benutzen können. In diesem Fall müssten Sie die Bank zwischen Ihre Beine nehmen. Oder Sie haben eine Kabel-Crossover-Station. Diese birgt auch Nachteile, denn vermutlich müssen Sie diese noch mit einem anderen Athleten teilen, der auf der anderen Seite trainiert. Das schränkt den Platz zu sehr ein, sodass Sie nicht weit genug zurücktreten können.

Wählen Sie stattdessen den hohen Kabelzug, haben Sie mehrere Möglichkeiten: den Latzug, die Crossover-Station oder die Trizeps-Station. Sie können jeden Griff wählen, der die angegebene Griffposition zulässt.

Bewegungsausführung: Sie stehen mit den Füßen schulterbreit und den Zehen zum Gerät zeigend. Gesäß und Rumpfmuskulatur sind angespannt, der Oberkörper ist aufrecht. Die Knie halten Sie leicht gebeugt, der Rücken behält während der Übungsausführung seine natürliche Wölbung. Wählen Sie die Distanz zum Gerät so, dass das Kabel ständig leicht gespannt bleibt und Sie gleichzeitig einen sicheren Stand haben. Am Ende jeder Wiederholung sind die Arme nach vorne ausgestreckt, der Oberkörper ist aufrecht bzw. leicht zurückgelehnt.

Bei klassischen Ruderübungen ziehen Sie den Griff zur Brust, wenn Sie Ruderübungen zum Gesicht ausführen, dann zielen Sie mit dem Griff zum Kinn. Anschließend führen Sie die Stange langsam und kontrolliert nach oben.

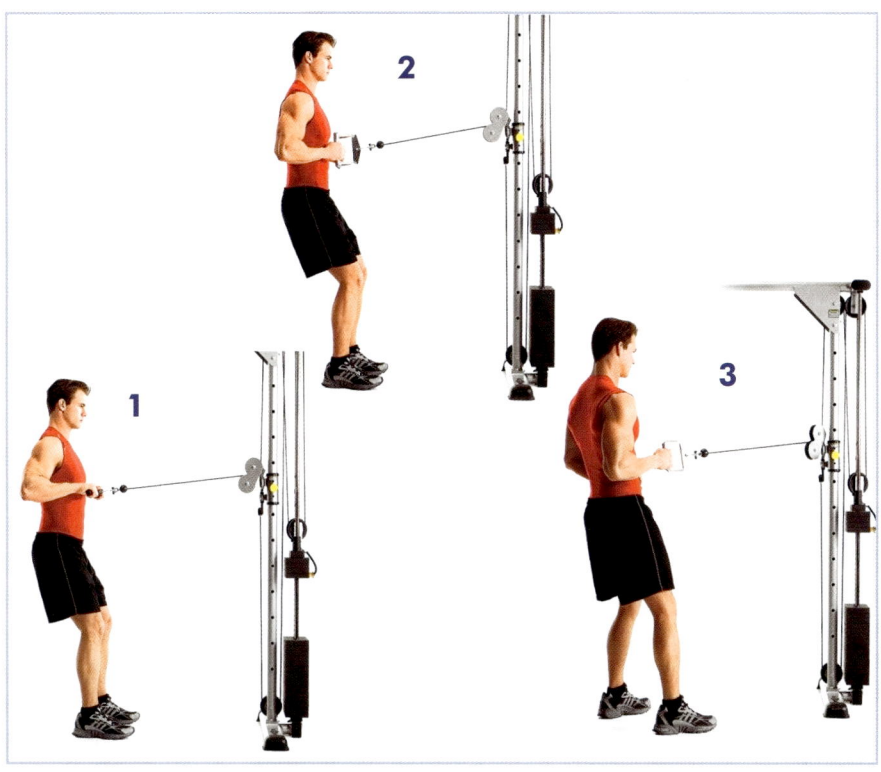

VARIATIONEN:

1   Kabelzug stehend, mittlere Griffposition

Wo Sie die Übung finden: Get Ready; Get Strong, Phasen 1A und 3A, Get Even Stronger, Phasen 1A, 3 und 3A; Get Lean, Phase 3

Bewegungsausführung: Sie benötigen eine gerade Stange und greifen diese schulterbreit, mit den Handflächen nach unten zeigend. Ziehen Sie die Stange nun zur Brust.

2   Kabelzug stehend mit neutralem Griff, mittlere Griffposition

Wo Sie die Übung finden: Get Big, Phase 2

Bewegungsausführung: Benutzen Sie einen V-Griff.

**3   Kabelzug stehend, einarmig, mittlere Griffposition,
      Ellbogen am Körper**

Wo Sie die Übung finden: Get Even Bigger, HFT für Arme und Ganzkörper-HFT; Get Strong, Phase 3

Bewegungsausführung: Sie benötigen einen D-Griff und halten diesen im neutralen Griff. Halten Sie die Ellbogen am Körper und ziehen Sie den Griff so weit, bis sich Ihre Hand seitlich am Körper befindet.

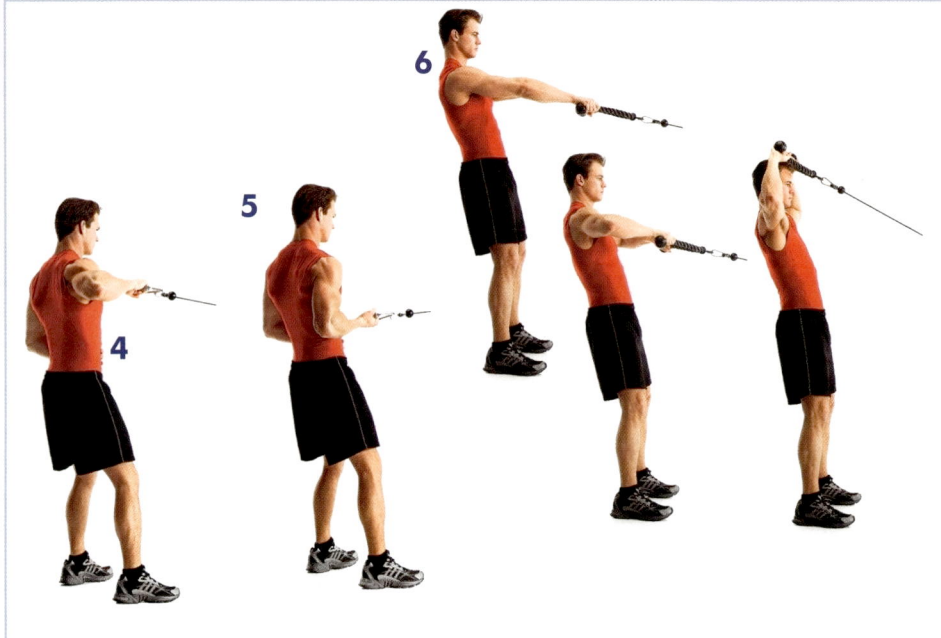

4 Kabelzug stehend, einarmig, mittlere Griffposition, Ellbogen abgespreizt

Wo Sie die Übung finden: Get Strong, Phase 2, Get Even Stronger, Phase 2A

Bewegungsausführung: Sie halten den Griff, mit der Handfläche nach unten zeigend, und ziehen den Griff so weit, bis sich Ihre Hand seitlich am Körper befindet. Dabei wird der Arm im rechten Winkel gehalten.

5 Kabelzug stehend, einarmig, mittlere Griffposition, Handfläche nach oben zeigend

Wo Sie die Übung finden: Get Big, Phasen 2 und 3; Get Even Bigger; HFT für Arme

Bewegungsausführung: Siehe Kabelzug mit Ellbogen am Körper. Die Handflächen zeigen nun aber nach oben.

6 Kabelzug zum Gesicht hin, stehend, mittlere Griffposition

Wo Sie die Übung finden: Get Big, Phasen 1A, 2A und 3A; Get Even Bigger; HFT für Arme; Ganzkörper-HFT; Get Strong, Phasen 1A, 2A und 3; Get Lean, Phase 2

Bewegungsausführung: Sie benötigen ein Seil und fassen beide Enden im Oberhandgriff. Ziehen Sie dann das Seil zum Kinn, wobei Sie die Ellbogen stets abgespreizt halten und die Handflächen nach innen. Wenn sich Ihre Oberarme auf Höhe des Oberkörpers befinden, fixieren Sie diese und bewegen die Unterarme im Ellbogengelenk nach oben, bis sich diese senkrecht zum Boden befinden. Um in die Ausgangsstellung zu gelangen, klappen Sie zunächst die Unterarme nach unten und bewegen dann die Arme nach vorne.

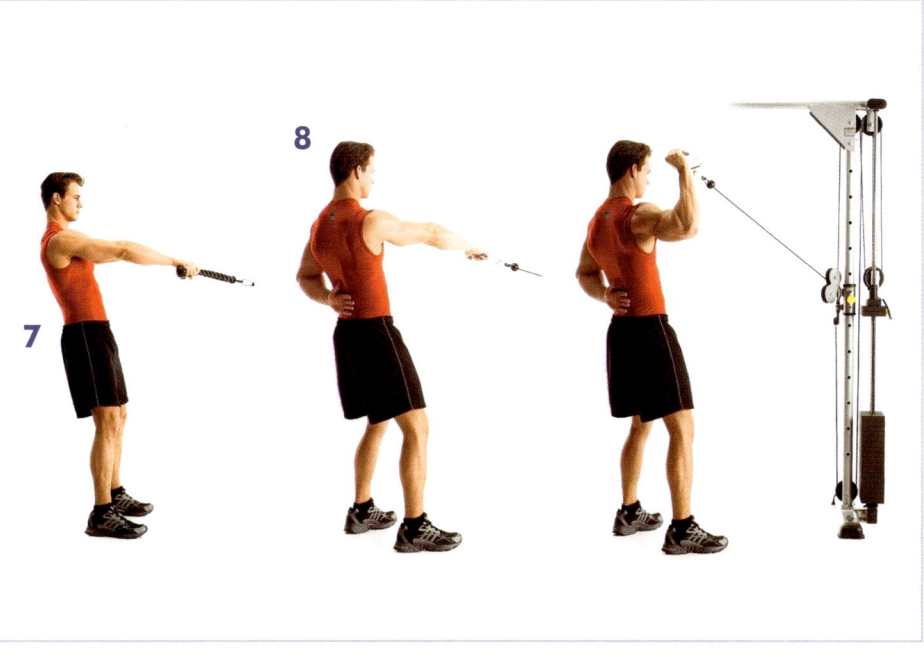

7 Kabelzug zum Gesicht hin, stehend, mittlere Griffposition, schnelle Teilausführung

Wo Sie die Übung finden: Get Even Stronger, Phase 1

Bewegungsausführung: Sie benötigen ein Seil und fassen beide Enden im Oberhandgriff. Ziehen Sie dann das Seil nur bis zur Hälfte an den Körper. Die Ellbogen werden dabei nicht bis auf 90° gestreckt.

8 Kabelzug zum Gesicht hin, einarmig, stehend, mittlere Griffposition

Wo Sie die Übung finden: Get Lean, Phase 3

Bewegungsausführung: Sie benötigen einen D-Griff und greifen diesen mit der Handfläche nach unten. Der gegenüberliegende Arm befindet sich auf dem Rücken. Ziehen Sie nun den Griff zum Kinn und spreizen Sie dabei stets den Ellbogen ab. Wenn sich der Oberarm auf Höhe des Oberkörpers befindet, fixieren Sie diesen und bewegen den Unterarm im Ellbogengelenk nach oben, bis sich dieser senkrecht zum Boden befindet.

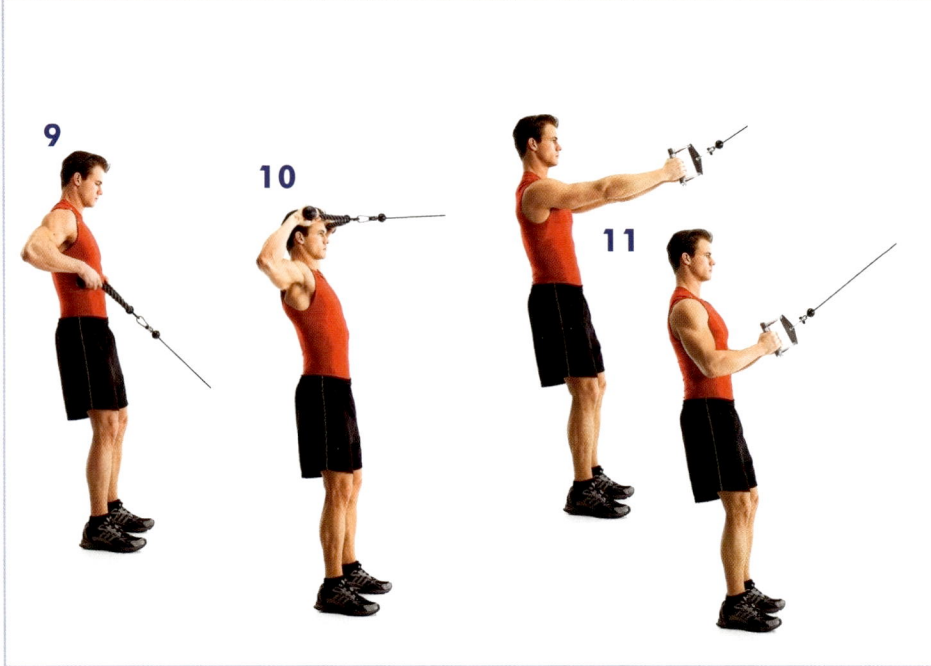

9   Kabelzug stehend, untere Griffposition mit Seil

Wo Sie die Übung finden: Get Ready

Bewegungsausführung: Sie bringen ein Seil in der tiefstmöglichen Position an. Greifen Sie nun beide Enden des Seils im neutralen Griff. Die Handflächen zeigen dabei zueinander. Ziehen Sie dann das Seil an den Oberkörper heran.

10   Kabelzug zum Gesicht hin, stehend, hohe Griffposition

Wo Sie die Übung finden: Get Even Stronger, Phase 3A

Bewegungsausführung: Sie greifen beide Seiten des Seils im Oberhandgriff und ziehen das Seil zum Kinn. Dabei werden die Ellbogen vom Körper abgespreizt. Wenn sich Ihre Oberarme auf Höhe des Oberkörpers befinden, fixieren Sie diese und bewegen die Unterarme im Ellbogengelenk nach oben, bis sich diese senkrecht zum Boden befinden.

11   Kabelzug stehend, schnelle Teilausführung, hohe Griffposition mit V-Griff

Wo Sie die Übung finden: Get Even Stronger, Phase 2

Bewegungsausführung: Sie bringen einen V-Griff in der höchstmöglichen Position an. Treten Sie nun so weit zurück, bis Ihre Arme durchgestreckt sind und Spannung auf dem Seil ist. Ziehen Sie dann den Griff nur auf halbem Weg zur Brust. Die Ellbogen werden dabei nicht bis auf 90° gestreckt.

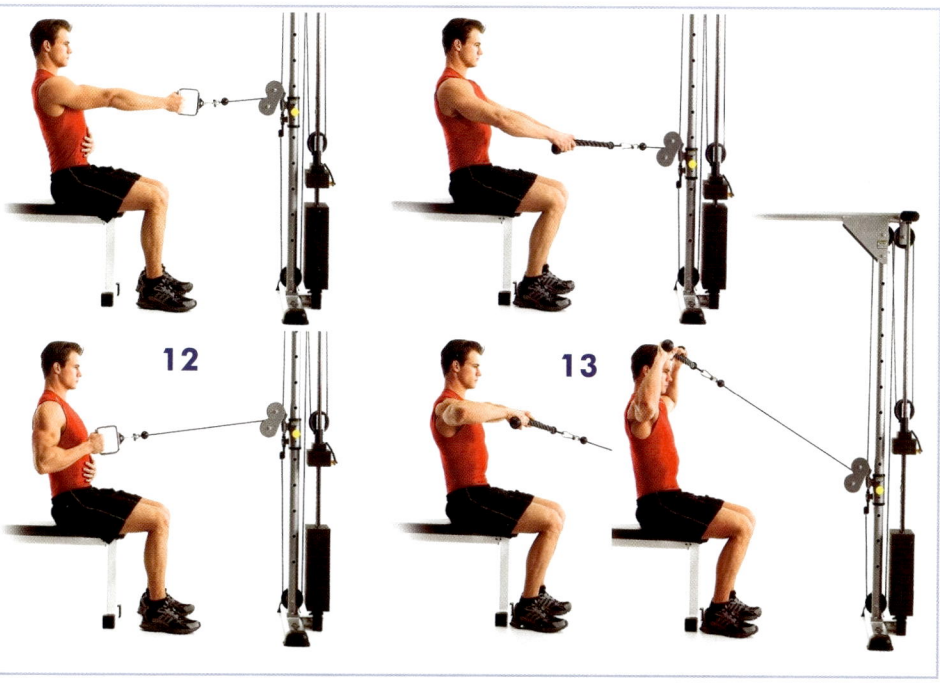

12 Einarmiges Rudern, sitzend, mit neutralem Griff

Wo Sie die Übung finden: Get Big, Phase 1

Bewegungsausführung: Sie bringen einen V-Griff auf niedrigster Höhe an und greifen diesen in neutraler Griffposition. Dabei sitzen Sie auf einer Bank und stützen die Füße ab. Die Knie sind gebeugt, der Oberkörper aufrecht. Die Rumpfmuskulatur ist angespannt, der Blick zeigt geradeaus. Der Arm ist gestreckt und auf dem Seil befindet sich Spannung. Die gegenüberliegende Hand halten Sie am Bauch. Nun ziehen Sie den Griff so weit, bis sich die Hand auf Höhe des Oberkörpers befindet. Der Ellbogen bleibt dabei stets eng am Körper.

13 Kabelzug zum Gesicht hin, sitzend

Wo Sie die Übung finden: Get Big, Phasen 1A, 2A und 3A; Get Even Bigger; HFT für Arme; Get Strong, Phase 2; Get Even Stronger, Phase 2A; Get Lean, Phase 1

Bewegungsausführung: Sie bringen ein Seil in tiefstmöglicher Position an und fassen beide Enden im Oberhandgriff. Dabei sitzen Sie auf einer Bank und stützen die Füße ab. Die Knie sind gebeugt, der Oberkörper aufrecht. Die Rumpfmuskulatur ist angespannt, der Blick zeigt geradeaus. Die Arme sind gestreckt und auf dem Seil befindet sich Spannung. Nun ziehen Sie das Seil zum Kinn. Die Ellbogen werden dabei vom Körper abgespreizt. Wenn sich Ihre Oberarme auf Höhe des Oberkörpers befinden, fixieren Sie diese und bewegen die Unterarme im Ellbogengelenk nach oben, bis sich diese senkrecht zum Boden befinden. Um in die Ausgangsstellung zu gelangen, klappen Sie zunächst die Unterarme nach unten und bewegen dann die Arme nach vorne.

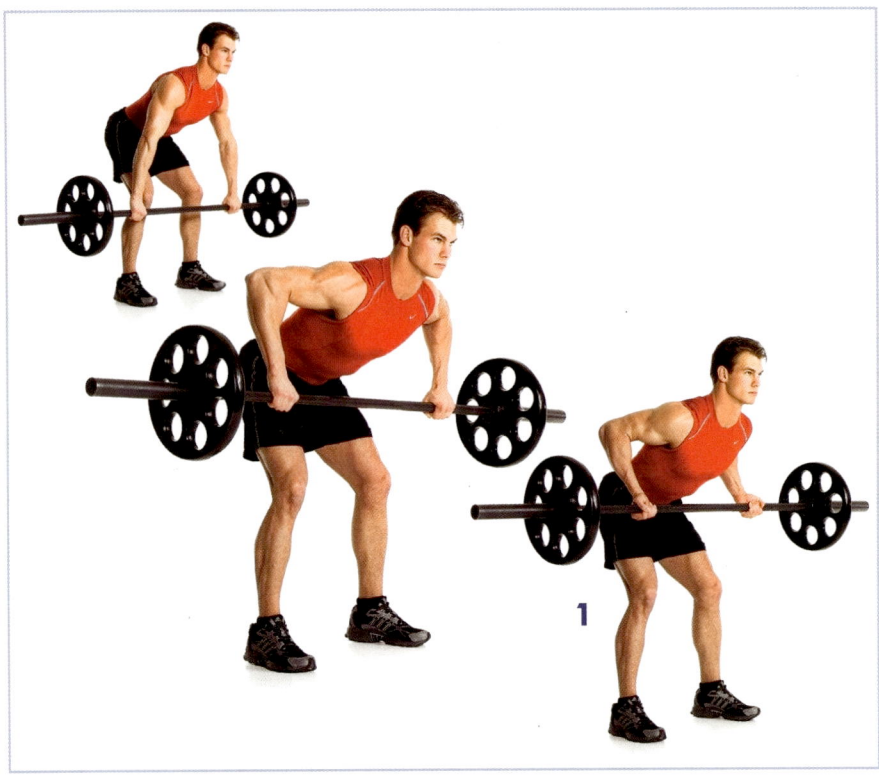

1

LANGHANTELRUDERN VORGEBEUGT

Wo Sie die Übung finden: Get Lean, Phasen 1A und 2

Material: Sie benötigen eine Langhantelstange mit Gewichten.

Bewegungsausführung: Sie stehen mit den Füßen etwa schulterbreit auseinander und greifen die Stange im Oberhandgriff etwas dichter als schulterbreit. Zunächst halten Sie die Stange mit ausgestreckten Armen vor Ihren Oberschenkeln. Spannen Sie nun Ihre Rumpfmuskulatur an, schieben Sie die Hüfte zurück und gleichzeitig den Oberkörper vorwärts wie ein Klappmesser. Dabei gehen Sie leicht in die Knie. Während Sie nun die Stange zum Bauch bewegen, befindet sich der Oberkörper fast parallel zum Boden, der Kopf in einer Linie mit dem Rücken. Beine und Rücken bleiben stets fixiert. Wenn die Stange Ihre Bauchmuskulatur berührt, führen Sie sie langsam und kontrolliert wieder nach unten, bis die Arme gestreckt sind.

VARIATION:

1   Langhantelrudern vorgebeugt, Handflächen zeigen nach oben

Wo Sie die Übung finden: Get Even Bigger; HFT für Arme

Bewegungsausführung: Siehe Langhantelrudern vorgebeugt. Sie greifen hier aber schulterbreit im Unterhandgriff.

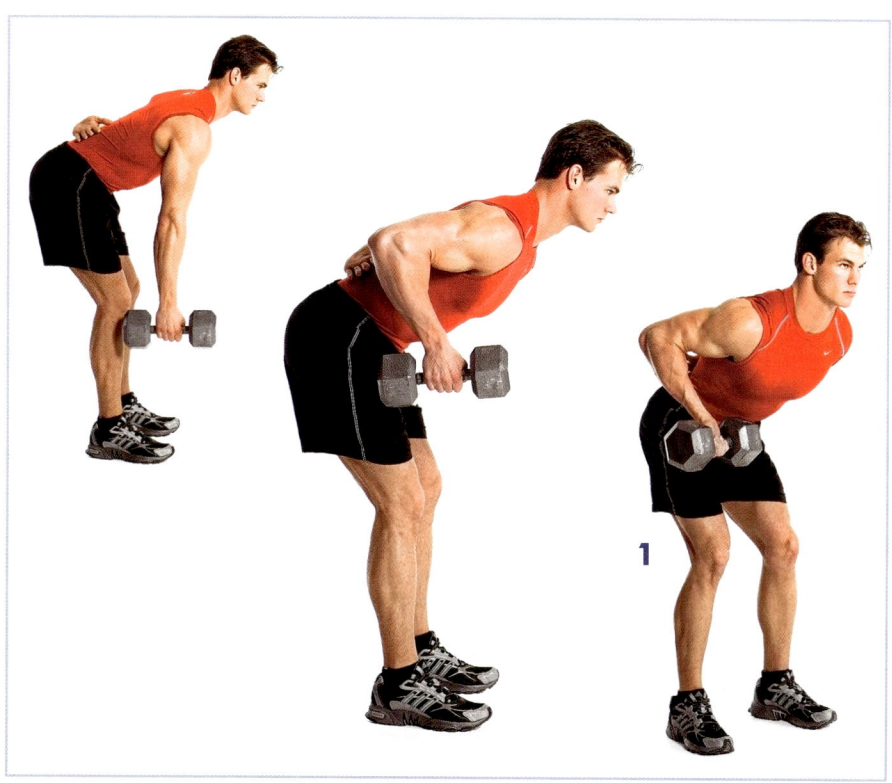

EINARMIGES KURZHANTELRUDERN VORGEBEUGT

Wo Sie die Übung finden: Get Even Bigger; HFT für andere Muskelgruppen; Get Strong, Phase 1; Get Even Stronger, Phase 1; Get Lean, Phase 1

Material: Sie benötigen eine Kurzhantel.

Bewegungsausführung: Sie fassen die Kurzhantel mit der schwachen Hand und halten diese, mit der Handfläche zum Körper zeigend. Der Arm ist nach unten ausgestreckt, der gegenüberliegende Arm befindet sich auf dem Rücken. Spannen Sie nun Ihre Rumpfmuskulatur an und schieben Sie die Hüfte zurück, bis sich der Oberkörper im 45°-Winkel zum Boden befindet. Dabei gehen Sie leicht in die Knie. Ziehen Sie nun die Kurzhantel bis auf Bauchhöhe. Lassen Sie die Kurzhantel auf Armlänge sinken.

VARIATION:

1   Kurzhantelrudern einarmig, vorgebeugt, Handflächen zeigen nach oben

Wo Sie die Übung finden: Get Even Bigger; HFT für andere Muskelgruppen; Ganzkörper-HFT

Bewegungsausführung: Siehe Kurzhantelrudern einarmig vorgebeugt. Sie greifen hier aber schulterbreit im Unterhandgriff. Ziehen Sie die Kurzhantel nach oben, bis sie sich seitlich auf Bauchhöhe befindet.

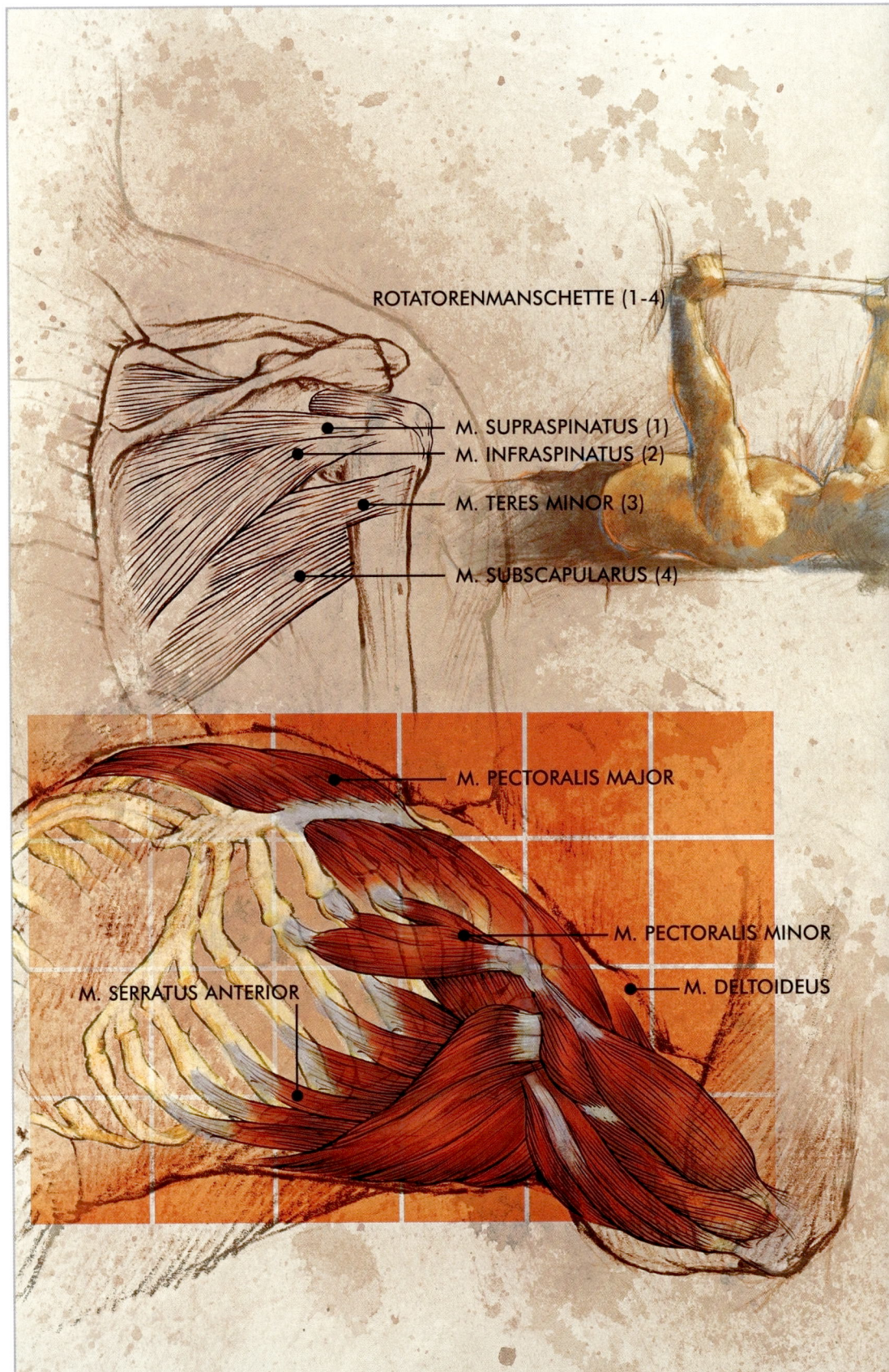

ROTATORENMANSCHETTE (1-4)

M. SUPRASPINATUS (1)
M. INFRASPINATUS (2)
M. TERES MINOR (3)
M. SUBSCAPULARUS (4)

M. PECTORALIS MAJOR

M. PECTORALIS MINOR
M. DELTOIDEUS

M. SERRATUS ANTERIOR

KAPITEL 16

OBERKÖRPER DRUCKÜBUNGEN

Die Übungen in diesem Kapitel trainieren alle Muskeln, die um Schulter, Schulterblatt und Ellbogen wirken.

DIE SCHULTER

Der **M. pectoralis major** hat die Aufgabe, den Oberarm zum Oberkörper zu ziehen. Auch wenn Sie bei Pushübungen an Liegestütze und Bankdrücken denken, so sind diese Bewegungen doch eher als *Pull* zu bezeichnen, denn der M. pectoralis zieht den Oberarm horizontal oder diagonal zum Oberkörper. Außerdem senkt der M. pectoralis den Oberarm hinter dem Körper, wenn Dips ausgeführt werden.

Viele Bodybuilder denken, dass der M. pectoralis mittels Flys (fliegende Bewegung an der Pec-Deck-Maschine) oder Crossovers (beide Übungen sind bereits an vorheriger Stelle erläutert worden) isoliert trainiert werden kann. Wenn man allerdings die Bewegung des Oberarms beim Crossover bzw. Bankdrücken vergleicht, stellt man fest, dass diese identisch ist. Nur die Ellbogenposition unterscheidet sich: Die Ellbogen bleiben beim Crossover fixiert, während sie beim Bankdrücken gestreckt werden. Bei Flies werden darüber hinaus häufig Pec-Deck-Maschinen eingesetzt, die das Schultergelenk einer erheblicher Belastung aussetzen.

Der **M. deltoideus** hat die Aufgabe, die Arme über den Kopf zu heben, wie das z. B. bei der Schulterpresse der Fall ist. Auch seitliches Anheben, wie beim Lateralheben, wird vom M. deltoideus übernommen. Der vordere Teil des M. deltoideus unterstützt außerdem den M. pectoralis bei Liegestützen, Dips und Bankdrücken.

DAS SCHULTERBLATT

Der unterhalb des M. pectoralis major liegende **M. pectoralis minor** und der **M. serratus anterior**, ein fingerartiger Muskel seitlich der Rippen, ziehen und rotieren das Schulterblatt bei Brust- und Schulterpressen. Die stehende Brustpresse, einarmig oder beidarmig, ebenso wie Dips und Liegestütze sind optimale Übungsformen, um die Schulterkraft aufzubauen. Übungen dagegen, die die Bewegungsfreiheit der Schulter stark einschränken, empfehle ich auf Grund der Verletzungsgefahr nicht.

DER ELLBOGEN

Der **M. triceps** hat die Aufgabe, die Arme im Ellbogengelenk zu strecken, was bei Liegestützen, beim Bankdrücken, bei Dips und bei der Schulterpresse geschieht. Die Vielzahl der Übungen, die den Trizeps mittrainieren, unterstreicht, dass es nicht notwendig ist, den Trizeps gesondert zu trainieren. Dennoch sieht man in jedem Fitnessstudio Sportler, die alle möglichen Zusatzübungen zum Aufbau des Trizeps absolvieren. Vielleicht liegt das darin begründet, dass mit Geräten für den Trizeps viel Geld zu machen ist. Kurzhanteln, Langhanteln, SZ-Stangen usw. können zum Trizepstraining genutzt werden. Doch ebenso wenig wie der M. pectoralis in Isolationsübungen trainiert werden muss, braucht der Trizeps eine gesonderte Behandlung.

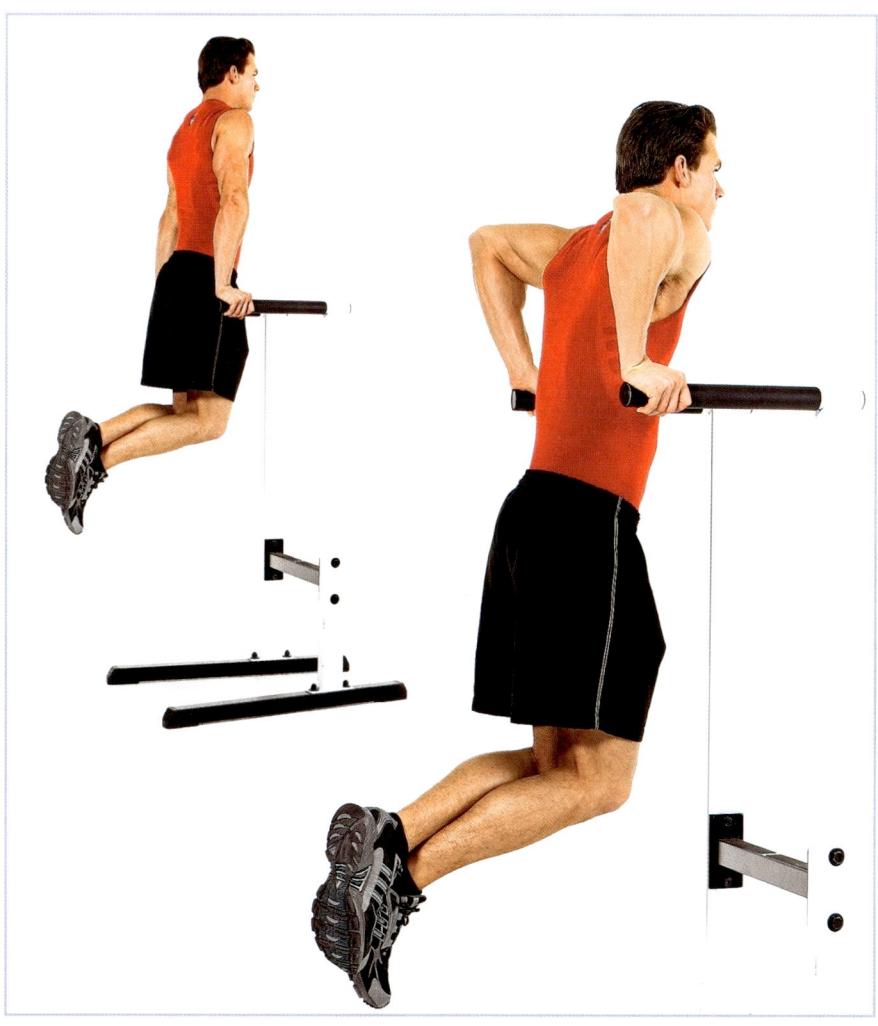

DIPS

Wo Sie die Übung finden: Get Ready; Get Big, Phasen 2 und 3; Get Even Bigger; HFT für Arme; Ganzkörper-HFT; Get Strong, Phase 3; Get Even Stronger, Phasen 2 und 3; Get Lean, Phasen 1, 1A und 3

Material: Sie benötigen eine Dipstation. Dies kann auch ein sogenannter *Captain's Chair* sein, an dem hängendes Beinheben absolviert wird. Manche Dipstationen bieten auch die Möglichkeit, mit unterstützendem Gewicht zu arbeiten, was insbesondere für Anfänger nützlich ist. Ich gehe aber davon aus, dass die meisten meiner Leser eher Zusatzgewichte auflegen müssen, als Körpergewicht zu reduzieren. Sie würden dann einen Gewichtsgürtel umlegen oder eine Kurzhantel zwischen die Beine nehmen. Wenn Sie die Wahl zwischen mehreren Weiten haben, dann sollten Sie eher eine engere Dipstation wählen, da diese die Schultergelenke weniger belastet.

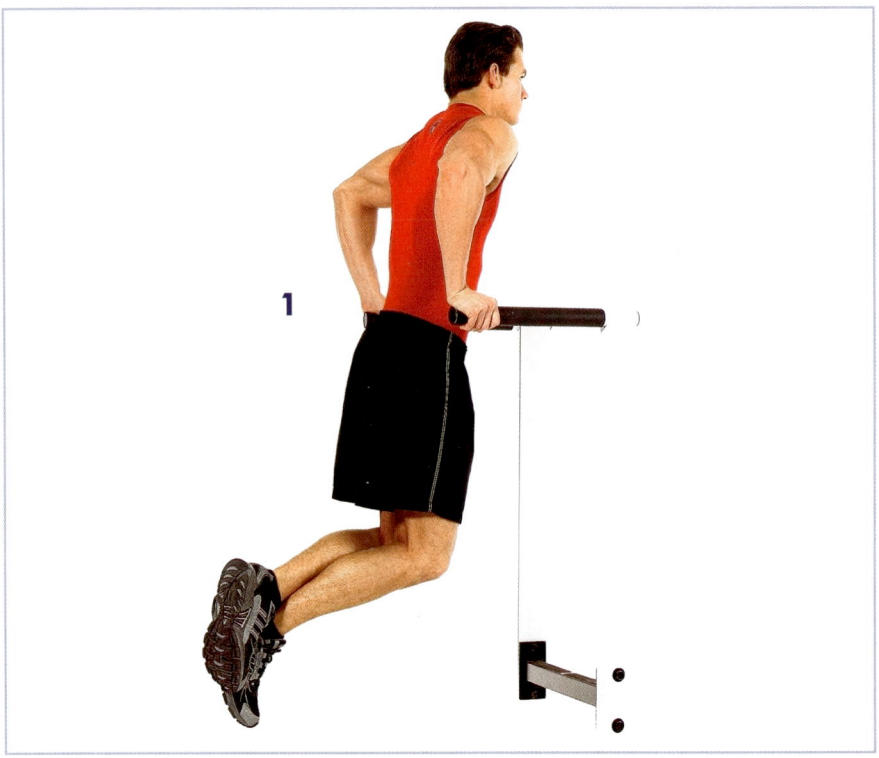

Bewegungsausführung: Gehen Sie in die Stützposition, strecken Sie die Arme durch und lehnen Sie den Oberkörper leicht vor. Die Beine lassen Sie entweder hängen oder Sie überschlagen die Füße und winkeln die Unterschenkel an. Wer mit zusätzlichen Gewichten arbeitet, der sollte die Beine anwinkeln und überkreuzen. Beugen Sie dann die Arme, so weit Sie können. In der Endposition sollten die Oberarme möglichst parallel zum Boden gehalten werden. Wenn Sie aber nicht so weit nach unten kommen, tut das der Effektivität keinen Abbruch. Schließlich drücken Sie sich wieder nach oben ab, bis die Arme völlig durchgestreckt sind.

Achtung: Grundsätzlich sind Dips nicht belastend für die Schultergelenke, da die Schulterblätter sich während der Übung relativ frei bewegen können. Wenn Sie allerdings schon einmal Probleme mit dem kleinen Schultergelenk hatten – das ist dort, wo Schlüsselbein und Schulterblatt zusammentreffen –, empfinden Sie diese Übung vermutlich als sehr unangenehm. Ist dies der Fall, können Sie anstelle von Dips auch decline Bankdrücken mit neutralem Griff und Kurzhanteln machen.

VARIATION:

1   Dips mit schneller Teilausführung

Wo Sie die Übung finden: Get Even Stronger, Phase 3

Bewegungsausführung: Sie beugen die Arme nur halb, und strecken sie dann wieder.

BANKDRÜCKEN

Eine Besonderheit meines Trainingsprogramms ist, dass ich das Bankdrücken an der horizontalen Bank in den meisten Fällen gegen eine decline oder incline Bank ersetze. Hierfür gibt es gute Gründe: Wird Bankdrücken auf der Horizontalen ausgeführt, ist das Schultergelenk in seiner Bewegungsfreiheit eingeschränkt. Wer über einen langen Zeitraum mit schweren Gewichten eine wenig ergonomische Übung ausführt, der kann an Rücken, Nacken und Schultern Schaden nehmen. Hinzu kommt, dass das Bankdrücken für viele Kraftsportler ein Maß ist, mithilfe dessen sie sich gerne mit anderen messen wollen. Daher neigen sie dazu, zu früh zu hohe Gewichte aufzulegen, um Ihre Oberkörperkraft unter Beweis zu stellen. Dabei aber wird dann häufig die akkurate Bewegungsausführung vernachlässigt, was wiederum die Verletzungsgefahr steigert. Wer stattdessen Bankdrücken mit enger Griffposition an einer decline Bank ausführt, ist kaum dazu verführt, sich mit anderen zu messen. Somit ist die Wahrscheinlichkeit höher, dass die Übung mit richtiger Technik ausgeführt wird.

Material: Sie benötigen eine höhenverstellbare Hantelbank. Diese stellen Sie je nach Übungsform horizontal, oder in incline bzw. decline Position ein. Sollte Ihr Kraftstudio nicht über eine decline Bank verfügen, können Sie einfach eine horizontale Bank verwenden und zwei große Gewichtscheiben unter die Füße stellen. Nun nehmen Sie entweder ein Paar Kurzhanteln oder eine Langhantelstange. Wenn Sie mit der Langhantel arbeiten, muss diese auf einer Stange über Ihrem Kopf ruhen. Sie sollten, wenn Sie mit hohen Gewichten arbeiten, unbedingt einen Helfer haben, der hinter der Stange steht. Für Übungen in horizontaler oder incline Position stellen Sie Ihre Füße schulterbreit flach auf den Boden. An einer decline Bank klemmen Sie Ihre Füße unter die Bank. Achten Sie darauf, dass bei horizontalen und incline Übungen Ihr Körper drei Kontaktpunkte mit der Bank hat: Hinterkopf, Schulterblätter und Gesäß. Bei decline Übungen kommt noch eine weitere Kontaktstelle an den Beinen dazu. Die Handposition entnehmen Sie bitte der jeweiligen Übungsbeschreibung. In der Ausgangsstellung befinden sich die Arme senkrecht gestreckt über der Brust.

Bewegungsausführung: An der decline Bank senken Sie die Hantelstange aus der kompletten Streckung bis direkt oberhalb des sogenannten *Dreiecks*. Dieses befindet sich zwischen Bauch und Brust. An der incline Bank senken Sie die Hantelstange zum oberen Brustbereich, an der horizontalen Bank zum unteren Brustbereich. Arbeiten Sie mit Kurzhanteln, dann senken Sie diese so weit, bis sie sich seitlich neben Ihrem Oberkörper befinden. Drücken Sie dann das Gewicht wieder nach oben, bis die Arme vollständig gestreckt sind.

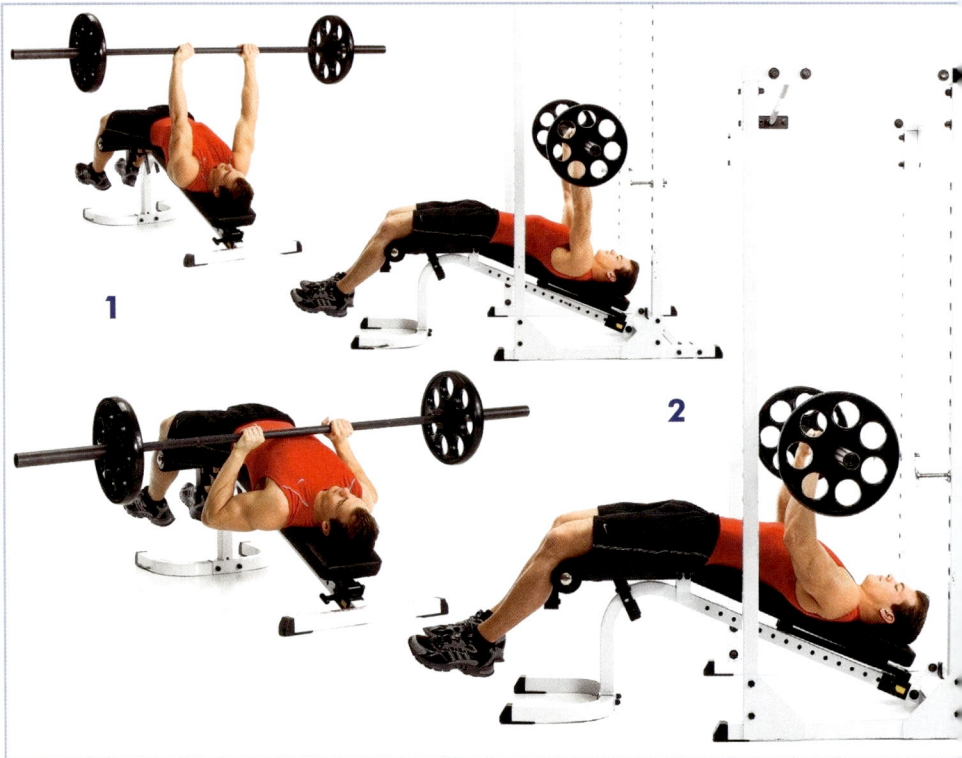

VARIATIONEN:

**1   Langhantel Bankdrücken an der Decline Bank
mit enger Griffposition**

Wo Sie die Übung finden: Get Big, Phase 1; Get Strong, Phasen 1 und 2; Get Even Stronger, Phasen 1 und 3; Get Lean, Phase 2A

Bewegungsausführung: Sie greifen die Langhantelstange etwa schulterbreit, mit dem Daumen von unten um die Stange greifend. Sie können die Hände auch ein wenig enger oder weiter greifen, doch wählen Sie nicht den traditionellen weiten Griff, der etwa der anderthalbfachen Schulterbreite entspricht. Nehmen Sie jetzt die Stange aus der Halterung. Hierzu können Sie gegebenenfalls einen Helfer um Unterstützung bitten. In der Ausgangsstellung halten Sie die Stange mit durchgestreckten Armen über der Brust. Senken Sie dann die Stange bis zum Dreieck und drücken Sie sie schließlich wieder nach oben.

**2   Langhantel Bankdrücken an der Decline Bank
mit enger Griffposition und supramaximalem Halten**

Wo Sie die Übung finden: Get Even Stronger, Phasen 1 und 3

Bewegungsausführung: Sie wählen ein Gewicht, das etwa 20 % höher ist, als Ihr Maximalgewicht bei einer Wiederholung. Dieses senken Sie dann nur etwa 5 cm und halten es in dieser Position.

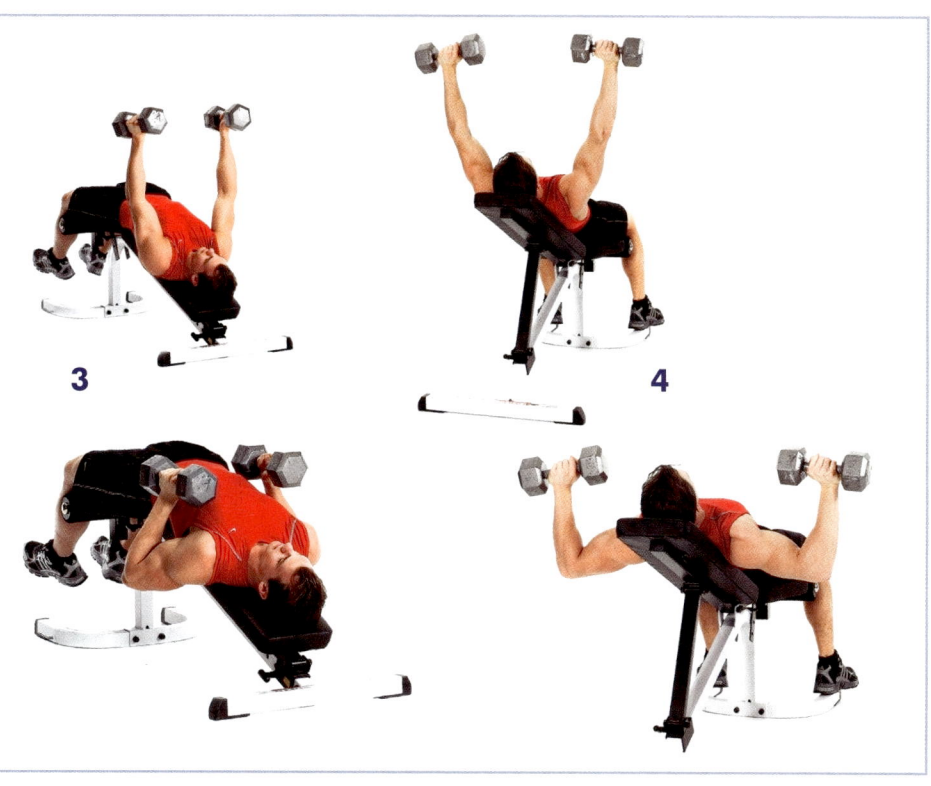

3   Bankdrücken an der Decline Bank mit neutraler Griffposition und mit Kurzhanteln

Wo Sie die Übung finden: Get Ready

Bewegungsausführung: Sie greifen die Kurzhanteln, mit den Handflächen zueinander zeigend, über der Brust. Halten Sie nun stets die Ellbogen eng am Körper, während Sie die Hanteln bis seitlich neben dem Oberkörper senken.

4   Bankdrücken an der Incline Bank mit Kurzhanteln

Wo Sie die Übung finden: Get Big, Phasen 1 und 3; Get Even Bigger; HFT für Arme; Ganzkörper-HFT; Get Strong, Phasen 1A, 2A und 3A; Get Even Stronger, Phasen 1A, 2A und 3A; Get Lean, Phasen 1A, 2A und 3A

Bewegungsausführung: Stellen Sie die Bank auf 45° incline Position und nehmen Sie zwei Kurzhanteln in die Hand, die Handflächen nach vorne zeigend. Strecken Sie nun die Arme über der Brust, wobei Sie die Hände etwa schulterbreit halten. Wenn Sie nun die Hanteln so weit wie möglich senken, befinden sich die Hände stets oberhalb der Ellbogen. Die Ellbogen sind in der Endposition vom Körper abgespreizt. Führen Sie die Hanteln so weit nach unten, wie es Ihre Schulterbeweglichkeit erlaubt.

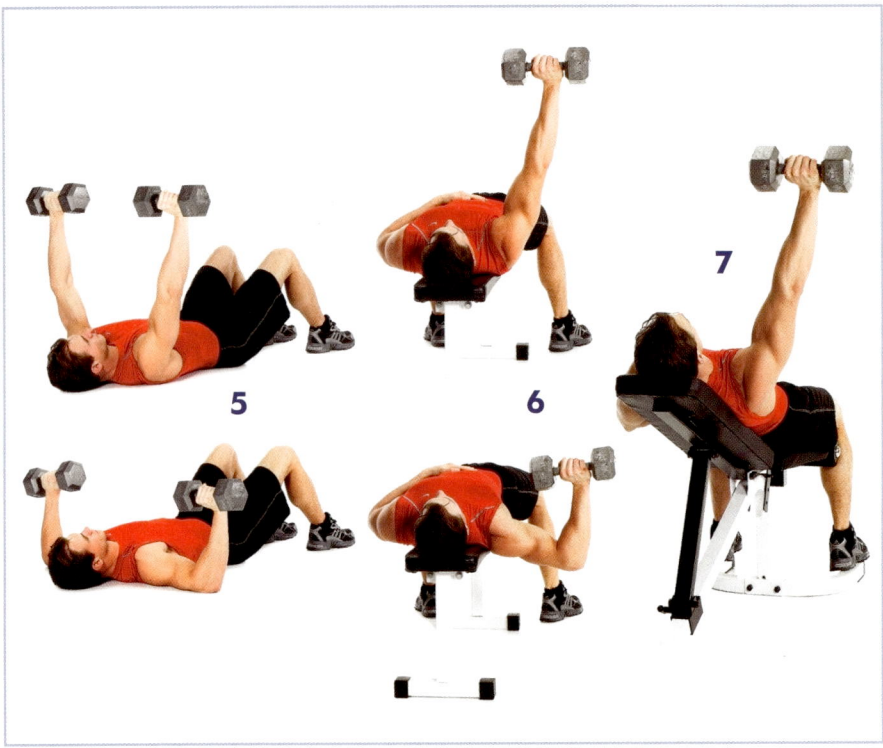

5   Kurzhantel Brustpresse am Boden

Wo Sie die Übung finden: Get Even Stronger, Phase 3

Bewegungsausführung: Sie liegen mit einem Paar Kurzhanteln rücklings auf dem Boden. Dabei sind die Knie angewinkelt und die Füße stehen flach auf dem Boden. Die Hände halten Sie schulterbreit, die Oberarme liegen auf dem Boden und die Handflächen zeigen nach vorne in der Start- und Endposition.

6   Bankdrücken, einarmig, mit Kurzhantel

Wo Sie die Übung finden: Get Big, Phase 2; Get Even Bigger; Get Lean, Phase 3

Bewegungsausführung: Sie liegen auf einer geraden Bank und halten eine Kurzhantel in der schwachen Hand senkrecht über der Brust, mit der Handfläche nach vorne zeigend. Die ruhende Hand liegt auf dem Bauch. Um eine stabile Position zu halten, sollten Sie die Füße weit auseinanderstellen. Senken Sie nun die Hantel so weit wie möglich, wobei sich die Hand stets oberhalb des Ellbogens befindet. Strecken Sie dann den Arm wieder vollständig bis in die Startposition.

7   Bankdrücken einarmig an der Incline Bank mit Kurzhantel

Wo Sie die Übung finden: Get Strong, Phase 3

Bewegungsausführung: Stellen Sie die Bank auf 45° incline Position. Führen Sie die Übung dann, wie bei der geraden Bank beschrieben, aus.

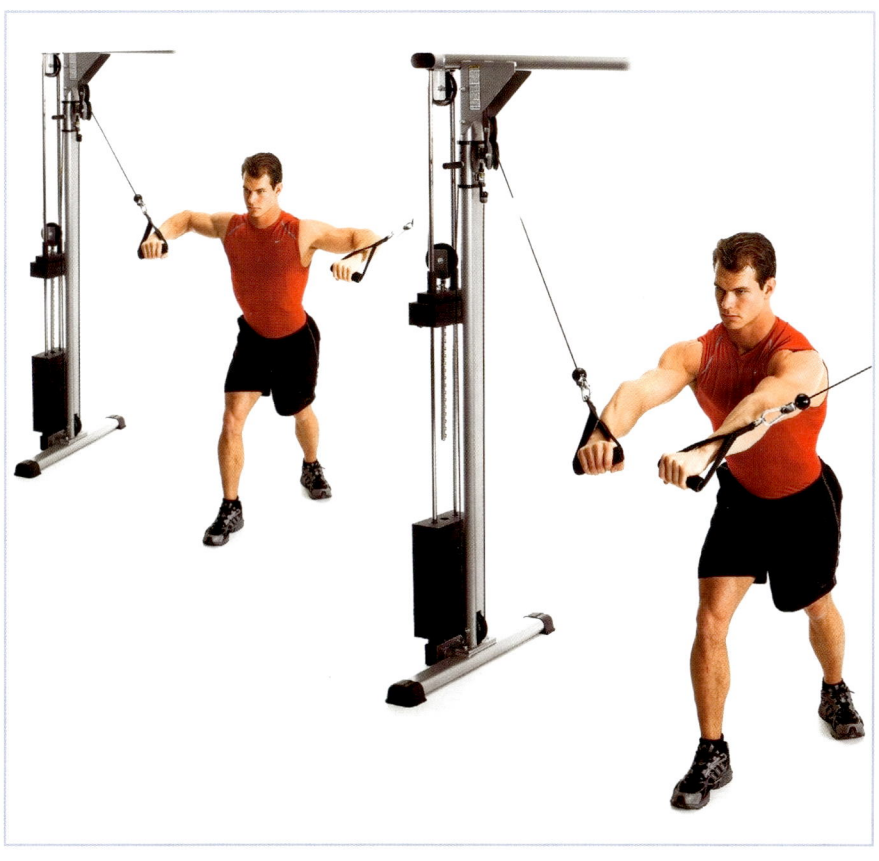

KABEL ÜBER KREUZ, STEHEND

Wo Sie die Übung finden: Get Big, Phasen 1A, 2A und 3A; Get Even Bigger; HFT für Arme; Ganzkörper-HFT; Get Strong, Phasen 1A, 2 und 3A; Get Even Stronger, Phasen 1A, 2A und 3; Get Lean, Phase 1

Material: Sie benötigen eine Kabel-Crossover-Station und zwei D-Griffe. Wenn die Kabelstation flexibel auf jede gewünschte Höhe einzustellen ist, dann stellen Sie sie bitte auf Schulterhöhe ein.

Bewegungsausführung: Sie stehen in weiter Schrittstellung mittig zwischen den Kabelzügen und halten die Griffe in der Hand, seitlich neben der Brust. Dabei halten Sie die Ellbogen im 90°-Winkel und die Oberarme parallel zum Boden. Sie müssen jetzt bereits Spannung auf den Zügen haben. Wollen Sie die Spannung vergrößern, treten Sie einige Zentimeter nach vorne. Jetzt lehnen Sie den Oberkörper leicht nach vorne und spannen die Rumpfmuskulatur an. Die Blickrichtung ist horizontal.

Nun strecken Sie die Arme durch, bis sich in der Endposition die Griffe fast berühren. Bewegen Sie dann mit größtmöglicher Bewegungsamplitude die Arme wieder in die Ausgangsstellung.

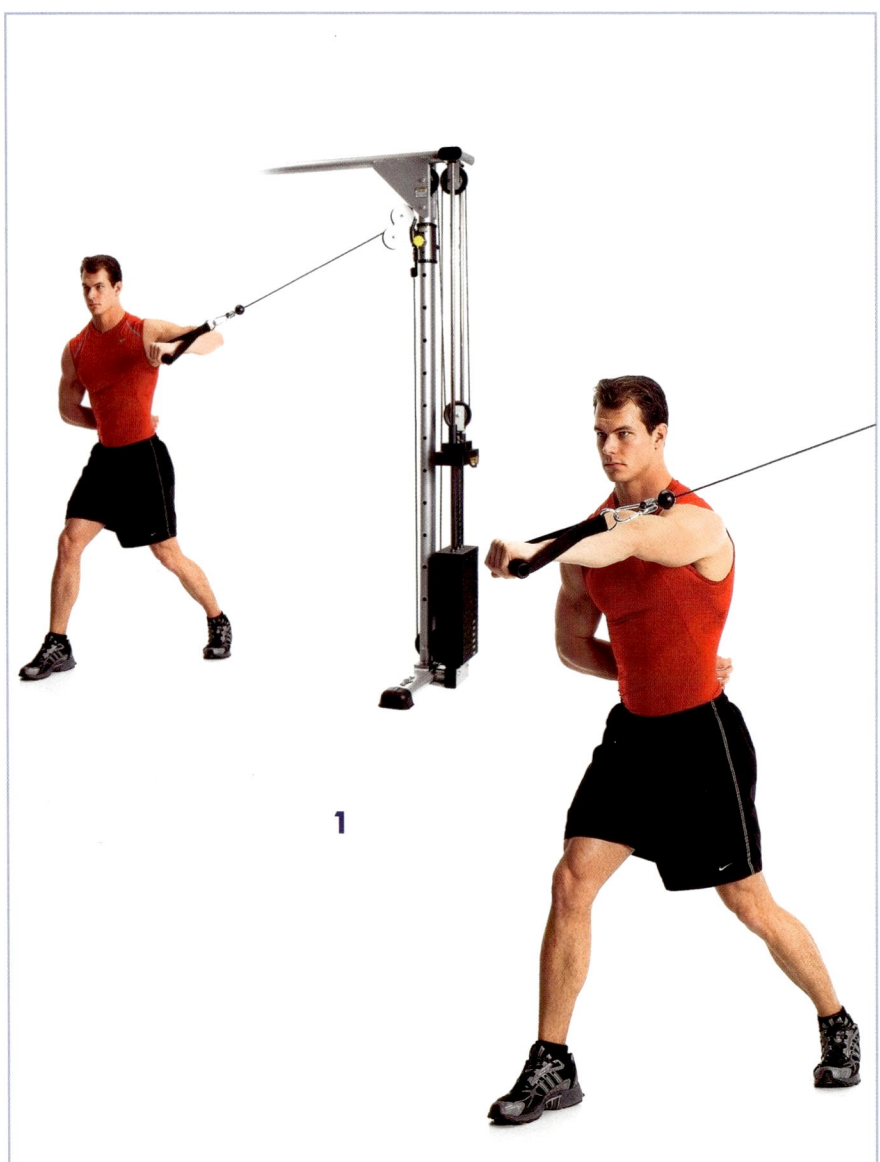

1

VARIATION:

1   Einarmige Brustpresse am Kabelzug

Wo Sie die Übung finden: Get Big, Phase 3; Get Even Bigger; HFT für Arme; Ganzkörper-HFT, Get Strong, Phase 1; Get Even Stronger, Phasen 1 und 2; Get Lean, Phase 2

Bewegungsausführung: Siehe beidarmige Brustpresse. Beginnen Sie die Übung mit dem schwachen Arm und halten Sie während der Übungsausführung den gegenüberliegenden Arm auf dem Rücken.

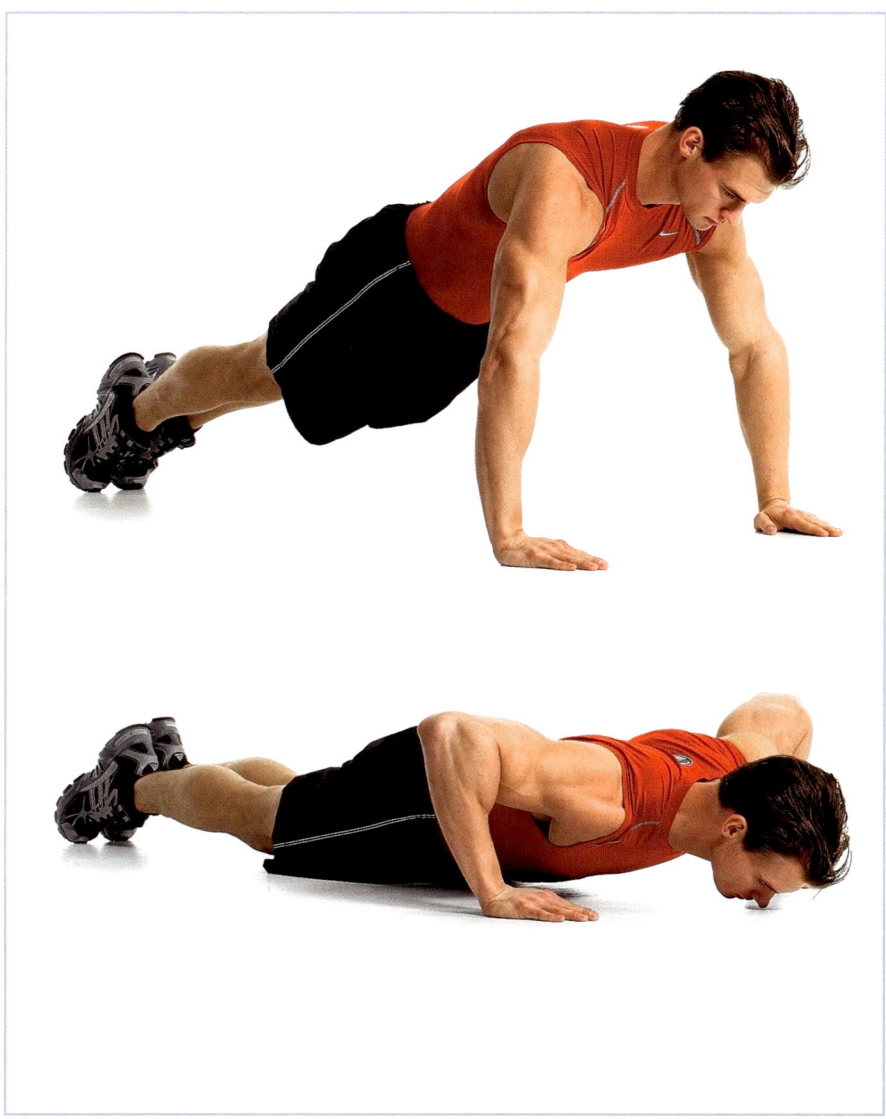

LIEGESTÜTZE

Wo Sie die Übung finden: Get Ready

Bewegungsausführung: In der Ausgangsstellung stützen Sie Ihre Hände direkt unterhalb der Schultern auf dem Boden ab, das Gewicht liegt auf Ihren Händen und Ihren Zehen. Den Körper halten Sie steif wie ein Brett, wobei Rumpf- und Gesäßmuskulatur angespannt sind. Dann beugen Sie die Ellbogen und senken den Körper so weit, bis Ihre Brust den Boden berührt, aber Ihr Körper die gerade Ausrichtung beibehält. Drücken Sie sich dann wieder ab. In der Endposition sind die Arme komplett durchgestreckt. Nur wenn Sie Ihre Arme komplett durchstrecken, arbeiten M. pectoralis minor und M. serratus in vollem Bewegungsumfang.

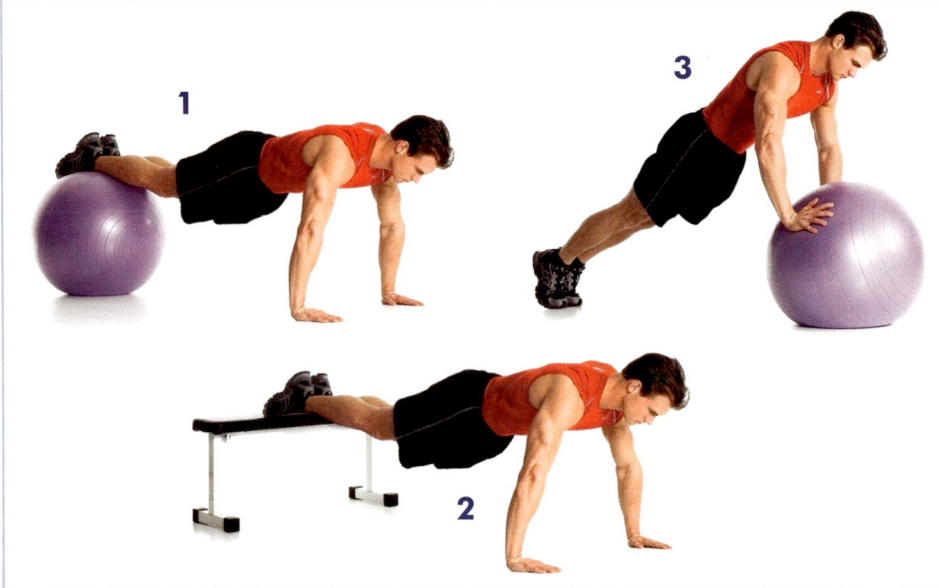

VARIATIONEN:

1   Liegestütze mit hochgelegten Beinen

Wo Sie die Übung finden: Get Lean, Phase 3

Bewegungsausführung: Siehe traditionelle Liegestütze. Die Füße legen Sie entweder auf einer Bank, einem Stuhl oder einem Pezziball ab.

2   Liegestütze mit hochgelegten Beinen und weiter Griffposition

Wo Sie die Übung finden: Get Even Bigger; HFT für andere Muskelgruppen

Bewegungsausführung: Siehe Liegestütze mit hochgelegten Beinen. Die Hände halten Sie weiter als schulterbreit.

3   Liegestütze mit den Händen auf dem Pezziball

Wo Sie die Übung finden: Get Big, Phasen 1A, 2A und 3A; Get Even Bigger; HFT für Arme; HFT für andere Muskelgruppen; Get Strong, Phasen 2A und 3A; Get Even Stronger, Phasen 2A und 3A; Get Lean, Phase 2

Bewegungsausführung: Siehe traditionelle Liegestütze. Die Hände stützen Sie auf einem Pezziball ab. Bei dieser Variante der Liegestütze arbeiten mehr Muskeln in Schultergürtel und Rumpf, um für Stabilität zu sorgen. Sie können Pezzibälle jeder Größe benutzen. Achten Sie aber darauf, dass der Ball prall aufgepumpt ist. Wenn Sie die Wahl haben, sollten Sie mit einem kleineren Ball beginnen und sich dann langsam zu größeren Bällen vorarbeiten.

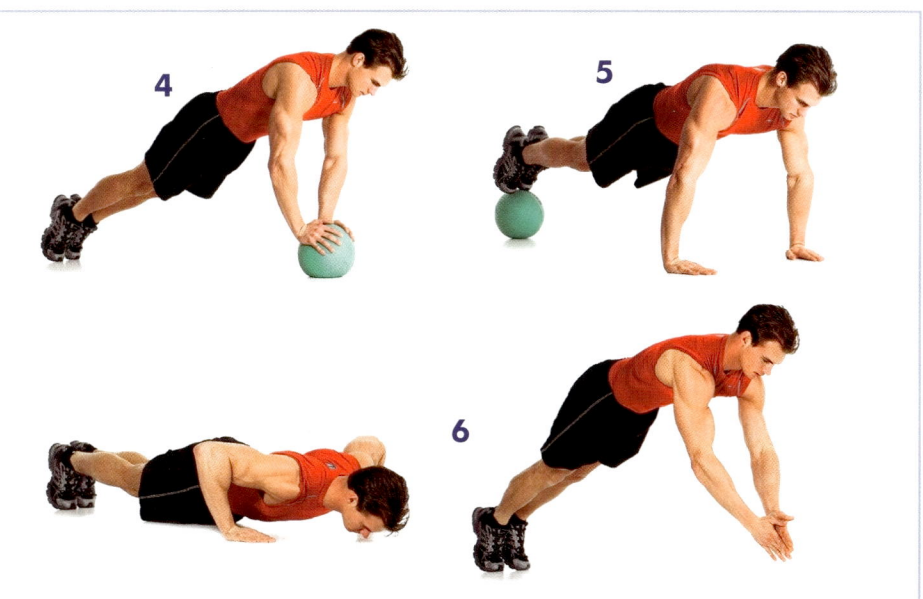

4   Liegestütze mit den Händen auf einem Medizinball

Wo Sie die Übung finden: Get Even Bigger; HFT für Arme

Bewegungsausführung: Siehe traditionelle Liegestütze. Die Hände stützen Sie jedoch auf einem Medizinball ab. Die Ellbogen sind jetzt nicht nach außen gerichtet, sondern zeigen nach hinten. Dadurch arbeiten Trizeps und Schultermuskulatur härter.

Der Schwierigkeitsgrad hängt bei dieser Variante von der Größe des Balls ab. Je kleiner der Ball ist, desto dichter liegen die Hände zusammen und desto schwieriger ist die Bewegungsausführung. Bei einem 3 kg schweren Medizinball berühren sich Daumen und Zeigefinger sogar. Sie können alternativ auch einen Basketball benutzen.

5   Liegestütze mit den Füßen auf einem Medizinball

Wo Sie die Übung finden: Get Even Bigger; HFT für Arme

Bewegungsausführung: Siehe traditionelle Liegestütze. Bei dieser Übungsvariante stützen Sie aber die Füße auf einem Medizinball ab. Dadurch müssen Sie mehr Stabilisierungsarbeit verrichten, was Rumpf- und Schultergürtelmuskulatur besonders beansprucht.

6   Liegestütze mit Klatschen

Wo Sie die Übung finden: Get Even Bigger; HFT für andere Muskelgruppen

Bewegungsausführung: Bei dieser Übung halten Sie die Hände etwas weiter als schulterbreit. Nachdem Sie den Körper gesenkt haben, drücken Sie sich dynamisch vom Boden ab, klatschen in die Hände, landen in der Ausgangsposition und gehen ohne Pause in die nächste Wiederholung.

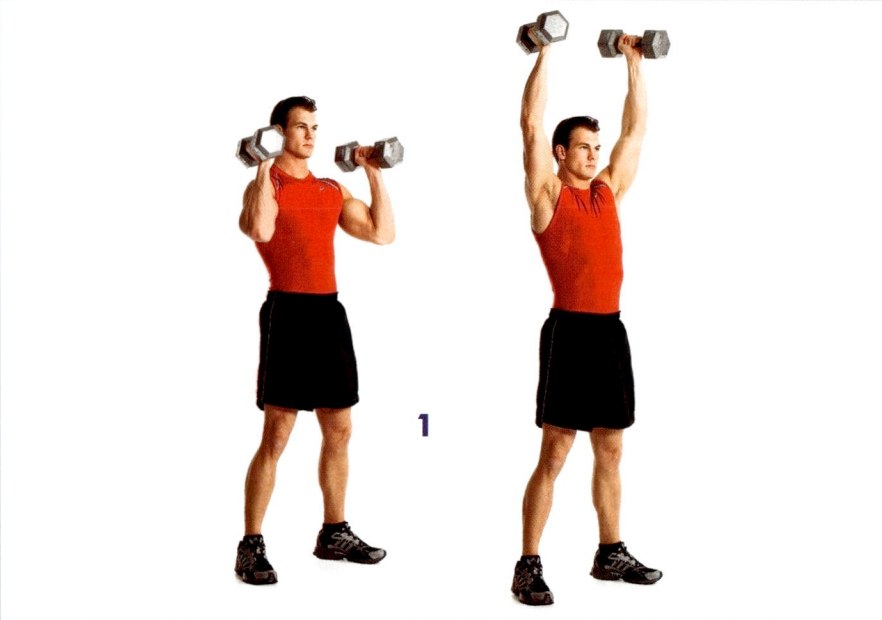

SCHULTERDRÜCKEN

Diese Übung beansprucht praktisch die gesamte Körpermuskulatur.

Bewegungsausführung: Die Ausgangsstellung ist bei allen Schulterpressübungen gleich: Sie stehen mit den Füßen schulterbreit und gestreckten, aber im Kniegelenk nicht durchgestreckten Beinen. Die Rumpfmuskulatur ist angespannt. Kurz- bzw. Langhanteln werden auf Schulterniveau gehalten. Dann werden die Arme senkrecht nach oben durchgestreckt. Achten Sie darauf, dass Sie die volle Bewegungsamplitude ausnutzen, um den Trizeps so stark wie möglich zu beanspruchen. Schließlich senken Sie die Arme wieder. Wenn Sie mit Kurzhanteln arbeiten, sollten diese in der Endposition die Schulter berühren. Arbeiten Sie mit einer Langhantel, so berührt diese Ihre Brust.

VARIATIONEN:

1   Kurzhanteldrücken stehend

Wo Sie die Übung finden: Get Ready; Get Big, Phasen 1A, 2; 2A und 3A; Get Even Bigger; HFT für Arme; Get Strong, Phasen 1, 1A und 3A; Get Even Stronger, Phasen 1A und 3A

Bewegungsausführung: In der Ausgangsstellung halten Sie die Kurzhanteln auf Schulterhöhe, mit den Handflächen zueinander zeigend. Diese neutrale Griffposition öffnet die Schultergelenke, wodurch mit schwereren Gewichten gearbeitet werden kann. Drücken Sie die Hanteln senkrecht nach oben, bis die Ellbogengelenke völlig durchgestreckt sind. Die Hanteln müssen sich in der Endposition nicht berühren. Senken Sie dann die Arme wieder in die Ausgangsposition.

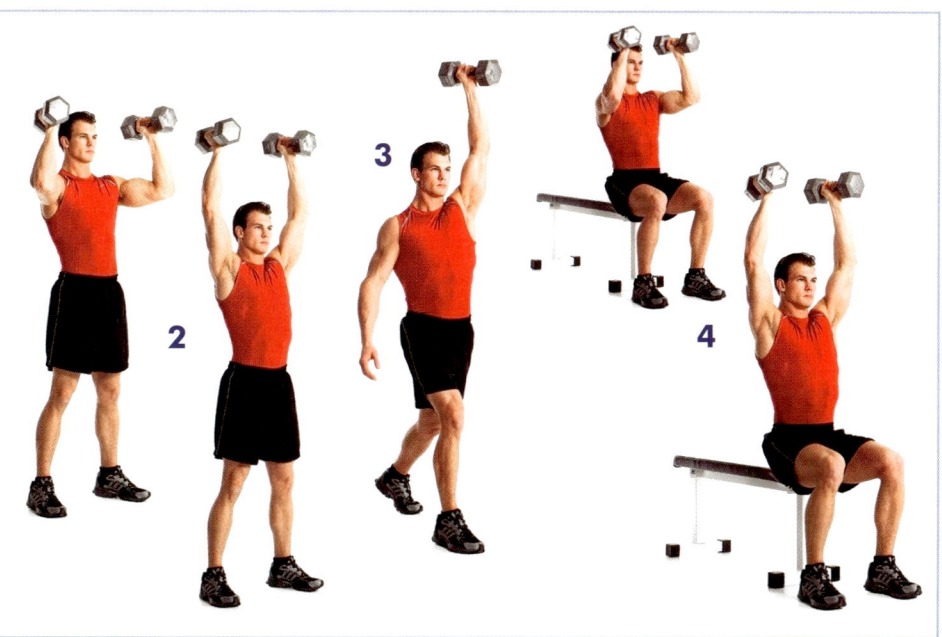

2   Kurzhanteldrücken stehend, schnelle Teilausführung

Wo Sie die Übung finden: Get Even Stronger, Phase 2

Bewegungsausführung: Bei dieser Variante senken Sie die Gewichte von der Streckung nur bis in Überkopfhöhe. Dann strecken Sie die Arme wieder.

3   Kurzhanteldrücken einarmig

Wo Sie die Übung finden: Get Big, Phase 1; Get Even Bigger; HFT für Arme; Ganzkörper-HFT; Get Strong, Phase 2; Get Lean, Phase 1

Bewegungsausführung: Sie halten eine Kurzhantel in der schwachen Hand oberhalb der Schulter, mit der Handfläche zum Körper zeigend. Der gegenüberliegende Arm hängt seitlich am Körper nach unten. Insbesondere, wenn Sie schwere Gewichte drücken, sollten Sie in eine leichte Schrittstellung gehen. Wenn Sie das Gewicht in der linken Hand halten, ist der rechte Fuß nach vorne gestellt. Drücken Sie nun das Gewicht nach oben.

4   Kurzhanteldrückend sitzend, schnelle Teilausführung

Wo Sie die Übung finden: Get Even Stronger, Phase 1

Bewegungsausführung: Sie sitzen aufrecht an einem Ende der Bank mit den Füßen flach auf dem Boden. Senken Sie die Gewichte von der Streckung nur bis in Überkopfhöhe. Dann strecken Sie die Arme wieder. Halten Sie während der Übungsausführung den Schultergürtel angespannt und vermeiden Sie, die Unterkörpermuskulatur zu aktivieren.

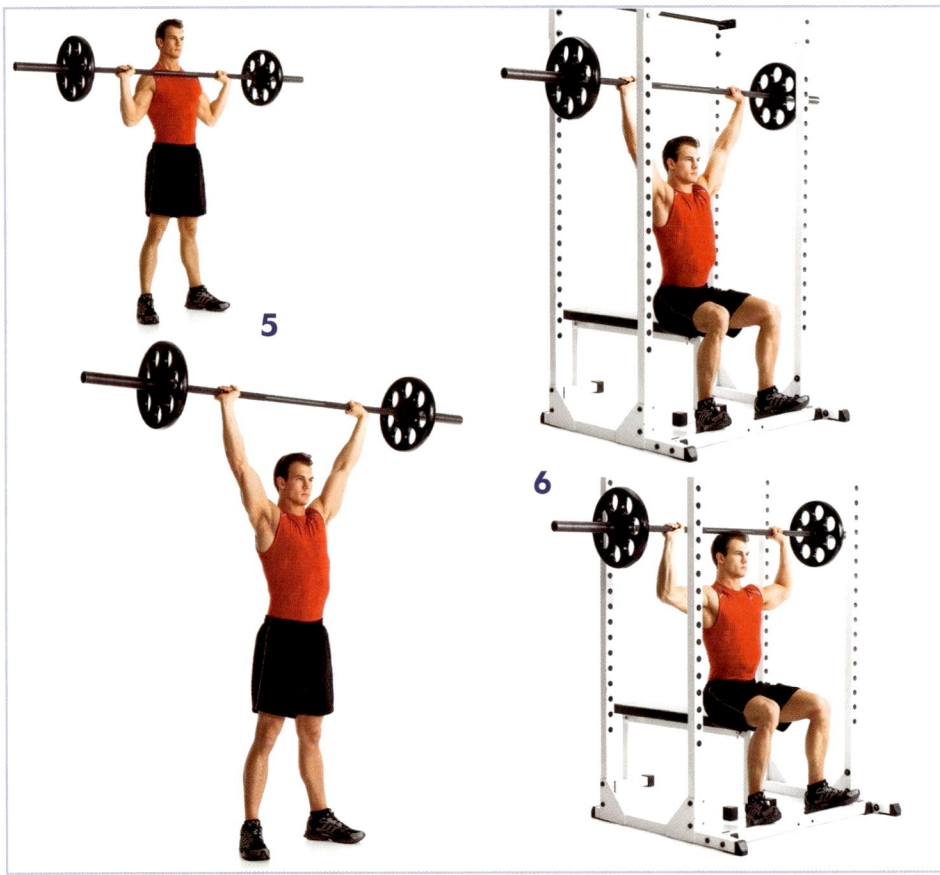

5   Frontdrücken mit Langhantel

Wo Sie die Übung finden: Get Strong, Phase 3

Bewegungsausführung: Sie halten die Langhantel mit den Händen weiter als schulterbreit oberhalb der Brust. Drücken Sie dann die Stange senkecht nach oben, wobei Sie das Kinn leicht nach hinten nehmen müssen. Auch bei der Abwärtsbewegung müssen Sie wieder den Kopf leicht nach hinten nehmen, um die Stange ohne Berührung vorbeischieben zu können.

6   Langhanteldrücken, Teilausführung

Wo Sie die Übung finden: Get Even Bigger, HFT für Arme

Bewegungsausführung: Bei dieser Übung sollten Sie die Langhantel auf einem Squatrack ablegen. Sie positionieren eine Bank, ggf. mit senkrechter Rückenlehne, unter dem Rack, sodass Sie an deren Ende direkt unterhalb der Stange sitzen. Die Stange sollte dann auf Stirnhöhe ruhen. Greifen Sie nun die Stange etwas weiter als schulterbreit, spannen Sie Ihre Rumpfmuskulatur an und drücken Sie die Stange von Kopfhöhe aus nach oben, bis die Arme völlig durchgestreckt sind. Senken Sie die Stange dann wieder bis auf Überkopfhöhe.

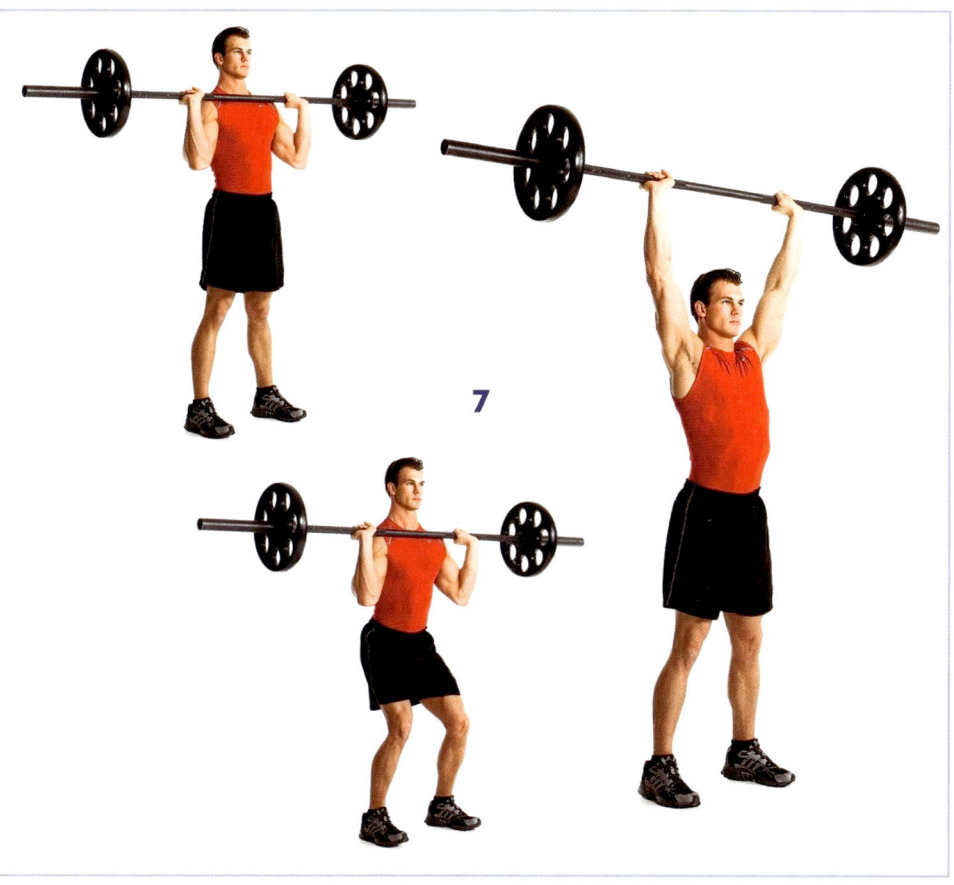

7

Wenn Sie kein Squatrack zur Verfügung haben, können Sie die Stange auch wie beim Powerclean (siehe Kap. 19) vom Boden aufheben und auf Schulterhöhe bringen. Setzen Sie sich dann auf die Bank und beginnen Sie die Übung, wie zuvor beschrieben.

7 Ausstoßen

Wo Sie die Übung finden: Get Even Bigger; Ganzkörper-HFT; Get Lean, Phase 2

Bewegungsausführung: Zur Ausgangsstellung siehe Schulterpresse stehend mit Langhantel.

Bei dieser Übungsvariante senken Sie zunächst das Gesäß um einige Zentimeter, wobei Sie die Hüfte nach hinten schieben. Wenn Sie dann die Stange kräftig nach oben drücken, benutzen Sie auch die Unterkörpermuskulatur, um Bewegung aufzubauen. Dann senken Sie die Stange wieder. Halten Sie hier die Bewegung nicht an, sondern gehen Sie gleich in die nächste Wiederholung.

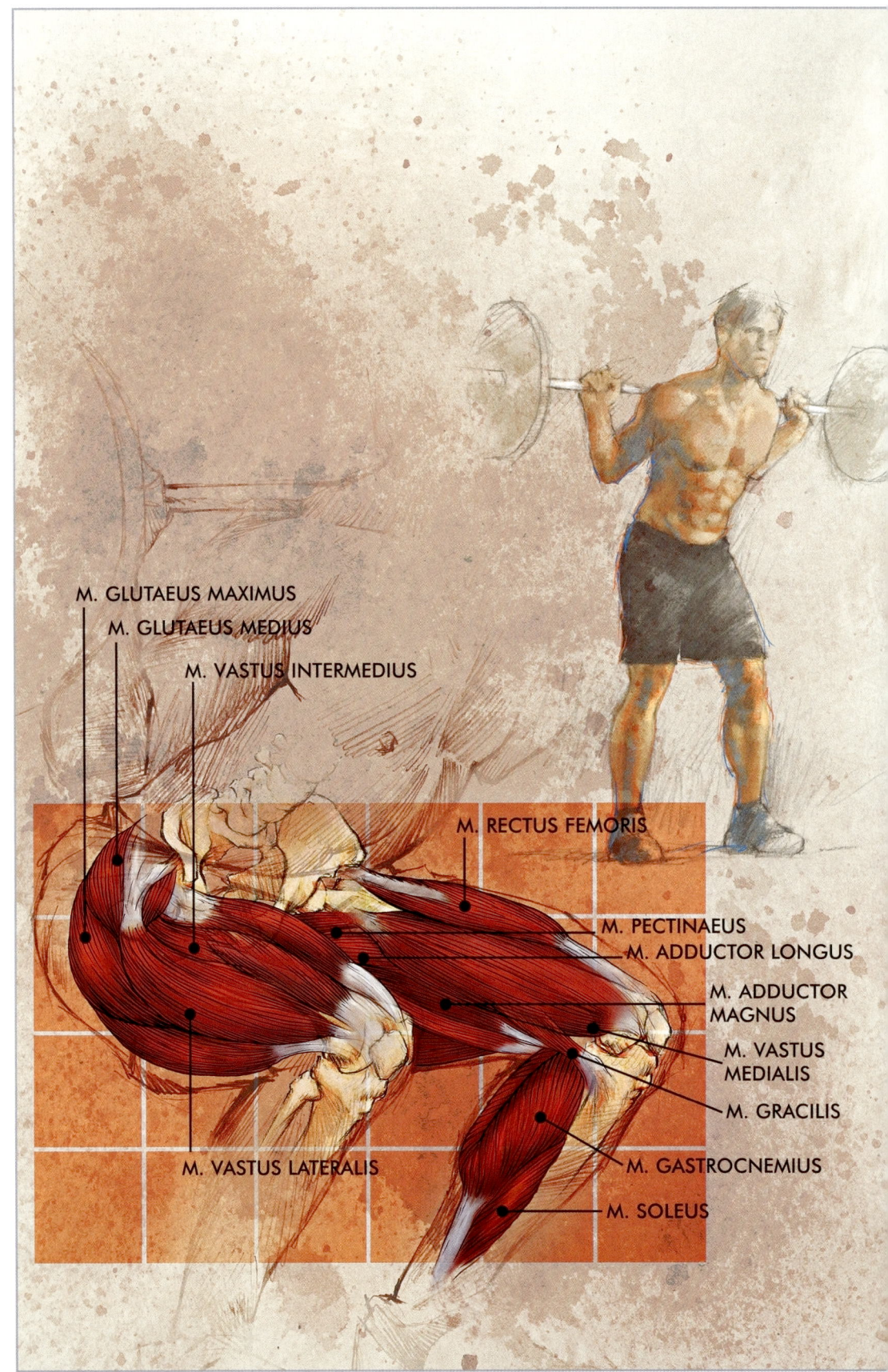

M. GLUTAEUS MAXIMUS
M. GLUTAEUS MEDIUS
M. VASTUS INTERMEDIUS
M. RECTUS FEMORIS
M. PECTINAEUS
M. ADDUCTOR LONGUS
M. ADDUCTOR MAGNUS
M. VASTUS MEDIALIS
M. GRACILIS
M. VASTUS LATERALIS
M. GASTROCNEMIUS
M. SOLEUS

KAPITEL 17

KNIEBEUGEN IN ALLEN VARIATIONEN

Wer schwere Gewichte aus der Kniebeugeposition hebt, der beansprucht quasi jeden einzelnen Muskel des Körpers.

DIE KNIE

Kniebeugen werden häufig als Quadrizepsübungen angesehen. Der **M. quadriceps** (die vordere Oberschenkelmuskulatur) ist schließlich verantwortlich für die Streckung des Knies. Doch wer Gewichte aus der Kniebeuge anhebt, der beansprucht buchstäblich jeden Muskel im Unterkörper. Und wer schon einmal Kniebeugen oder auch Deadlifts absolviert hat, der hat am eigenen Leib erfahren, dass da noch viele andere Muskelgruppen beansprucht werden. Hier seien vor allem die Muskeln um das Hüftgelenk und die untere Rückenmuskulatur genannt.

Der M. quadriceps besteht aus vier Hauptmuskelsträngen: dem **M. vastus lateralis**, dem **M. vastus intermedius**, dem **M. vastus medialis** und dem **M. rectus femoris**. Jeder Muskelstrang hat seine spezifische Aufgabe. Der M. vastus medialis beispielsweise ist zuständig für die Stabilisierung der Kniescheibe. Sie müssen sich aber keine Sorgen über ein gesondertes Ausbilden eines einzelnen Muskelstrangs machen, denn die Muskelstränge werden bei allen Übungen als Einheit beansprucht und müssen daher nicht gesondert trainiert werden.

DIE HÜFTE

Das Hüftgelenk wird mithilfe des **M. glutaeus maximus** und der **hinteren Oberschenkelmuskulatur** bewegt. Auf der Außenseite der Hüfte ist der **M. glutaeus medius** für Stabilisierungsaufgaben verantwortlich. Unter ihm liegt der **M. glutaeus minimus**, der auch an der Stabilisierung beteiligt ist. Dieser ist auf Grund seiner Lage nicht auf dem Foto abgebildet.

Die Muskelgruppen der inneren Oberschenkelmuskulatur, **M. pectinaeus**, **M. adductor longus**, **M. gracilis** und **M. adductor magnus** sind hauptsächlich für Kraftübertragung und Stabilität verantwortlich. Je weiter Sie die Schrittposition wählen, z. B. beim Sumo-Deadlift, desto härter müssen die Muskeln der inneren Oberschenkel arbeiten.

DIE FUSSGELENKE

Wenn ein Trainierender vom Maschinentraining zum Training an freien Gewichten wechselt, stellt er fest, dass die gesamte Beinmuskulatur intensiver beansprucht wird. Selbst die Waden, auch wenn diese nicht hauptsächlich an Kniebeugebewegungen beteiligt sind, werden trainiert. Jede Bewegung des Unterkörpers, und hierzu gehören natürlich auch Lauf- und Sprungbewegungen, beginnt nämlich im großen Fußzeh und geht dann durch das ganze Bein. Damit werden auch die Waden beansprucht, da diese sich auf halbem Weg zwischen Füßen und Knien befinden. Wenn auch bei Kniebeugen und Ausfallschritten die Fußgelenke nicht viel Bewegung erfahren, so muss die Wadenmuskulatur dennoch Stabilisierungsaufgaben übernehmen, wenn Körpergewicht und Hantelstange auf- und abbewegt werden.

Der Wadenmuskel ist in zwei Teile unterteilt: Der außen liegende **M. gastrocnemius** und der unterhalb liegende, dünnere **M. soleus**. Die Hauptaufgabe des M. soleus besteht darin, im Stand für eine gute Körperhaltung zu sorgen. Das ist auch der Grund, warum viele Übergewichtige einen extrem stark ausgebildeten M. soleus haben. Dieser muss nämlich bei hohem Körpergewicht harte Arbeit verrichten. Der M. gastrocnemius dagegen ist verantwortlich für die Kraftübertragung in den Unterschenkeln.

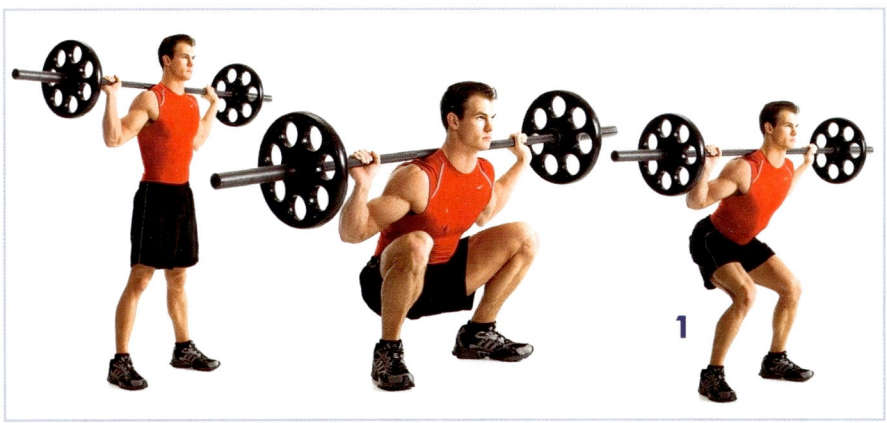

KNIEBEUGE

Wo Sie die Übung finden: Get Ready; Get Big, Phase 2; Get Strong, Phasen 1 und 3; Get Lean, Phase 1

Material: Sie benötigen ein Squatrack (auch Powerrack genannt) und eine Langhantelstange. Diese wird leicht unterhalb der Schulterhöhe angebracht.

Bewegungsausführung: Treten Sie unter die Hantelstange und legen Sie diese leicht unterhalb der Schultern auf dem unteren M. trapezius ab. Halten Sie die Stange dabei im Oberhandgriff. Die Griffbreite bleibt Ihnen überlassen, generell ist aber ein engerer Griff vorteilhaft. Drehen Sie dann die Hände leicht zurück, schieben die Ellbogen nach oben und fixieren die Stange. Nun heben Sie die Stange aus dem Rack und treten einen Schritt zurück. Die Füße stellen Sie etwas weiter als schulterbreit, mit den Zehen leicht ausgestellt.

Atmen Sie tief ein und halten Sie den Atem an, während Sie die Hüfte nach hinten schieben und dann in die Kniebeuge gehen. Konzentrieren Sie sich darauf, in der Abwärtsbewegung Ihr Gesäß nach hinten zu schieben, als wollten Sie sich auf einen Stuhl setzen. Die Knie werden leicht nach außen gedreht. Dies aktiviert die äußere Hüftmuskulatur, die den unteren Rücken stabilisiert. Während Sie nun die Rumpfmuskulatur stets angespannt halten und die natürliche Beugung im unteren Rücken erhalten, beugen Sie Ihre Knie so weit wie möglich. In der Endposition sollten sich die Oberschenkel parallel zum Boden befinden.

Um in die Ausgangsstellung zu gelangen, drücken Sie sich von den Fersen ab und schieben den oberen Rücken der Stange entgegen. Wenn Hüfte und Knie gestreckt sind, atmen Sie aus.

VARIATION:

1   Viertelkniebeuge

Wo Sie die Übung finden: Get Big, Phase 2A; Get Strong, Phasen 1A, 2A und 3; Get Even Stronger, Phasen 1A, 2A und 3A

Bewegungsausführung: Siehe traditionelle Kniebeuge. Doch der Bewegungsumfang ist nur halb so groß.

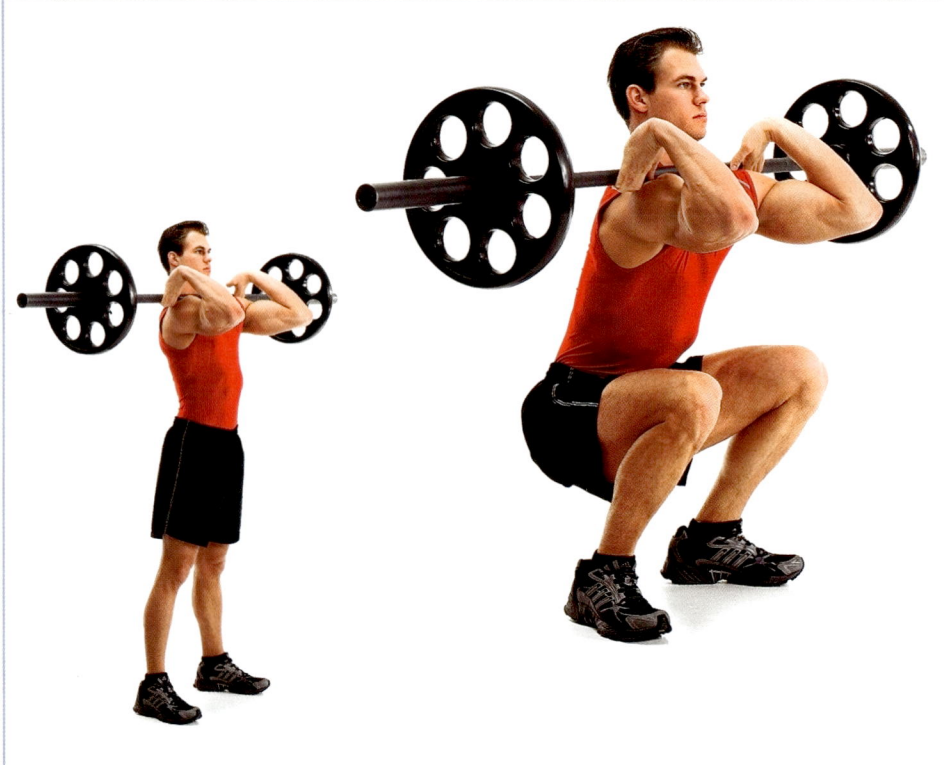

FRONTKNIEBEUGE

Wo Sie die Übung finden: Get Big, Phasen 1 und 3; Get Even Bigger; HFT für Arme; Ganzkörper-HFT; Get Strong, Phase 2; Get Even Stronger, Phase 3; Get Lean, Phasen 1A, 2A und 3A

Bewegungsausführung: Sie legen eine Langhantelstange in Brusthöhe auf einem Squatrack ab. Sie greifen die Hantel schulterbreit im Unterhandgriff, treten unter die Stange und schieben Ihre Arme darunter. Die Stange liegt nun auf Ihren Handflächen und Ihrer oberen Brust. Die Oberarme sind parallel zum Boden. Jetzt heben Sie die Stange aus dem Rack und treten einen Schritt zurück. Die Füße stehen schulterbreit auseinander, mit den Zehen nach vorne zeigend. Drücken Sie die Ellbogen nach oben, sodass die Stange auf den Fingern aufliegt. Für Einsteiger mag diese Haltung unnatürlich wirken, doch mit der Zeit verbessert sich die Handgelenk- und Schultergürtelmobilität, sodass sich die Bewegung natürlicher anfühlt.

Atmen Sie nun tief ein und halten Sie den Atem an, während Sie die Hüfte nach hinten schieben und dann in die Kniebeuge gehen. Während Sie jetzt die Rumpfmuskulatur stets angespannt halten und die natürliche Beugung im unteren Rücken erhalten, beugen Sie Ihre Knie so weit wie möglich.

Bei dieser Variante können Sie den Rücken aufrechter halten als bei der traditionellen Kniebeuge, was die Bewegungsamplitude vergrößert. Gehen Sie schließlich in die Ausgangsposition zurück und atmen Sie aus.

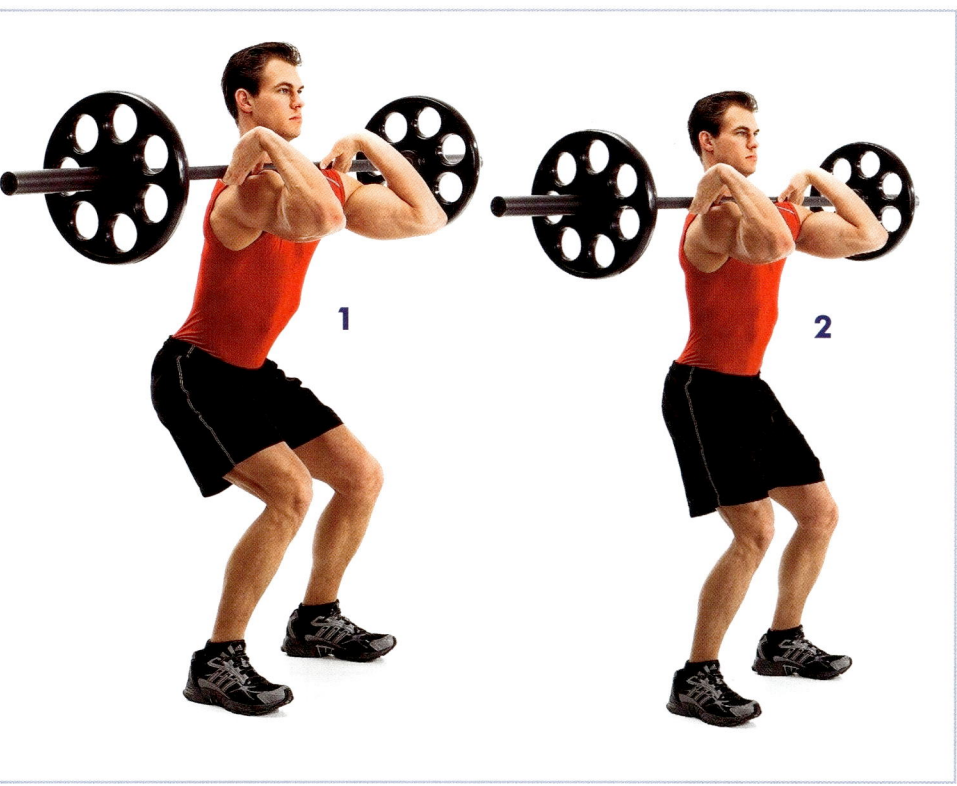

VARIATIONEN:

1   Frontkniebeuge mit schneller Teilausführung

Wo Sie die Übung finden: Get Even Stronger, Phase 1

Bewegungsausführung: Siehe traditionelle Kniebeuge, doch bewegen Sie sich von der Ausgangsstellung nur halb nach unten. Die Knie sind in der Endposition etwa 130° gebeugt.

2   Frontkniebeuge mit supramaximalem Halten

Wo Sie die Übung finden: Get Even Stronger, Phase 3

Bewegungsausführung: Sie wählen ein Gewicht, das etwa 20 % höher ist als Ihr Maximalgewicht. Schieben Sie die Hüfte zurück, senken Sie die Stange nur etwa 10 cm und halten Sie.

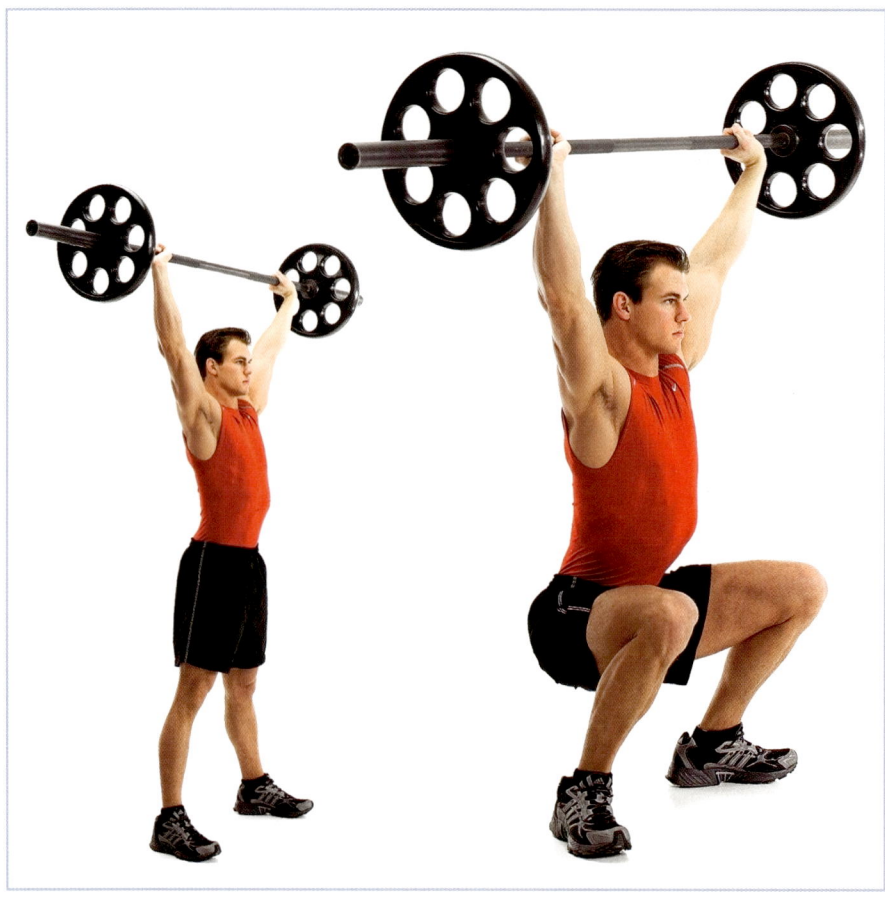

ÜBERKOPFKNIEBEUGE

Wo Sie die Übung finden: Get Big, Phase 3; Get Strong, Phase 3; Get Lean, Phase 1

Bewegungsausführung: Diese Übung haben Sie ohne Zusatzgewichte bereits in der Aufwärmphase (Kap. 7) absolviert, sodass Ihnen der Bewegungsablauf geläufig sein sollte.

Nun, da Sie die Übung im Kraftprogramm anwenden, bestücken Sie die in Schulterhöhe auf dem Squatrack liegende Hantelstange mit Gewichten. Greifen Sie die Stange im extrem weiten Griff und bringen Sie sie über den Kopf. Die Arme halten Sie nun durchgestreckt. Treten Sie zurück, die Füße stehen etwas weiter als schulterbreit auseinander und sind leicht nach außen gestellt. Atmen Sie tief ein und halten Sie den Atem an, während Sie die Hüfte nach hinten schieben und dann in die Kniebeuge gehen. Dabei halten Sie die Rumpfmuskulatur angespannt und den Oberkörper aufrecht. Beugen Sie Ihre Knie so weit wie möglich, wobei Sie die Stange mit durchgestreckten Armen über oder leicht hinter dem Kopf halten.

Bewegen Sie sich schließlich in die Ausgangsposition zurück und atmen Sie aus.

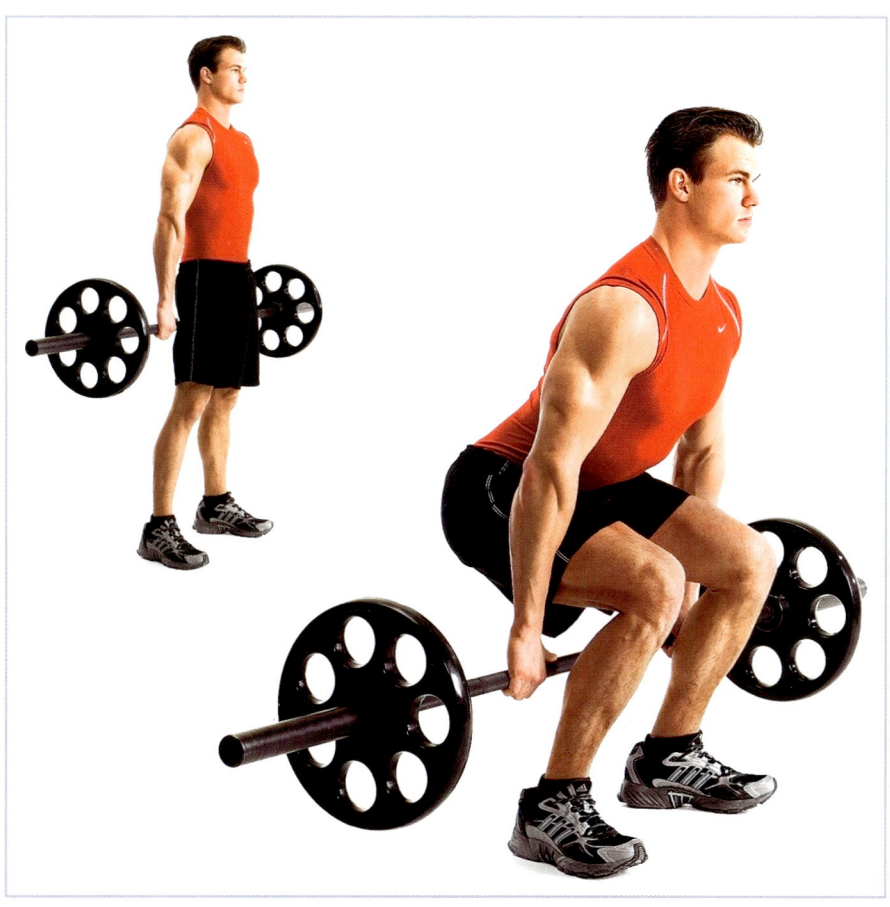

HACKENSCHMIDT-KNIEBEUGE

Wo Sie die Übung finden: Get Big, Phase 2; Get Even Bigger, Ganzkörper-HFT

Bewegungsausführung: Bei dieser Variante bringen Sie die Stange auf Oberschenkelhöhe an. Sie stehen mit dem Rücken zur Stange, gehen leicht in die Knie und greifen die Stange schulterbreit im Unterhandgriff. Richten Sie sich auf, atmen Sie bewusst in Ihren Bauch und halten Sie den Atem an. Schieben Sie die Hüfte zurück und beugen Sie Ihre Knie so weit, bis die Stange Ihre Waden berührt. Halten Sie dabei den Oberkörper aufrecht und spannen Sie die Rumpfmuskulatur an. Schließlich gehen Sie in die Ausgangsposition zurück und atmen aus.

Tip: Wenn Sie sehr kurze Beine haben, kann es sinnvoll sein, die Stange mit mehreren kleinen Gewichten zu bestücken. Damit vermeiden Sie, dass die Stange den Boden berührt, bevor sie Ihre Waden erreicht.

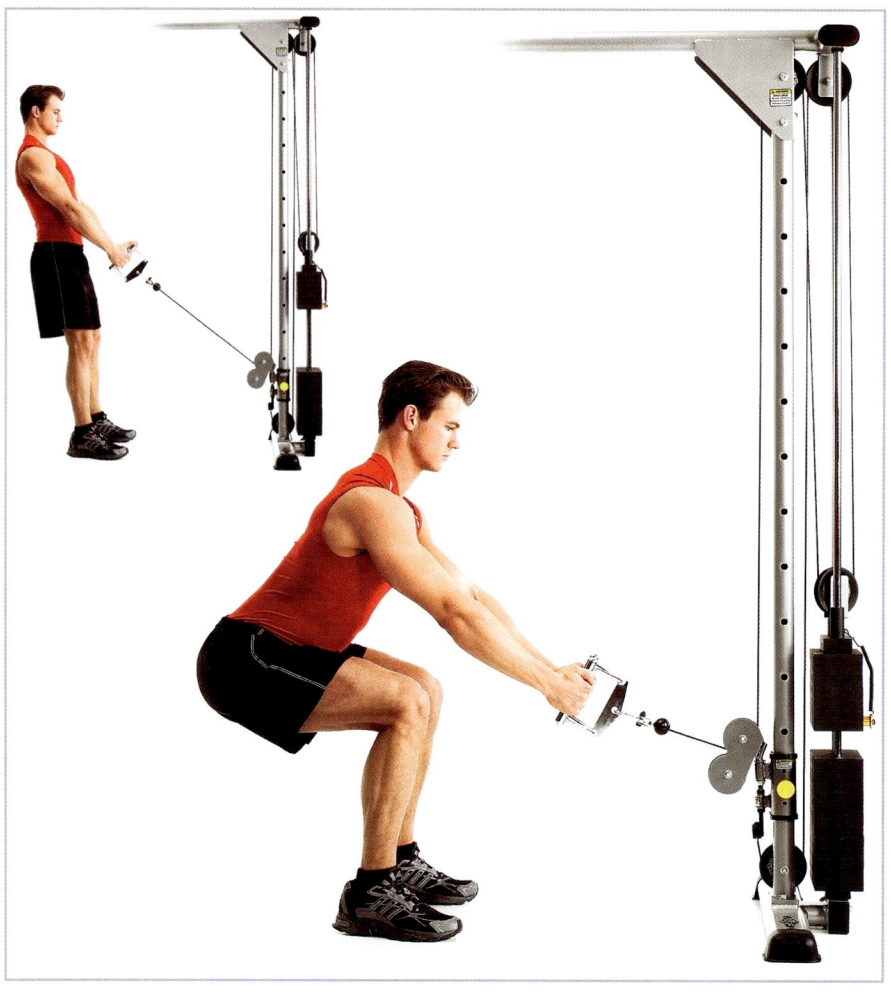

KNIEBEUGE AM KABELZUG

Wo Sie die Übung finden: Get Big, Phasen 1A und 3A; Get Even Bigger; HFT für Arme, Get Strong, Phasen 1A und 2A; Get Even Stronger, Phasen 1A, 2A und 3

Bewegungsausführung: Bei dieser Übungsvariante stellen Sie den Kabelzug so tief wie möglich und bringen eine gerade Stange, einen D-Griff oder ein Seil an. Halten Sie die gewählte Befestigung mit gestreckten Armen und treten Sie dann so weit zurück, bis Spannung auf dem Kabel ist. Das Kabel sollte sich nun im 45°-60°-Winkel zum Boden befinden. Die Füße stehen etwas weiter als schulterbreit auseinander und sind gerade nach vorne gerichtet. Lehnen Sie sich nun leicht zurück, atmen Sie ein und halten Sie den Atem an. Schieben Sie die Hüfte zurück und gehen Sie dann so weit wie möglich in die Knie, wobei Sie die Arme gestreckt und leicht nach unten gerichtet halten. Während der Kniebeuge bewegt sich der Oberkörper leicht nach vorne. Beim Aufrichten bewegt sich dann der Oberkörper wieder nach hinten und Sie atmen aus.

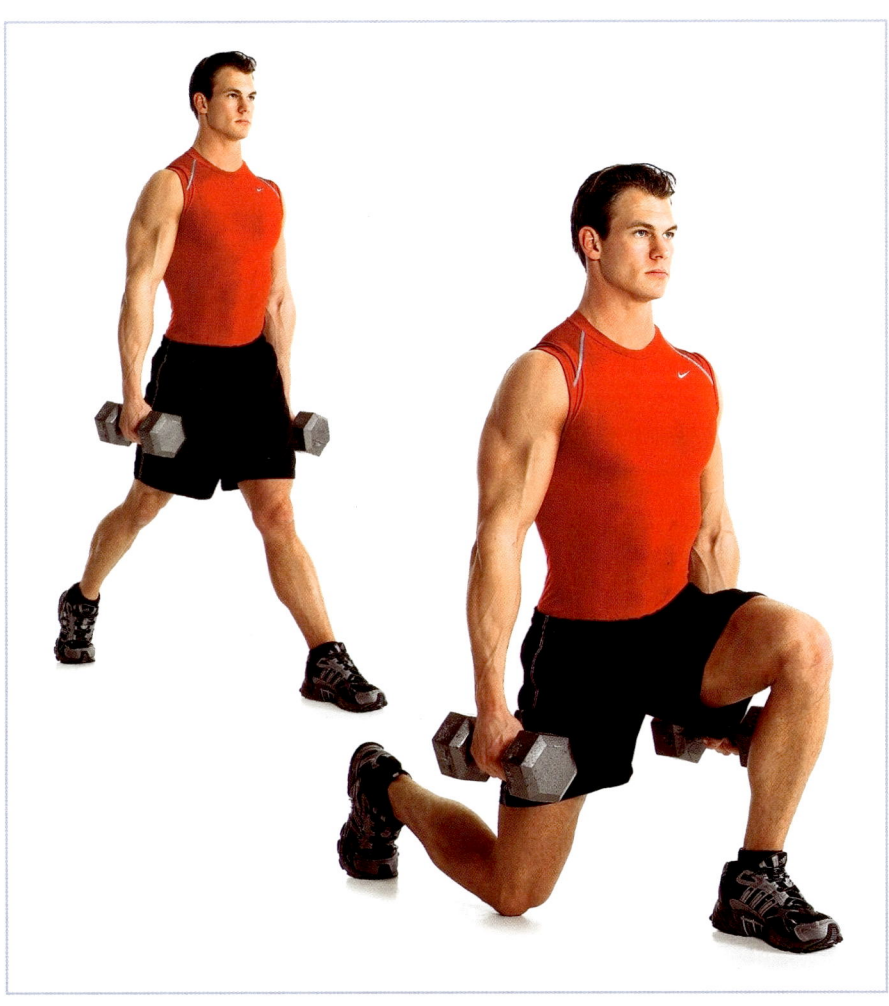

KURZHANTEL-SPLIT-KNIEBEUGE

Wo Sie die Übung finden: Get Ready

Bewegungsausführung: Sie halten bei dieser Übung zwei Kurzhanteln seitlich am Körper und gehen in die Schrittposition, das schwache Bein steht vorne. Das hintere Bein ist leicht gebeugt, die Ferse vom Boden abgehoben. Knicken Sie nun das hintere Bein ein, bis das Knie den Boden berührt. Halten Sie dabei den Oberkörper stets aufrecht. Richten Sie sich dann wieder auf und beenden Sie das Set mit dem schwachen Bein, bevor Sie die Schrittstellung wechseln.

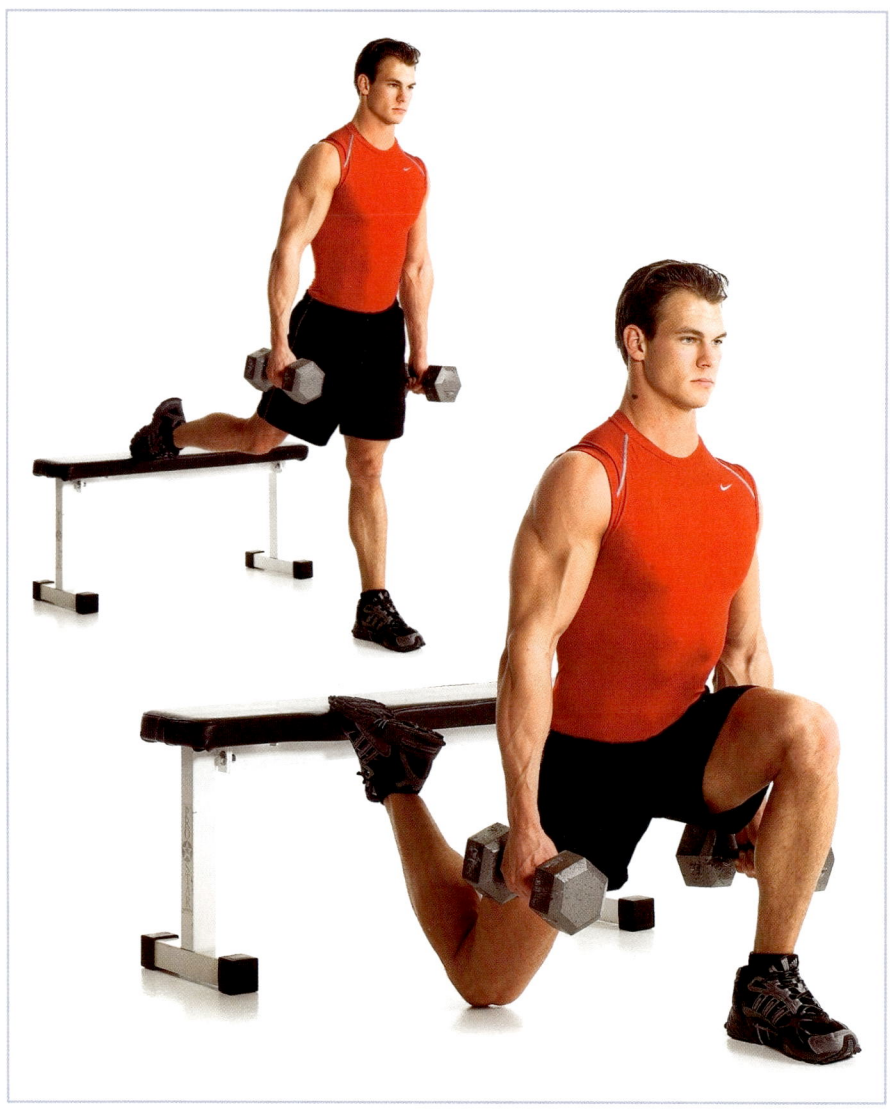

BULGARISCHE SPLIT-KNIEBEUGE

Wo Sie die Übung finden: Get Big, Phasen 1 und 3; Get Even Bigger; HFT für Arme; Ganzkörper-HFT

Bewegungsausführung: Bei dieser Übung halten Sie zwei Kurzhanteln seitlich neben dem Körper, gehen in die Schrittstellung und legen den hinteren Fuß auf einer Bank oder einem Stuhl ab. Das schwache Bein zeigt nach vorne, das hintere Knie ist leicht gebeugt, der Oberkörper aufrecht. Nun gehen Sie mit aufrechtem Oberkörper so tief in die Kniebeuge, bis das Knie den Boden berührt. Richten Sie sich dann wieder auf. Beenden Sie das Set mit dem schwachen Bein, bevor Sie die Schrittstellung wechseln.

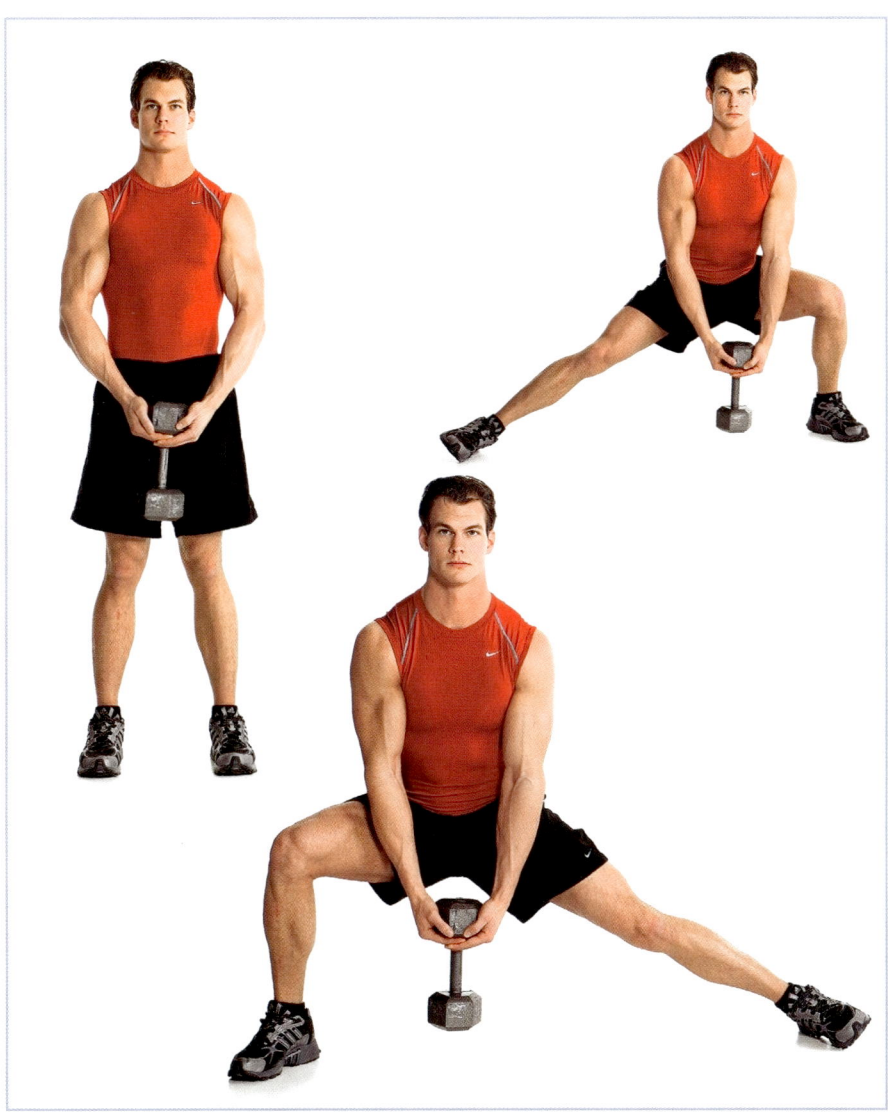

SEITLICHER AUSFALLSCHRITT

Wo Sie die Übung finden: Get Big, Phasen 1A, 2A und 3A; Get Even Bigger; HFT für Arme

Bewegungsausführung: Sie stehen mit den Füßen schulterbreit auseinander und halten eine Kurzhantel mit beiden Händen vor dem Körper. Nun machen Sie einen weiten Ausfallschritt zur schwachen Seite, wobei beide Füße gerade nach vorne zeigen. Schieben Sie die Hüfte zurück und beugen Sie das Knie so weit wie möglich. Achten Sie darauf, dass sich das Knie in einer senkrechten Linie direkt oberhalb des Fußes befindet. Drücken Sie sich dann wieder von der Ferse ab, um in die gestreckte Ausgangsposition zu gelangen.

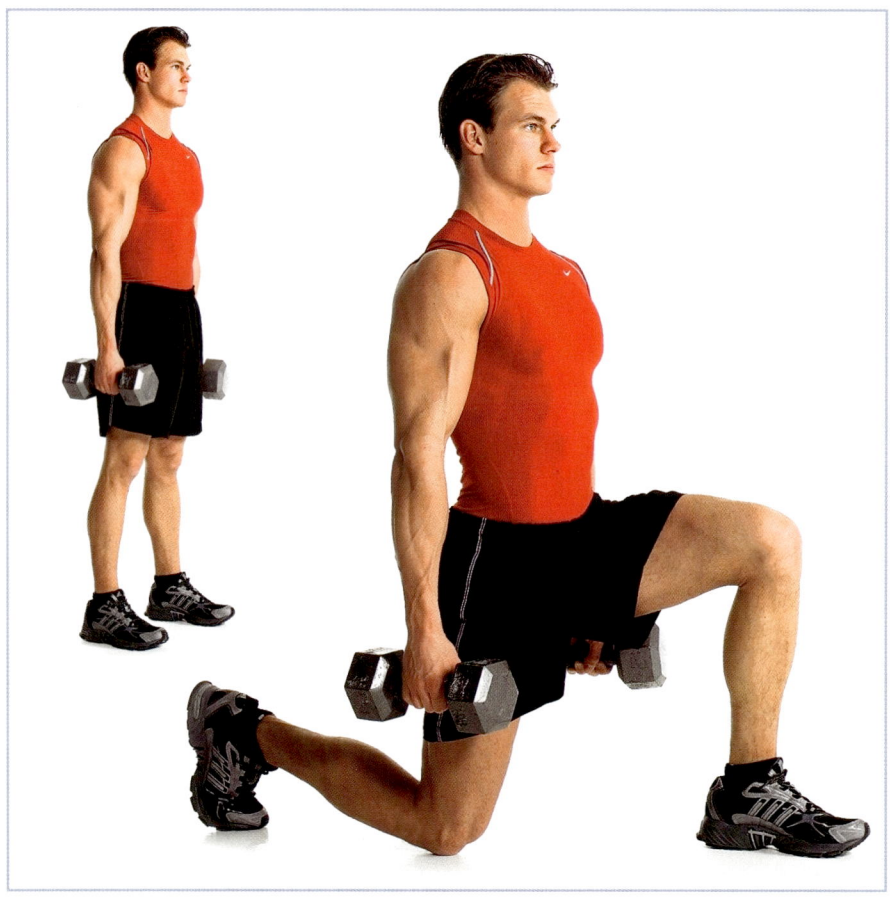

AUSFALLSCHRITT NACH HINTEN

Wo Sie die Übung finden: Get Even Bigger; HFT für andere Muskelgruppen; Ganzkörper-HFT; Get Lean, Phase 2

Bewegungsausführung: Sie stehen mit den Füßen schulterbreit auseinander und halten zwei Kurzhanteln seitlich neben dem Körper. Nun treten Sie mit dem starken Bein so weit wie möglich zurück und beugen dabei das hintere Bein so weit, bis das Knie den Boden berührt. Dabei halten Sie den Oberkörper aufrecht. Um in die Ausgangsposition zu gelangen, drücken Sie sich vom vorderen Fuß ab. Ohne Pause treten Sie dann mit dem anderen Bein zurück.

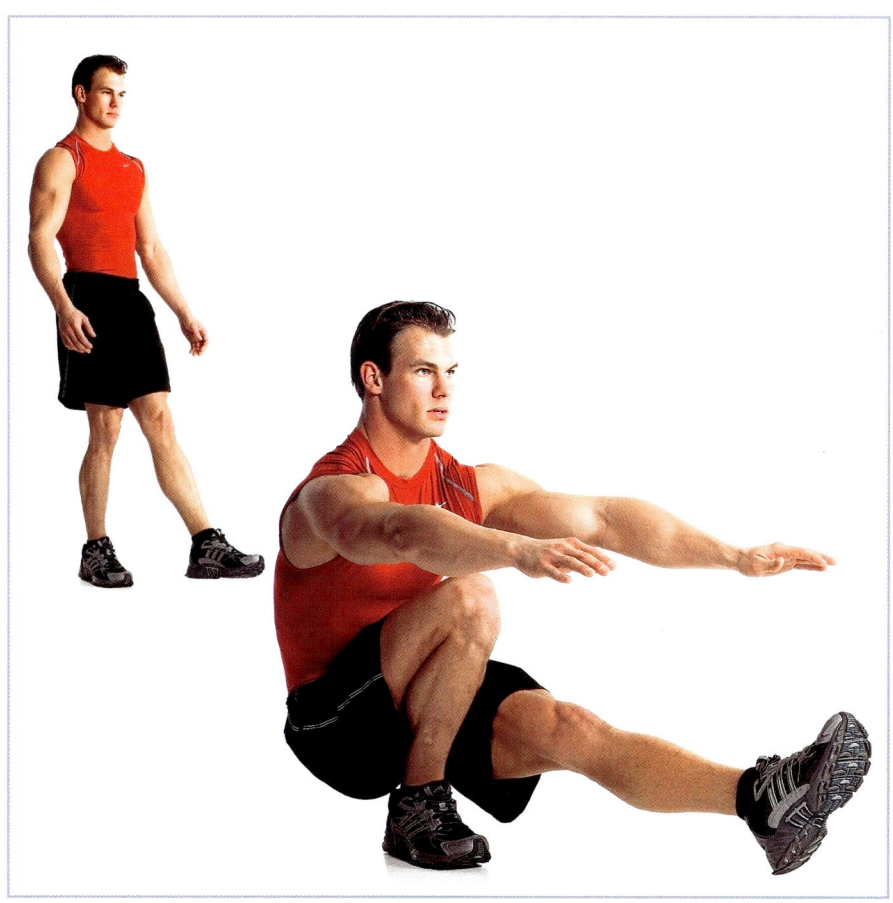

EINBEINIGE KNIEBEUGE

Wo Sie die Übung finden: Get Even Bigger; HFT für andere Muskelgruppen; Get Strong, Phasen 1 und 3; Get Even Stronger, Phasen 1und 2

Bewegungsausführung: Sie stehen mit den Füßen schulterbreit auseinander, heben das starke Bein vom Boden ab und halten es so hoch wie möglich. Atmen Sie nun ein, schieben Sie die Hüfte zurück und beugen Sie das Knie so weit wie möglich, wobei Sie den Oberkörper aufrecht halten. Nach Möglichkeit gehen Sie so tief runter, bis die Ferse des vorderen Beins den Boden berührt. Richten Sie sich dann wieder auf und atmen Sie aus. Beenden Sie zunächst das Set mit dem schwachen Bein, bevor Sie die Seite wechseln.

Diese Übung ist technisch so anspruchsvoll, dass nur wenige Sportler Zusatzgewichte benötigen. Wenn Sie aber gerne mit zusätzlichen Gewichten arbeiten wollen, dann haben Sie folgende Möglichkeiten:

- Halten Sie mit beiden Händen eine Gewichtsscheibe vor der Brust.
- Halten Sie eine Kurzhantel auf der Seite des zu beugenden Knies.

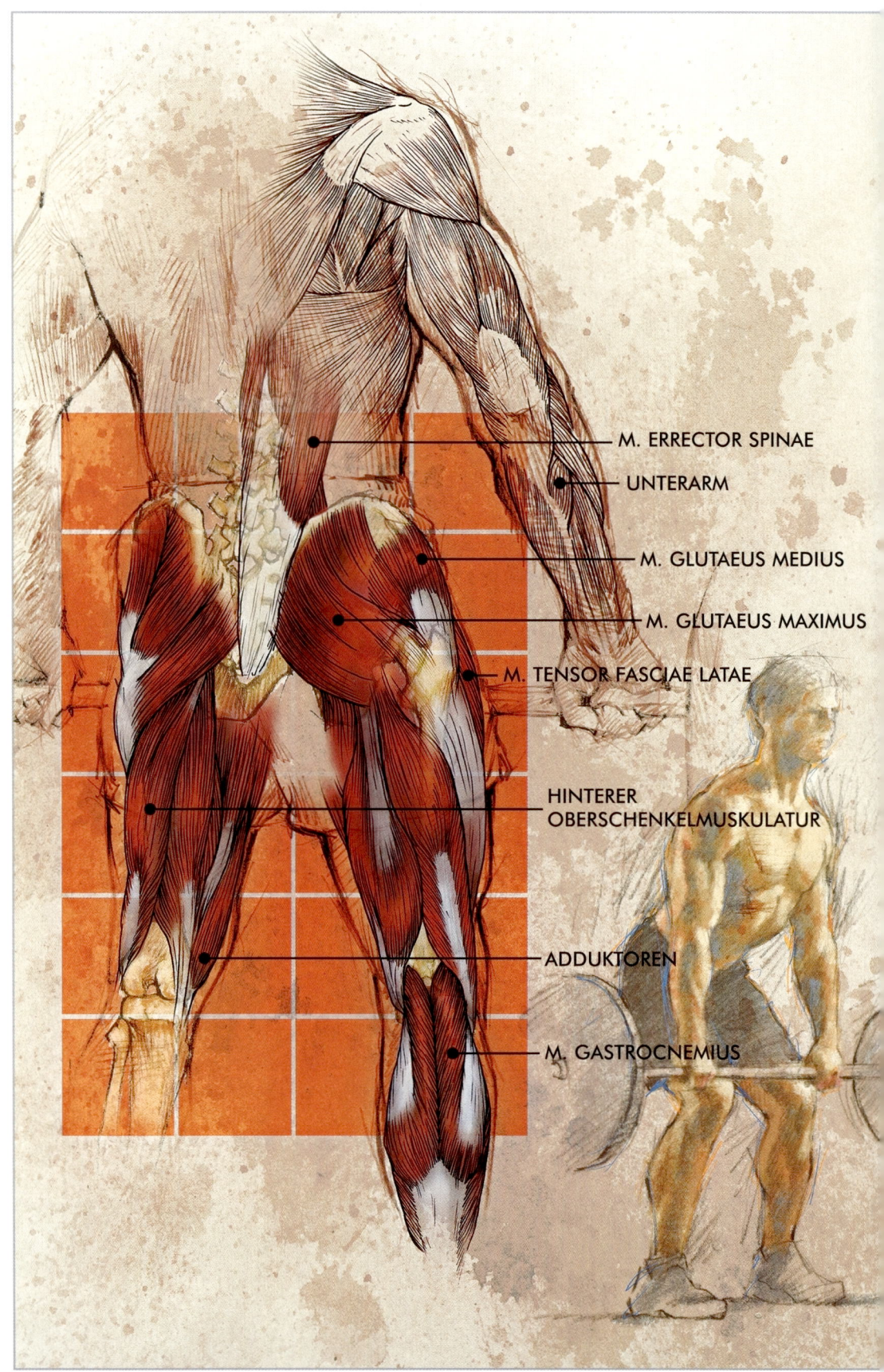

M. ERRECTOR SPINAE

UNTERARM

M. GLUTAEUS MEDIUS

M. GLUTAEUS MAXIMUS

M. TENSOR FASCIAE LATAE

HINTERER
OBERSCHENKELMUSKULATUR

ADDUKTOREN

M. GASTROCNEMIUS

KAPITEL 18

KREUZHEBEN IN ALLEN VARIATIONEN

Wer Kreuzheben (Deadlifts) ausführt, der aktiviert hauptsächlich seine Muskeln im Hüftbereich. Diese werden unterstützt von den Muskeln entlang der Wirbelsäule und der gesamten Beinmuskulatur.

DIE HÜFTE

Der **M. glutaeus maximus** und die **hintere Oberschenkelmuskulatur** sind die kräftigsten und größten Muskeln des menschlichen Körpers. Diese haben die Aufgabe, den Körper, wenn er in der Hüfte gebeugt ist, zu strecken. Wer beispielsweise einen schweren Gegenstand vom Boden aufhebt, lehnt dazu seinen Oberkörper vor: Die Hüfte wird gebeugt. Um diese zu strecken, müssen M. glutaeus maximus und die hintere Oberschenkelmuskulatur zusammenwirken. Auch beim Springen, Laufen, Klettern usw. werden die Beine nach vorne ausgestreckt. Es ist dann die Aufgabe der Hüften, die Beine zurückziehen und damit für Vortrieb zu sorgen.

DIE WIRBELSÄULE

Entlang der Wirbelsäule laufen die **Mm. erectores spinae**. Sie nehmen ihren Anfang in dem vom Steißbein ausgehenden Bindegewebe und enden zwischen den Rippen bzw. den Rückenwirbeln.

Auch wenn der Kraftsportler bei Deadlifts stets versucht, die Gelenke der Wirbelsäule *fixiert* zu halten, um Schaden im Rücken zu vermeiden, werden diese Muskeln doch erheblich beansprucht.

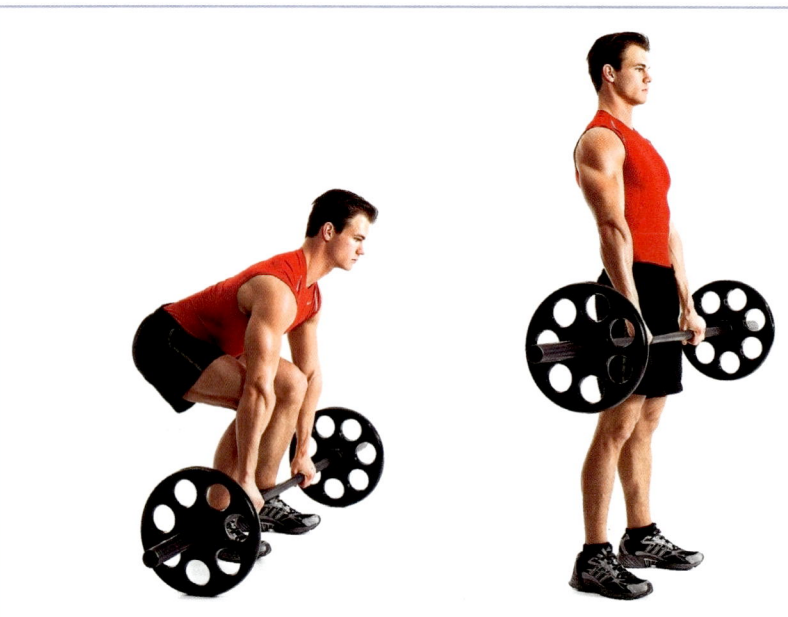

KREUZHEBEN (DEADLIFT)

Wo Sie die Übung finden: Get Big, Phase 1; Get Even Bigger; Ganzkörper-HFT; Get Strong, Phase 1; Get Even Stronger, Phasen 1 und 2; Get Lean, Phasen 1A, 2A und 3A

Material: Sie benötigen eine Langhantelstange, die Sie mit Gewichten bestücken und auf dem Boden ablegen.

Bewegungsausführung: Sie stehen, mit den Füßen schulterbreit auseinander und den Zehen geradeaus zeigend, hinter der Stange. Dann gehen Sie in die Knie und greifen die Stange im Oberhandgriff. Ihre Hände befinden sich außerhalb der Oberschenkel. Halten Sie die Füße flach auf dem Boden und bringen Sie Ihre Hüften so weit wie möglich nach unten. Spannen Sie nun Ihre Rumpfmuskulatur an und halten Sie den Rücken gerade. Er soll vom Nacken bis zum Lendenwirbelbereich eine gerade Linie formen. Fortgeschrittene Kraftsportler halten ihre Beine relativ gerade und die Hüften weiter vom Boden entfernt, doch ich empfehle Ihnen, die Hüften so weit wie möglich zu senken und die Knie zu beugen.

Bevor Sie das Gewicht anheben, atmen Sie tief in Ihren Bauch und halten die Luft an. Heben Sie dann die Stange an, strecken Sie dabei Hüften und Knie und nehmen Sie Ihre Schultern zurück. Erst wenn Hüften und Knie komplett gestreckt sind, atmen Sie aus.

Um die Stange wieder zu senken, schieben Sie die Hüften zurück, halten den Rücken gerade und legen die Stange in einer möglichst schnellen Bewegung auf dem Boden ab. Insbesondere, wenn Sie sehr hohe Gewichte mit niedriger Wiederholungszahl stemmen, sollten Sie die Stange nach jeder Wiederholung neu greifen und Ihre Körperhaltung überprüfen.

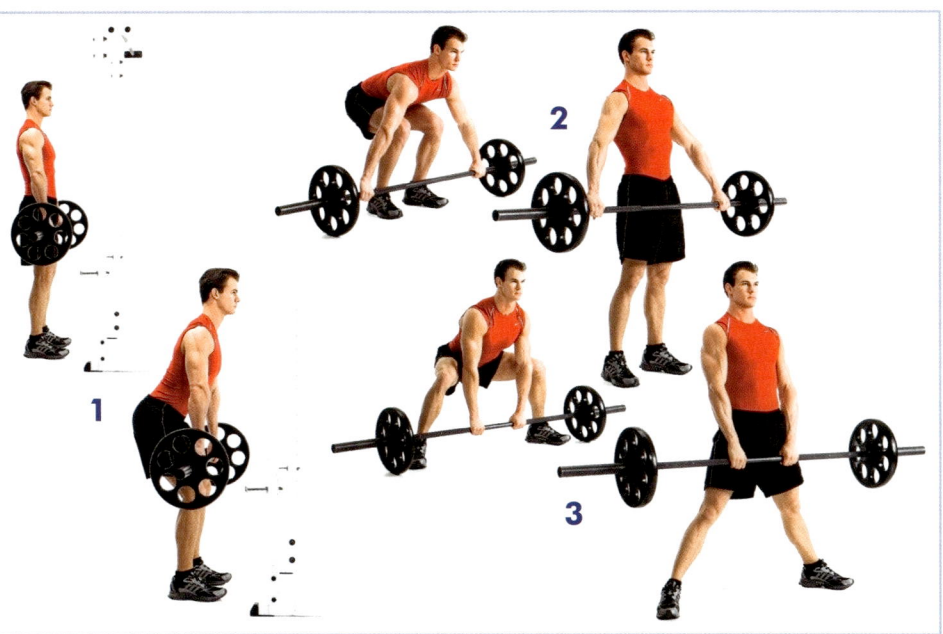

VARIATIONEN:

1   Supramaximaler Deadlift

Wo Sie die Übung finden: Get Even Stronger, Phase 1

Bewegungsausführung: Wählen Sie ein Gewicht, das etwa 20 % höher ist als Ihr Maximalgewicht und legen Sie die Stange in Oberschenkelhöhe auf einem Squatrack ab. Heben Sie die Stange aus dem Rack, schieben Sie die Hüfte zurück, senken Sie die Stange um etwa 10 cm und halten Sie sie.

2   Snatchgriff-Deadlift

Wo Sie die Übung finden: Get Even Bigger; HFT für Arme

Bewegungsausführung: Sie greifen die Stange im Oberhandgriff so weit wie möglich. Zur Bewegungsausführung siehe traditioneller Deadlift. Da Sie bei dieser Variante mit extrem weiter Griffposition tiefer in die Knie gehen müssen, werden M. trapezius und Schultergürtelmuskulatur besonders beansprucht.

3   Sumo Deadlift

Wo Sie die Übung finden: Get Even Stronger, Phase 3

Bewegungsausführung: Bei dieser Variante stehen Sie mit den Füßen so breit wie möglich. Die Fußzehen zeigen leicht nach außen. Greifen Sie die Stange im Oberhandgriff mit den Händen zwischen Ihren Beinen.

Zur Bewegungsausführung siehe traditioneller Deadlift. Bei dieser Variante wird der Oberkörper vertikal gehalten, was die Oberschenkelmuskulatur, und hier besonders die Adduktoren, beansprucht.

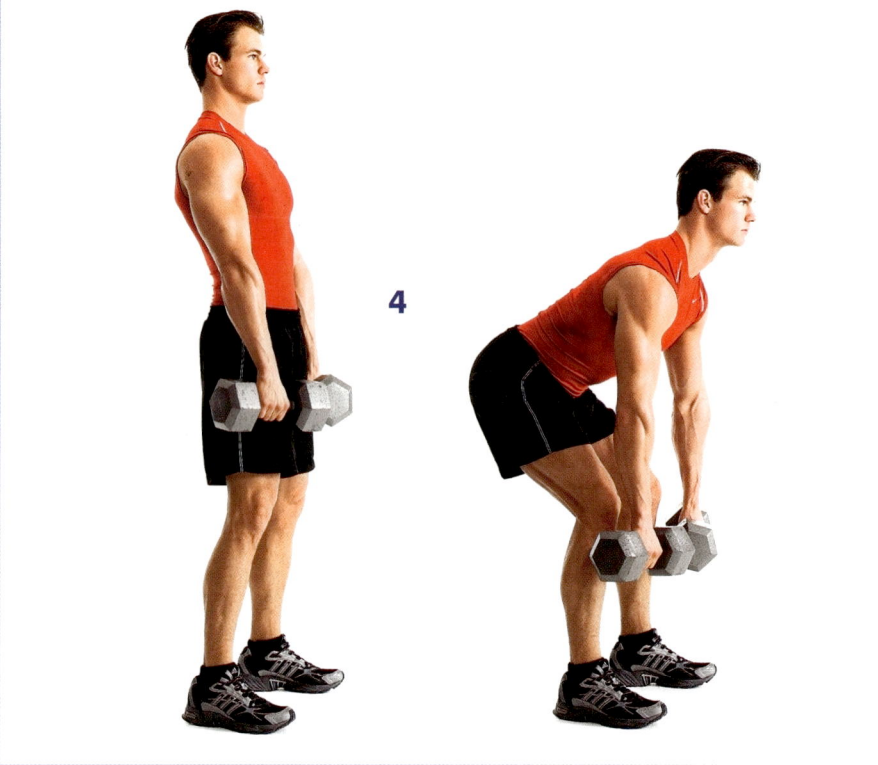

4   Rumänischer Deadlift mit Kurzhanteln

Wo Sie die Übung finden: Get Big, Phasen 1A, 2A und 3A; Get Even Bigger; HFT für Arme; HFT für andere Muskelgruppen; Ganzkörper-HFT; Get Strong, Phasen 1A, 2A, 3 und 3A; Get Even Stronger, Phasen 1A, 2A und 3A; Get Lean, Phase 2

Bewegungsausführung: Sie stehen mit den Füßen schulterbreit, den Zehen nach vorne zeigend und halten zwei Kurzhanteln vor den Oberschenkeln. Die Handflächen sind zum Körper gerichtet. Bevor Sie das Gewicht anheben, atmen Sie tief in Ihren Bauch und halten die Luft an. Schieben Sie dann die Hüften zurück und lehnen den Oberkörper vor. Dabei beugen Sie die Knie leicht. Die Hanteln sollten sich in der Endposition unterhalb der Knie befinden. Um in die Ausgangsstellung zu gelangen, strecken Sie Ihre Hüften und Knie. Dann atmen Sie aus. Während der gesamten Bewegung muss der Rumpf angespannt bleiben und der Rücken gerade gehalten werden.

Anmerkung zur Terminologie: Dieser Deadlift wird nicht mit fixierten Beinen ausgeführt. Es wird sich nicht vorgelehnt, ohne dabei die Hüften zurückzuschieben, wie beim traditionellen Deadlift. Bei jedem rumänischen Deadlift beginnt die Bewegung mit dem Zurückschieben der Hüfte und dem Beugen der Knie. Manche Trainer machen allerdings keine Unterscheidung zwischen den beiden Übungsnamen.

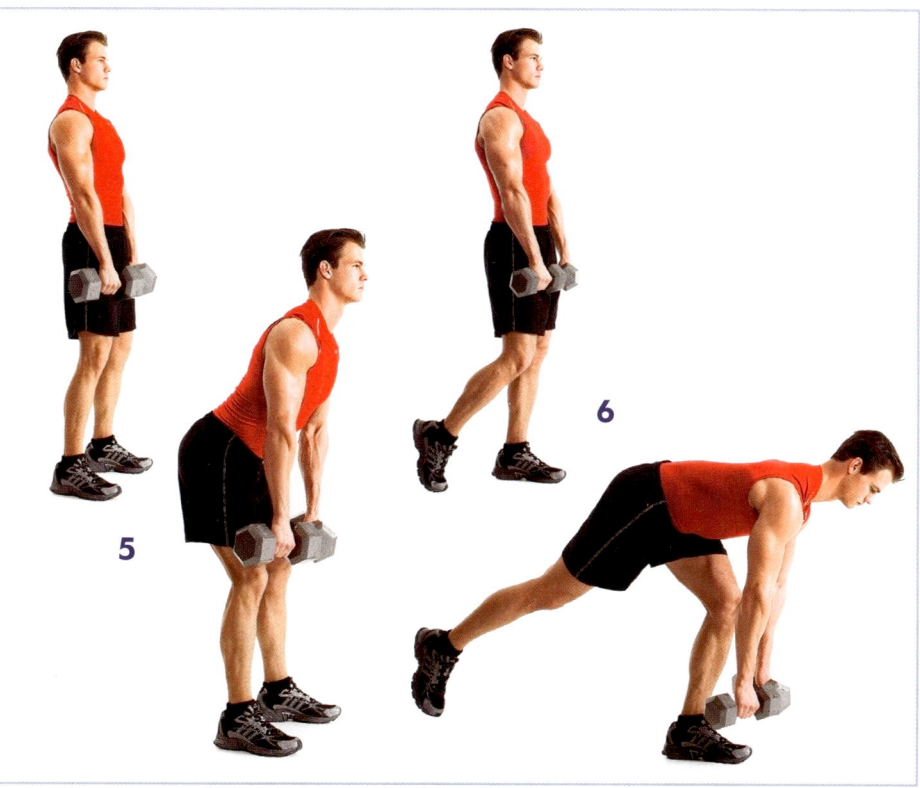

5 Rumänischer Deadlift mit Kurzhanteln und schneller Teilausführung

Wo Sie die Übung finden: Get Even Stronger, Phase 2

Bewegungsausführung: Sie beginnen aus einer gestreckten Haltung, schieben Ihre Hüften zurück und senken die Kurzhanteln nur bis knapp oberhalb der Knie.

6 Deadlift einbeinig mit Kurzhanteln

Wo Sie die Übung finden: Get Big, Phase 2; Get Even Bigger; HFT für andere Muskelgruppen; Get Strong, Phasen 2 und 3; Get Even Stronger, Phase 2; Get Lean, Phasen 1 und 3

Bewegungsausführung: Beginnen Sie die Übung mit dem schwachen Bein. Sie stehen mit den Füßen schulterbreit auseinander und halten die Kurzhanteln seitlich neben dem Körper. Die Handflächen zeigen zum Körper. Heben Sie nun das schwache Bein vom Boden ab und halten Sie es hinter dem Körper einige Zentimeter über dem Boden. Nun schieben Sie die Hüften zurück und lehnen den Oberkörper vor. Halten Sie dabei den Rücken gerade und den Rumpf angespannt. Gleichzeitig wird das vordere Knie leicht gebeugt. Mit gestrecktem Rücken lehnen Sie sich nun so weit wie möglich vor. Gehen Sie dann wieder zurück in die gestreckte Ausgangsposition. Beenden Sie das Set mit dem schwachen Bein, bevor Sie die Übung mit dem starken Bein ausführen.

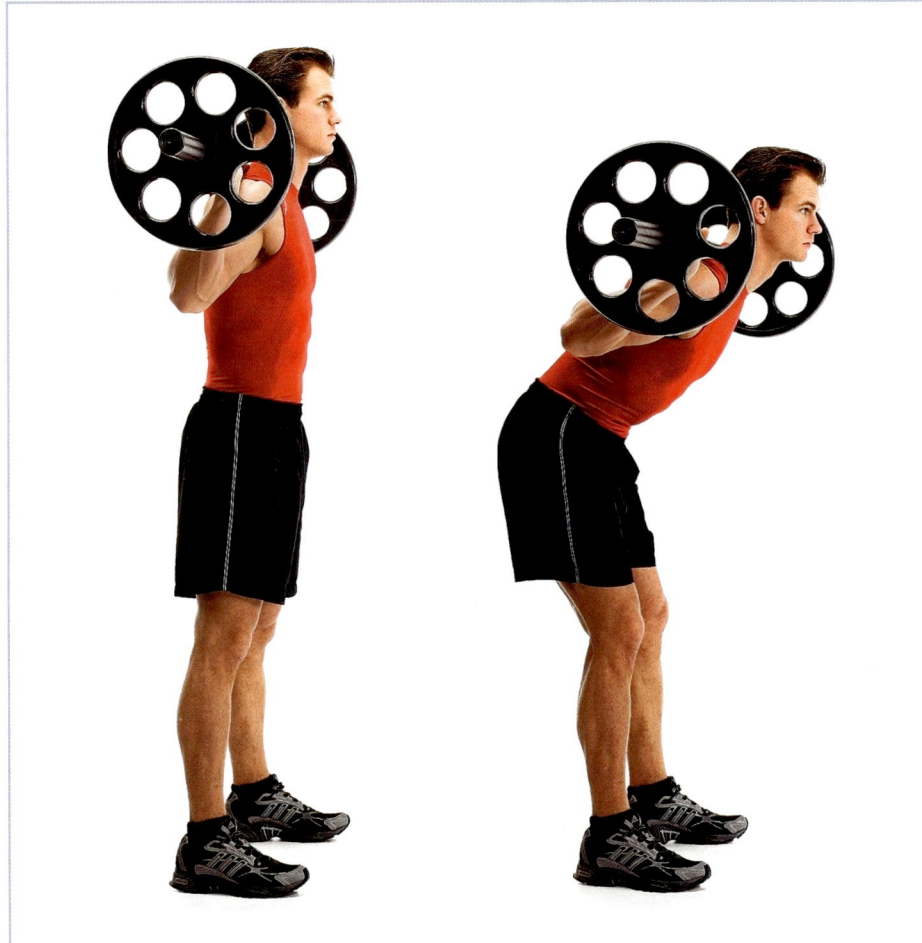

GOOD MORNING

Wo Sie die Übung finden: Get Strong, Phase 2; Get Lean, Phase 3

Bewegungsausführung: Legen Sie eine Langhantelstange in Schulterhöhe auf dem Squatrack ab. Schieben Sie den Oberkörper unter die Stange und legen Sie diese unterhalb der Schultern ab. Halten Sie dabei die Stange im sehr weiten Oberhandgriff. Heben Sie nun die Stange aus dem Rack und treten Sie einen Schritt zurück. Sie stehen mit den Füßen schulterbreit, atmen tief ein, halten den Atem an und spannen die Rumpfmuskulatur an.

Zur Bewegungsausführung siehe traditioneller rumänischer Deadlift. Mit gestrecktem Rücken bewegen Sie den Oberkörper so weit wie möglich nach vorne und beugen Ihre Knie etwas. Gehen Sie so weit hinunter, wie Sie Ihren Rücken gerade halten können. Um in die Ausgangsstellung zu gelangen, schieben Sie die Hüften nach vorne und lehnen den Oberkörper zurück in Richtung Stange. Wenn der Körper gestreckt ist, atmen Sie aus.

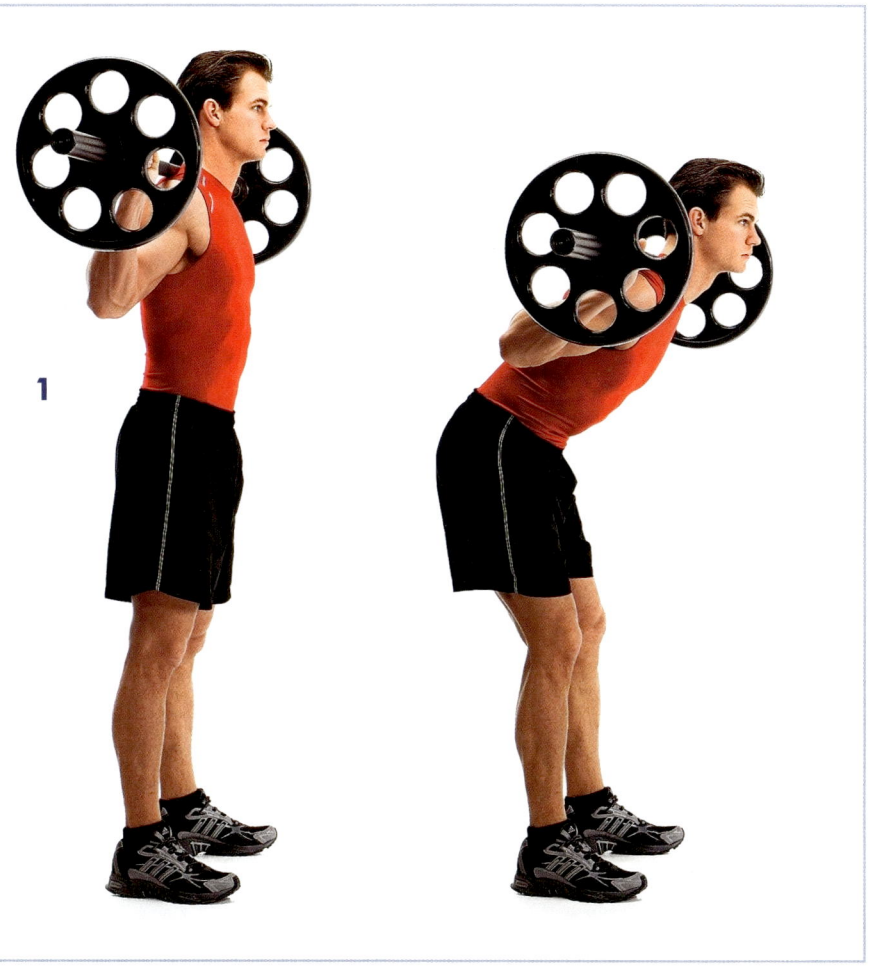

1

VARIATION:

1   Good Morning mit schneller Teilausführung

Wo Sie die Übung finden: Get Even Stronger, Phase 1

Bewegungsausführung: Aus der gestreckten Ausgangshaltung bewegen Sie den Oberkörper nur etwa bis auf 45° nach vorne.

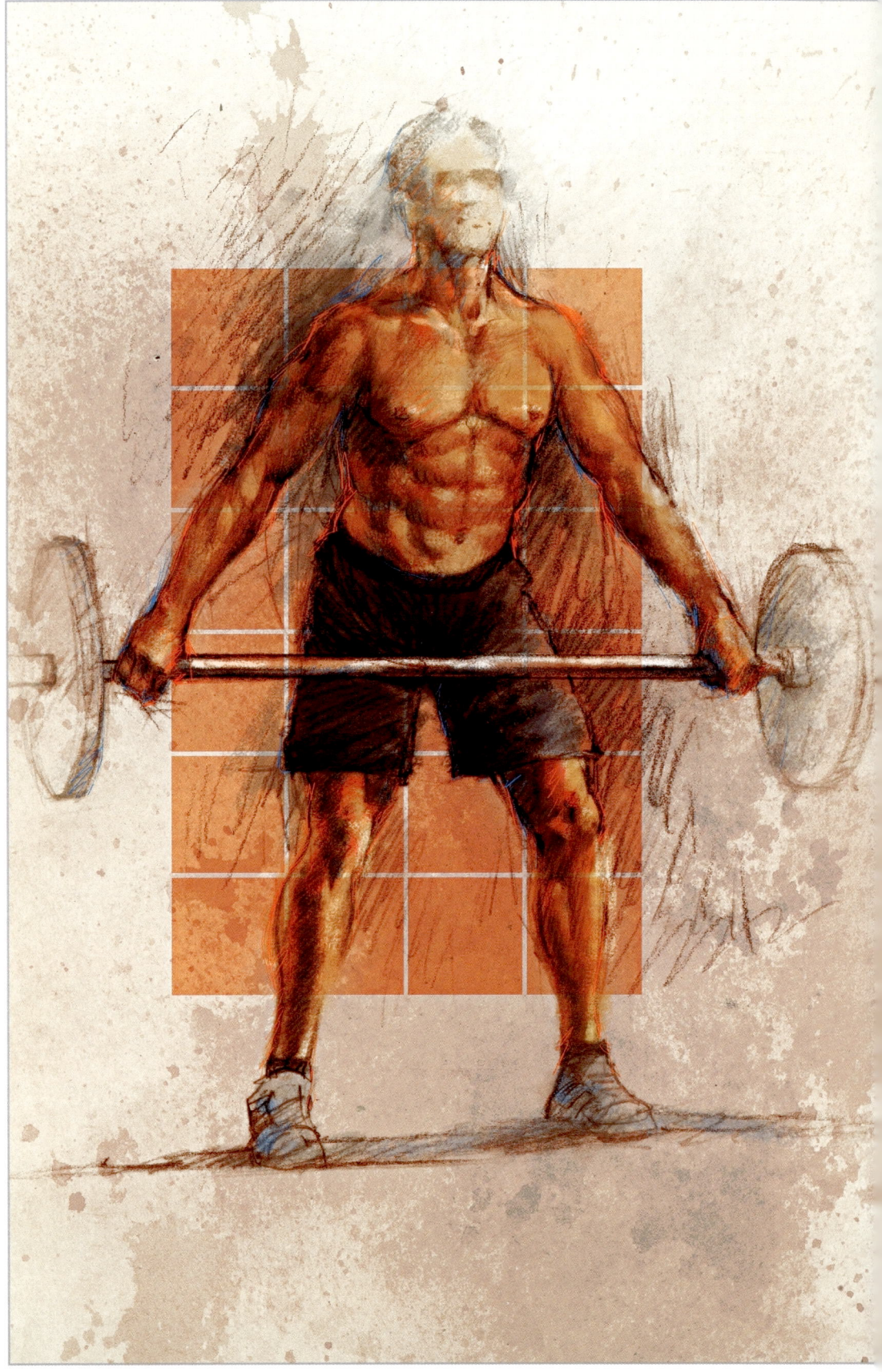

KAPITEL 19

POWERÜBUNGEN

Üblicherweise werden Powerübungen als „olympische Lifts" bezeichnet, obwohl eigentlich nur eine einzige Übung – der Snatch – wirklich jemals im olympischen Programm war. Alle anderen, die Überkopfkniebeuge, das Schulterheben mit Sprung (engl. Jump Shrug), der Clean und der Power Clean V_1 (Stand-Umsetzen), sind Varianten des *Snatchs* V_2 (Reißen) oder des *Clean and Jerks*.

Beide olympische Lifts beginnen mit einem Deadlift, eine der Kernübungen in diesem Buch. Doch wo der Deadlift endet – mit den Füßen flach auf dem Boden und der Hantel auf Höhe der Oberschenkel – geht die Bewegung über den Punkt der sogenannten *dreifachen Streckung* hinaus. *Dreifache Streckung* bedeutet: Hüfte und Knie sind gestreckt und auch die Fußgelenke werden gestreckt, da Sie bei dieser Übung auf die Fußspitzen gehen. Außerdem ziehen Sie die Schultern hoch (Shrug), um die Stange mit maximaler Geschwindigkeit zu heben. Diese Bewegung führen Sie mit der Übung *Schulterheben mit Sprung* (engl. *Jump Shrug*) aus.

Im nächsten Schritt beugen Sie Ihre Arme, um die Stange auf Brustniveau zu befördern. Diese Bewegung lernen Sie mit der Übung *Hohes Ziehen* (engl. *High Pull*). Wird diese Bewegung sehr langsam ausgeführt, sieht sie aus wie aufrechtes Rudern. Doch Ziel des hohen Ziehens ist, die Bewegung mit maximaler Kraft und Geschwindigkeit zu absolvieren. Damit stellt sie die Fortführung des Schulterhebens mit Sprung dar.

Während sich die Stange nun mit maximal möglicher Geschwindigkeit an Ihrer Brust vorbei nach oben bewegt, gehen Sie tief in die Knie, tauchen schnell unter der Stange durch und drücken sie schließlich auf Überkopfhöhe. Dies wird als *Clean and Jerk* bezeichnet. Die Frontkniebeuge, die Sie in Kap. 17 kennen gelernt haben, ist ein Teil des olympischen Clean and Jerks.

Die Übung „Jerk" habe ich in meinem Buch ausgelassen. Stattdessen beschreibe ich die Pushpresse, die leichter zu erlernen ist und die gleichen Muskelgruppen trainiert.

Der komplette Bewegungsablauf vom Anheben der Stange bis zum Bewegen auf Schulterhöhe wird als Clean bezeichnet. Eine Variation des Cleans ist der *Power Clean*, bei dem Sie nur eine Viertelkniebeuge machen, anstatt vollständig in die Knie zu gehen.

Beim *Snatch* wird durch die „dreifache Streckung" so viel Bewegung aufgebaut, dass die Stange bis auf Überkopfhöhe gedrückt wird und der Sportler, indem er tief in die Kniebeuge geht, die Stange schließlich mit gestreckten Armen über dem Kopf hält. Diese Haltung entspricht der unteren Position der Überkopfkniebeuge, die Sie in Kap. 17 kennen gelernt haben.

Drei der fünf Übungen dieses Kapitels sind Teil des Get Lean-Programms. Hierfür gibt es eine einfache Erklärung: Diese Übungen beanspruchen einen erheblichen Teil Ihrer Körpermuskulatur. Sie sind damit extrem anstrengend und kurbeln den Stoffwechsel mehr an, als Übungen, die weniger Muskelgruppen beanspruchen. Allerdings müssen diese Übungen in kleinen Schritten erlernt werden. Es ist unerlässlich, zunächst andere Übungen vorzuschieben, die helfen, den Bewegungsablauf zu erlernen. Aus diesem Grund empfehle ich auch, das Get Lean-Programm erst dann zu absolvieren, wenn Sie bereits Erfahrung mit den anderen Programmen gesammelt haben. Deadlifts, Kniebeugen, Hohes Ziehen und Power Clean lernen Sie im Get Big-Programm; Schulterheben mit Sprung und Überkopfkniebeuge lernen Sie im Get Strong-Programm. Im Get Lean-Programm schließlich setzen Sie die Bewegungen zusammen und erlernen Cleans und Snatches. Wenn Sie an dieser Stelle angekommen sind, ist Ihr Körper stark und erfahren genug, um alle Übungen des Bodybuildings zu meistern.

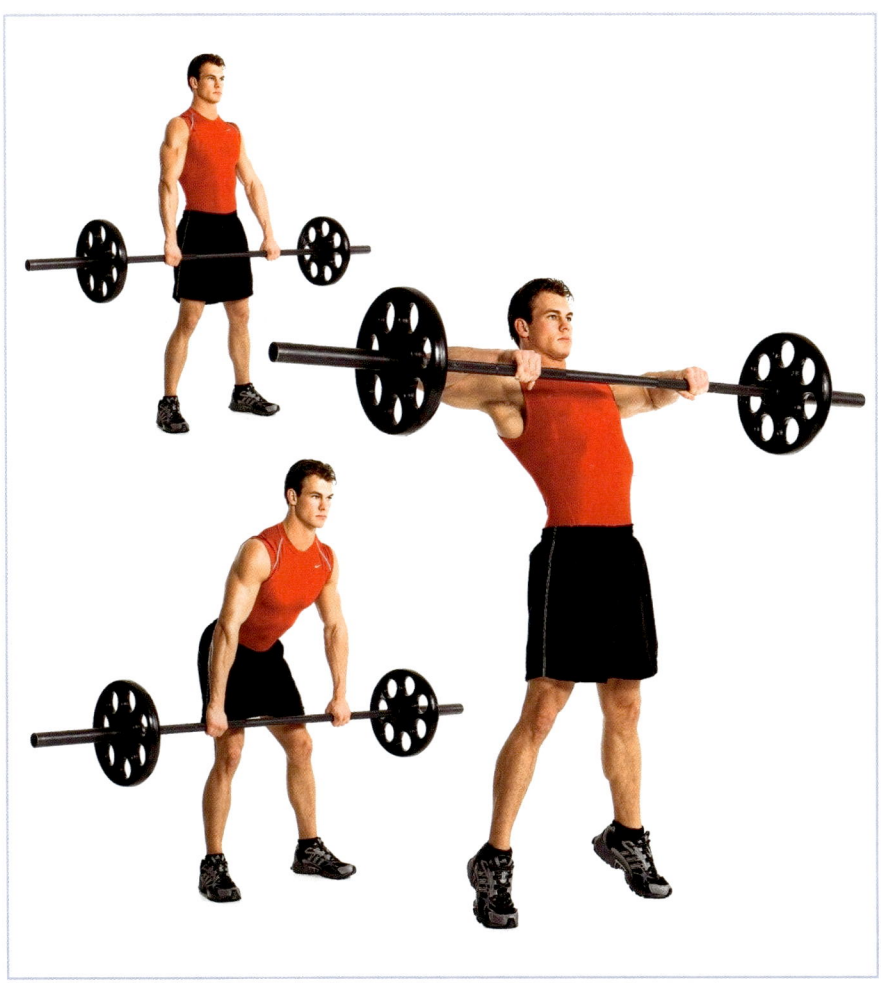

HOHES ZIEHEN

Wo Sie die Übung finden: Get Big, Phase 1; Get Even Bigger; HFT für Arme; Ganzkörper-HFT; Get Strong, Phasen 2 und 3; Get Lean, Phasen 2A und 3A

Material: Sie benötigen eine Langhantelstange, die Sie mit Gewichten bestücke und entweder auf dem Boden oder auf einem Squatrack in Oberschenkelhöhe ablegen.

Bewegungsausführung: In der Ausgangsposition stehen Sie mit den Füßen schulterbreit auseinander, den Zehen nach vorne zeigend und greifen die Stange schulterbreit im Oberhandgriff vor den Oberschenkeln. Dann atmen Sie tief ein, spannen die Rumpfmuskulatur an, schieben die Hüfte zurück und senken die Stange um einige Zentimeter. In schneller Bewegung schieben Sie nun die Hüfte nach vorne, ziehen die Stange auf Brusthöhe, wobei Sie die Ellbogen hochhalten. In der Endposition stehen Sie auf den Zehenspitzen und haben den Oberkörper zurückgelehnt. Nun atmen Sie aus und senken dann sofort die Stange in die Ausgangsposition.

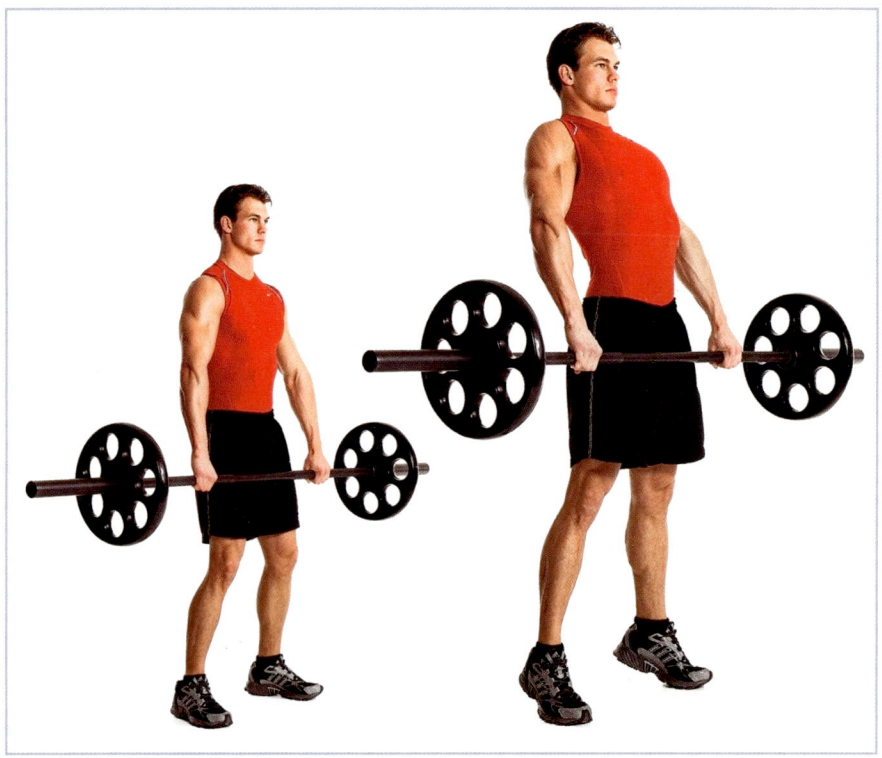

SCHULTERHEBEN MIT SPRUNG

Wo Sie die Übung finden: Get Strong, Phase 1

Bewegungsausführung: Sie stehen mit den Füßen schulterbreit auseinander, den Zehen nach vorne zeigend und greifen die Stange schulterbreit im Oberhandgriff mittig vor den Oberschenkeln. Dann schieben Sie die Hüfte zurück, atmen tief ein, spannen die Rumpfmuskulatur an und schieben in schneller Bewegung die Hüfte nach vorne. Dabei ziehen Sie die Schultern hoch und gehen auf die Zehenspitzen. Die Arme bleiben gestreckt, der Körper ist zurückgelehnt. Nun atmen Sie aus und senken dann sofort die Stange in die Ausgangsposition.

Anmerkung: Es gibt zwei grundsätzliche Unterschiede zwischen dem hohen Ziehen und dem Schulterheben mit Sprung: Beim hohen Ziehen werden die Arme gebeugt, während sie beim Schulterheben mit Sprung gestreckt bleiben. Außerdem ist die Ausgangsposition bei beiden Übungen unterschiedlich: Beim hohen Ziehen beginnen Sie die Übung mit der Stange auf Kniehöhe, während sich die Stange beim Schulterheben mit Sprung auf Mitte der Oberschenkel befindet. Damit trainiert das Schulterheben mit Sprung vor allem Muskelumfang und Muskelkraft des oberen Trapezius, während das hohe Ziehen auf Ganzkörperkraft abzielt.

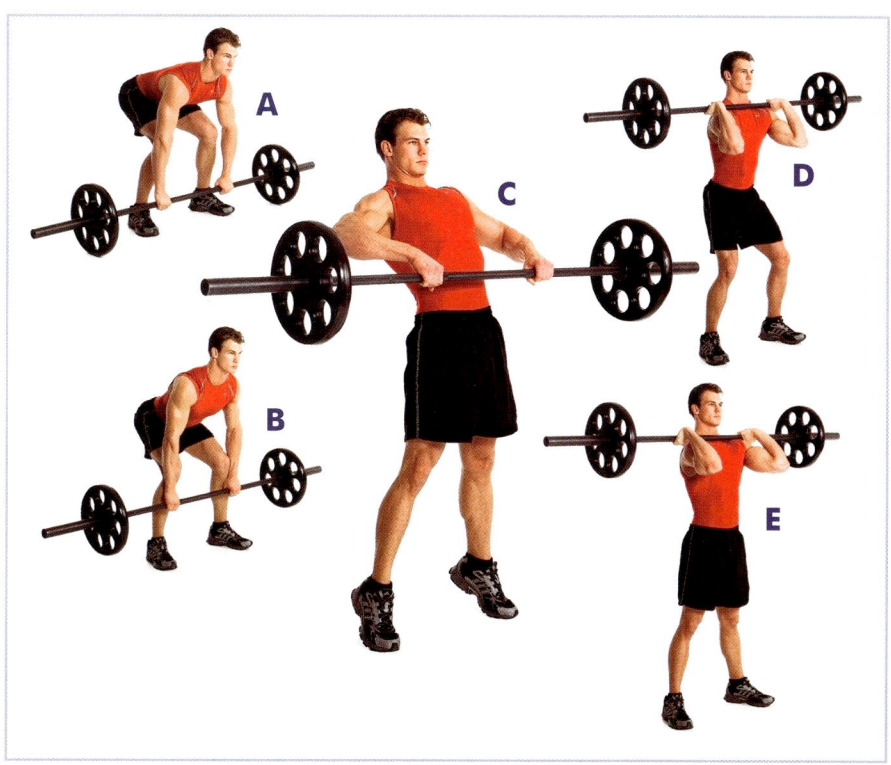

POWER CLEAN (STAND-UMSETZEN)

Wo Sie die Übung finden: Get Big, Phase 3

Bewegungsausführung: Die Ausgangsstellung entspricht dem Deadlift: Füße schulterbreit auseinander, die Hände greifen schulterbreit außerhalb der Beine, der Rücken ist gerade und befindet sich in einer Linie mit dem Nacken (A).

Erster Teil der Bewegung: Sie atmen tief ein, schieben in einer kräftigen Bewegung die Hüften nach vorne und heben die Stange vom Boden ab (B).

Zweiter Teil der Bewegung: Während Sie die Hüften und Knie strecken, ziehen Sie die Schultern hoch und gehen auf die Zehenspitzen. Der ganze Körper ist zurückgelehnt, während sich die Stange an Ihrem Bauch vorbei nach oben bewegt (C).

Catch: Nun schieben Sie die Hüften zurück und gehen in eine Viertelkniebeuge. Sie greifen die Stange auf Schulterhöhe, schieben die Arme darunter, sodass die Ellbogen nach vorne zeigen und sich die Oberarme parallel zum Boden befinden. Die Stange rollt nun von den Handflächen zurück zu den Fingern (D).

Endposition: Die Stange befindet sich schließlich auf Ihren Schultern und Sie atmen aus (E).

Um zurück in die Ausgangsstellung zu gelangen, rollen Sie zunächst die Stange von den Fingern zurück auf die Handflächen, rotieren die Arme über die Stange und schieben die Hüfte zurück. Wenn die Stange dann auf dem Boden liegt, überprüfen Sie Ihre Griffposition und Ihren Stand und beginnen schließlich von Neuem.

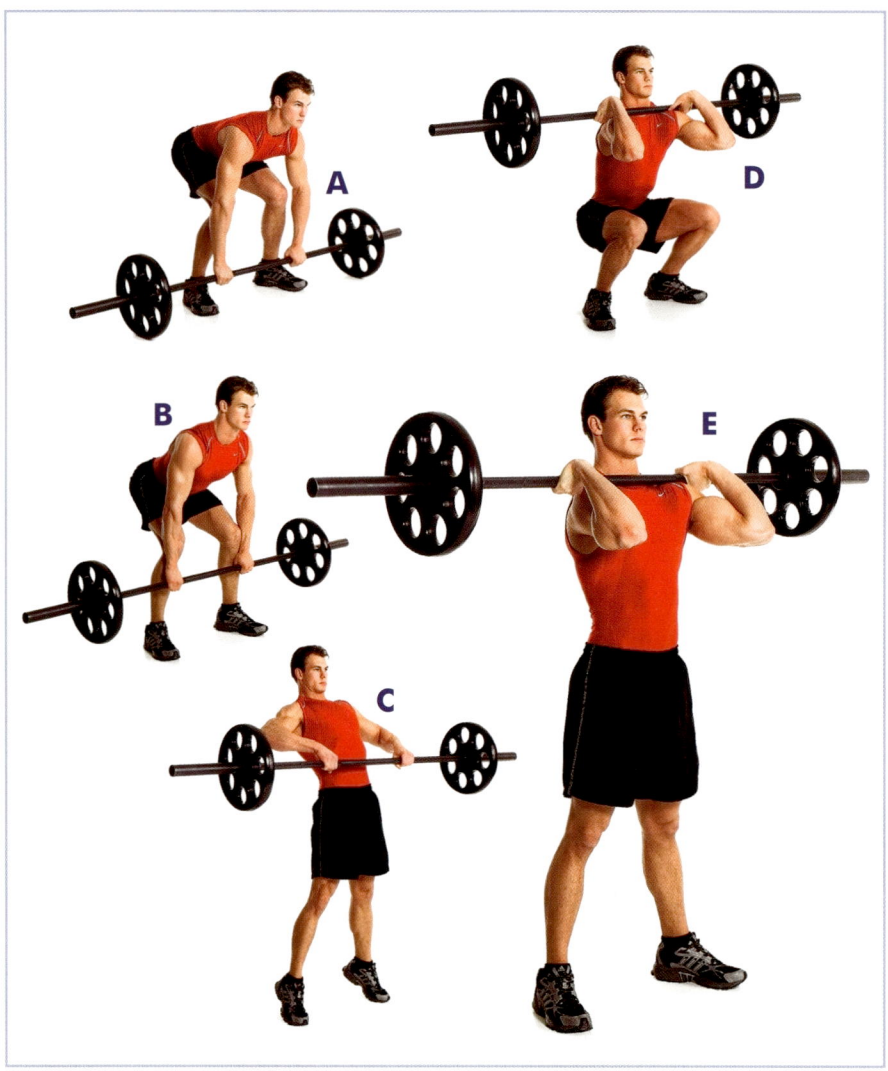

VARIATION:

Clean

Wo Sie die Übung finden: Get Lean, Phase 2

Bewegungsausführung: Diese Variation des Power Cleans erfordert eine sehr korrekte Bewegungsausführung. Es ist daher ratsam, zuerst den Power Clean, der einen geringeren Bewegungsumfang hat, zu erlernen.

Beim Clean gehen Sie nämlich sehr tief runter in die Kniebeuge, während Sie die Stange auf Schulterhöhe befördern. Diese Bewegung entspricht der Front Kniebeuge. Doch beim Clean hat die Stange eine sehr hohe Geschwindigkeit, was wiederum eine sehr gut ausgebildete Rumpfmuskulatur erforderlich macht. Auch der Rücken muss unbedingt in seiner natürlichen Krümmung gehalten werden.

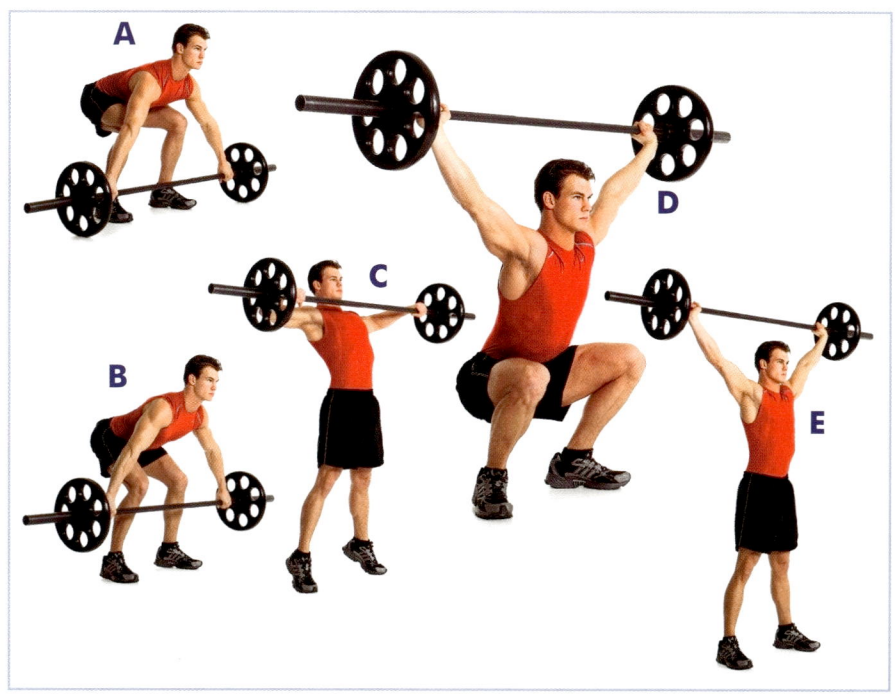

SNATCH (REISSEN)

Wo Sie die Übung finden: Get Lean, Phase 3

Bewegungsausführung: Die Ausgangsstellung entspricht dem Snatch Deadlift aus Kap. 18: Füße schulterbreit auseinander, die Hände greifen so breit wie möglich im Oberhandgriff, der Rücken ist gerade und befindet sich in einer Linie mit dem Nacken (A).

Erster Teil der Bewegung: Sie atmen tief ein, schieben in einer kräftigen Bewegung die Hüfte nach vorne und heben die Stange vom Boden ab (B).

Zweiter Teil der Bewegung: Während Sie die Hüften und Knie strecken, ziehen Sie die Schultern hoch und gehen auf die Zehenspitzen. Der ganze Körper ist zurückgelehnt, während Sie die Ellbogen hochhalten (C).

Catch: Nun schieben Sie die Hüften zurück und gehen tief runter in die Kniebeuge. Sie rotieren und strecken die Arme und greifen die Stange über Kopf oder leicht hinter dem Kopf. Die Endposition entspricht der tiefen Position der Überkopfkniebeuge aus Kap. 17 (D).

Endposition: Nun stehen Sie mit der Stange in Überkopfhaltung auf und atmen aus (E). Bringen Sie die Stange dann wieder auf Brusthöhe, bevor Sie sie auf dem Boden ablegen.

Achtung: Beachten Sie, dass Sie tief genug in die Hocke gehen, um die Stange mit gestreckten Armen zu greifen. Wenn Sie die Stange zu früh greifen, entspricht die Bewegung eher einer Schulterpresse. Wollen Sie den Snatch nicht durchführen, können Sie alternativ auch die Überkopfkniebeuge trainieren.

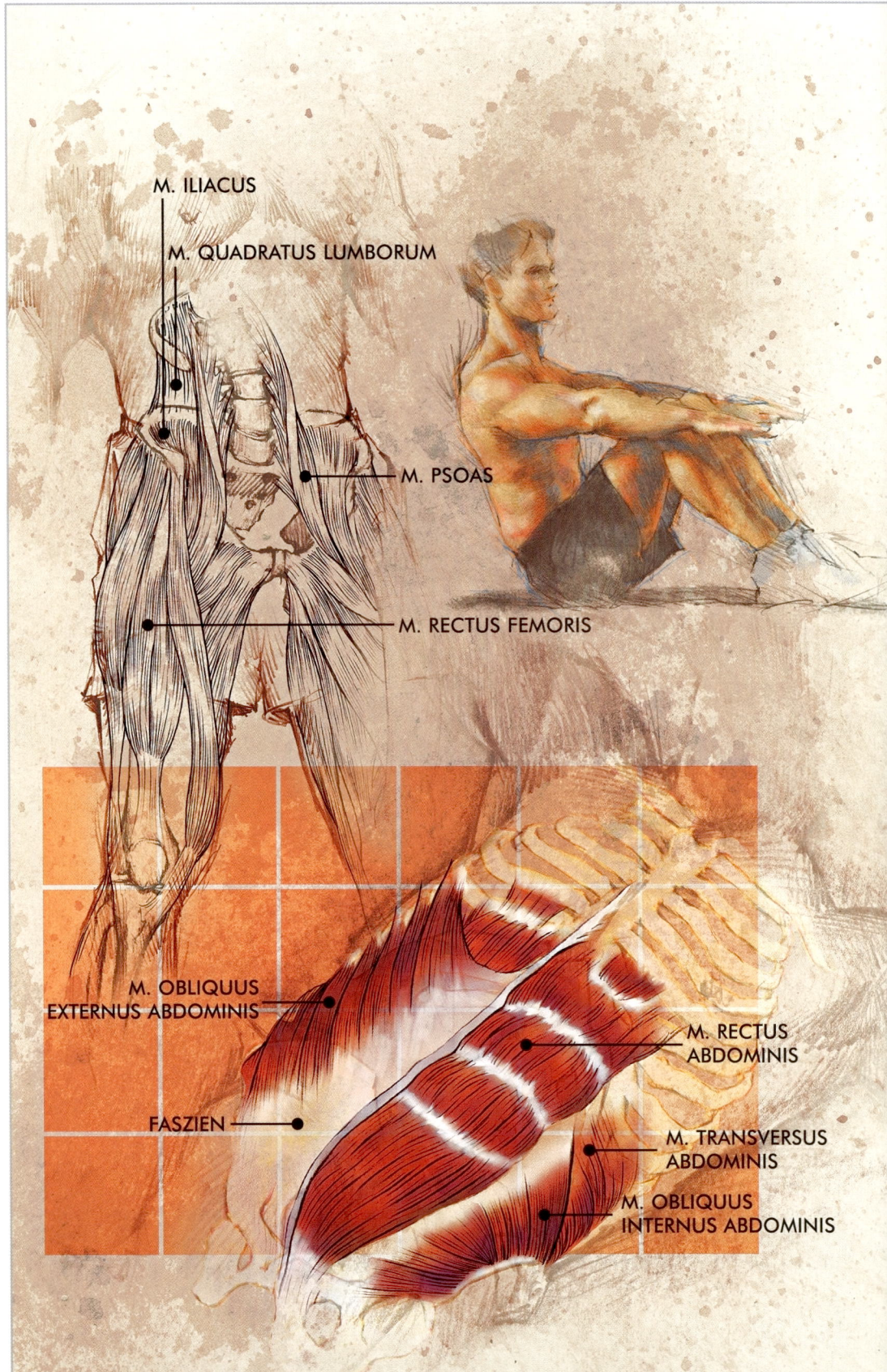

M. ILIACUS

M. QUADRATUS LUMBORUM

M. PSOAS

M. RECTUS FEMORIS

M. OBLIQUUS EXTERNUS ABDOMINIS

M. RECTUS ABDOMINIS

FASZIEN

M. TRANSVERSUS ABDOMINIS

M. OBLIQUUS INTERNUS ABDOMINIS

KAPITEL 20

BAUCHMUSKELÜBUNGEN

Ich gebe zu, ich bin kein großer Fan von Bauchmuskelübungen. Wer nämlich Ganzkörperübungen absolviert, der aktiviert bei jeder Übung auch seine Rumpfmuskulatur. Wann immer Sie also Übungen absolvieren, die große Muskelgruppen trainieren und mehrere Gelenke gleichzeitig beanspruchen, dann aktivieren Sie Ihre Bauchmuskulatur. Wenn Sie Deadlifts und Kniebeugen machen, bekommen Sie zwangsläufig auch eine starke Bauchmuskulatur. Auch Schulterpressen und stehendes Rudern, insbesondere, wenn Sie diese Übungen einarmig ausführen, aktivieren die Abdominalmuskulatur.

Natürlich gibt es Umstände, in denen Sie der Bauchmuskulatur besondere Beachtung schenken wollen, beispielsweise wenn Sie sie aus optischen Gründen trainieren wollen. Daher habe ich besonders im Get Lean-Programm eine Vielzahl von Bauchmuskelübungen aufgeführt.

Die Aufgabe der Bauchmuskulatur besteht darin, die Wirbelsäule zu biegen und zu drehen bzw. sie unter bestimmten Umständen zu fixieren. Damit hat sie eine wichtige Funktion: Eine starke Bauchmuskulatur schützt nämlich den Rücken. Sie soll *verhindern*, dass die Wirbelsäule während schwerer Belastungen, wie z. B. bei der Ausführung von Deadlifts oder Kniebeugen, bewegt wird.

MITTLERER UND UNTERER RUMPF

In unzähligen Magazinen, Büchern, Werbeshows und sogar in Fachzeitschriften kann man sich darüber informieren, mit welchen Übungsformen man sich das beste Sixpack antrainieren kann. Das Interesse daran, einen stählernen Bauch zu bekommen, scheint extrem groß zu sein. Und dennoch, die Realität sieht anders aus: Wie sichtbar Ihre Bauchmuskulatur, der **M. rectus abdominis**, ist, hängt nämlich hauptsächlich von Ihrem Körperfettanteil und von genetischen Voraussetzungen ab. Welche Übungsformen Sie absolvieren, hat nur sehr geringen Einfluss.

Zur Theorie: Der M. rectus abdominis ist ein extrem starker Muskel. Er ist verbunden mit den **Faszien**, ein in Querrichtung verlaufendes, kräftiges Bindegewebe. Ob Sie den Muskel nun sehen oder nicht, er ist an jeder Bewegung des Körpers beteiligt. Wenn der Oberkörper rotiert wird, arbeitet der Muskel zusammen mit dem **M. obliquus externus**. Wenn Sie keine Drehbewegungen machen, sondern im Gegenteil versuchen, die Wirbelsäule fixiert zu halten, dann arbeiten M. rectus und M. obliquus zusammen, um den Oberkörper still zu halten. Gemeinsam mit ihnen wirkt die unterhalb liegende Muskulatur, der **M. obliquus internus** und der **M. transversus abdominis**.

Viele gängige Bauchmuskelübungen trainieren die Bauchmuskulatur in einer Weise, die nicht alltagsgetreu ist. Der allseits beliebte Crunch ist eine Übung, die ich für besonders sinnlos halte. Meines Erachtens hat nämlich die Bewegung des Baucheinziehens rein gar nichts zu tun mit der eigentlichen Aufgabe der Abdominalmuskulatur. Beim Crunch wird der untere Rücken dazu gezwungen, seine natürliche Wölbung aufzugeben und sich rund zu machen. Damit wird er verletzlich und schwach. Warum dies gewollt sein soll, ist mir unklar. Ich ziehe stattdessen Übungen vor, bei denen die Abdominalmuskulatur in die entgegengesetzte Richtung bewegt wird. Anstelle von Beugung und Kürzung setze ich auf *Verlängerung* der Bauchmuskulatur mittels verschiedener Ausrollbewegungen. Damit wird sie funktionell trainiert und auf Aufgaben des täglichen Lebens vorbereitet. Der Rücken wird unterstützt, indem er in seiner natürlichen Haltung bleibt. Diese Ausrollübungen haben außerdem den Vorteil, dass sie gleichzeitig alle Muskelgruppen trainieren, die für die Stabilität des Skeletts zuständig sind. Hierzu gehört die untere, mittlere und obere Rückenmuskulatur.

Im Get Even Bigger-Programm empfehle ich eine Ausrollübung als Latissimustraining. Gleichermaßen kann diese natürlich auch als Bauchmuskeltraining eingesetzt werden.

HÜFTE UND BECKEN

Die Hüftbeuger dagegen *müssen* gesondert trainiert werden. Diese haben die wichtige Aufgabe, den Oberschenkel zum Rumpf zu ziehen. Zu den Muskelgruppen der Hüftbeuger gehören **M. psoas major**, der den Oberschenkelknochen mit dem unteren Rücken verbindet und **M. iliacus**, der die Verbindung zwischen Oberschenkel und Becken herstellt. Ein tiefer liegender Muskel, der **M. quadratus lumborum**, verbindet Becken und Wirbelsäule und hat damit eine wichtige Aufgabe beim Schützen des unteren Rückens. Weitere Hüftbeuger sind **M. rectus femoris** (ein zur Quadrizepsgruppe gehörender Muskel), **M. sartorius** (dieser hat drei Aufgaben: er hilft, das Bein nach vorne anzuheben, das Knie nach innen zu drehen bzw. zu beugen und den Oberschenkel zu heben bzw. zu drehen) und **M. tensor fasciae latae**, der äußere Hüftmuskel, der das Bein vorwärts bzw. zur Seite hebt.

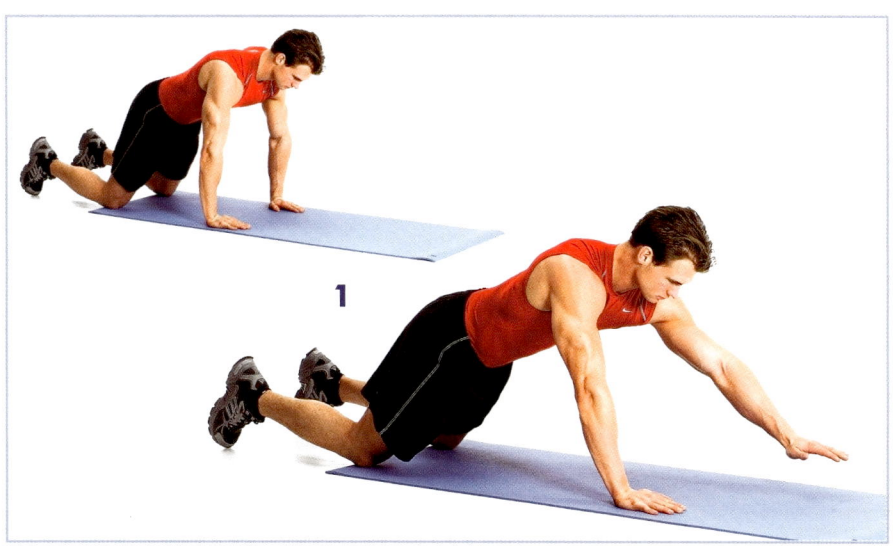

AUSROLLÜBUNGEN

Material: Sie benötigen für diese Übungen zumindest einen Teppich. Besser ist es, eine Matte bzw. ein dickes Handtuch unterzulegen. Insbesondere die Knie könnten ansonsten sehr in Mitleidenschaft gezogen werden.

Bewegungsausführung: Die meisten Übungen beginnen mit dem Knien auf dem Boden. Die Hände werden entweder auf dem Boden oder auf einem Rad bzw. einer Langhantelstange abgestützt. Der Rücken wird gerade gehalten, der Nacken befindet sich in einer Linie mit der Wirbelsäule, die Bauchmuskulatur wird angespannt.

Bewegen Sie nun Ihre Hände vorwärts, indem Sie sie entweder auf einer Rolle bzw. Hantel entlangschieben oder auf den Händen laufen.

Sie bewegen den Oberkörper so lange vorwärts, bis Sie die natürliche Wölbung des Rückens nicht mehr aufrechterhalten können. Dabei bewegt sich die Hüfte mit nach vorne und nähert sich langsam dem Boden. Dann führen Sie die Bewegung in die entgegengesetzte Richtung aus.

Wenn Sie diese Übungen zum ersten Mal trainieren, sollten Sie sich nicht dazu zwingen, sich weit nach vorne zu strecken. Mit der Zeit vergrößert Sie Ihre Rumpfkraft und die Bewegungsamplitude wird größer.

Kehren Sie dann in die Startposition zurück.

VARIATIONEN:

1   Auslaufen

Wo Sie die Übung finden: Get Lean, Phase 1

Bewegungsausführung: Sie beginnen mit den Händen unterhalb der Schultern. Nun laufen Sie so weit wie möglich auf den Händen nach vorne, ohne dabei die natürliche Wölbung des Rückens aufzugeben.

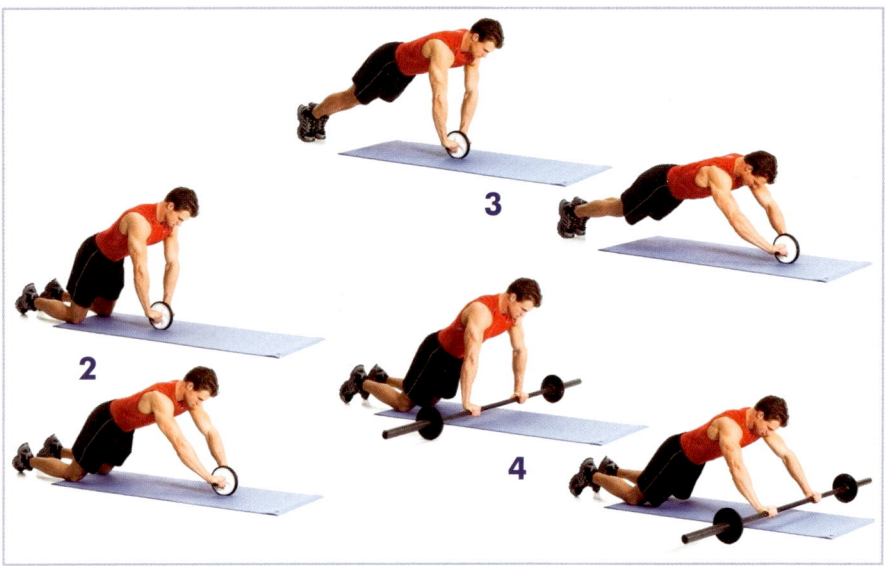

2   Ausrollen mit dem Rad

Wo Sie die Übung finden: Get Lean, Phase 2

Bewegungsausführung: Die Ausgangshaltung ist wie zuvor beim Auslaufen beschrieben. Bei dieser Variante aber stützen Sie beide Hände auf einem Rad auf.

Achtung: Das Rad bewegt sich vielleicht schneller, als Sie voraussehen. Aus diesem Grund ist es vorteilhaft, die Übung auf dem Teppichboden auszuführen, anstatt sie auf Holz- oder Parkettboden zu probieren. Bei der Rückwärtsbewegung arbeitet auch die Schulter- und Armmuskulatur.

3   Ausrollen von den Zehenspitzen

Wo Sie die Übung finden: Get Lean, Phase 3

Bewegungsausführung: Bei dieser Variante stützen Sie sich auf den Zehenspitzen auf, die Knie sind in der Luft und der Körper ist in der Hüfte leicht gebeugt. Das Rad befindet sich direkt unterhalb der Brust. Rollen Sie nun das Rad *langsam* und *kontrolliert* mit angespannter Rumpfmuskulatur nach vorne. Diese Übung ist technisch besonders anspruchsvoll. Wenn Sie sie nicht meistern können, dann führen Sie entweder die vorher beschriebene Übung aus oder probieren das Ausrollen mit einer Langhantel.

4   Ausrollen mit der Langhantel

Wo Sie die Übung finden: Get Even Bigger, HFT für andere Muskelgruppen

Bewegungsausführung: Sie bestücken eine Langhantelstange mit Gewichten zwischen 2,5 und 10 kg. Halten Sie die Stange etwas weiter als schulterbreit auf Kniehöhe, die Arme sind gestreckt. Die Ausrollbewegung entspricht den zuvor beschriebenen Bewegungen. Das Zurückrollen ist allerdings recht anspruchsvoll. Aus diesem Grund ist diese Übung auch als Latissimusübung ausgewiesen.

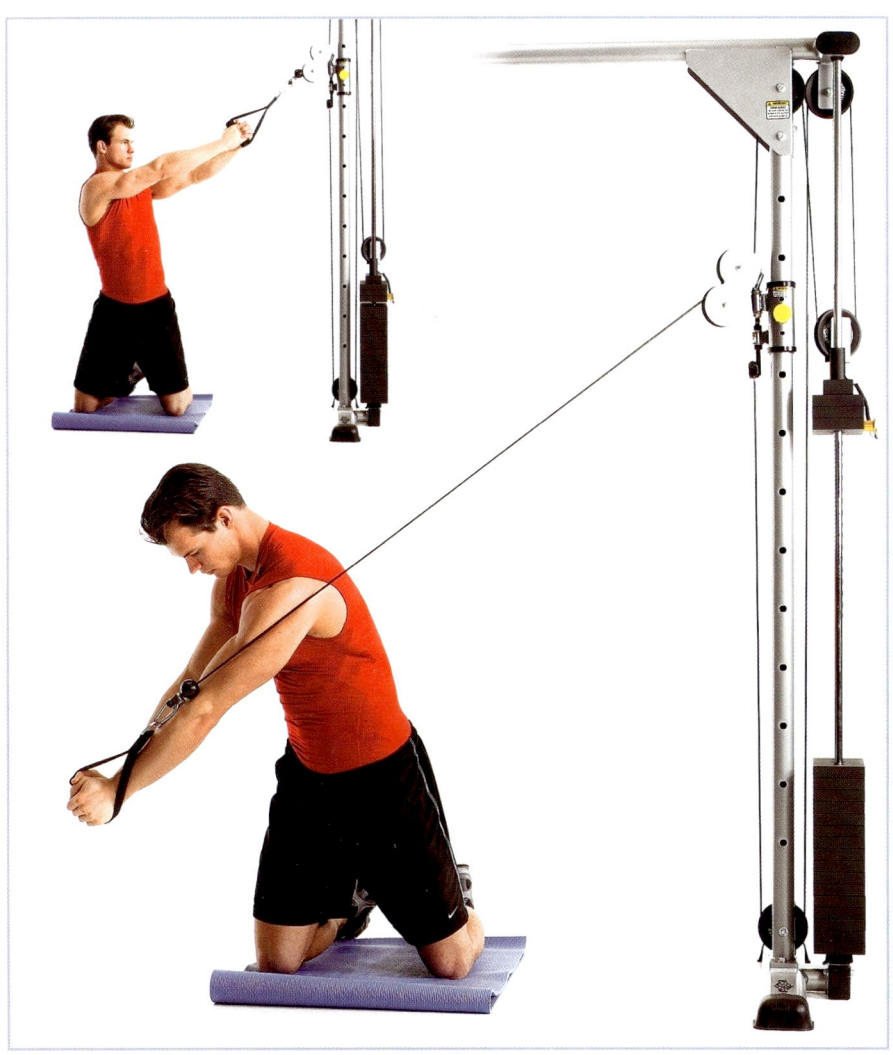

HOLZHACKER AM KABELZUG AUF DEN KNIEN

Wo Sie die Übung finden: Get Lean, Phase 1

Bewegungsausführung: Sie knien vor einer Kabelstation, an der Sie einen D-Griff in Überkopfhöhe angebracht haben. Ihre starke Körperseite zeigt zum Kabelzug. Greifen Sie nun den Griff mit beiden Händen, wobei Sie die Schultern zum Gerät drehen. In dieser Position muss bereits Spannung auf dem Kabel sein. Ziehen Sie nun den Griff mit gestreckten Armen diagonal nach unten zu Ihrer schwachen Seite. Dabei dreht sich der gesamte Oberkörper mit und auch der Blick folgt der Bewegung. In der Endposition befinden sich die Hände seitlich oberhalb des Knies.

Mit gestreckten Armen bewegen Sie dann den Kabelzug wieder in die Ausgangsstellung. Beenden Sie das Set mit der schwachen Seite, bevor Sie es gegengleich ausführen.

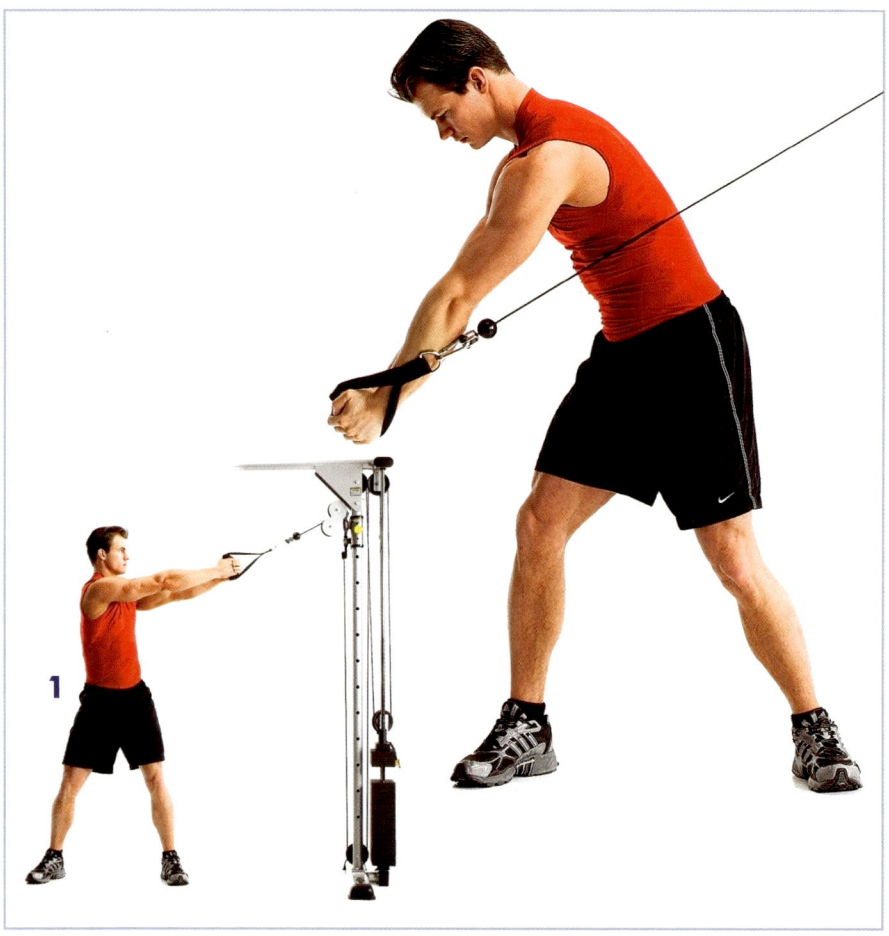

VARIATION:

1   Holzhacker am Kabelzug, stehend

Wo Sie die Übung finden: Get Lean, Phasen 2 und 3

Bewegungsausführung: Sie befestigen einen D-Griff an einem hohen Kabelzug und stehen mit der starken Seite zum Kabelzug. Greifen Sie nun den Griff mit beiden Händen, wobei Sie die Schultern und Ihren Kopf zum Gerät drehen. Die Füße stehen schulterbreit auseinander, das schwache Bein steht vorne, das starke Bein hinten. Ziehen Sie nun den Griff mit gestreckten Armen diagonal nach unten zu Ihrer schwachen Seite. Vielleicht müssen Sie sich dabei leicht in Richtung Ihres dominanten Fußes drehen und dabei die Ferse vom Boden abheben. Die Schulter muss rotieren, während Bauchmuskulatur und Hüfte sich in einer Einheit drehen. In der Endposition befinden sich die Hände seitlich oberhalb des Knies.

Mit gestreckten Armen bewegen Sie dann den Kabelzug wieder in die Ausgangsstellung. Beenden Sie das Set mit der schwachen Seite, bevor Sie es gegengleich ausführen.

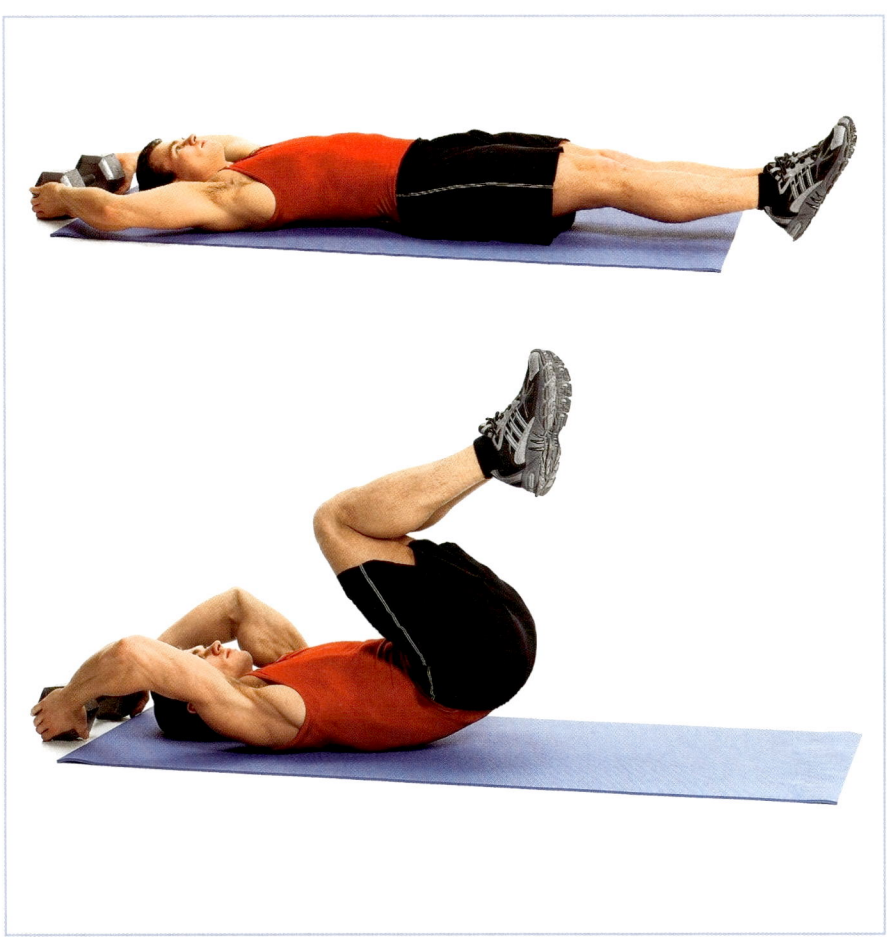

UMGEKEHRTER CRUNCH

Wo Sie die Übung finden: Get Lean, Phase 1

Bewegungsausführung: Sie liegen mit gestreckten Beinen auf dem Rücken und suchen mit beiden Händen hinter dem Kopf Halt. Wenn Sie zusätzliche Gewichte einsetzen wollen, können Sie eine Kurzhantel zwischen den Füßen halten oder Fußgelenkmanschetten benutzen. Ziehen Sie nun die Knie zur Brust und rollen Sie dabei die Hüfte auf. Führen Sie dann die Bewegung in die entgegengesetzte Richtung aus, bis die Beine gestreckt sind und die Füße den Boden berühren.

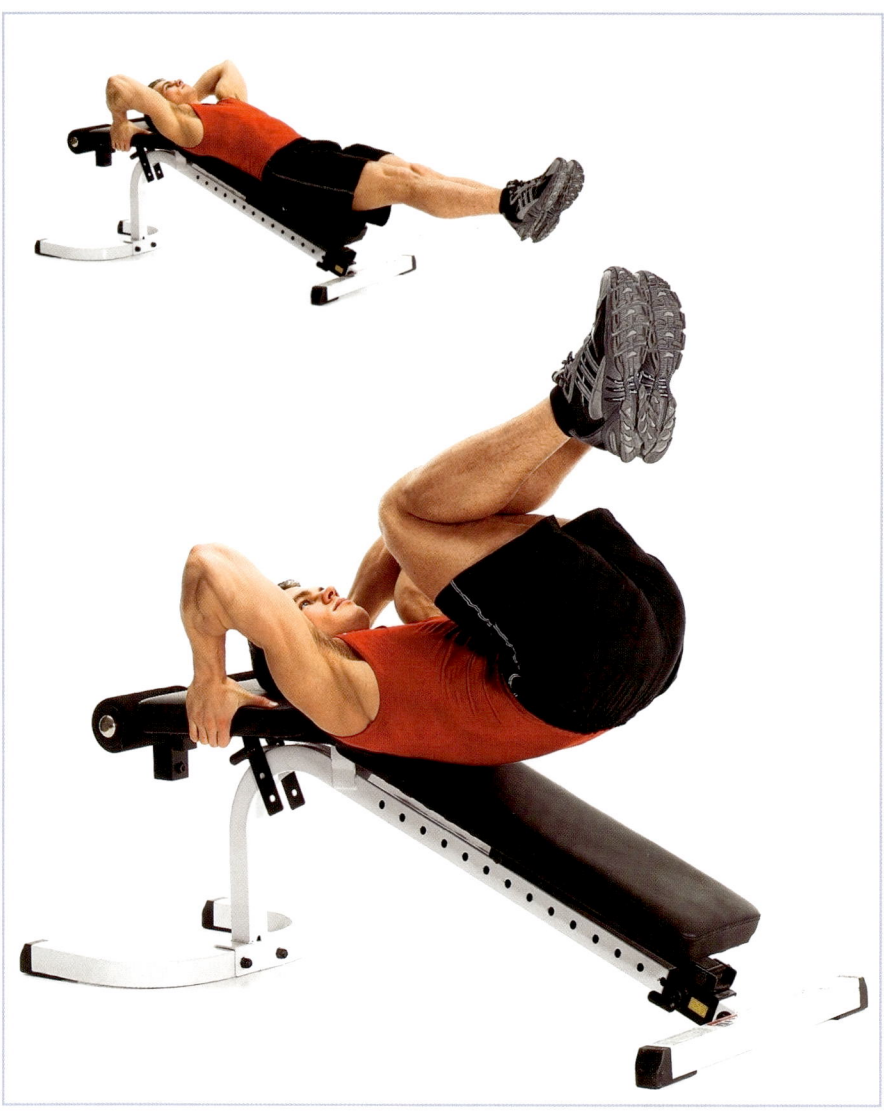

VARIATION:

Umgekehrter Crunch auf der Decline Bank

Wo Sie die Übung finden: Get Lean, Phase 2

Bewegungsausführung: Sie liegen auf einer Decline Bank auf dem Rücken und halten sich mit beiden Händen unter der Bank fest. Die Beine sind gestreckt und angespannt. Wenn Sie zusätzliche Gewichte einsetzen wollen, können Sie eine Kurzhantel zwischen den Füßen halten oder Fußgelenkmanschetten benutzen. Ziehen Sie nun die Knie zur Brust und rollen Sie dabei die Hüfte auf. Führen Sie dann die Bewegung in die entgegengesetzte Richtung aus, bis die Beine gestreckt sind und die Fersen den Boden berühren.

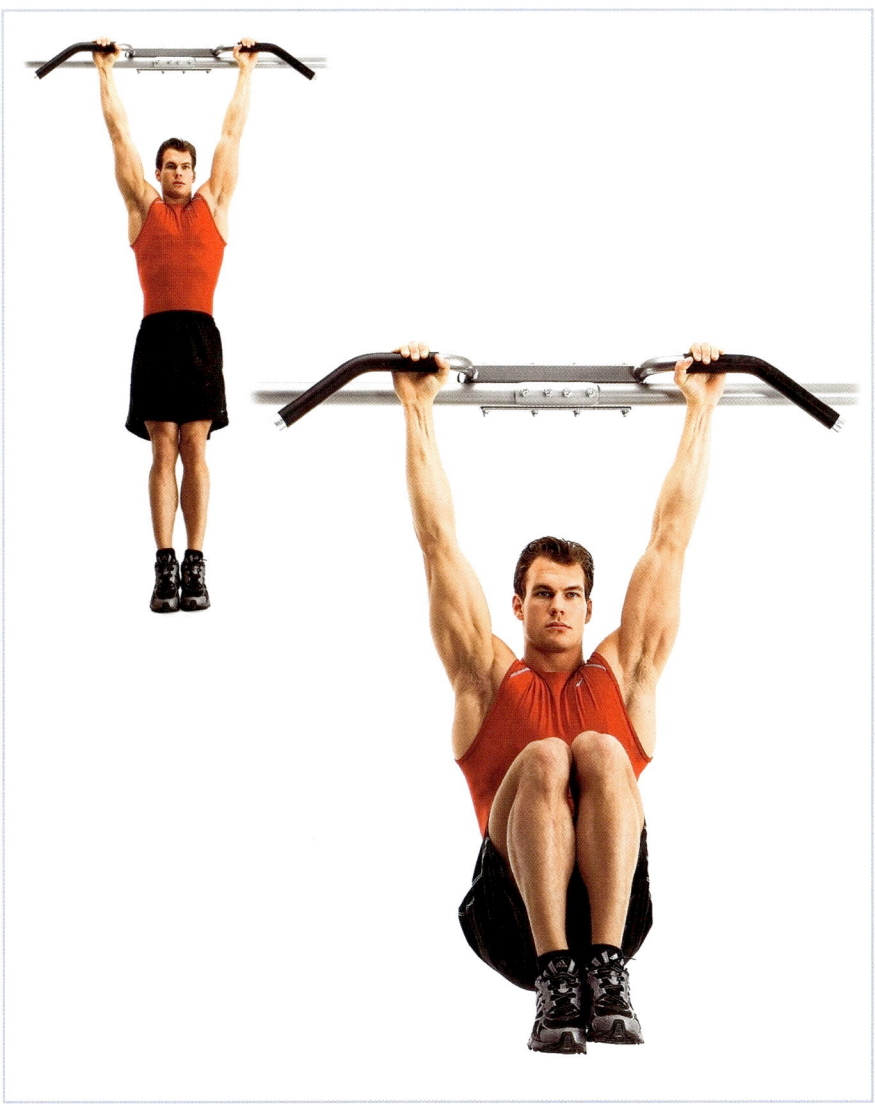

HÄNGENDES KNIEHEBEN

Wo Sie die Übung finden: Get Lean, Phase 3

Bewegungsausführung: In der Ausgangsstellung hängen Sie gestreckt an einer Klimmzugstange. Die Handflächen zeigen nach vorne. Wenn Sie zusätzliche Gewichte einsetzen wollen, können Sie eine Kurzhantel zwischen den Füßen halten oder Fußgelenkmanschetten benutzen. Ziehen Sie nun die Knie zur Brust und rollen Sie dabei die Hüfte auf. Führen Sie die Bewegung dann sehr kontrolliert und langsam in die entgegengesetzte Richtung aus, bis die Beine wieder gestreckt sind.

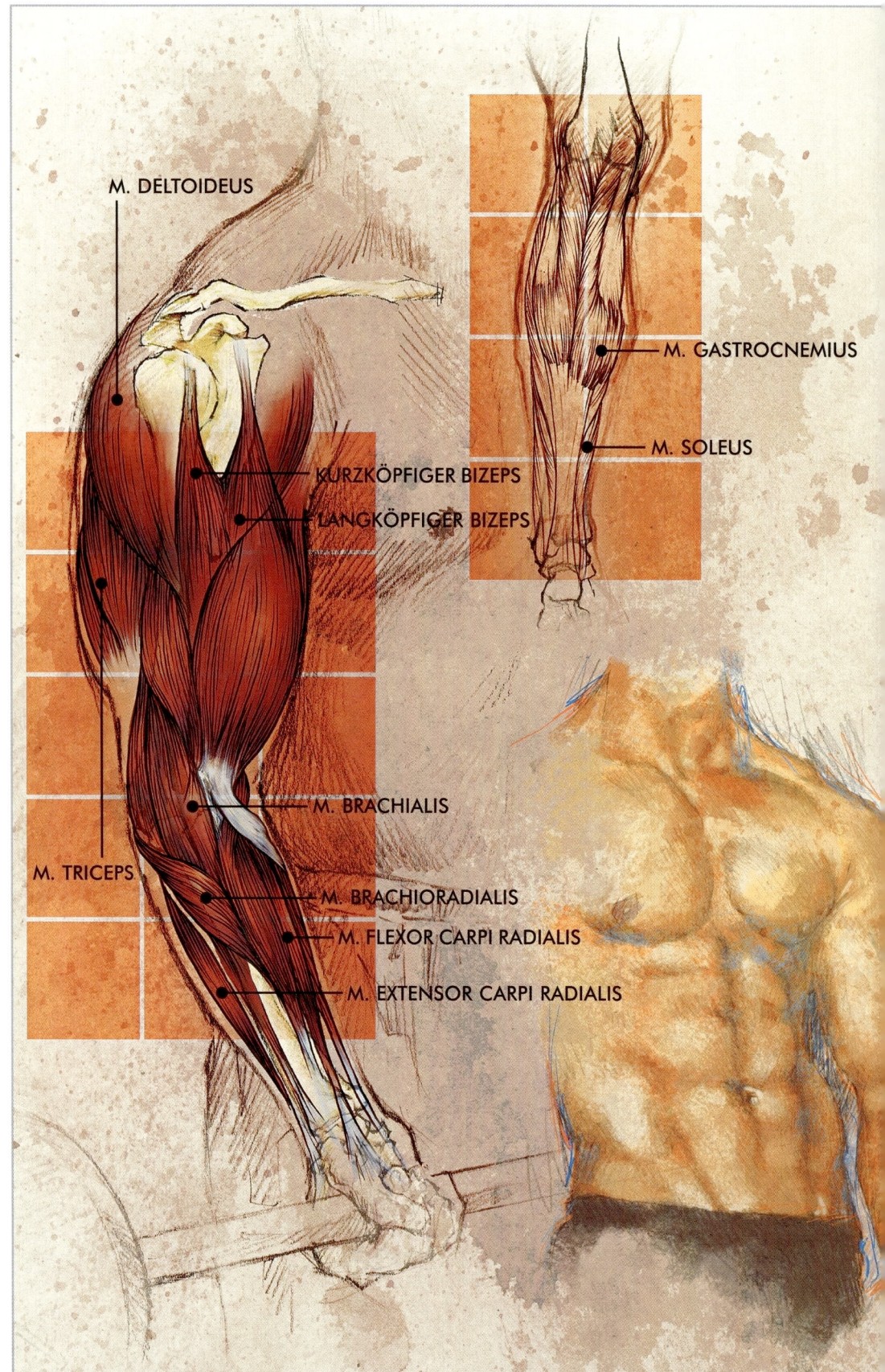

M. DELTOIDEUS

M. GASTROCNEMIUS

M. SOLEUS

KURZKÖPFIGER BIZEPS

LANGKÖPFIGER BIZEPS

M. BRACHIALIS

M. TRICEPS

M. BRACHIORADIALIS

M. FLEXOR CARPI RADIALIS

M. EXTENSOR CARPI RADIALIS

KAPITEL 21

ÜBUNGEN, DIE NUR EIN EINZIGES GELENK BEANSPRUCHEN

Die Übungen in diesem Kapitel haben die Aufgabe, spezielle schwächere Muskelgruppen gesondert zu trainieren. Die Übungen sind als Zusatz zu den Kernübungen gedacht. Sie können diese auf keinen Fall ersetzen. Kernübungen sind Oberkörper-Pull (z. B. Klimmzüge), Oberkörper-Push (z. B. Dips) und Unterkörperübungen, wie Kniebeugen und Ausfallschritte. Diese müssen in Ihrem Training immer Priorität haben. Die Übungen, die nur ein Gelenk beanspruchen, kommen daher nur in Programmen mit hoher Trainingshäufigkeit vor.

Die Programme „Get Big" und „Get Even Bigger" sehen bis zu sechs wöchentliche Trainingseinheiten vor. Diese beinhalten Ganzkörperübungen im Kerntraining und zusätzliche Übungen, die einzelne Muskelgruppen stärken sollen. Wer 6 x pro Woche trainiert, kann unmöglich in jeder Trainingseinheit alle großen Muskelgruppen beanspruchen. Er würde damit gegen die Gesetze der Regeneration verstoßen. Diese zusätzlichen Übungen haben dann das Ziel, schwächere Muskelgruppen gezielt aufzubauen, ohne dabei die Regeneration zu gefährden.

Die meisten Übungen in diesem Kapitel sind im Bewegungsablauf relativ einfach und erfordern daher nur wenig Erklärung.

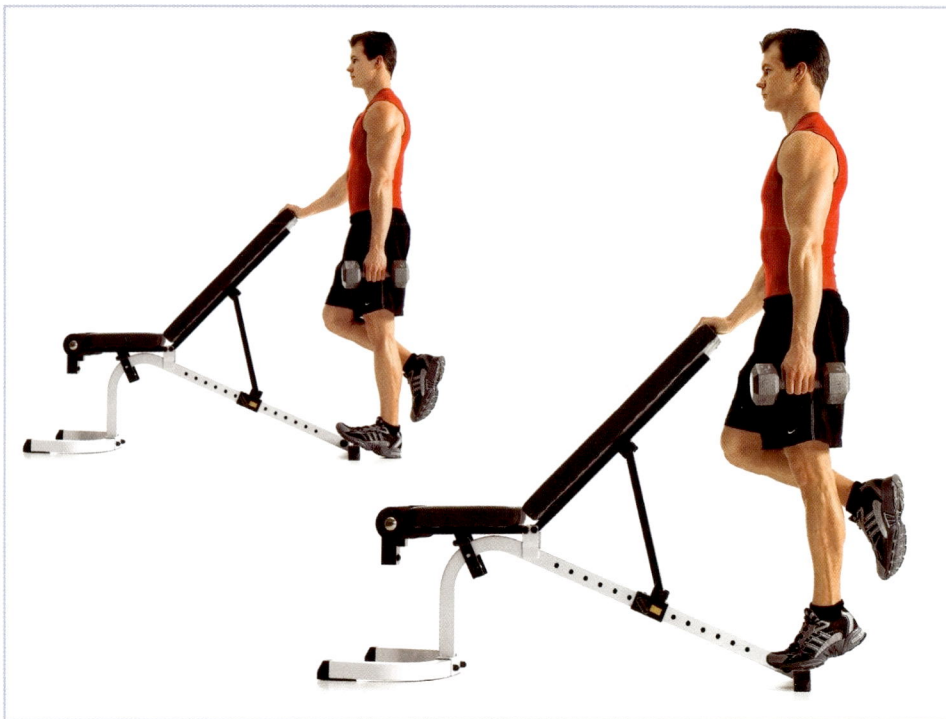

EINBEINIGES WADENHEBEN STEHEND

Wo Sie die Übung finden: Get Big, Phasen 1, 2 und 3; Get Even Bigger; HFT für andere Muskelgruppen

Bewegungsausführung: Sie stehen mit dem Fußballen Ihres schwachen Beins auf dem Ende einer Treppenstufe oder einer Hantelbank. Auf der gleichen Seite halten Sie eine Kurzhantel in der Hand. Mit der anderen Hand halten Sie sich am Geländer oder der Bankauflage fest. Der ruhende Fuß wird etwas höher gehalten als der arbeitende Fuß. Halten Sie nun Ihr Bein durchgestreckt, während Sie die Ferse so weit wie möglich absenken. Strecken Sie dann das Bein so hoch wie möglich, wobei Sie den großen Fußzeh aktiv nach unten drücken. Beenden Sie das Set mit dem schwachen Bein und wechseln Sie dann die Seiten.

VARIATIONEN:

1   Einbeiniges Wadenheben sitzend

Wo Sie die Übung finden: Get Even Bigger; HFT für andere Muskelgruppen

Bewegungsausführung: Sie sitzen auf einem Stuhl oder am Ende einer Bank und legen Ihren Fußballen auf einer Stufe ab. Auf den Oberschenkel legen Sie eine Kurzhantel oder Hantelscheibe. Das nicht arbeitende Bein wird nach hinten gestellt. Senken Sie nun die Ferse so weit wie möglich, bevor Sie das Fußgelenk, wie beim stehenden Wadenheben beschrieben, strecken. Beenden Sie das Set mit dem schwachen Bein und führen Sie es dann mit dem anderen Bein aus.

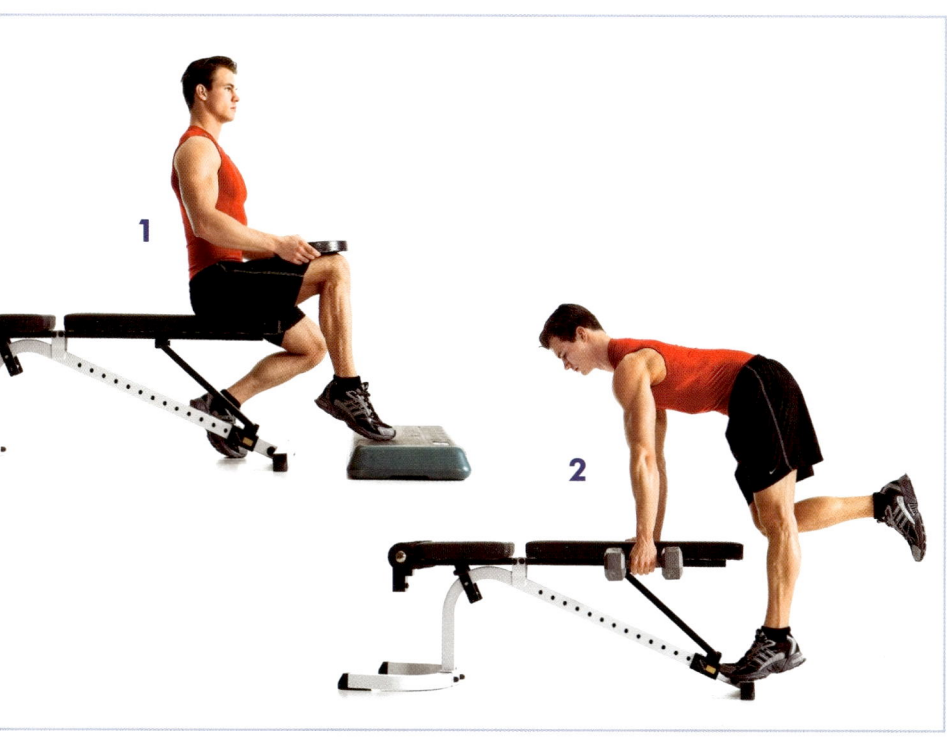

2 Einbeiniges Wadenheben „Affe"

Wo Sie die Übung finden: Get Even Bigger; HFT für andere Muskelgruppen

Bewegungsausführung: Ich persönlich bevorzuge das traditionelle Wadenheben, aber die hier beschriebene Variante stellt auch eine sehr gute Möglichkeit dar, die Wadenmuskulatur gezielt zu trainieren. Ziel dieser Variation ist, die Wadenmuskulatur zu dehnen, bevor sie belastet wird.

Sie benötigen für diese Übung eine stabile Bank, auf der Sie sich abstützen können. Sie lehnen sich nach vorne und halten sich auf der Bank fest. Der Rücken muss dabei parallel zum Boden gehalten werden. Sie können alternativ auch ein Squatrack benutzen. Wenn Sie zu Hause trainieren, sind auch Treppenstufen geeignet. Wie beim traditionellen Wadenheben beschrieben, halten Sie eine Kurzhantel in einer Hand und halten sich mit der anderen Hand an Geländer oder Bankauflage fest. Der ruhende Fuß wird hochgehalten. Halten Sie nun Ihr Bein durchgestreckt, während Sie die Ferse so weit wie möglich absenken. Strecken Sie dann das Bein so hoch wie möglich, wobei Sie den großen Fußzeh aktiv nach unten drücken. Beenden Sie das Set mit dem schwachen Bein und wechseln Sie dann.

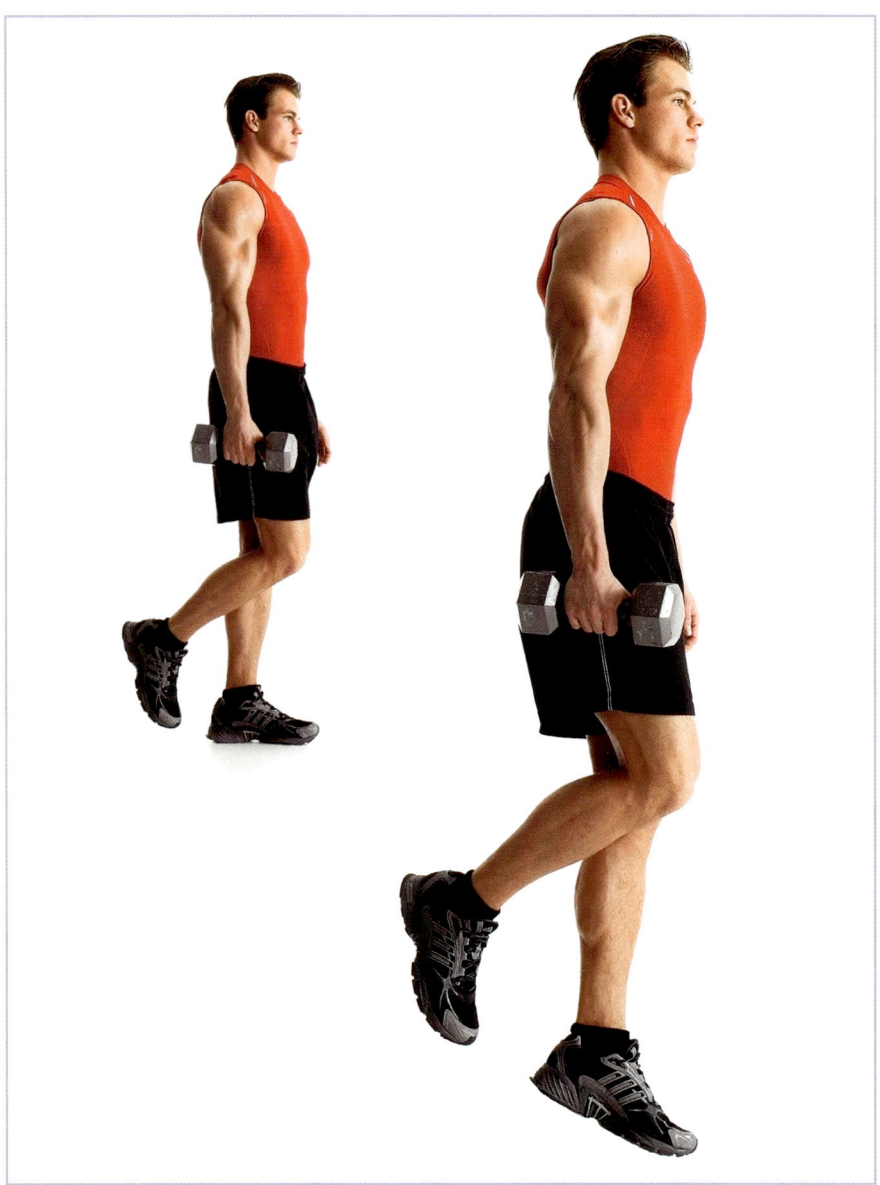

EINBEINIGER HÜPFER

Wo Sie die Übung finden: Get Even Bigger; HFT für andere Muskelgruppen

Bewegungsausführung: Sie stehen auf Ihrem schwachen Bein und halten das starke Bein in der Luft. In der Hand halten Sie eine Kurzhantel. Springen Sie nun auf einem Fuß nach oben und versuchen Sie dabei, das Bein so gestreckt wie möglich zu halten. Setzen Sie beim Abdruck aktiv Ihre Zehenmuskulatur ein. Beenden Sie das Set mit dem schwachen Bein und wechseln Sie dann.

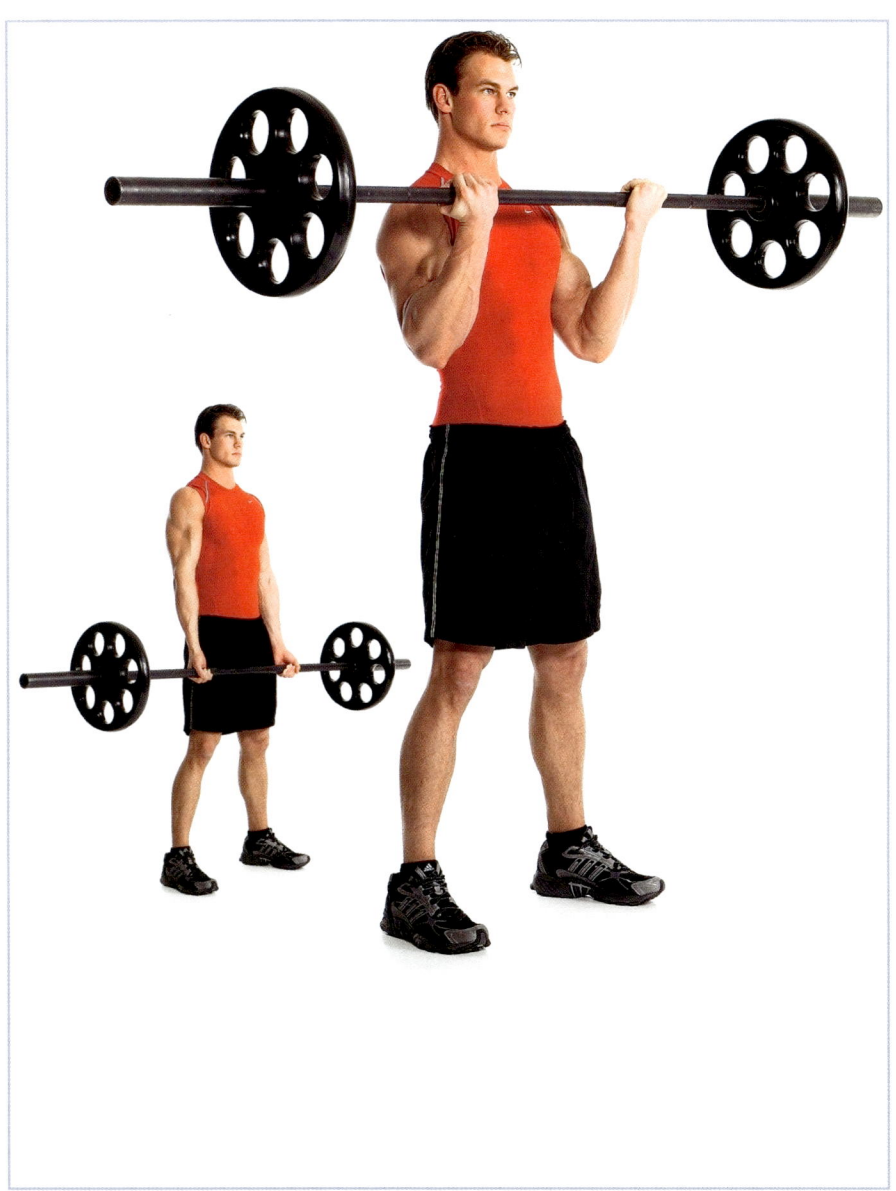

LANGHANTEL CURL

Wo Sie die Übung finden: Get Big, Phase 2

Bewegungsausführung: Sie halten eine Langhantelstange schulterbreit im Unterhandgriff mit gestreckten Armen vor dem Körper. Spannen Sie nun Ihre Gesäß- und Rumpfmuskulatur an und schauen Sie geradeaus. Halten Sie Ihre Ellbogen so dicht wie möglich am Körper, während Sie Ihre Arme beugen. Beenden Sie die Aufwärtsbewegung, sobald Sie spüren, dass die Spannung in Ihrem Bizeps nachlässt und senken Sie die Arme wieder.

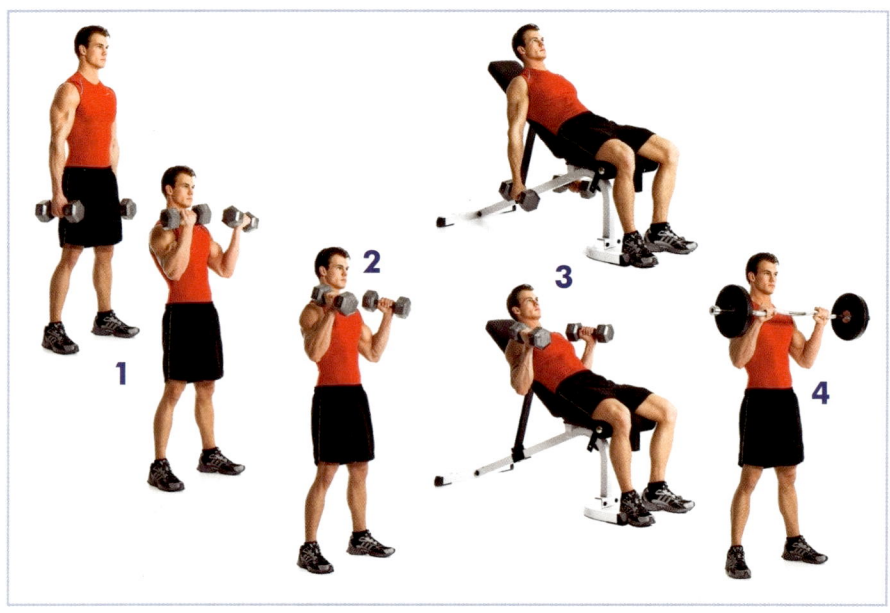

VARIATIONEN:

1   Kurzhantel Curl

Wo Sie die Übung finden: Get Even Bigger; HFT für Arme

Bewegungsausführung: Sie halten zwei Kurzhanteln seitlich am Körper. Die Handflächen zeigen nach innen. Halten Sie nun Ihre Ellbogen so dicht wie möglich am Körper, während Sie Ihre Arme beugen. Dabei drehen Sie Ihre Handflächen nach oben.

2   Hammer Curl

Wo Sie die Übung finden: Get Big, Phase 1; Get Even Bigger; HFT für Arme

Bewegungsausführung: Die Bewegungsabfolge ist die Gleiche wie beim Kurzhantel Curl. Die Handflächen werden in der Aufwärtsbewegung aber nicht zum Körper gedreht, sondern zeigen in der Endphase zueinander.

3   Hammer Curl an der Schrägbank

Wo Sie die Übung finden: Get Even Bigger; HFT für Arme

Bewegungsausführung: Sie liegen auf einer 45° Incline Bank und führen dann die gleiche Bewegung wie beim Hammer Curl aus. Während der Aufwärtsbewegung halten Sie aber die Arme hinter Ihrem Körper. Mit dieser leicht geänderten Bewegungsrichtung trainieren Sie mehr Ihren Bizeps als Ihre Schultermuskulatur.

4   Reverse Curl mit SZ-Stange

Wo Sie die Übung finden: Get Big, Phase 3; Get Even Bigger; HFT für Arme

Bewegungsausführung: Sie halten eine SZ-Stange im Oberhandgriff vor den Oberschenkeln und führen dann die Übung, wie zuvor beschrieben, aus.

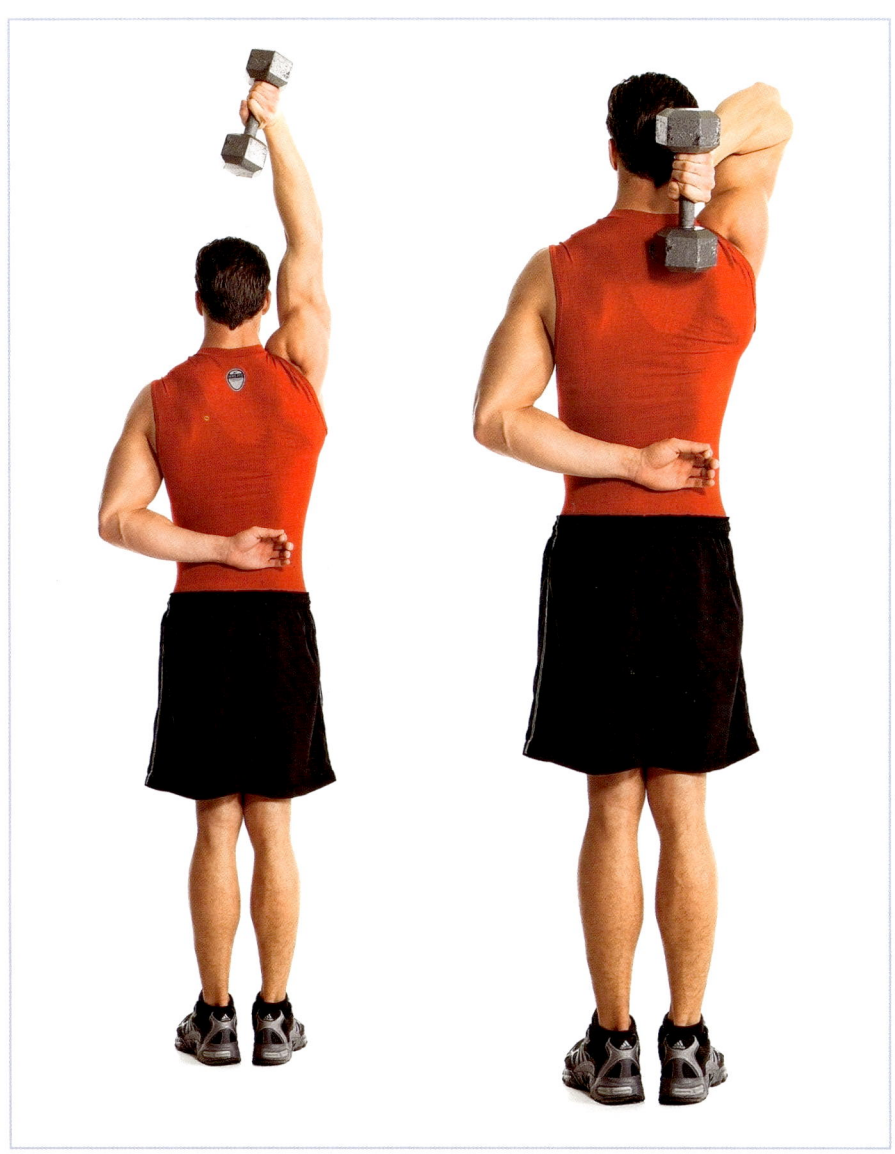

EINARMIGES TRIZEPSDRÜCKEN STEHEND MIT KURZHANTEL

Wo Sie die Übung finden: Get Big, Phase 1

Bewegungsausführung: In Ihrer schwachen Hand halten Sie eine Kurzhantel mit gestrecktem Arm über dem Kopf. Die Handfläche zeigt nach vorne. Der passive Arm wird hinter dem Rücken gehalten. Nun beugen Sie den Arm, wobei Sie den Oberarm so nahe wie möglich am Ohr halten. In der Endposition berührt die Hantel den oberen Rücken. Dann strecken Sie den Arm wieder. Beenden Sie das Set mit dem schwachen Arm, bevor Sie die Übung mit dem starken Arm ausführen.

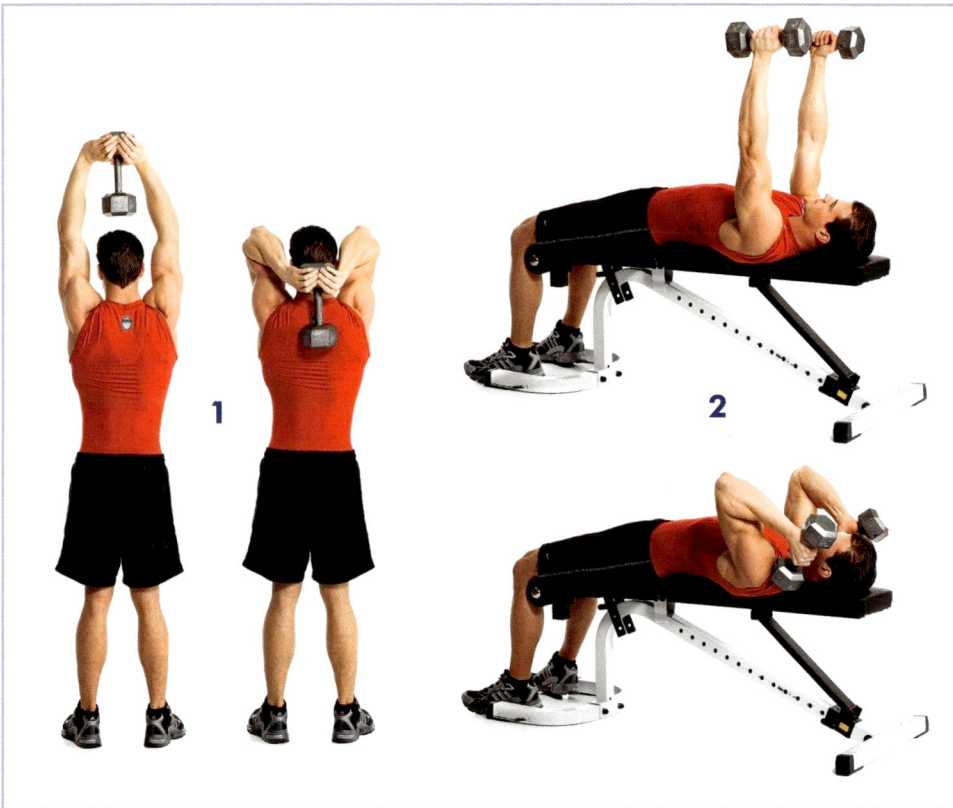

VARIATIONEN:

1   Trizepsdrücken stehend mit Kurzhantel

Wo Sie die Übung finden: Get Even Bigger; HFT für Arme

Bewegungsausführung: Sie halten eine Kurzhantel mit beiden Händen über dem Kopf. Nun beugen Sie die Arme, wobei Sie die Oberarme so dicht wie möglich am Ohr halten. In der Endposition berührt die Hantel Ihren oberen Rücken. Dann strecken Sie die Arme wieder.

2   Trizepsdrücken liegend mit Kurzhantel

Wo Sie die Übung finden: Get Even Bigger; HFT für Arme

Bewegungsausführung: Sie liegen rücklings auf einer Bank und halten zwei Kurzhanteln mit gestreckten Armen über der Brust. Die Handflächen zeigen zueinander. Dann knicken Sie die Unterarme ab, bis sich die Hanteln seitlich neben den Ohren befinden. Schließlich strecken Sie die Arme wieder. Die Ellbogen sollten nicht zur Seite gespreizt werden.

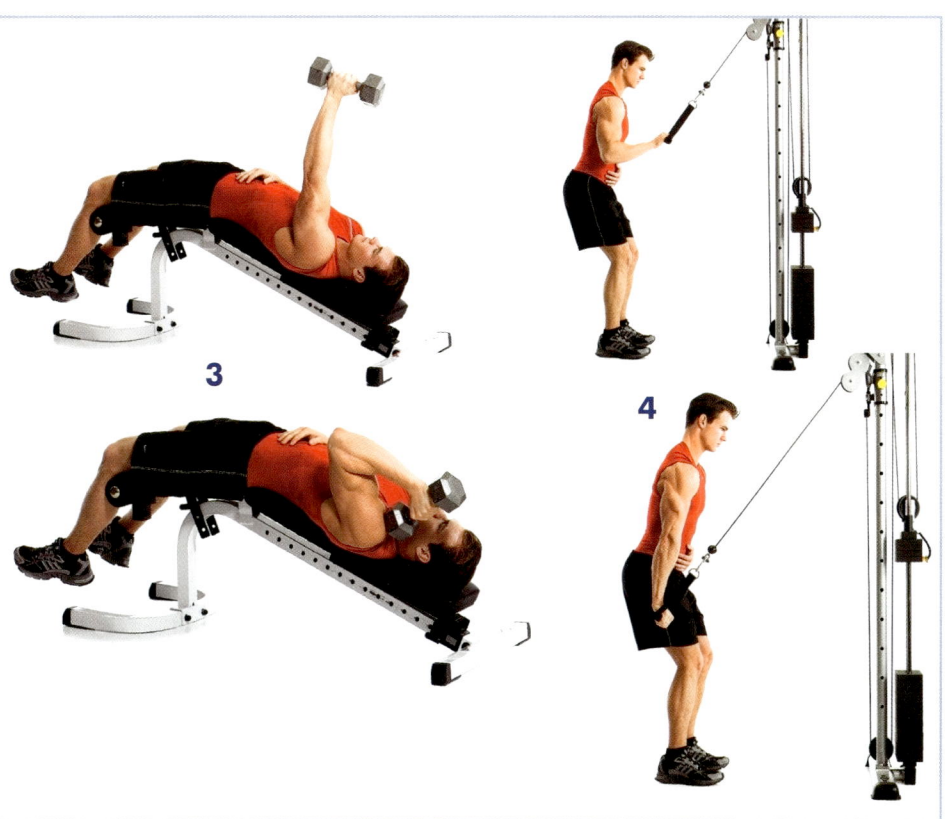

3

4

3 Einarmiges Trizepsdrücken an der Decline Bank mit Kurzhantel

Wo Sie die Übung finden: Get Big, Phase 2

Bewegungsausführung: Sie liegen rücklings auf einer Decline Bank. In Ihrer schwachen Hand halten Sie eine Kurzhantel mit gestrecktem Arm über der Brust. Die Handfläche zeigt zum Körper. Der passive Arm liegt auf dem Bauch. Knicken Sie nun den Unterarm ab, bis sich die Hantel seitlich neben dem Ohr befindet. Dann strecken Sie den Arm wieder. Beachten Sie, dass der Ellbogen stets dicht am Körper gehalten wird. Beenden Sie erst das Set mit diesem Arm, bevor Sie wechseln.

4 Einarmiger Trizeps-Push am Kabelzug

Wo Sie die Übung finden: Get Big, Phase 3

Bewegungsausführung: Sie stehen mit dem Blick zu einem Kabelzug mit hoch angebrachtem D-Griff und greifen diesen mit der schwachen Hand. Die Handfläche zeigt nach unten. In der Ausgangsposition ist der Arm 90° angewinkelt. Der passive Arm liegt auf dem Bauch. Drücken Sie nun den Griff nach unten, wobei Sie den Ellbogen stets dicht am Körper halten. Schließlich führen Sie den Unterarm wieder kontrolliert nach oben. Beenden Sie das Set mit dem schwachen Arm, bevor Sie die Übung mit dem starken Arm ausführen.

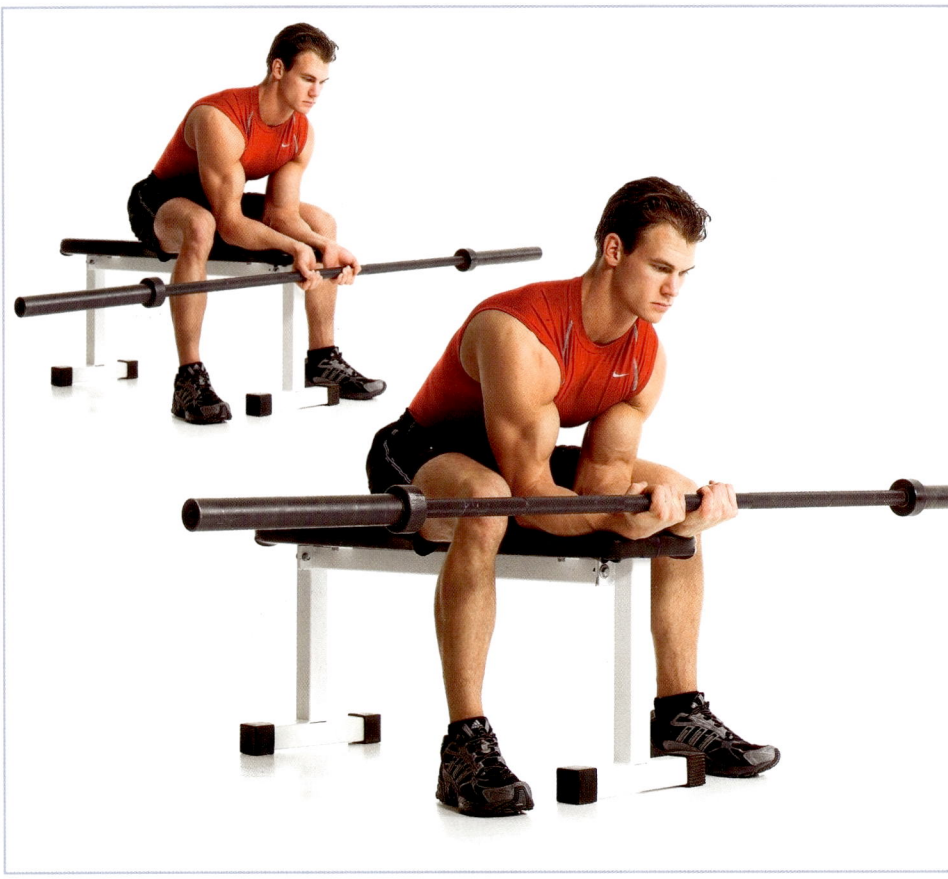

HANDGELENKCURL MIT LANGHANTEL

Wo Sie die Übung finden: Get Even Bigger, HFT für andere Muskelgruppen

Bewegungsausführung: Es gibt verschiedene Möglichkeiten, diese Übung auszuführen. Dies ist mein Vorschlag: Sie sitzen auf dem Ende einer Hantelbank und halten eine Langhantelstange in beiden Händen. Die Handflächen zeigen nach oben und werden dicht zusammengehalten. Die Unterarme liegen zwischen Ihren Beinen auf der Bank auf, die Handgelenke sind in der Luft. Nun rollen Sie die Handgelenke so weit wie möglich nach unten, wobei die Unterarme stets Kontakt mit der Bank haben. Dann rollen Sie die Handgelenke wieder nach oben.

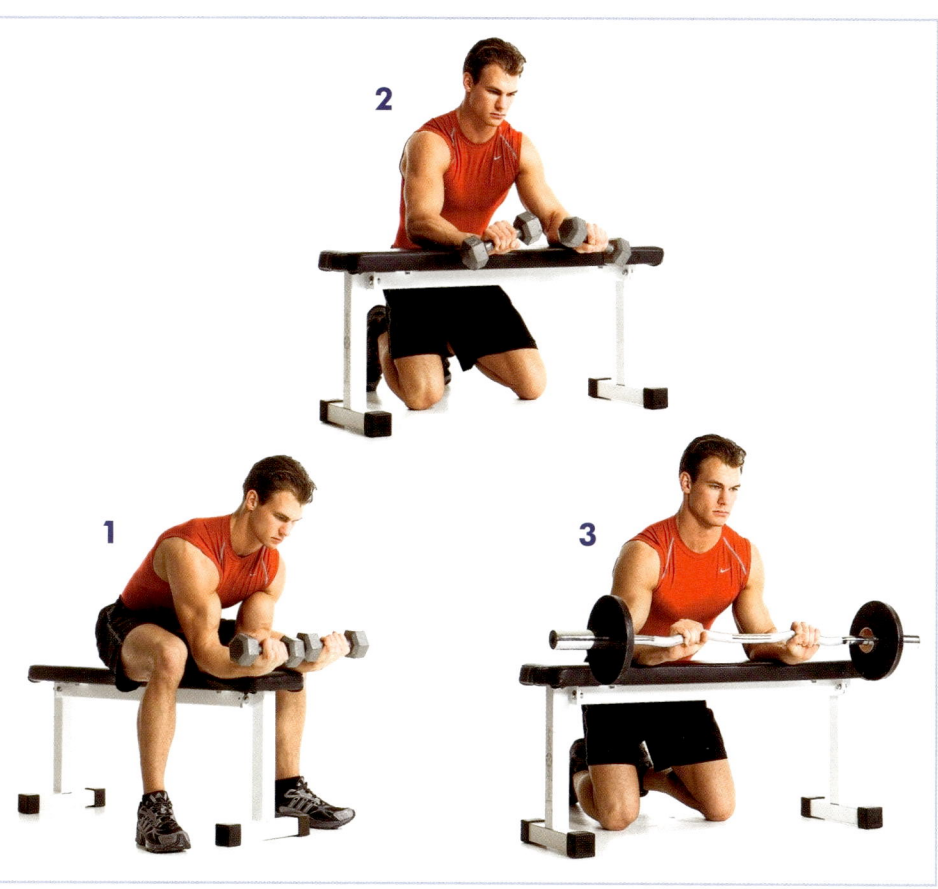

VARIATIONEN:

1 Handgelenkcurl mit Kurzhantel

Wo Sie die Übung finden: Get Even Bigger; HFT für andere Muskelgruppen

Bewegungsausführung: Die Bewegungsausführung ist die Gleiche, wie zuvor beschrieben. Sie halten aber zwei Kurzhanteln in den Händen.

2 Umgekehrter Handgelenkcurl mit Kurzhantel

Wo Sie die Übung finden: Get Even Bigger; HFT für andere Muskelgruppen

Bewegungsausführung: Die Bewegungsausführung ist die Gleiche, wie zuvor beschrieben. Bei dieser Variante zeigen die Handflächen nach unten.

3 Umgekehrter Handgelenkcurl mit SZ-Stange

Wo Sie die Übung finden: Get Even Bigger; HFT für andere Muskelgruppen

Bewegungsausführung: Die Bewegungsausführung ist die Gleiche, wie beim umgekehrten Curl. Bei dieser Variante halten Sie aber eine SZ-Stange in beiden Händen. Die Daumen halten Sie höher als die kleinen Finger.

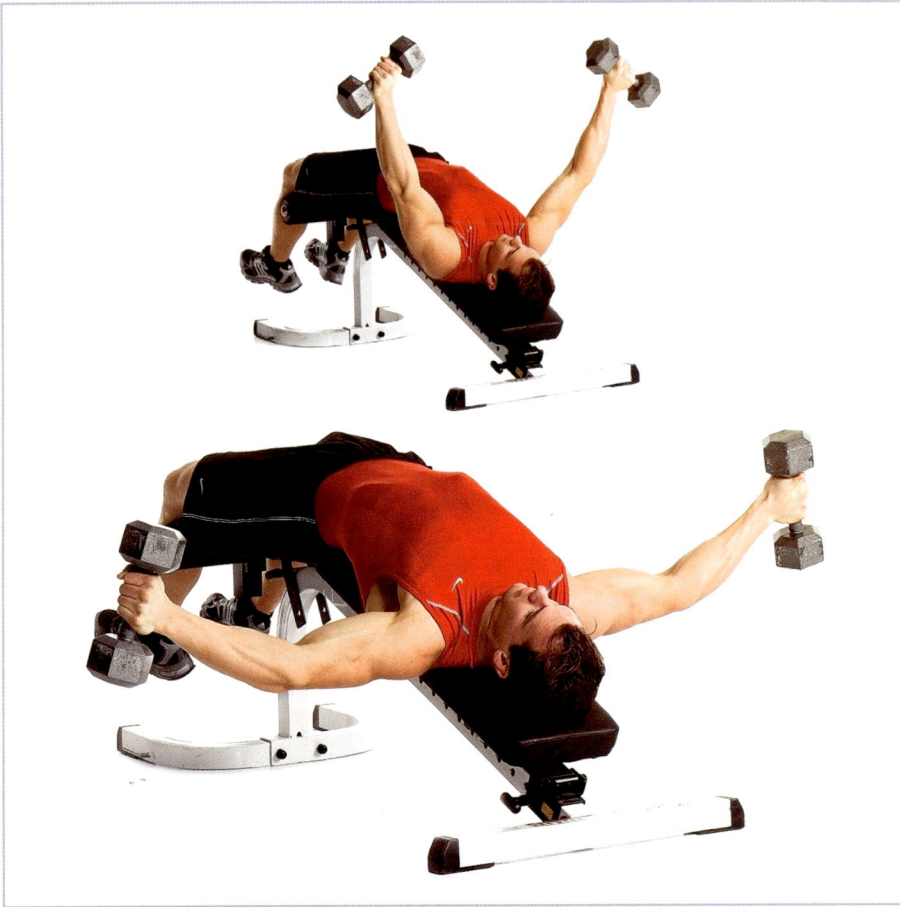

FLY („FLIEGENDE") AN DER DECLINE BANK MIT KURZHANTELN

Wo Sie die Übung finden: Get Even Bigger; HFT für andere Muskelgruppen

Bewegungsausführung: Sie liegen rücklings auf einer Decline Bank und klemmen Ihre Füße unter die Stütze. Sie halten zwei Kurzhanteln mit gestreckten Armen über der Brust, die Handflächen zeigen zu den Füßen. Während Sie nun die Arme so gestreckt wie möglich halten, führen Sie sie in einem großen Bogen zur Seite. Beenden Sie die Bewegung erst dann, wenn Ihre Schulterbeweglichkeit ihre Grenzen erreicht. Dann bringen Sie die Arme wieder über den Kopf.

Anmerkung: Sie finden weitere Übungen für die Brustmuskulatur im Programm Get Even Bigger. Zwei Pushübungen sind in Kap. 16 beschrieben.

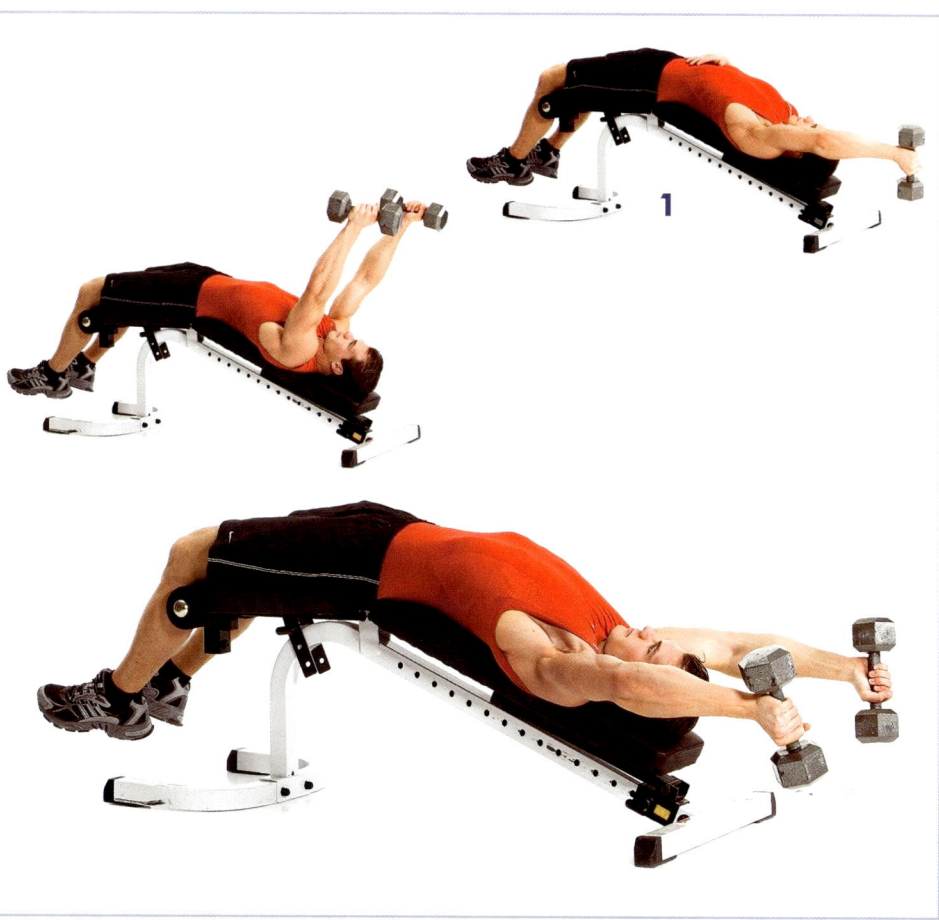

PULL-OVER AN DER DECLINE BANK MIT KURZHANTELN

Wo Sie die Übung finden: Get Even Bigger; HFT für andere Muskelgruppen

Bewegungsausführung: Sie liegen rücklings auf einer Decline Bank und halten zwei Kurzhanteln mit gestreckten Armen über der Brust. Die Handflächen zeigen zueinander. Während Sie nun die Arme so gestreckt wie möglich halten, führen Sie die Hanteln hinter den Kopf. Dabei behalten die Hände stets den gleichen Abstand bei. Dann bringen Sie die Arme wieder in die Ausgangsposition.

VARIATION:

1   Pull-Over an der Decline Bank einarmig mit Kurzhantel

Wo Sie die Übung finden: Get Even Bigger; HFT für andere Muskelgruppen

Bewegungsausführung: Die Bewegungsausführung ist die Gleiche, wie zuvor beschrieben. Sie beginnen die Übung mit dem schwachen Arm. Die freie Hand liegt auf dem Bauch.

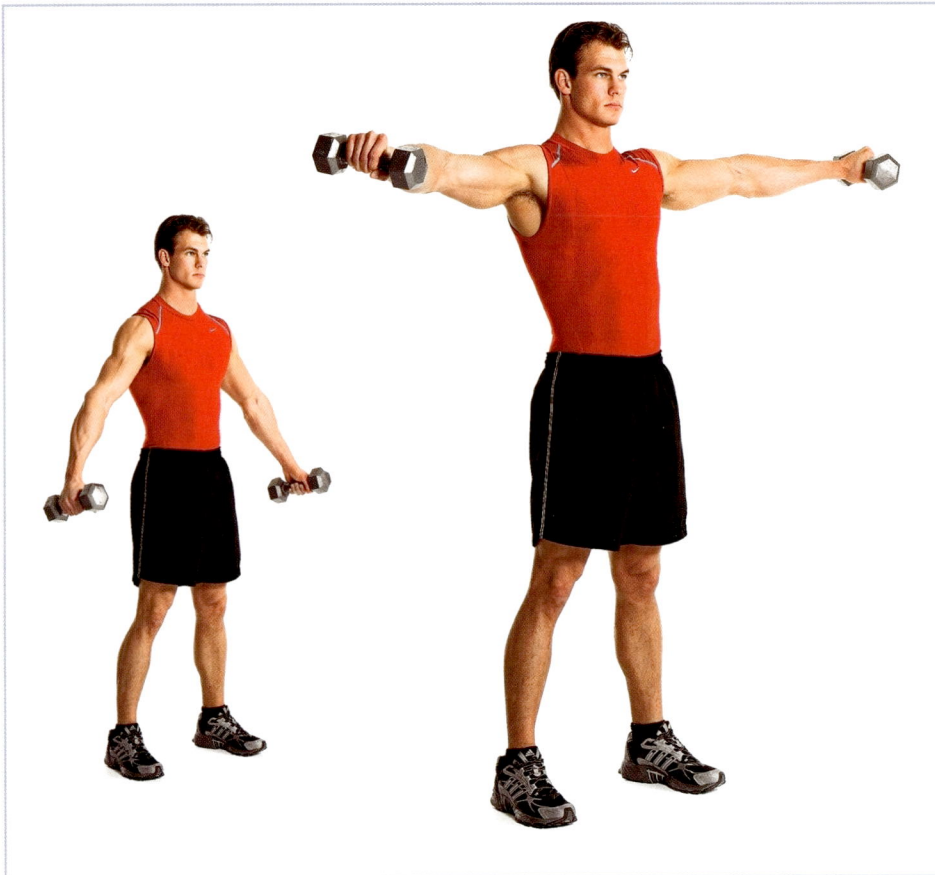

SEITHEBEN

Wo Sie die Übung finden: Get Even Bigger; HFT für andere Muskelgruppen; Get Even Stronger, Phase 1

Bewegungsausführung: Sie stehen mit den Füßen schulterbreit auseinander und halten zwei Kurzhanteln seitlich neben dem Körper Die Handflächen zeigen zueinander. Heben Sie nun Ihre Arme seitlich nach oben, bis sie sich parallel zum Boden befinden. Dabei bleiben die Arme stets fast gestreckt. Senken Sie dann die Arme nur etwa bis auf 45°, um stets Spannung auf der Schultermuskulatur zu halten. Dann heben Sie die Hanteln wieder.

VARIATIONEN:

1   Seitheben mit den Daumen nach oben zeigend

Wo Sie die Übung finden: Get Even Bigger; HFT für andere Muskelgruppen

Bewegungsausführung: Die Bewegungsausführung ist die Gleiche, wie zuvor beschrieben. Bei dieser Variante aber zeigen die Handflächen nach vorne, wodurch die Daumen nach oben weisen.

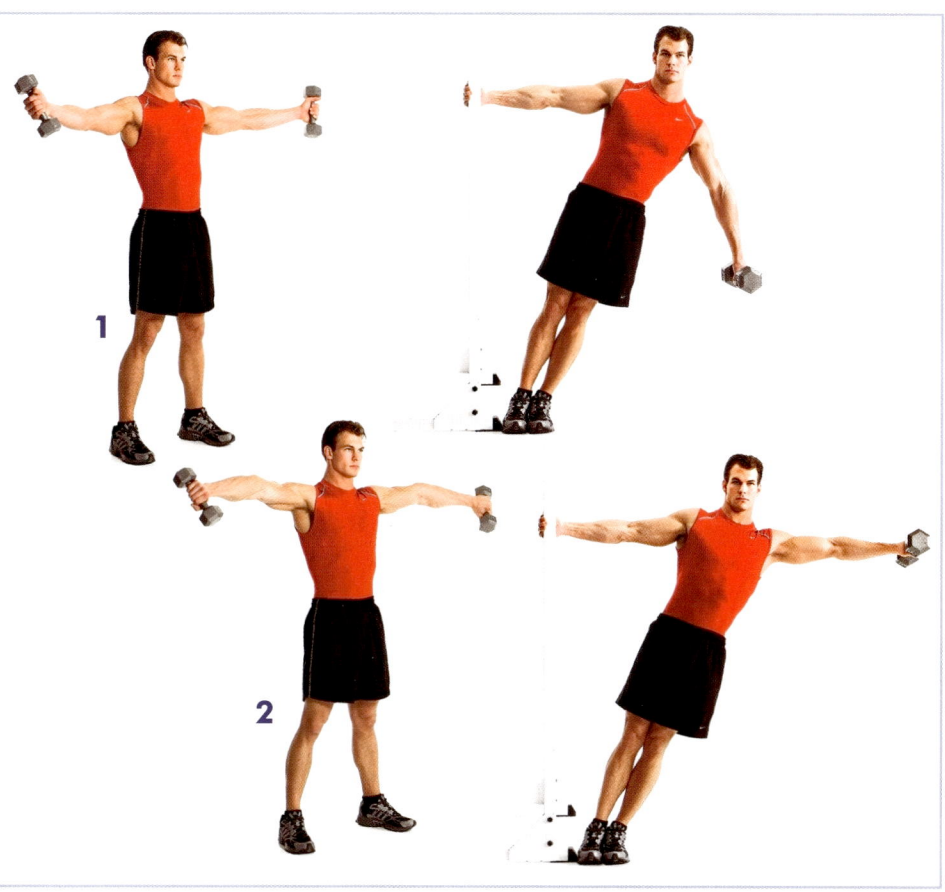

2 Seitheben mit den kleinen Fingern nach oben zeigend

Wo Sie die Übung finden: Get Even Bigger; HFT für andere Muskelgruppen

Bewegungsausführung: Die Bewegungsausführung ist die Gleiche, wie zuvor beschrieben. Bei dieser Variante aber zeigen die Handflächen nach hinten und die kleinen Finger nach oben.

3 Seitheben nach außen gelehnt

Wo Sie die Übung finden: Get Even Bigger; HFT für andere Muskelgruppen

Bewegungsausführung: Sie stehen, mit der Körperseite zu einem Squatrack oder Kabelzug zeigend, und halten eine Kurzhantel in der schwachen Hand. Mit der freien Hand halten Sie sich am Gerät fest und lehnen dann den Oberkörper so weit wie möglich zur Seite. Der haltende Arm befindet sich nun parallel zum Boden. Die Hantel halten Sie mit gestrecktem Arm nach unten, die Handfläche zeigt zum Körper. Nun heben Sie den Arm, bis er sich parallel zum Boden befindet. Dann senken Sie ihn wieder bis etwa 45° und behalten stets Spannung auf der Schultermuskulatur. Beenden Sie das Set mit dem schwachen Arm, bevor Sie es mit dem starken Arm ausführen.

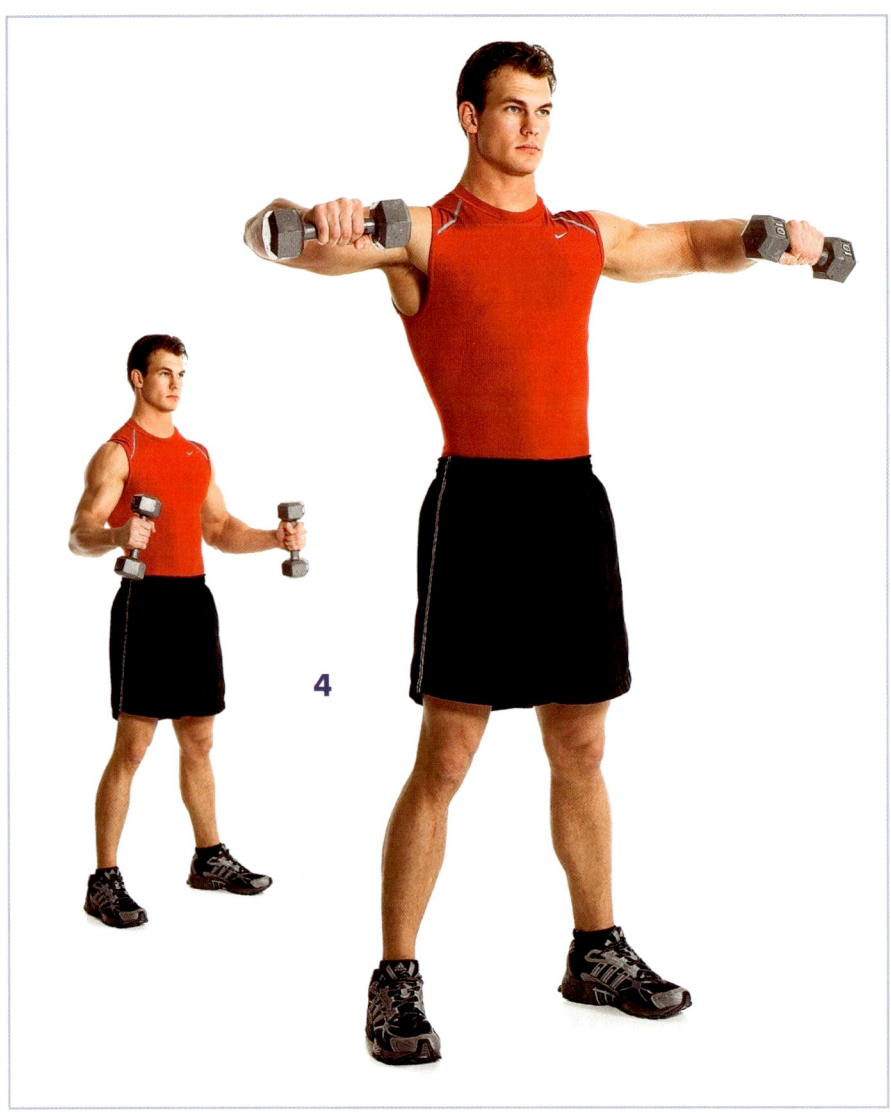

4

4 L-Heben

Wo Sie die Übung finden: Get Even Bigger; HFT für andere Muskelgruppen

Bewegungsausführung: Die Bewegungsausführung ist die Gleiche, wie beim Seitheben beschrieben. In der Ausgangsposition sind Ihre Ellbogen aber 90° gebeugt und die Handflächen zeigen zueinander. Dann heben Sie die Ellbogen zu den Seiten, bis sich die Oberarme parallel zum Boden befinden. Behalten Sie dabei stets den 90°-Winkel bei. Senken Sie dann die Arme nur so weit, bis sich die Oberarme im 60°-Winkel zum Boden befinden.

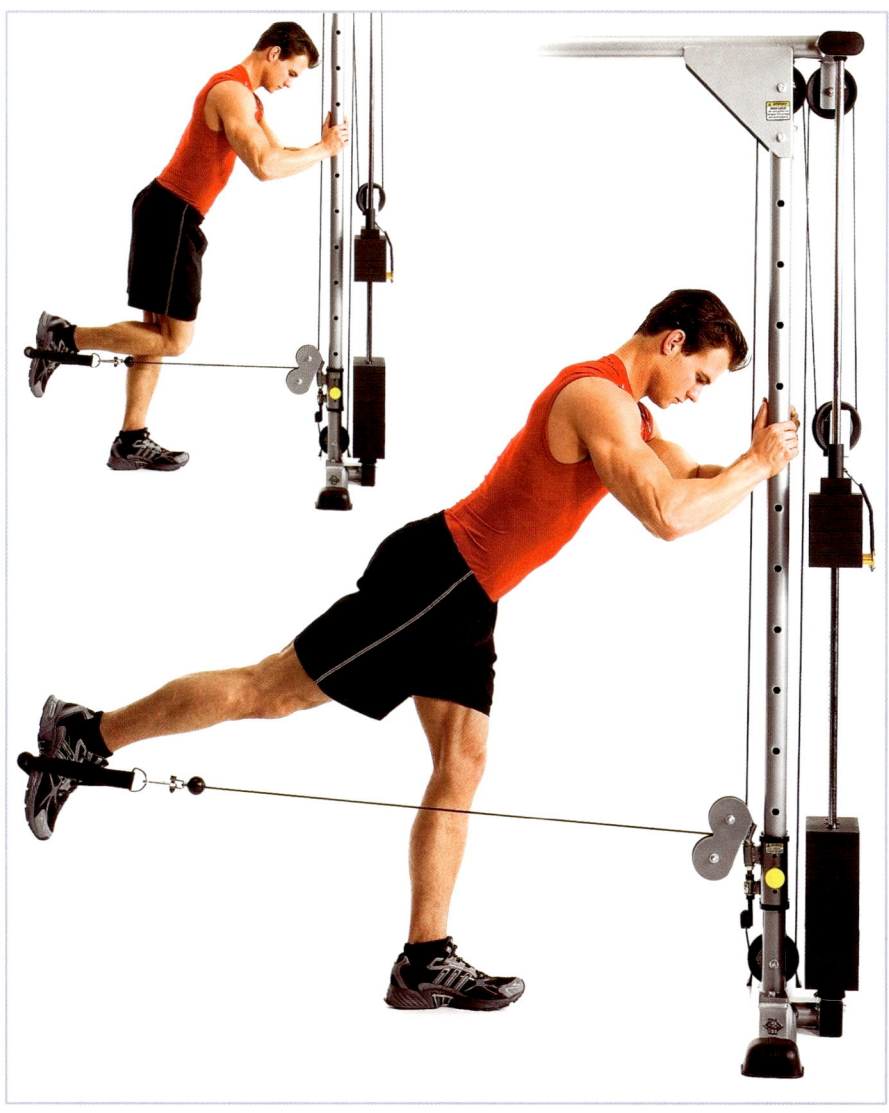

HÜFT- BZW. KNIEEXTENSION AM KABELZUG

Wo Sie die Übung finden: Get Even Bigger; HFT für andere Muskelgruppen

Bewegungsausführung: Sie bringen eine Fußmanschette an einem niedrigen Kabelzug an und befestigen diese dann auf Höhe Ihres Mittelfußes. Sie stehen in einiger Entfernung zum Gerät und halten sich mit beiden Händen an der Stange fest. Winkeln Sie jetzt Ihr Bein an, bis sich der Unterschenkel parallel zum Boden befindet. Dann strecken Sie das Bein so weit wie möglich nach hinten. Achten Sie darauf, dass der Fuß dabei nicht den Boden berührt. Führen Sie schließlich das Bein kontrolliert in die Ausgangsposition zurück. Beenden Sie das Set mit dem schwachen Bein, bevor Sie die Übung mit dem starken Bein ausführen.

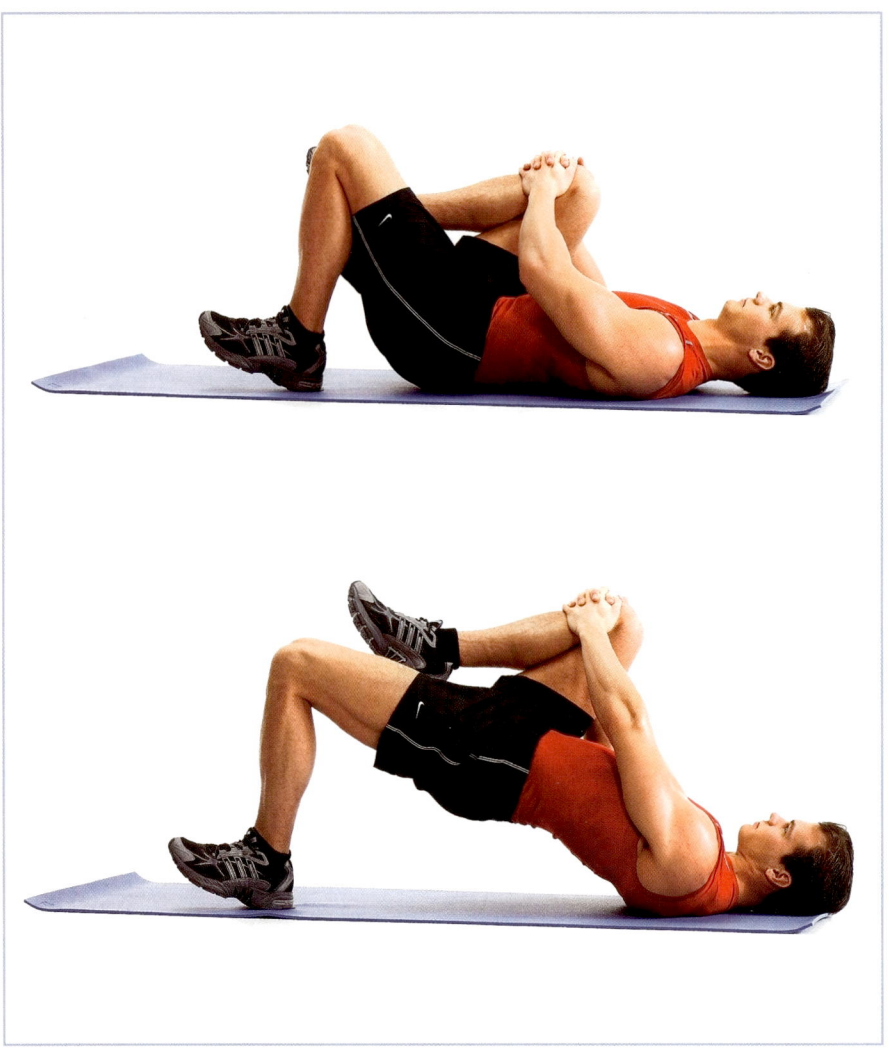

EINBEINIGE BRÜCKE

Wo Sie die Übung finden: Get Even Bigger; HFT für andere Muskelgruppen

Bewegungsausführung: Sie liegen rücklings auf einer Gymnastikmatte und bringen die Füße so nahe wie möglich ans Gesäß. Nun umgreifen Sie mit beiden Händen Ihr starkes Knie und ziehen es an die Brust. Heben Sie jetzt die Zehen Ihres Standbeins vom Boden ab, sodass nur noch die Ferse Bodenkontakt hat. Spannen Sie die Gesäßmuskulatur an und heben Sie die Hüfte so weit wie möglich vom Boden ab. In der Endposition ist der Rücken nach oben gewölbt. Dann senken Sie die Hüfte langsam, bis sie beinahe den Boden berührt. Beenden Sie das Set mit dem schwachen Bein, bevor Sie die Übung mit dem starken Bein ausführen.

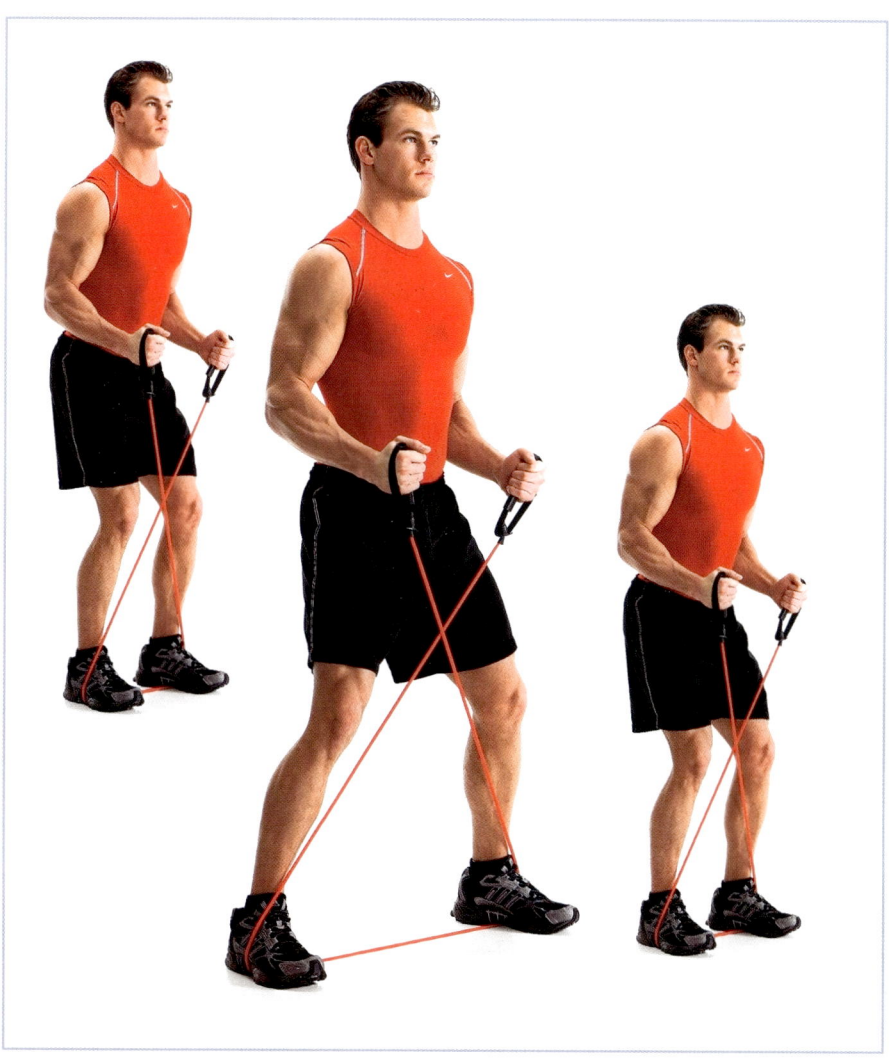

HÜFTABDUKTION MIT DEUSER-BAND

Wo Sie die Übung finden: Get Even Bigger; HFT für andere Muskelgruppen

Bewegungsausführung: Sie stehen mit den Füßen schulterbreit und halten ein Deuser-Band oder ein Gymnastikband über Kreuz in beiden Händen. Beide Füße stehen auf dem Band, das mittig auf dem Boden liegt. Die Ellbogen befinden sich am Körper, die Arme sind gebeugt. Schieben Sie die Hüfte leicht nach hinten und beugen Sie die Knie leicht. Nun machen Sie mit dem linken Bein einen Schritt zur linken Seite. Folgen Sie dann mit dem anderen Bein in die gleiche Richtung. Beachten Sie, dass die Schrittlänge mit beiden Beinen gleich ist. Wenn Sie dann wieder einen Schritt in Gegenrichtung machen, sollten Sie am gleichen Punkt ankommen. Beachten Sie außerdem, dass während der gesamten Übungsausführung Spannung auf dem Band ist.

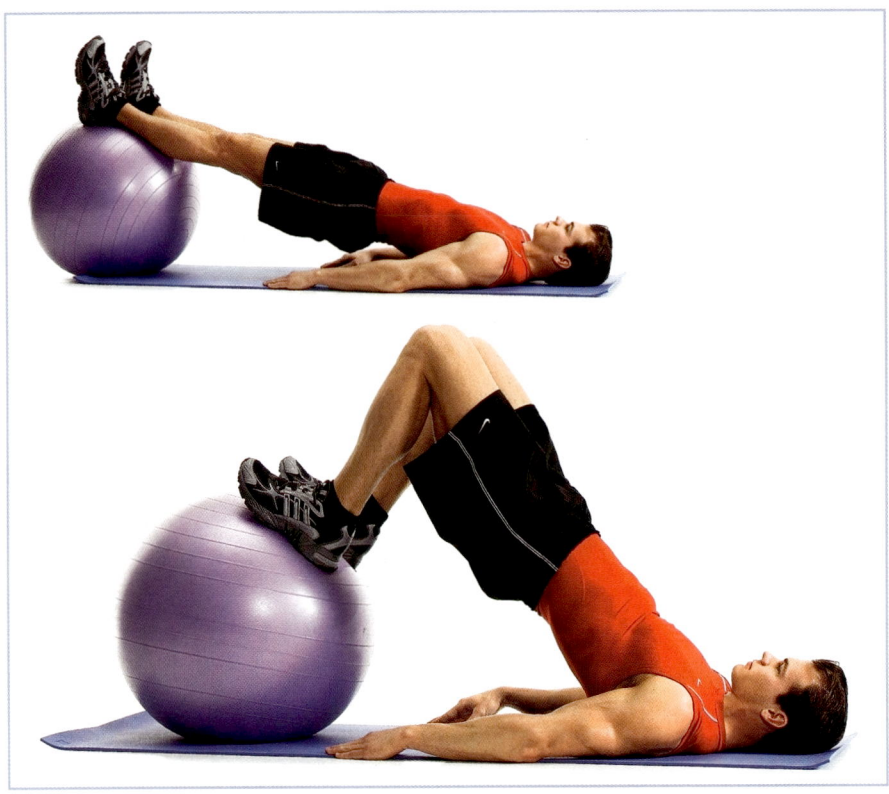

BEINCURL AM PEZZIBALL

Wo Sie die Übung finden: Get Even Bigger; HFT für andere Muskelgruppen

Bewegungsausführung: Sie liegen rücklings auf einer Gymnastikmatte und legen Ihre gestreckten Beine auf einem Pezziball ab. Die Fußspitzen zeigen nach oben. Beachten Sie, dass der Ball voll aufgepumpt ist. Die Größe spielt keine Rolle, es ist aber vielleicht einfacher, die Übung auf einem kleineren Ball zu erlernen. Spannen Sie nun die Gesäßmuskulatur and und strecken Sie die Hüfte so weit nach oben, bis Ihr Körper eine gerade Linie bildet. Ziehen Sie jetzt den Ball mit Ihren Füßen so dicht wie möglich zum Gesäß, wobei Sie stets Ihre Rumpfmuskulatur angespannt halten und die Hüfte nach oben drücken. In der Endposition befinden sich die Fußsohlen auf dem Ball und Ihr ganzer Körper bildet eine Linie. Lassen Sie dann den Ball wieder kontrolliert in die Ausgangsposition gleiten, wobei Sie stets die Hüfte nach oben strecken.

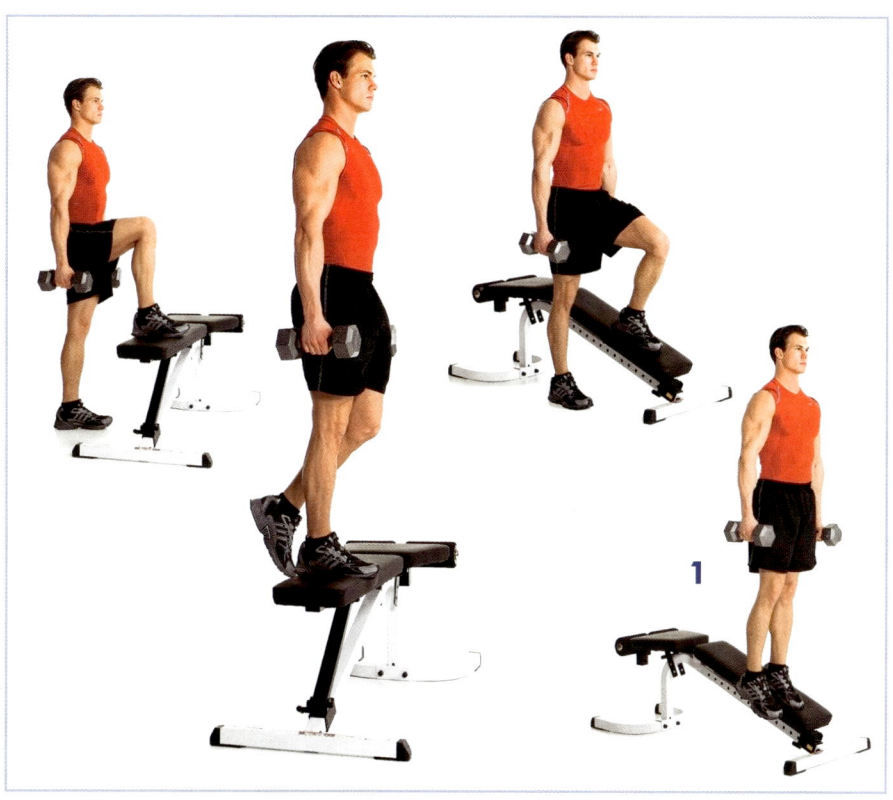

TREPPENSTEIGEN/BANKAUFSTEIGEN

Wo Sie die Übung finden: Get Even Bigger; HFT für andere Muskelgruppen

Bewegungsausführung: Sie stehen vor einer Treppenstufe oder einer Hantelbank und halten Kurzhanteln in beiden Händen seitlich neben Ihrem Körper. Stellen Sie das schwache Bein auf die Bank, beide Füße zeigen geradeaus. Nun drücken Sie sich vom schwachen Bein ab und machen eine Steigebewegung. Arbeiten Sie dabei nur mit dem schwachen Bein. Das starke Bein bleibt passiv. In der Endposition stehen Sie mit gestrecktem Bein auf der Bank. Der nicht arbeitende Fuß wird hinter der Ferse des schwachen Beins gehalten. Dann treten Sie mit dem starken Fuß wieder nach unten. In der Endposition steht das schwache Bein auf der Bank und das starke Bein auf dem Boden. Beenden Sie das Set mit dem schwachen Bein, bevor Sie die Übung mit dem starken Bein ausführen.

VARIATION:

Treppensteigen an der Decline Bank

Wo Sie die Übung finden: Get Even Bigger; HFT für andere Muskelgruppen

Bewegungsausführung: Sie halten ein Paar Kurzhanteln in beiden Händen und stehen seitlich neben einer Decline Bank. Das schwache Bein steht auf der Bank. Machen Sie dann die Steigebewegung, wie zuvor beschrieben.

TEIL 5

DER TREIBSTOFF

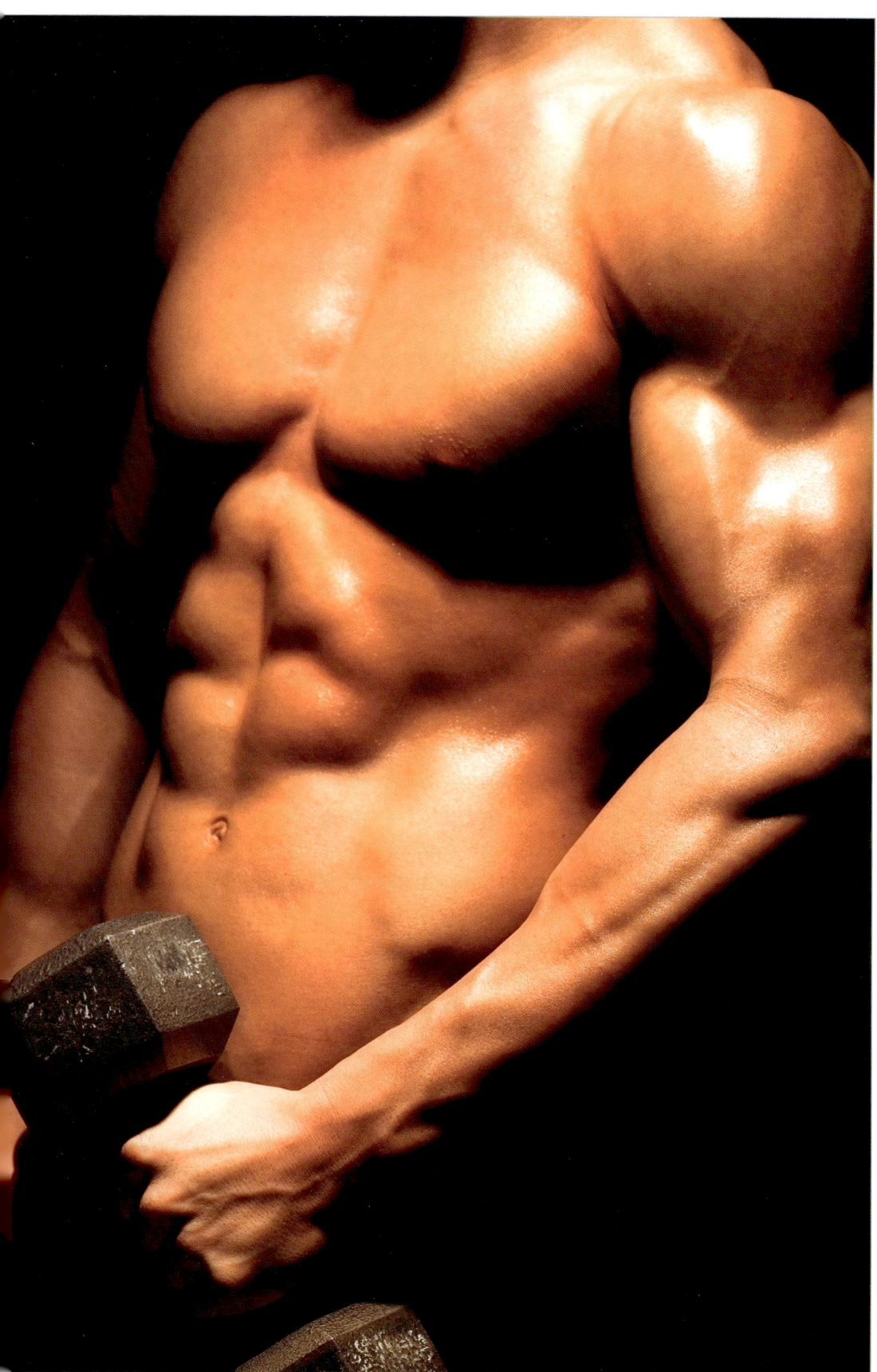

KAPITEL 22

TREIBSTOFF FÜR MUSKELN UND GEHIRN

Der Begriff *Energie* ist uns allen geläufig. Wir alle kennen Tage, an denen wir vor Energie strotzen und andere Tage, an denen wir uns leer und ausgelaugt fühlen. Mitmenschen beschreiben wir als energiegeladen oder als völlig lahm und antriebsschwach. Trainingseinheiten können energetisch oder auch lethargisch ablaufen.

Meine persönliche Definition von *Energie* ist ganz einfach: Energie hat immer etwas mit *Treibstoff* zu tun, mit *Ernährung*. Ob Sie nun energiegeladen sind oder schlaff in den Seilen hängen, hängt schlicht mit der Art Ihrer Ernährung zusammen. Den Ernährungsbedarf richtig zu berechnen, ist eine rein mathematische Angelegenheit: Sie müssen nur wissen, wie viel Energie in welchen Nahrungsmitteln steckt, um zu berechnen, was und wie viel Sie essen müssen.

In diesem Kapitel befassen wir uns mit der Frage, wie der Energiegehalt in Nahrungsmitteln berechnet wird und wie Sie diese Ergebnisse auf Ihr tägliches Leben übertragen können. Darüber hinaus erfahren Sie, in welcher Form Ihre Hormone von verschiedenen Nahrungsmitteln beeinflusst werden und welchen Effekt Nahrung und Hormone auf Muskelaufbau und Stimmung haben.

Im nächsten Kapitel stellen wir einen genauen, auf Ihr Training abgestimmten, Ernährungsplan auf.

KALORIEN – DIE ZUSAMMENSETZUNG VON NAHRUNGSMITTELN

Die in Nahrungsmitteln steckende Energie, wir sagen auch *Brennwert*, wird in *Kilojoule* bzw. *Kilokalorien* berechnet. Wer sich weniger wissenschaftlich ausdrücken möchte, kann auch einfach „Kalorien" sagen. Eine Kalorie ist damit eine Maßeinheit. Jedes Nahrungsmittel hat eine bestimmte vorgegebene Menge an Maßeinheiten. Ein Pfund Fett beispielsweise hat 3.500 Maßeinheiten Energie.

Jegliche menschliche Aktivität erfordert Energie. Ob Sie nun schlafen oder arbeiten, ob Sie trainieren oder auf dem Sofa sitzen, der Körper verbraucht immer Energie. Natürlich hängt der Energieumsatz von der Intensität der Aktivität ab. Im Schlaf verbrauchen Sie weniger Energieeinheiten als im Wachzustand. Nach dem Training verbrauchen Sie vermehrt Energie, weil der Körper mit Aufräumarbeiten beschäftigt ist. Auch nach den Mahlzeiten verbrauchen Sie viel Energie, da die Verdauung eine hohe Aktivität erfordert. Nahrung ist ein Treibstoff, der eine bestimmte vorgegebene Menge an Energie freisetzt.

5

Der menschliche Körper ist so ausgelegt, dass er am liebsten die benötigte Energie durch zugeführte Nahrungsmittel erhält. Er möchte kein Kaloriendefizit eingehen und die Energie aus körpereigenen Speichern beziehen. Wenn ebenso viele Kalorien zugeführt werden, wie der Körper für seine tägliche Aktivität benötigt, befindet er sich in sogenannter *Homöostase*, das Körpergewicht bleibt konstant, ebenso wie Körperfettanteil und Grundumsatz. Viele Menschen schaffen es über lange Zeiträume, diese *Homöostase* zu erhalten. Sie behalten teilweise über Jahre das gleiche Körpergewicht und einen ähnlichen Anteil an Muskelmasse bzw. Körperfett.

Das ist eigentlich erstaunlich, wenn man bedenkt, dass der Kalorienverbrauch jeden Tag verschieden hoch ist: An einem Tag wird lange geschlafen, nicht gearbeitet und auch kein Sport getrieben, am anderen Tag wieder ist man den ganzen Tag in Bewegung, hat viel Aufregung im Büro und geht abends noch zum Training. Dennoch bleibt, auf lange Sicht gesehen, die zugeführte Kalorienmenge in einem Gleichgewicht mit dem Verbrauch. Das ist natürlich praktisch für jeden Menschen, der mit seinem Körperbau zufrieden ist. Wer allerdings erheblich an Muskelmasse zunehmen oder überschüssiges Fett abnehmen möchte, dem wird diese körperliche Eigenart zum Verhängnis.

Wie viel Energie der Körper benötigt, hängt auch davon ab, was und wann Sie essen. Hierzu erfahren Sie mehr in Kap. 23.

Zurück zu dem Pfund Fett, dessen Verbrennung 3.500 Maßeinheiten Energie erfordert. Einfach betrachtet, könnte man annehmen, dass es genügt, weniger zu essen und mehr Sport zu treiben, um überschüssiges Fett zu verbrennen. Denn wenn keine Nahrung zur Verfügung steht, müssen körpereigene Fettreserven angegriffen werden. Leider ist das aber nicht ganz so einfach.

MAKRONÄHRSTOFFE

Kohlenhydrate, Eiweiße und Fette sind die bedeutendsten Nährstoffe und Energiequellen. Sie werden daher auch als *Makronährstoffe* bezeichnet. Kohlenhydrate und Proteine enthalten vier Kalorien pro Gramm, Fett dagegen enthält neun Kalorien pro Gramm. Früher glaubten Ernährungswissenschaftler, dass diese Zahlen bedeutend für die Gewichtskontrolle seien. Heute weiß man aber, dass es viel entscheidender ist, wie der Körper die aufgenommene Energie verwertet. Eine genauere Erklärung zu diesem Punkt erhalten Sie zu einem späteren Zeitpunkt.

PROTEINE

Der Begriff *Proteine* kommt aus dem Griechischen *prota* und bedeutet von *höchster Wichtigkeit*, denn der Körper kann ohne Proteine nicht überleben. Er braucht Proteine zum Muskelaufbau, zum Aufbau von Zellen und als Katalysator für viele verschiedene chemische Reaktionen.

Muskeln stellen nicht, wie Sie vielleicht denken, große Eiweißdepots dar. Sie bestehen dagegen hauptsächlich aus Wasser und anderen Körperflüssigkeiten. Nur etwa 20-25 % der Muskelmasse besteht aus Proteinen, 70 % dagegen ist nichts anderes als Flüssigkeit. Der Rest ist gespeicherte Energie von mit der Nahrung aufgenommenen Kohlenhydraten und Fett. Auch Mineralien sind im Muskel eingelagert.

Proteine setzen sich aus langen Aminosäurenketten zusammen. Dabei ist jedes Protein in seiner Zusammensetzung einzigartig und nicht jedes Protein ist hochwertig. Als hochwertige, komplette Eiweiße bezeichnen wir solche, die alle 20 verschiedenen Aminosäuren beinhalten, die der Körper zum Muskelaufbau benötigt.

11 Aminosäuren kann der Körper selbst durch die Aufnahme von Nährstoffen herstellen. Die verbleibenden neun Aminosäuren werden als *essenzielle* Aminosäuren bezeichnet, die nicht vom Körper gebildet werden können und daher mit der Nahrung aufgenommen werden müssen. Drei dieser essenziellen Aminosäuren werden als *BCAAs* bezeichnet. Es handelt sich hierbei um verzweigtkettige Aminosäuren – die wichtigsten Aminosäuren zur Bildung von Muskelmasse.

Komplette Eiweiße sind fast nur in Tierprodukten vorhanden: Fleisch, Geflügel, Fisch, Eier und Milchprodukte. Pflanzliches Eiweiß dagegen verfügt in der Regel nicht über alle 20 Aminosäuren. Aus diesem Grund müssen bei der Aufnahme von pflanzlichen Produkten mehrere Lebensmittel miteinander kombiniert werden, um die volle Aminosäurenanzahl zu erzielen. Bohnen und Reis oder Eier und Kartoffeln zum Beispiel ist eine gute Kombination. Soja ist die einzige pflanzliche Quelle kompletten Proteins.

Wenn Sie Proteine zu sich nehmen, dann werden diese zunächst in ihre Bestandteile zerlegt. Im nächsten Schritt benutzt der Körper die zerlegten Aminosäuren dann, um sie für den Muskelaufbau zu nutzen. Dieser Vorgang wird als *Proteinsynthese* bezeichnet. Dieser Prozess läuft im Körper Tag und Nacht ohne Unterbrechung ab. Natürlich wirkt sich Training beschleunigend auf diesen Prozess aus.

Ernährungsexperten haben sehr unterschiedliche Ansichten darüber, wie viel Eiweiß vom Körper benötigt wird. Dies liegt unter anderem daran, dass sich manche Wissenschaftler mit ihrem Maßstab an der Mindestmenge, die der Körper zum Überleben braucht, orientieren. Andere Experten setzen als Maß die Homöostase und definieren die Eiweißmenge, die benötigt wird, um Muskelabbau zu vermeiden, als Mindestmenge. Wieder andere legen den Wert zugrunde, den ein Kraftsportler braucht, um Muskeln aufzubauen. Dies ist der Wert, der uns in diesem Buch interessiert.

Wir messen also die Einweißmenge, die aufgenommen wird und ziehen davon die Menge ab, die verstoffwechselt wird. Dieser Wert ist die Einweißmenge, die dem Körper zur Verfügung steht, um Muskelmasse aufzubauen. Nach Meinung der meisten Experten entspricht dieser Wert in etwa ein Gramm Eiweiß pro Kilogramm Körpergewicht. Das ist ein guter Ausgangswert, den Sie als Maßstab nutzen sollten. Versuchen Sie also, zwei Gramm Proteine pro Kilogramm Körpergewicht mehr zu sich zu nehmen, als Sie verbrauchen. Zu Ihrem Eiweißverbrauch erfahren Sie an späterer Stelle mehr. Aus zwei guten Gründen sollten Sie über diesen Wert nicht hinausgehen:

1. Der menschliche Körper ist dazu ausgelegt, zur Energieverbrennung hauptsächlich Kohlenhydrate und Fette zu benutzen, Proteine kann er kaum verwenden. Daher wird überschüssige, aus Protein gewonnene Energie vom Körper als Fett eingelagert.

2. Wenn ein zu großer prozentualer Anteil Ihrer Nahrung aus Eiweiß besteht, dann laufen Sie Gefahr, die guten und wichtigen Energiequellen, die Sie aus Kohlenhydraten und Fetten beziehen, nicht in ausreichendem Maße aufzunehmen. Obst und Gemüse aber liefert eine Vielzahl an Vitaminen und Mineralien, die in Fisch und Fleisch nicht vorhanden sind.

KOHLENHYDRATE

Der Körper ist immer versucht, Energie mit möglichst geringem Aufwand freizusetzen. Er möchte aufgenommene Nahrung mit wenig Stoffwechseltätigkeit in Energie umwandeln. Daher benutzt er in erster Linie Kohlenhydrate zur Energiegewinnung. Diese werden mit relativ geringem Aufwand in Glukose umgewandelt und dann gespeichert. Die Dauer dieses Prozesses hängt davon ab, wie langkettig das Kohlenhydrat ist.

Glukose wird im Blut gespeichert und ist dort immer vorhanden. Diese Menge reicht aber nicht für mehrere Stunden aus. Insbesondere, wenn Sie Sport treiben, müssen Sie noch zusätzliche Kohlenhydratspeicher angreifen. Dann kommen die in Leber und Muskeln gespeicherten Kohlenhydrate, das Glykogen, ins Spiel. Wenn auch diese Speicher zur Neige gehen, dann werden körpereigene Fettzellen angegriffen. Für die Verstoffwechslung von Fetten allerdings wird sehr viel Energie verbraucht. Nur wenn auch diese Speicher zu Ende gehen sollten, dies ist hauptsächlich bei sehr mageren Menschen der Fall, dann wird das im Muskel gespeicherte Protein angegriffen.

Wenn Sie Ihren Körper trainieren wollen, vermehrt Fette zur Energiebereitstellung einzusetzen, haben Sie dazu zwei Möglichkeiten:

- Sie können regelmäßig Ausdauersport betreiben. Dadurch lernt der Körper, seine Fettreserven früher anzugreifen.

- Sie können Ihren Körper mit weniger Kohlenhydraten versorgen. Dann ist er gezwungen, vermehrt auf andere Energiebereitstellungsarten zurückzugreifen.

Ich empfehle Ihnen, den zweiten Weg einzuschlagen. Dieser hat noch einen weiteren Vorteil: Wenn weniger Kohlenhydrate zugeführt werden, ist die Produktion von Insulin reduziert. *Insulin* ist ein Hormon, das den Kohlenhydratstoffwechsel reguliert. Wenn Kohlenhydrate aufgenommen werden, hat das Insulin die Aufgabe, diese an ihre Bestimmungsorte zu senden:

- in die Muskelzellen, wo Kohlenhydrate und Proteine zur Energiebereitstellung und zur körperlichen Arbeit benötigt werden;

- in die Leber, wo aktuell nicht benötigte Kohlenhydrate in Form von Glykogen gespeichert werden;

- in Fettzellen, wo alle überschüssigen Kohlenhydrate in Fett umgewandelt und gespeichert werden – das wollen Sie vermeiden, denn was einmal gespeichert wurde, ist so schnell nicht mehr loszuwerden.

Je höher der Kohlenhydratanteil der Nahrung, desto mehr Insulin wird ausgeschüttet. Die Insulinmenge hängt außerdem von der Art der Kohlenhydrate ab: Kurzkettige Kohlenhydrate, wie Zucker und auch Fruchtzucker, gehen schneller ins Blut und sorgen für einen größeren Insulinanstieg. Langkettige Kohlenhydrate, wie Vollkornbrot, Reis, Nudeln, Kartoffeln, Gemüse, brauchen länger, bis sie in ihre Bestandteile zersetzt sind und setzen damit weniger Insulin frei.

Auch bei der Synthese von Proteinen und Fetten wird Insulin freigesetzt, doch in deutlich geringerem Maße. Insulin wird hier benötigt, um Glukose und Aminosäuren aus dem Blutstrom in die Muskeln zu befördern. Je größer die Muskeln, desto mehr Glykogen und Proteine können gespeichert werden.

Dies ist im Übrigen auch ein weiterer Grund, warum Krafttraining dazu verhilft, schlank zu bleiben oder zu werden: Durch Krafttraining wächst der Muskel, wodurch mehr Nährstoffe im Muskel gespeichert werden und folglich weniger Nährstoffe als überschüssiges Fett gespeichert werden. Außerdem werden durch Training die Muskelzellen empfänglicher für Insulin, ein Umstand, der dafür sorgt, dass wiederum weniger Kohlenhydrate als Fett angelagert werden.

Das Ziel des Sportlers ist, möglichst viele Proteine und Kohlenhydrate in der Muskulatur zu speichern. Hierfür gibt es zwei gute Zeitpunkte: die allererste Mahlzeit des Tages und die direkt im Anschluss an das Training folgende Mahlzeit. In der ersten Stunde nach dem Training ist der Körper besonders empfänglich für Nährstoffe, denn er will mit den Aufräumarbeiten beginnen und verbrauchte Nährstoffe ersetzen. Dies ist der Zeitpunkt, zu dem Sie kurzkettige Kohlenhydrate, wie Obst, Bananen, Sportdrinks etc., zu sich nehmen sollten. Zu allen anderen Zeiten sollten Sie vorzugsweise zu langkettigen, ballaststoffreichen Kohlenhydraten greifen. Diese werden nur zu einem sehr geringen Anteil in Fett umgewandelt.

Wenn Sie den Verstoffwechslungsprozess verlangsamen wollen, dann sollten Sie darüber hinaus mit jeder Mahlzeit Fette und Eiweiße aufnehmen. Diese werden langsamer verdaut und verleihen ein länger anhaltendes Völlegefühl. Ideale Kohlenhydratressourcen sind Obst, Gemüse und Bohnen. Vollkornbrot, Nudeln, Kartoffeln, Reis und Müsli sollten dagegen in geringeren Mengen aufgenommen werden. Diese haben im Vergleich zu ihrem Nährwert zu viele Kalorien.

Gemüse liefert den höchsten Nährwert. Es liefert:

- Ballaststoffe, die für längeres Völlegefühl sorgen und bei der Verdauung helfen;

- Antioxidanzien, die bei der Bekämpfung von sogenannten *freien Radikalen* mitwirken;

- Antikarzinogene, die in der Krebsvorsorge eine Rolle spielen und

- Enzyme, die den Körper bei der Verwertung von Proteinen unterstützen.

Obst hat ähnliche Eigenschaften, doch im Allgemeinen auch mehr Kalorien. Darüber hinaus setzt sich Obst aus kurzkettigen Kohlenhydraten zusammen, die für einen großen Insulinanstieg sorgen. Daher sollte, in Abhängigkeit von Ihren sportlichen Zielen, unter Umständen der Konsum von Obst, eingeschränkt werden.

FETT

Fett ist *der* Nahrungsmittelbaustein mit dem schlechtesten Ruf. Zu Unrecht.

Der Körper braucht nämlich Fette für alle Stoffwechselprozesse. Manche Fette kann er nicht selbst herstellen, er ist also darauf angewiesen, dass die sogenannten *essenziellen Fettsäuren* von außen zugeführt werden. Diese werden dazu benötigt, das „gute" Cholesterol (HDL) zu erhöhen. Sie helfen außerdem dabei, Fette zur Energiegewinnung zu benutzen. Sie bekämpfen Entzündungen und verbessern die Effizienz des Nervensystems. Essenzielle Fettsäuren haben noch viele andere Aufgaben; diese alle zu nennen, würde aber hier zu weit führen.

Im folgenden Kapitel erfahren Sie mehr über gesunde und ungesunde Fette.

An dieser Stelle möchte ich nur auf *gesättigte* Fettsäuren, die Fette mit dem schlechtesten Ruf, eingehen. Gesättigte Fettsäuren sind zwar keine essenziellen Fettsäuren, aber sie wurden im vergangenen Jahrzehnt zu Unrecht dämonisiert. In vielen Fachzeitschriften kann man noch immer lesen, dass gesättigte Fettsäuren verantwortlich für ein Ansteigen des Cholesterinspiegels, und hier insbesondere des „schlechten" Cholesterins LDL, seien.

Ich möchte Ihnen daher die Ergebnisse einer Studie der Universität in Connecticut vor Augen halten: In dieser Studie haben sich zwei Gruppen übergewichtiger Menschen über 12 Wochen einer speziellen Diät unterzogen. Die erste Gruppe nahm kohlenhydratarme Nahrung zu sich, die zweite Gruppe ernährte sich fettarm. Das Ergebnis zeigte, dass die kohlenhydratarme Gruppe ihr LDL deutlicher senkte als die fettarme Gruppe. Dieses Ergebnis ist umso beachtlicher, wenn man bedenkt, dass die kohlenhydratarme Gruppe außerdem mehr gesättigte Fettsäuren zu sich nahm. Die gleiche Gruppe hatte am Ende der Studie außerdem geringere Triglyzeridwerte im Blut als die Gruppe mit fettarmer Ernährung.

Triglyzeride sind Fette, die zwecks Energiegewinnung im Blut umherschwimmen. Einige Triglyzeride werden im Muskel gespeichert, doch die meisten Triglyzeride befinden sich entweder in den Fettzellen oder werden direkt aus der Nahrung in Energie umgewandelt. In diesem Fall werden sie gar nicht erst als Fett gespeichert, was natürlich für den Körper kein Problem darstellt.

Triglyzeride sind verantwortlich für Herzerkrankungen und Diabetes. Je mehr Triglyzeride im Blutkreislauf umherschwirren, desto größer ist das Risiko, an Herzkrankheiten oder Diabetes zu erkranken. Dies bestätigt auch eine 40 Jahre andauernde Studie der Universität auf Hawaii: Sie besagt, dass Menschen, die im mittleren Alter niedrige Blutfettwerte haben, die besten Chancen haben, länger als 85 Jahre lang ohne schwere Erkrankungen zu leben.

Natürlich geht es in meinem Buch primär um Muskelaufbau. Doch zum einen ist die allgemeine Gesundheit auch für den Kraftsportler von höchstem Interesse. Zum anderen ist eine angemessene Ernährung – und hierzu gehören eben auch Fette – Grundvoraussetzung für den Muskelaufbau. Wer seine Muskelmasse erhöhen will, der muss essenzielle Fettsäuren, ebenso wie gesättigte Fettsäuren und noch eine weitere Gruppe Fette, die ich im nächsten Kapitel erwähnen werde, zu sich nehmen.

Fette sind im Allgemeinen aus zwei Gründen so gefürchtet: Man glaubt, Fette machen fett und fürchtet außerdem, dass Fette mit Herzerkrankungen in Verbindung stehen und den Cholesterinspiegel heben. Über Jahrzehnte hinweg vertraten Wissenschaftler, Ernährungsberater und Ärzte die Auffassung, dass Nahrungsmittel, die einen hohen Cholesteringehalt aufweisen, zwangsläufig für einen Anstieg des Cholesterinspiegels im Blut sorgen würden. Eigelb, Fleisch, Geflügel, Fisch und Milchprodukte gehörten damit zur Liste der gefährdenden Lebensmittel. Doch wer kein Cholesterol in der Nahrung zu sich nimmt, der produziert es selbst! Die Leber ist nämlich in der Lage, ein Vielfaches von dem Cholesterol selbst zu produzieren, was ein Mensch mit der Nahrung aufnehmen könnte.

Cholesterol hat dabei auch nicht nur schlechte Eigenschaften: Es stellt einen wichtigen Bestandteil der Zellmembran dar, es wirkt als Antioxidans und hilft bei der Verdauung von Fetten. Für den Kraftsportler ist noch eine weitere Eigenschaft wichtig: Cholesterol ist die einzige Substanz, die vom Körper dazu benutzt wird, körpereigenes Testosteron, ein Hormon, das für den Muskelaufbau zuständig ist, zu produzieren.

Hiermit kommen wir zum nächsten Thema, den Hormonen und der Rolle, die diese chemischen Transmitter beim Muskelaufbau spielen.

MUSKELBILDENDE HORMONE

Testosteron hat viele gute Eigenschaften: Es hilft dabei, das in der Nahrung befindliche Protein in den Muskel einzulagern und sorgt damit für Muskelwachstum. Testosteron verbessert außerdem die Libido, wirkt sich positiv auf die Stimmung aus, verbessert das Immunsystem und schützt vor Osteoporose. Der einfachste Weg, den Testosteronspiegel auf natürlichem Weg zu erhöhen, ist ausreichend Cholesterol zu sich zu nehmen. Dies ist gleichzeitig das Hauptziel meines Ernährungsplans, den Sie im nächsten Kapitel kennen lernen.

Während sich Testosteron hauptsächlich auf die Bildung von Muskelgewebe auswirkt, stimulieren **Wachstumshormone** das Zellwachstum im ganzen Körper. Würden Sie regelmäßig Wachstumshormone spritzen (das kann ich Ihnen nicht empfehlen und fällt im Übrigen auch unter die Dopingbestimmungen), dann würden alle Ihre Organe und Körperteile wachsen.

Hierzu gehören auch der Schädel, die Füße und alle inneren Organe. Wachstumshormone wirken sich außerdem günstig auf die Erholung aus und regen den Fettabbau an. Wachstumshormone sind auch natürlich im Körper vorhanden. Die größte Ausschüttung dieses Hormons erfahren Sie etwa eine Stunde nachdem Sie eingeschlafen sind. Auch Training erhöht die Bildung von Wachstumshormonen.

IGF-1 (insulinähnlicher Wachstumsfaktor) ist ein Derivat des Wachstumshormons, welches sich positiv auf das Zellwachstum in Muskeln und Nerven auswirkt. Sein Derivat **MGF** hilft dabei, zerstörte Muskulatur schneller wieder aufzubauen. Es kann außerdem Zellen aktivieren, die in der Lage sind, Proteine zu produzieren, was wiederum die Muskulatur wachsen lässt.

Cortisol ist das Antitestosteron. Während Testosteron die Proteinsynthese anregt, hemmt Cortisol diese. Es ist außerdem das Antiinsulin. Es zieht Aminosäuren aus dem Muskel und wandelt sie in Glukose um. Die Glukose kann dann als Treibstoff verwendet werden. Cortisol wird insbesondere dann ausgeschüttet, wenn Sie gestresst sind, unter Schlafmangel oder Hunger leiden. Um Cortisolausschüttung zu vermeiden, sollten Sie regelmäßig und in kleinen Portionen essen, ausreichend schlafen und Stress vermeiden. Jede Ruhephase hilft dem Körper, Muskeln zu reparieren und aufzubauen.

DIE VERBINDUNG VON MUND UND GEHIRN

Der im Zwischenhirn befindliche Hypothalamus hat die Aufgabe, Gefühle von Hunger und Sättigung zu regulieren. Es braucht daher streng genommen nur eine Stimulation des Hypothalamus, um diese Gefühle auszulösen. In einem Laborversuch wurde gezeigt, dass Ratten zum Ab- bzw. Zunehmen veranlasst wurden, indem verschiedene Bereiche des Hypothalamus stimuliert wurden. Da wir Menschen aber keine Laborratten sind, müssen wir unser Gehirn mittels richtiger Ernährung dazu veranlassen, die appetitregulierenden Hormone in unserem Sinne arbeiten zu lassen. Was geschieht, hormonal gesehen, wenn wir hungern oder den Magen gefüllt haben?

LEERER MAGEN

Ghrelin: Dieses Hormon wird etwa 20-30 Minuten vor dem Essen ausgeschüttet. Es signalisiert dem Gehirn, dass es jetzt Zeit für eine Mahlzeit ist.

VOLLER MAGEN

Magen- und Darmausdehnung: Wenn Sie ausreichend gegessen haben, dehnt sich der Magen aus und sendet Signale an das Gehirn, den Appetit zu senken.

Leber: Rezeptoren in der Leber signalisieren dem Gehirn, dass die aufgenommene Nahrung jetzt verdaut wird.

Insulin und Glukose: Insulin und Glukose geben nun die Nachricht an das Gehirn, das genügend Energie in Form von Glukose bereitgestellt wurde.

CCK und PPY: Diese Peptide werden vom Darm produziert und nach einer Mahlzeit in den Blutstrom entlassen. Auch sie senden eine Nachricht ans Gehirn, den Appetit zu senken.

Auch die Fettzellen selbst geben Informationen an das Gehirn, wenn Nahrung aufgenommen wurde. Bis Mitte der 90er Jahre hielten Wissenschaftler Fettzellen für inaktive Fettkleckse. Doch heute weiß man mehr. In den letzten Jahren wurden Dutzende Hormone, die sogenannten *Adipokine*, identifiziert, die von Fettzellen produziert werden. An Versuchen mit Mäusen fanden Ernährungswissenschaftler heraus, dass übergewichtige Mäuse einen langsameren Stoffwechsel haben als Normalgewichtige und außerdem stärkere Hungergefühle haben. 1994 kam dann die Antwort auf die Frage, wo die Verantwortlichkeit für eine so ungünstige Kombination zu suchen ist.

Dr. Jeffrey Friedman et al. von der Rockefeller Universität fanden ein Gen, welches hauptsächlich in den Fettzellen arbeitet. Es reguliert ein Hormon, das nur bei nor-

SCHLAFEN SIE SICH FIT

Sie wissen bereits, dass Sie hart trainieren müssen, um Ihren Traumkörper zu bekommen. Sie wissen auch, dass angemessene Ernährung ein Schlüssel zum Erfolg ist. Ihnen wird außerdem bekannt sein, dass Sie sich ohne ausreichenden Schlaf nicht erholen können und die nächste Trainingseinheit im ermüdeten Zustand nicht den gewünschten Erfolg bringt. Aber wissen Sie auch, dass kurze Nickerchen wahre Wunder bewirken können?

Schlaf hat fünf Phasen. Zwei dieser fünf Phasen durchlaufen Sie bereits bei einem 20-minütigen Nickerchen. In der ersten Phase werden Gehirn und Gesichtsmuskulatur entspannt. In der zweiten Phase ist die gesamte Körpermuskulatur entspannt. Wenn Sie also die Möglichkeit haben, nach dem Training ein kurzes Nickerchen zu machen, dann hat das gleich zwei Vorteile: Sie leiten die Erholung ein und reduzieren die Cortisolausschüttung.

Leiden Sie dagegen chronisch unter Schlafmangel, haben Sie einen niedrigeren Leptingehalt im Blut. Leptin hat die Aufgabe, den Appetit zu zügeln. Gleichzeitig wird Ghrelin ausgeschüttet, was wiederum den Appetit anregt.

Ein längerer Schlaf hat natürlich noch mehr Vorteile, birgt aber auch Nachteile: Wenn Sie über die zwei ersten Schlafphasen hinausgehen, fühlen Sie sich beim Aufwachen häufig orientierungslos und total kaputt. Versuchen Sie also, so häufig wie möglich kurze Nickerchen zu machen. Dies wirkt sich auf Ihre körperliche und geistige Leistungsfähigkeit aus und lässt Sie insgesamt gesünder und fitter wirken. Übrigens: Albert Einstein, John F. Kennedy und Lance Armstrong sind ganz auf Ihrer Seite. Auch diese Berühmtheiten sind/waren große Anhänger von Nickerchen.

malgewichtigen Mäusen aktiv ist, nicht aber bei übergewichtigen Mäusen. Dieses Hormon nannten die Wissenschaftler *Leptin* (aus dem Griechischen *leptos* = dünn). Wurde Leptin injiziert, begannen die übergewichtigen Mäuse weniger zu essen und sich mehr zu bewegen, wodurch ihr Gewicht sank. Später wurden auch Tests mit Menschen, die unter der gleichen Genmutation litten, durchgeführt. Auch diese reagierten auf die Gabe von Leptin mit Gewichtsverlust.

Welche Schlüsse sollten wir als Kraftsportler aus diesen Erkenntnissen ziehen? Wir müssen unsere natürliche Leptinproduktion so hoch wie möglich halten. Hierzu müssen Sie wissen, dass der Leptinspiegel sinkt, wenn Sie hungern oder eine Diät machen. Sie machen damit jeden Gewinn zunichte, der durch das Einsparen von Kalorien erzielt werden soll: Hungergefühle nehmen zu und die Stoffwechseltätigkeit wird gesenkt. Dies ist auch einer der Gründe für den Jo-Jo-Effekt nach Diäten. Behalten Sie diese Zusammenhänge im Kopf, wenn Sie im Anschluss an eine harte Trainingsphase das „Get Lean-Programm" absolvieren wollen, um auch noch das letzte Gramm Fett zu verlieren.

Um Ihre Leptinproduktion auch in Phasen reduzierter Kalorienaufnahme hochzuhalten, empfehle ich Ihnen, 1 x pro Woche mehr Kalorien als üblich zu sich zu nehmen. An diesem Tag sollten Sie in einer Mahlzeit alle drei Hauptbestandteile der Nahrung, Kohlenhydrate, Fette und Eiweiß, kombinieren. Pizza oder Burger sind an einem solchen Tag erlaubt und sogar erwünscht.

Außerdem müssen Sie Ihren Körper für die Leptinproduktion sensibilisieren. Hierfür brauchen Sie eigentlich nichts zu tun, da Training diese Aufgabe für Sie übernimmt. Sie müssen lediglich den Trainings- und Ernährungsplänen in diesem Buch folgen.

DIE VERBINDUNG VON KÖRPER UND GEIST

Alles, was Sie essen, wirkt sich auf das Gehirn aus. Wenn Sie sich gut und energiegeladen fühlen, dann liegt das daran, dass Sie Ihrem Körper und Gehirn die Nährstoffe gegeben haben, die sie benötigen. Fühlen Sie sich dagegen schwach und antriebslos, dann haben Sie sich falsch ernährt und damit für eine ungünstige Hormonausschüttung gesorgt.

Lesen Sie daher nun genauere Angaben zum Ernährungsplan.

KAPITEL 23

WELCHE LEBENSMITTEL WANN GEGESSEN WERDEN SOLLTEN

Auf die Wichtigkeit von richtiger Ernährung angesprochen, sagte einer meiner Kollegen einmal: „Ernährung ist viel, viel wichtiger als Training."

Ich selbst musste diese Erfahrung leider am eigenen Leib machen, bevor ich ihm glaubte. Damals absolvierte ich in einem Jahr 2 x das gleiche Chad Waterbury-Programm. Beim ersten Durchlauf legte ich 5 kg an Masse zu. Beim zweiten Mal änderte ich meine Ernährung und reduzierte die Kalorienaufnahme: Am Ende dieser Phase war ich 5 kg leichter als zu Beginn. Mir wurde klar, dass ich die Erfolge für mein hartes Training nur dann ernten konnte, wenn ich mich angemessen ernährte. Dies gilt im Übrigen für alle Trainingsprogramme. Wenn Sie das Fettreduzierungsprogramm absolvieren, sich aber gleichzeitig schlecht ernähren, dann nehmen Sie vielleicht sogar an Fett zu. Wenn Sie ein Muskelaufbauprogramm trainieren und Ihre Ernährung nicht darauf abrichten, nehmen Sie kein Gramm Muskeln zu.

Natürlich können Sie trotz schlechter Ernährung kleine Trainingsfortschritte erzielen. Dies gilt insbesondere, wenn Sie noch jung sind und genügend Zeit in Ihr Training investieren können. Ihre Resultate lassen sich aber mit geringerem Aufwand maximieren, wenn Sie auch Ihrer Ernährung Beachtung schenken.

Leider geht die Auffassung, wie die optimale Ernährung für Kraftsportler genau auszusehen hat, bei Ernährungsexperten auseinander. Ich selbst bin kein Ernährungswissenschaftler und richte mich mit meinen Empfehlungen daher nach Richtlinien, die von den meisten Experten propagiert werden und die außerdem bei meinen eigenen Athleten Erfolg hatten.

WAS SIE ESSEN SOLLTEN

Im letzten Kapitel haben Sie erfahren, warum der Körper Kohlenhydrate, Fette und Eiweiße braucht und welche Effekte diese Grundbausteine auf den Hormonspiegel haben. Nun kommen wir zur Praxis und klären, in welchen Lebensmitteln diese Grundbausteine enthalten sind.

PROTEINE

Ideale Proteinquellen sind Rindfleisch (von grasgefütterten Tieren), Geflügel, Lachs, Makrele, Schellfisch, Wild und Eier.

Gute Proteinquellen sind Käse, Joghurt, Milch (Käse, inklusive Hüttenkäse, ist die beste Option, da er weniger Kalorien enthält), Molke und Kasein enthaltende Proteinshakes (insbesondere nach dem Training).

FETT

Ideale Fettquellen sind Avocados, extranatives Olivenöl, Macadamianussöl, Leinsamen und gemischte Nüsse (gutes Fett ist außerdem in vielen idealen Proteinquellen enthalten).

Gute Fettquellen sind extranatives Kokosnussöl, Leinsamenöl und Butter.

KOHLENHYDRATE

Ideale Quellen für Muskelwachstum sind alle Sorten von Obst und Gemüse, wie Süßkartoffeln, Haferflocken und Quinoa.

Ideale Quellen für Fettverlust sind Beeren und faserhaltiges Gemüse.

Jede Mahlzeit sollte eine Mischung aus Kohlenhydraten, Eiweiß und Fetten enthalten. Hierzu gibt es nur eine Ausnahme: Direkt vor und nach dem Training sollte auf die Aufnahme von Fett verzichtet werden, da die Verdauung von Fett zu lange dauert.

Wie viele Kalorien Sie genau aufnehmen sollten, hängt hauptsächlich von zwei Faktoren ab: von Ihrem Gewicht und von Ihren Trainingszielen. Ich versuche, Ihnen daher eine möglichst einfache Richtlinie zu geben, die Ihnen jedes Kalorienzählen erspart: Essen Sie regelmäßig alle drei Stunden eine Portion Proteine, Obst und Gemüse. Ich wünschte, ich könnte das Kapitel mit diesem einen Ratschlag schon beenden. Doch die Erfahrung hat gezeigt, dass dieser scheinbar so einfache Grundsatz von kaum jemandem eingehalten wird. Warum?

Die meisten Sportler konzentrieren sich auf die drei Hauptmahlzeiten des Tages. Dabei sind die kleinen Zwischenmahlzeiten eigentlich ganz einfach zu organisieren. Zumindest Kohlenhydrate sind mit einem Stück Obst oder einer Portion Gemüse schnell zubereitet. Schwieriger wird es da schon mit dem Eiweiß. Wie Sie schon an früherer Stelle erfahren haben, sollten Sie pro Kilo Körpergewicht täglich zwei Gramm Proteine aufnehmen. Und das ist gar nicht so leicht.

DAS PROTEINDILEMMA

Zwei Gramm komplettes Protein pro Kilogramm Körpergewicht ist die *Mindestvoraussetzung*, um Muskelmasse aufzubauen. Im Zweifelsfall sollte man sogar eher über diese Menge hinausgehen, als sie zu unterbieten, da bei zu geringer Proteinzufuhr ein Muskelzuwachs technisch nicht möglich ist.

Schauen wir uns zum Proteintagesbedarf eine Tabelle an:

Körpergewicht in kg	Gesamtprotein pro Tag in Gramm	Proteine pro Hauptmahlzeit in Gramm	Proteine pro Zwischenmahlzeit in Gramm
50-75	100-150	20-30	15-20
75-100	150-200	30-50	20
100+	200+	50-60	25

Im folgenden Beispiel gehe ich von einem mittelschweren, ca. 90 kg wiegenden Athleten aus. Dieser muss 20 g Proteine pro Zwischenmahlzeit zu sich nehmen.

Die meisten Sportler müssen zumindest zwei der drei Zwischenmahlzeiten außer Haus essen. Hier einige einfache Möglichkeiten, den Proteinbedarf in einer Zwischenmahlzeit zu decken:

• 80 g Käse
• 80 g Putenbrust
• 100 g fettarmer Hüttenkäse

Wer es etwas kulinarischer haben möchte, der kann auch geräucherten Lachs essen.

Sie sehen, es ist eigentlich ganz einfach, Snacks mit hohem Nährwert zu essen. Natürlich müssen diese eingeplant sein, denn ansonsten verfallen Sie vermutlich immer wieder der Versuchung, eine Pommes, einen Schokoriegel oder eine Bratwurst zu kaufen.

Viele Kraftsportler wählen auch Proteinshakes als Zwischenmahlzeit. Diese würde ich zwar gegenüber einem Schokoriegel vorziehen, doch natürliche Lebensmittel sollten immer erste Wahl sein. Proteinshakes aber sind häufig mit chemischen Zusätzen hergestellt, mit Geschmacksverstärkern oder künstlichen Süßungsmitteln. Besser sind da schon die Proteinpulver, die als Mahlzeitersatz gedacht sind. Sie sollten ein Produkt wählen, das Molke und Kasein enthält, da dieses die volle Aminosäurenanzahl beinhaltet und langsamer verdaut wird als reine Molkeprodukte. Doch grundsätzlich empfehle ich Proteinshakes eigentlich nur direkt nach dem Training. Wenn Sie nur inkomplette Proteinquellen, wie z. B. eine Handvoll Nüsse, zur Hand haben, dann ist das auch eine gute Wahl.

WELCHE MENGEN SIE ZÄHLEN MÜSSEN

Für den Kraftsportler ist die Proteinaufnahme das wichtigste Element der Ernährung. Daher empfehle ich Ihnen, Ihre täglich aufgenommene Eiweißmenge so lange zu zählen, bis Sie mit den Mengen vertraut sind. Kohlenhydrate und Fette sollten Sie dagegen nicht aufaddieren. Solange Sie sich nämlich an die Ernährungsrichtlinien in diesem Buch halten, werden Sie bei diesen beiden Nahrungsbestandteilen nicht über das Maß hinausschießen. Insbesondere möchte ich davon abraten, Gesamtkalorien zu zählen. Dies hat nämlich seine Tücken:

- Erstens kann kaum einer das tägliche Kalorienzählen lange durchhalten, da es mit zu viel Arbeit verbunden ist.

- Zweitens fürchte ich, dass sich bei Ihrem Kalorienzählen so viele Ungenauigkeiten und Rechenfehler einschleichen, dass Sie es auch gleich bleiben lassen können.

- Außerdem variiert der Kalorienbedarf eines Menschen erheblich von Tag zu Tag. Daher macht es kaum Sinn, sich auf eine tägliche Zahl festlegen zu wollen. Verlassen Sie sich daher lieber auf Ihren Appetit. Dieser sagt Ihnen unmissverständlich, wie viele Kalorien Sie an diesem Tag brauchen.

Natürlich gelten diese Kritikpunkte ebenso für das Zählen von Eiweiß: Wer weiß schon immer genau, wie viel eine Scheibe Putenbrust wiegt. Und wer kann schon mit Bestimmtheit sagen, wie viel Prozent von dem großzügig zubereiteten Eintopf für die ganze Familie tatsächlich im eigenen Magen gelandet sind. Dennoch möchte ich Ihnen empfehlen, sich zumindest in der Anfangsphase einen Überblick zu verschaffen, wie viel Eiweiß Sie pro Tag essen. Sobald Sie die Eiweißmenge, die Sie zum Aufbau von Muskelmasse benötigen, erreicht haben, ist der Verzehr an Kohlenhydraten und Fetten automatisch geregelt.

Alle hochqualitativen Proteinquellen haben üblicherweise den gleichen Eiweißgehalt. Sie können davon ausgehen, dass sowohl Rindfleisch als auch Geflügel, ebenso wie Fisch, Käse und Eier jeweils ca. 30 g Protein pro Kilo enthalten. Wer also 40 g Protein pro Mahlzeit zu sich nehmen möchte, der kann die Menge leicht hochrechnen. Als mittelgewichtiger Athlet müssen Sie also z. B. sechs Eier pro Mahlzeit essen, um auf 40 g Eiweiß zu kommen. Das ist mit einem Omelette leicht erreicht. Alternativ können Sie auch 150-200 g Käse oder ein großes Steak essen.

WIE SIE IHRE KOHLENHYDRATE DOSIEREN SOLLTEN

Sie sollten anstreben, mit jeder Haupt- und Zwischenmahlzeit je eine Portion Obst und Gemüse zu sich zu nehmen. Als Portion gilt entweder ein Stück oder die Menge einer halben Tasse Obst bzw. Gemüse. Bei grünem Salat entspricht eine Portion in etwa einer vollen Tasse.

Gemüse hat weit weniger Kalorien als Obst. Sechs Tassen Brokkoli entsprechen der Kalorienmenge einer einzigen Banane. Daher brauchen Sie mit Gemüse auch nicht zu geizen.

Auch Hülsenfrüchte gehören in diese Kategorie, obwohl sie genau genommen kein Gemüse sind. Doch sind sie wie alle anderen Gemüsearten reich an Ballaststoffen und werden daher nur langsam verdaut. Sie verfügen außerdem über eine große Vielzahl an Nährstoffen und sind sehr reich an Proteinen. Auch wenn es sich bei Hülsenfrüchten nicht um eine Quelle kompletten Proteins handelt, so wirken sie sich dennoch positiv auf den Muskelaufbau aus. Sie sind außerdem sehr gesund. Ich empfehle vor allem schwarze Bohnen und Linsen. 1/3 Tasse entspricht einer Portion. Sie können Hülsenfrüchte so oft essen, wie Sie möchten.

Getreide und Stärke enthaltende Kohlenhydrate sollten Sie so gut wie möglich vermeiden. Das ist nicht ganz einfach, denn nach heutigen Essgewohnheiten stehen Nudeln, Reis und Kartoffeln fast täglich auf dem Speiseplan. Zum Frühstück scheint kein Weg an Haferflocken oder belegten Broten vorbeizuführen. Doch diese Kohlenhydratform ist relativ neu auf dem menschlichen Speiseplan. Dementsprechend haben auch viele Menschen Probleme, sie zu verdauen. So kommt es nicht nur zu Allergien und Verdauungsproblemen, sondern auch zur Gewichtszunahme. Insbesondere, wenn Sie auf Ihre Linie achten wollen, sollten Sie versuchen, Ihren Obst- und Gemüsekonsum zu erhöhen und gleichzeitig die Gruppe der Getreide und Stärke enthaltenden Kohlenhydrate im Verzehr einzuschränken.

FETTE

Bei der Aufnahme von Fetten geht es weniger um die Menge, als vielmehr darum, die richtige Art von Fetten zu wählen. Wenn Sie meinen Ratschlägen über die zu verzehrenden Mengen von Proteinen und Kohlenhydraten folgen, dann nehmen Sie automatisch die richtige Menge Fett zu sich. Dies entspricht etwa einem Drittel Ihrer Gesamtkalorienzahl. Entscheidend ist aber auch, die richtige Mischung von gesättigten, einfach ungesättigten und mehrfach ungesättigten Fettsäuren zu wählen. Dann wirken sie sich nämlich nicht nur positiv auf Muskelwachstum und Körperfett aus, sondern sie schützen auch vor den meisten Zivilisationskrankheiten.

Am wertvollsten ist die mehrfach ungesättigte Omega-3-Fettsäure. Leider ist diese kaum noch in der heutigen Ernährung vorhanden. Um ausreichend Omega-3-Fettsäuren zu sich zu nehmen, muss daher entweder sehr viel Fisch gegessen oder Fischöl in Kapselform zu sich genommen werden. In Fischöl sind Dokosapentaensäure (DHA) und Eikosapentaensäure (EPA) enthalten.

DHA ist wirksam in der Bekämpfung von Krebs und neurologischen Krankheiten, wie z. B. der Alzheimerschen Krankheit. Außerdem reduziert es die Anzahl der Triglyzeride im Blut, womit es Herz-Kreislauf-Erkrankungen vorbeugt.

EPA wiederum wirkt entzündungshemmend. Es scheint außerdem die Wahrscheinlichkeit des Auftretens von psychischen Erkrankungen, wie Schizophrenie, zu mindern. Zusammen wirken sich DHA und EPA günstig auf den Hormonspiegel aus.

Leider ist nicht jedes im Handel erhältliche Präparat von guter Qualität. Einige Produkte sollen sogar zu Quecksilbervergiftungen geführt haben. Ich persönlich empfehle Ihnen daher Carlson's Fischöl, welches aus norwegischem Fisch hergestellt wird, hoch an DHA und EPA ist und gleichzeitig ein niedriges Vergiftungsrisiko birgt. Das flüssige Präparat muss stets gekühlt werden, die Kapseln aber können bei Raumtemperatur gehalten werden. Ich empfehle dennoch das Flüssigpräparat, da dieses in kleineren Mengen eingenommen werden kann. Bezüglich der Einnahmemenge können Sie sich am DHA orientieren. Sehen Sie in der folgenden Tabelle, wie viel DHA Sie benötigen.

Körpergewicht und Kilogramm	Tagesdosis DHA in Milligramm
50-75	2.000
75-100	3.000
100+	4.000

Ein Teelöffel Fischöl enthält etwa 500 mg DHA, ein Esslöffel enthält die Menge von drei Teelöffeln. Ein mittelschwerer Athlet sollte daher täglich etwa zwei Esslöffel Fischöl zu sich nehmen. Verteilen Sie die Einnahme auf zwei Dosen, eine am Morgen und eine am Abend. Wenn Sie Kapseln bevorzugen, gehen Sie nach dem gleichen Prinzip vor: Teilen Sie die Menge der Kapseln durch 3.

Die zweite wichtige mehrfach ungesättigte Fettsäure ist die Omega-6-Fettsäure. Diese ist in vielen gesunden Nahrungsmitteln, wie Soja und Gemüse, enthalten. Nur eine einzige Form der Omega-6-Fettsäuren ist in Nahrungsmitteln selten vorhanden und muss daher als Nahrungsergänzungsmittel eingenommen werden. Es handelt sich um die Linolensäure (GLA). Diese Säure wirkt entzündungshemmend und soll auch in der Bekämpfung von einigen Krebsformen wirksam sein. Die handelsüblichen Präparate beinhalten etwa 240 mg Säure pro Gel. Sehen Sie hier meine Einnahmeempfehlung:

Körpergewicht und Kilogramm	Tagesdosis GLA pro Portion (240 Milligramm)
50-75	4
75-100	6
100+	8

Auch dieses Präparat sollte in zwei Dosen, am Morgen und am Abend, eingenommen werden.

Einfach ungesättigte Fettsäuren heben bei Männern den Testosteronspiegel an.

Diese werden aber in ausreichendem Maße mit der Nahrung aufgenommen. Sie sind in Fleisch, Nüssen, Avocados und anderen Proteinquellen enthalten.

Über gesättigte Fettsäuren brauchen Sie sich keine Gedanken zu machen, wenn Sie sich an meine Vorschläge zur proteinreichen Ernährung halten.

BRINGEN SIE MÖGLICHST VIEL VARIATION IN IHRE ERNÄHRUNG

Unsere Vorfahren hatten noch keine Möglichkeiten, ihre Nahrungsmittel zu konservieren. Daher mussten sie essen, was sie auftreiben konnten. Das führte zu einer großen Vielfalt an Nahrungsmitteln. Sie aßen wilde Früchte, Beeren, Nüsse, Samen und natürlich alle möglichen Tiere, die sie schlachten konnten. Die Tiere wurden üblicherweise komplett verspeist.

Heute dagegen haben wir zwar eine große Vielfalt an Nahrungsmitteln, diese Möglichkeiten werden aber von den wenigsten genutzt. Ich empfehle Ihnen, ein möglichst breites Spektrum an Nahrungsmitteln zu verzehren. Wenn es um die Wahl der Kohlenhydrate geht, sollten Sie darauf achten, dass Sie jede Woche alle Farben von Gemüse und Obst essen (Paprika, Spinat, Brokkoli, Salat).

Auch Eiweißquellen haben sehr unterschiedliche Inhaltsstoffe, Vitamine und Mineralien (Truthahn, grasgefütterte Rinder, Eier, Milchprodukte). Manche sind reich an B-Vitaminen (diese wirken auf Nervensystem, Fettverbrennung und Muskelwachstum), andere enthalten besonders viel Kalzium und Phosphor (diese Spurenelemente wirken sich auf die Reizübertragung aus) oder Vitamin D (ein Vitamin, das bei der Absorption von Kalzium und Phosphor hilft).

Noch ein letzter Gedanke zur Lebensmittelwahl:
Essen Sie grundsätzlich keine Lebensmittel, die Sie schwer verdauen können. Wenn Sie feststellen, dass Sie sich nach der Aufnahme von bestimmten Lebensmitteln immer unwohl fühlen, dann bedeutet das, dass Sie vermutlich nicht die nötige Enzymkombination im Körper haben, um das Nahrungsmittel aufzuspalten.

Wann immer Sie also entweder eine Abneigung gegen ein bestimmtes Nahrungsmittel haben oder es nur schwer verdauen können, dann sollten Sie dieses meiden.

Da ich der Überzeugung bin, dass jedes Individuum Lebensmittel unterschiedlich verdaut, gebe ich Ihnen keinen reglementierten Ernährungsplan. Ich überlasse Ihnen die Entscheidung, welches Nahrungsmittel Sie aus den verschiedenen Gruppen wählen.

MUSKELN SOFORT – DAS POWERPROGRAMM

Lesen Sie im Folgenden einen Beispielernährungsplan für einen 90 kg schweren Kraftsportler.

7 Uhr Frühstück
5 Eier
30 g Käse
1/2 Tasse grünes Gemüse (eventuell als Bestandteil eines Omelettes)
1 Tasse Blaubeeren
1 EL Fischöl
3 GLA Softgels

10.00 Uhr Snack
100 g Käse
1 Apfel
Eine Handvoll Selleriestangen

13.00 Uhr Mittagessen
180 g gegrillter Lachs
Spinatsalat mit Avocados
Oder Walnüsse mit Olivenöl
1 Orange

16.00 Uhr Snack
3/4 Tasse Hüttenkäse mit
1 Tasse Ananas
Eine Handvoll Nüsse

19.00 Uhr Abendessen
180 g Rindfleisch
6 Spargelspitzen
1 Tasse Himbeeren
1 EL Fischöl

22.00 Uhr Snack
100 g Putenbrust
Eine Handvoll Karotten
1 Tasse Schwarzbeeren

DIE ERNÄHRUNG VOR UND NACH DEM TRAINING

Nach meiner Erfahrung fallen fast alle Kraftsportler in eine dieser drei Kategorien:

- Sie haben eine allgemein mittelmäßige Ernährung, in der der speziellen Ernährung vor oder nach dem Training keine Beachtung geschenkt wird.

- Sie haben eine grundsätzlich ungesunde Ernährung, die nur mit ein paar nutzlosen Eiweißdrinks aufgebessert wird.

- Sie haben eine extrem kohlenhydrat- oder fettarme Ernährung, um Gewicht zu reduzieren oder um der Gesundheit willen. Diese Diät führt dann meist zum Essen im Übermaß.

Selbst wenn Sie nur meinen allgemeinen Ernährungsempfehlungen folgen, ohne dabei der Ernährung vor und nach dem Training besondere Beachtung zu schenken, profitieren Sie schon mehr von Ihrem Training als die meisten Kraftsportler. Sie haben nämlich genügend Proteine, um die zerstörten Muskelzellen nach dem Training zu reparieren. Sie nehmen genügend Kohlenhydrate auf, um die entleerten Kohlenhydratspeicher aufzufüllen und haben auch genügend Gesamtkalorien, um ein Muskelwachstum zu ermöglichen.

Wenn Sie mehr wollen, müssen Sie der speziellen Ernährung nach dem Training besondere Beachtung schenken. Ich empfehle Ihnen, direkt im Anschluss an Ihr Training ein Proteinpulver auf Molkebasis und kurzkettige Kohlenhydrate in Form von einer Handvoll Rosinen zu essen. Auch die Gabe von Kreatin wird häufig empfohlen.

Molkeprotein, mit Wasser gemixt, ist viel schneller verdaut als Vollmilchprotein, das eine Mischung aus Molke und Kasein enthält. Molke enthält außerdem eine hohe Konzentration von verzweigtkettigen Aminosäuren (BCAA), die hervorragende muskelbildende Eigenschaften haben.

Rosinen sind alkalisch und haben damit die Eigenschaft, Säuren auszugleichen. Körperliches Training ist säurebildend und diese muss möglichst schnell nach dem Training durch alkalische Lebensmittel ausgeglichen werden. Rosinen sind außerdem schnell verdaut und füllen die entleerten Glykogenspeicher auf. Kaufen Sie aber nur Biorosinen. Sie laufen ansonsten Gefahr, ein Produkt zu verzehren, das extrem pestizidbelastet ist.

Kreatin beschleunigt die Regeneration und unterstützt Kraft und Muskelaufbau.

An Trainingstagen sollten Sie einen Ihrer Snacks gegen diese spezielle Ernährung nach dem Training austauschen.

Spezielle Ernährung nach dem Training

Körpergewicht in Kilogramm	Rosinen	Molkeprotein	Kreatin *
50-75	1/4 Tasse	20 g	3 g
75-100	1/3 Tasse	30 g	4 g
100+	1/2 Tasse	40 g	5 g

*Empfohlen, aber optional

Alternativ zu Rosinen können Sie auch Biotraubensaft wählen. Diesen können Sie auch gut mit Ihrem Proteinpulver bzw. Kreatin anrühren. Allerdings hat Traubensaft so viele Kalorien, dass Sie ihn besser nach folgenden Richtlinien verdünnen sollten:

Körpergewicht in Kilogramm	Traubensaft	Wasser
50-75	120 ml	120 ml
75-100	180 ml	120 ml
100+	240 ml	120 ml

WAS, WENN ICH EINFACH KEINE MUSKELN AUFBAUEN KANN?

Manche Sportler haben auch nach jahrelangem Training Schwierigkeiten, Muskeln aufzubauen. Ihr Problem ist häufig mangelnder Appetit, sie können einfach nicht so viel essen, wie nötig ist, um Muskulatur aufzubauen.

Manche andere sind zwar alles andere als dünn, bauen aber schneller Fett als Muskelmasse auf. Wenn sie mehr essen, werden sie dick anstatt muskulös.

Ich empfehle beiden Gruppen, etwa 20-30 Minuten vor dem Training Molkeprotein und kurzkettige Kohlenhydrate essen. Eventuell mischen Sie auch noch BCAA in Ihren Shake. Diese Mischung führt zu einer Insulinausschüttung, die Nährstoffe in die Muskulatur bringt, was sich wiederum leistungssteigernd auswirkt. BCAA erhöht außerdem die Proteinsynthese. Diese Empfehlung gilt aber nur für Sportler, die Schwierigkeiten haben, Muskulatur aufzubauen. Die meisten anderen würden durch die Kombination von Kohlenhydraten und Proteinen vor dem Training an Fett zunehmen.

Spezielle Ernährung vor dem Training

Körpergewicht in Kilogramm	Kohlenhydrate	Molkeprotein	BCAA
50-75	1/2 Banane*	10 g	5 g
75-100	1 Banane	20 g	8 g
100+	1 Banane	30 g	10 g

*Anstelle von einer Banane können Sie auch ein anderes Stück Obst wählen.

Spezielle Ernährung nach dem Training

Körpergewicht in Kilogramm	Rosinen	Molkeprotein	Kreatin	BCAA
50-75	1/4 Tasse	20 g	3 g	5 g
75-100	1/3 Tasse	30 g	4 g	8 g
100+	1/2 Tasse	40 g	5 g	10 g

FEINABSTIMMUNG DES ERNÄHRUNGSPLANS

Die meisten Kraftsportler brauchen sich über eine Feinabstimmung ihrer Ernährung keine Gedanken zu machen, da ihre gesamte Ernährung schlecht und unvernünftig ist. Bitte, liebe Leser, versprechen Sie mir an dieser Stelle, dass Sie zumindest 2-4 Wochen lang versuchen, den folgenden Plan einzuhalten. In diesem Zeitraum sollten Sie sich an die angegebenen Mengen von Kohlenhydraten, Fetten und Proteinen halten und außerdem die spezielle Nahrung nach dem Training (bzw. davor, wenn Sie zu denen gehören, die Schwierigkeiten haben, Muskeln aufzubauen) zu sich nehmen. Nach vier Wochen schauen Sie, ob sich Faktoren wie Gewicht, Körperumfang, Leistungsfähigkeit bzw. Stimmung verändert haben. Dann stellen Sie schnell fest, ob Sie auf dem richtigen Weg sind. Wenn Sie aber Gewicht zu- statt abnehmen, dann haben Sie vermutlich zu viele Kohlenhydrate zu sich genommen. Nehmen Sie ab statt zu, dann sollten Sie Ihren Kohlenhydratkonsum erhöhen.

Mit veränderter Kohlenhydrataufnahme verschieben sich zwei wichtige Werte:

* die Gesamtkalorienzahl,

* der Ort, wo überschüssige Kohlenhydrate gespeichert werden (auf Grund der veränderten Insulinausschüttung).

Sehen Sie hier einen Gewichtsreduktionsplan für einen 90 kg schweren Bodybuilder:

7.00 Uhr Frühstück
5 Eier
30 g Käse
1/2 Tasse grünes Gemüse (eventuell als Bestandteil eines Omelettes)
1 Tasse Blaubeeren
1 EL Fischöl
3 GLA Softgels

10.00 Uhr Snack
100 g Käse
Eine Handvoll Selleriestangen

13.00 Uhr Mittagessen
180 g gegrillter Lachs
Spinatsalat mit Avocado
Oder Walnüsse mit Olivenöl
1 Orange

16.00 Uhr Snack
3/4 Tasse Hüttenkäse
Eine Handvoll Nüsse

19.00 Uhr Abendessen
180 g Rindfleisch
6 Spargelspitzen
1 Tasse Himbeeren
1 EL Fischöl

22.00 Uhr Snack
100 g Putenbrust
Eine Handvoll Karotten

Sie sehen, dass die Fett- und Proteinmenge gleich bleibt und lediglich die Kohlenhydratzahl leicht vermindert wurde. Zum Frühstück und direkt nach dem Training kann der Körper Kohlenhydrate gut verwerten. Daher habe ich nur in der zweiten Tageshälfte drei Stück Obst weggelassen.

Wenn Sie besonders viel Gewicht verlieren wollen, sollten Sie außer am Morgen und nach dem Training auf Obst verzichten. Außerdem sollten Sie vornehmlich zu Beeren greifen, da diese kalorienarm sind und gleichzeitig viele Nährstoffe haben. Wenn Sie Ihre Kalorienzahl aber zu stark herunterschrauben, dann wirft das Ihren Hormonhaushalt über den Haufen, die Leptinausschüttung sinkt und gleichzeitig steigt Ihr Appetit. Um dies zu vermeiden, sollten Sie einen Tag pro Woche „in die Vollen greifen" und alles essen, wonach Ihnen ist (Pizza und Burger können dann gerne auf dem Speiseplan stehen – gerne auch beides). Damit wird Ihr Stoffwechsel aktiviert und zu höherer Verbrennung angeregt.

WAS SIE TRINKEN SOLLTEN

Alle Körperfunktionen arbeiten besser, wenn Sie ausreichend hydriert sind.

Ihre Muskeln bestehen zu 70 % aus Wasser. Sie sehen nicht nur besser und voller aus, wenn sie ausreichend mit Flüssigkeit gefüllt sind, sie sind außerdem leistungsfähiger. Doch nicht jedes Getränk trägt zur Auffüllung Ihres Flüssigkeitshaushalts bei: Limonade, Saft, Kaffee (auch Instantkaffee), Eistee etc. sorgen für einen hohen Blutzuckeranstieg, der sich negativ auf Ihre Leistungsfähigkeit auswirkt. Das beste und wirksamste Getränk ist und bleibt pures Wasser. Pro Kilo Körpergewicht sollten Sie täglich 25 ml Wasser trinken. Wer also 100 kg wiegt, muss täglich 2,5 l Wasser trinken. Je mehr Wasser Sie trinken, desto weniger hält der Körper am gespeicherten Wasser fest, desto mehr wird auch Ihr Stoffwechsel angeregt, womit mehr Kalorien verbrannt werden. Ein erhöhter Wasserkonsum ist demnach auch ein gutes Mittel, um abzunehmen.

Viele meiner Klienten waren, als Sie mit meinem Training begannen, chronisch dehydriert. Als sie lernten, mehr Wasser zu trinken, stellen sie positive Auswirkungen auf ihre Leistungsfähigkeit, Befindlichkeit und Aussehen fest.

Doch wie können Sie ermessen, ob Sie ausreichend hydriert sind?

Achten Sie ganz einfach auf die Farbe Ihres Urins. Dieser sollte stets durchsichtig bis hellgelb sein.

Ein weiteres Getränk, das Sie täglich zu sich nehmen sollten, ist grüner Tee. Dieser hat viele Nährstoffe und Antioxidanzien, die die Fettverbrennung anregen und das Immunsystem unterstützen. Wenn Ihnen die Menge an Koffein im grünen Tee nicht ausreicht, können Sie auch zu biologisch angebautem schwarzen Kaffee greifen. Auch dieser hat Antioxidanzien, doch grüner Tee ist weit gesünder als Kaffee.

Viele Menschen trinken außerdem im Übermaß Diätcola oder -limonade. Diese Getränke halte ich für äußerst bedenklich. Leider sind sie noch nicht lange genug auf dem Markt, um Genaues über Spätschäden zu wissen. Doch die Zuckeraustauschstoffe bestehen nicht nur aus einer Reihe von Chemikalien, sie scheinen außerdem den Heißhunger auf Süßes zu verstärken. Dass sich diese Eigenschaft negativ auf Gewicht und Gesundheit auswirkt, brauche ich Ihnen an dieser Stelle wohl nicht mehr zu erklären. Ich persönlich empfehle daher, nur natürliche Zucker, wie sie z. B. in Obst enthalten sind, aufzunehmen.

Ein weiteres Problemgetränk ist Alkohol. Bier und Mixgetränke sind dabei auf Grund ihrer Kalorienzahl an erster Stelle zu nennen. Rotwein dagegen ist reich an Antioxidanzien und hat nicht viele Kalorien, sodass ein Glas am Abend wohl nicht schaden sollte.

In jüngster Zeit haben sogenannte „grüne Säfte" an Popularität gewonnen. Es handelt sich hierbei um aus Weizen- bzw. Gerstengras, Spirulina oder Chlorella (Süßwasseralgen) hergestellte Säfte, die sehr reich an wichtigen Nährstoffen und Antioxidanzien sind. Wer ausreichend natürliches Obst und Gemüse zu sich nimmt, kann auf diese Säfte ruhig verzichten. Wenn Sie aber ein Defizit an frischem Obst und Gemüse haben, dann kann ein Glas grünen Safts zumindest einen kleinen Ausgleich leisten.

LEBENSMITTEL, DIE SIE AUF JEDEN FALL VERMEIDEN SOLLTEN

Optimal wäre es natürlich, wenn wir alle unsere Mahlzeiten immer frisch zubereiten könnten und dafür ausschließlich natürliche Lebensmittel verwenden würden. Aber das ist in der heutigen Zeit nicht realistisch. Jeder greift von Zeit zu Zeit ins

Regal für Fertiggerichte oder geht zum Imbiss an der Ecke. Doch es gibt einige Lebensmittel, um die Sie einen großen Bogen machen sollten.

HFCS (Maissirup mit hohem Fruktoseanteil, engl. High-Fructose Corn Sirup)

Dieser aus Fruktose und Glukose bestehende Sirup wird zur Herstellung von Süßgetränken und Konserven verwendet. Werden Getränke konsumiert, die mit HFCS gesüßt wurden, steigt der Glukosegehalt im Blut extrem an. Bedingt durch den hohen Gehalt an Fruktose, wird aber ein Insulinanstieg vermieden. Damit bleibt auch der Leptingehalt niedrig, sodass sich kein Sättigungsgefühl einstellt. Sie können also problemlos 1.000 Kalorien von dem besagten Getränk zu sich nehmen, ohne auch nur das geringste Völlegefühl zu haben. Problematisch ist weiterhin, dass ohne Insulin, was als Blutzuckerspiegelregler wirkt, keine Senkung des Blutzuckerspiegels stattfindet. Damit wird die Leber dazu veranlasst, die Glukose in Fett umzuwandeln – eine schöne Bescherung.

Transfettsäuren

Transfettsäuren (CLA) sind in der menschlichen Ernährung hauptsächlich bei industriell produzierter Nahrung zu finden. Sie entstehen durch die Härtung von Pflanzenöl und sind nur schwer zu verdauen. Sie werden daher für einen erhöhten Cholesterinspiegel und verschiedene Koronarkrankheiten verantwortlich gemacht. In jüngster Vergangenheit haben die meisten Nahrungsmittelketten und Fast-Food-Restaurants Lebensmittel mit Transfettsäuren aus dem Sortiment genommen, dennoch ist es ratsam, die Lebensmitteletikettierung zu überprüfen.

Zuckeralkohol

Vor einigen Jahren hat man den Begriff *Nettokohlenhydrate* eingeführt. Es handelt sich hierbei um die Kohlenhydrate, die vom Körper umgewandelt und verarbeitet werden können und damit auch automatisch Blutzucker bilden. Um die Anzahl der Nettokohlenhydrate zu berechnen, zieht man das Gewicht von Ballaststoffen und Glyzerin von der Gesamtkohlenhydratmenge ab. Damit kann ein Eiweißriegel 30 g Kohlenhydrate enthalten, von denen nur 6 g „Nettokohlenhydrate" auf der Packungsbeilage angegeben sind. Die Gesamtkohlenhydratmenge ist eine Mischung aus Zucker und Alkohol. Diese sind meistens als Xylitol, Mannitol oder Sorbitol ausgewiesen. Wie jedes andere chemisch hergestellte Lebensmittel ist auch dieses schwer verdaulich und führt zu Blähungen, Verstopfung und Gasbildung im Darm.

Soja und Xenoöstrogene

Soja scheint mir das am meisten überbewertete Lebensmittel der heutigen Zeit zu sein. Lange Zeit wurde Soja mit vielfältigen gesundheitsfördernden Eigenschaften, wie z. B. der Senkung des Cholesterolspiegels, in Verbindung gebracht. Doch Beweise für die gesundheitsförderliche Wirkung von Soja konnten nie erbracht werden. Soja ist zwar eines der wenigen pflanzlichen Produkte, das über komplettes

Eiweiß verfügt, doch die meisten Sojaquellen, wie z. B. Tofu, sind relativ nährstoffarm. Insbesondere für den männlichen Teil der Bevölkerung bringen sie kaum Nutzen. Sie scheinen sogar den Östrogenspiegel zu erhöhen. Das ist ganz sicher das Letzte, was ein Kraftsportler erzielen möchte. Ich empfehle Ihnen daher, Soja, so gut es geht, zu vermeiden. Allerdings ist das heutzutage schwer möglich, da dieses pflanzliche Eiweiß in vielen Nahrungsmitteln, wie z. B. Fast-Food-Produkten, oder auch Milch, Mehl bzw. pflanzlichen Ölen enthalten ist.

- Xenoöstrogene sind wohl die schlimmsten Chemikalien, die in Nahrungsmitteln zu finden sind. Xenoöstrogene sind synthetisch hergestellte chemischen Verbindungen mit östrogenartiger Wirkung auf das Hormonsystem eines Organismus und zählen damit zu den endokrinen Disruptoren. Sie kommen unter anderem in Plastikbehältern, Konservendosen, Pestiziden und Reinigungsmitteln vor. Sie führen zu hormonellen Dysfunktionen und verschiedenen Krebsarten.

Hier einige Möglichkeiten, wie Sie die Aufnahme von Xenoöstrogenen vermeiden können:

- Bewahren Sie Ihre Lebensmittel nur in Glas- oder Keramikgefäßen auf. Trinken Sie auch kein Mineralwasser aus Plastikflaschen. Wärmen Sie Essen nie in Plastikbehältern auf, sondern füllen Sie es vorher auf einen Teller.

- Kaufen Sie keine Konservendosen. Diese sind innen mit einem Plastikfilm beschichtet, der metallischen Geschmack verhindern soll. Erhitzung und lange Lagerung können dazu führen, dass die Chemikalien mit dem Nahrungsmittel vermischt werden.

- Kaufen Sie nur biologisch angebaute Lebensmittel. Normal angebautes Obst und Gemüse ist oft mit Pestiziden behandelt worden. Diese werden mit erhöhtem Krebsrisiko in Verbindung gebracht.

- Kaufen Sie nur hormonfreies Fleisch. Schlachttiere werden häufig mit Xenoöstrogenen behandelt, um deren Gewicht zu erhöhen. Dies hat für den Menschen vielfältige negative Auswirkungen, wie verminderte Spermienzahl, erhöhte Östrogenspiegel und Stoffwechselstörungen. Heutzutage gibt es Gesetze, die die Verwendung von Hormonen regulieren, doch ausgerottet ist sie noch lange nicht. In den 70er Jahren, als Hormone in der Viehzucht ungehindert eingesetzt werden konnten, führte dies zu teilweise drastischen gesundheitlichen Veränderungen: Mädchen kamen bereits im Alter von einem Jahr in die Pubertät und Jungen entwickelten Brüste. Ich bin in diesem Zusammenhang nicht nur um Ihre Gesundheit besorgt. Auch Ihr sportlicher Erfolg steht klar im Zusammenhang mit den Lebensmitteln, die Sie auswählen. Die Produktion von weiblichen Hormonen wollen Sie unter allen Umständen vermeiden.

KAPITEL 24

FEINTUNING VOR DEM WETTKAMPF

Ich habe eine Bekannte, die schon seit Urzeiten erfolgreiche Bodybuilderin ist. Sie wird von ihrem Ehemann trainiert und über Jahre hinweg verfolgten beide immer wieder dieselbe Strategie, die Muskeln der Athletin am Wettkampftag noch definierter und kräftiger aussehen zu lassen. Leider funktionierte die Methode nie und die Bodybuilderin sah im Contest aufgeblähter und untrainierter aus als an jedem x-beliebigen Trainingstag. Sie hatte zu viel Wasser in ihrer Haut und zu wenig Wasser in ihren Muskeln gespeichert.

Nach dem Wettkampf belohnte sich die Sportlerin dann immer mit einer großen Peperonipizza und sieh an, am nächsten Tag sah sie super durchtrainiert aus. Ihre Muskeln waren voll und kräftig, die Haut gespannt und sehnig.

Eines Tages entschied die Bodybuilderin dann, eine neue Strategie auszuprobieren: Anstatt die Peperonipizza nach dem Wettkampf zu essen, nahm sie sie schon am Abend vorher zu sich – und gewann den Wettstreit.

Ich wette, dass die meisten meiner Leser irgendwann einmal eine ähnliche Erfahrung gemacht haben. Mehrere Monate lang haben Sie diszipliniert trainiert und sich zudem vernünftig ernährt. Sie haben einen niedrigen Körperfettanteil und sehen alles in allem ziemlich fit aus. Eines Abends dann schlagen Sie ein wenig über die Stränge, Sie essen eine riesengroße Pizza und spülen diese mit einigen Flaschen Weizenbier herunter. Am nächsten Morgen schauen Sie in den Spiegel und trauen Ihren Augen kaum: Obwohl Sie sich nach der langen Nacht miserabel und übernächtigt fühlen, sieht Ihr Körper fitter und durchtrainierter aus als je zuvor. Wie kann das sein?

Fett- und salzreiche Ernährung, kombiniert mit dem dehydrierenden Effekt von Alkohol, führt zu einem enormen Wasserverlust im Gewebe. Das Wasser wird aus der Haut in die Muskeln gespült und führt dann zu extrem definierter Muskulatur. Leider wirkt dieses Rezept nur bei durchtrainierten und relativ fettfreien Athleten. Ihre unsportlichen Kumpels dagegen sehen am gleichen Morgen wohl aus wie gestrandete Walrosse.

Dies bringt mich zum Thema meines letzten Kapitels: Wenn Sie an dieser Stelle meines Buches angekommen sind, haben Sie alle Bedingungen erfüllt, um ein großartiger Kraftsportler zu sein. Nun brauchen Sie nur noch ein Rezept, wie Sie am Tag X auch optisch zur Hochform auflaufen können. Davon handelt dieses Kapitel.

DIE SACHE MIT DEM WASSER

Wenn Sie an einem bestimmten Tag optisch das Äußerste aus Ihrem Körper herausholen wollen, dann müssen Sie den Wassergehalt in Muskulatur und Haut verändern. Wie ich bereits an früherer Stelle erläutert habe, sehen Ihre Muskeln am vollsten aus, wenn Sie prall mit Wasser gefüllt sind. Gleichzeitig darf sich nicht viel Flüssigkeit in der Haut befinden. Je mehr Sie trinken, desto weniger hält der Körper an Flüssigkeit im Gewebe fest und desto besser sehen Ihre Muskeln aus. Ihr Ziel ist also, den Körper dazu zu veranlassen, möglichst wenig Wasser im Gewebe zu speichern.

Bevor ich jedoch diese Methode beschreibe, muss ich eine Warnung aussprechen: Es gibt kein allgemeingültiges Grundrezept, welches auf jeden Sportler einfach anzuwenden ist. Stellen Sie sich daher im Voraus darauf ein, dass Sie einige Probeläufe benötigen, bevor es Ihnen gelingt, am richtigen Tag topfit zu sein.

Diese Diät ist außerdem äußerst belastend für den Körper und kann zu gesundheitlichen Problemen führen. Sie sind daher gut beraten, sich vor Beginn der Diät mit Ihrem Hausarzt bzw. Trainer in Verbindung setzen.

AUF DIE SCHNELLE IN HOCHFORM: UM DER OPTIK WILLEN

Ich werde immer mal wieder von mehr oder weniger übergewichtigen Menschen befragt, was sie innerhalb von einer Woche tun können, um ihr Aussehen zu verbessern. Dann ist Enttäuschung groß, wenn sie von mir hören, dass da rein gar nichts zu machen ist. Wer innerhalb von nur wenigen Tagen seine Erscheinung verbessern möchte, der muss bereits in den vorangegangenen Wochen und Monaten Vorarbeit geleistet haben. Er muss zum einen gut trainiert und muskulös sein und er muss darüber hinaus relativ schlank und fettfrei sein. Für Männer bedeutet das, dass der Körperfettanteil im einstelligen Bereich liegen sollte, Frauen sollten nicht mehr als 15 % Körperfett haben. Wenn das auf Sie zutrifft, dann lesen Sie jetzt weiter, wenn ich die Diät beschreibe.

Vierter und dritter Tag vor dem Tag X

Wenn Sie zwischen 50 und 75 kg wiegen, dann trinken Sie jetzt 5,5 l Wasser pro Tag.

Sie benötigen 7,5 l Wasser pro Tag, wenn Sie zwischen 75 und 100 kg wiegen.

Sportler, die deutlich mehr als 100 kg wiegen, sollten sogar 9,5 l Wasser zu sich nehmen. Nehmen Sie außerdem an beiden Tagen Multivitamin- und Mineraltabletten und salzen Sie Ihre Mahlzeiten etwas mehr als gewöhnlich.

MUSKELN SOFORT – DAS POWERPROGRAMM

Zweiter Tag vor dem Tag X

Reduzieren Sie nun Ihren Wasserkonsum um 50 % gegenüber den Vortagen (3 l, 4 l bzw. 4,5 l). Außerdem sollten Sie Ihre Mahlzeiten nun so salzarm wie möglich gestalten.

Letzter Tag vor dem Tag X

Trinken Sie nun nur noch 150 ml Wasser, wenn Sie zwischen 50 und 75 kg wiegen, bzw. 250 ml Wasser, wenn Sie zwischen 75 und 100 kg wiegen. Sie trinken 350 ml Wasser, wenn Sie deutlich mehr als 100 kg wiegen. Darüber hinaus sollten Sie die Salzaufnahme nach Möglichkeit vermeiden (Fast Food ist an diesem Tag also keine Option). Essen Sie außerdem kleine Portionen und vermeiden Sie schwere, kalorienreiche Mahlzeiten.

Der Tag X

Trinken Sie heute nur noch kleine Mengen Wasser, über den Tag verteilt. Essen Sie häufig, aber beschränken Sie sich auf kleine Snacks, wie Nussmischungen oder Studentenfutter.

Anmerkung: Wenn Ihr Tag X eine Feierlichkeit ist, dann vergessen Sie bitte nicht, dass Ihre Verträglichkeit für Alkohol, bedingt durch den Flüssigkeitsmangel, deutlich vermindert ist.

AUF DIE SCHNELLE IN HOCHFORM: FÜR EINEN BODYBUILDINGWETTKAMPF

Manche Bodybuilder wenden extreme, gesundheitsgefährdende Methoden an, um in der Vorbereitung auf wichtige Wettkämpfe Gewicht zu reduzieren. Nicht nur, dass Sie Ihren Flüssigkeitskonsum extrem herunterschrauben, sie nehmen darüber hinaus Diuretika. Diese Kombination führt zum Ausschwemmen lebenswichtiger Mineralien und endet daher nicht selten in der Notaufnahme anstatt auf der Bühne.

Aber auch ohne Ihre Gesundheit zu riskieren, können Sie exzellente Ergebnisse erzielen, wenn Sie sich an meine Planung halten.

Fünfter, vierter und dritter Tag vor dem Tag X

Wenn Sie zwischen 50 und 75 kg wiegen, dann trinken Sie 5,5 l Wasser pro Tag.

Sie benötigen 7,5 l Wasser pro Tag, wenn Sie zwischen 75 und 100 kg wiegen.

Sportler, die deutlich mehr als 100 kg wiegen, sollten sogar 9,5 l Wasser zu sich nehmen. Essen Sie, abgesehen von Gemüse, keinerlei Kohlenhydrate. Nehmen Sie außerdem an den ersten beiden Tagen Multivitamin- und Mineraltabletten und salzen Sie Ihre Mahlzeiten etwas mehr als gewöhnlich. Am dritten Tag beginnen Sie bereits, den Salzkonsum zu reduzieren.

Zweiter Tag vor dem Tag X

Sie reduzieren nun Ihren Wasserkonsum um 50 % gegenüber den Vortagen (3 l, 4 l bzw. 4,5 l) und vermeiden wie in den Tagen zuvor den Konsum von Kohlenhydraten. Gestalten Sie Ihre Mahlzeiten salzarm und vermeiden Sie Mahlzeiten außer Haus. Nehmen Sie ein mildes Diuretikum und halten Sie sich bitte an die in der Packungsbeilage angegebene Dosierung. Ich empfehle das homöopathische Mittel Löwenzahnwurzelextrakt.

Letzter Tag vor dem Tag X

Trinken Sie nun nur noch 150 ml Wasser, wenn Sie zwischen 50 und 75 kg wiegen, bzw. 250 ml Wasser, wenn Sie zwischen 75 und 100 kg wiegen. Sie trinken 350 ml Wasser, wenn Sie deutlich mehr als 100 kg wiegen. Vermeiden Sie jegliche Salzaufnahme. Essen Sie über den Tag verteilt sechs kleine Portionen mit komplexen Kohlenhydraten und fettarmen Proteinen. Eine ideale Mahlzeit wäre: Süßkartoffeln mit Eiweiß und gehäuteter Putenbrust. An diesem einen Tag müssen Sie auch die Menge der Kohlenhydrate genau bemessen:

Sie dürfen über den ganzen Tag verteilt nicht mehr als 100 g Kohlenhydrate konsumieren, wenn Sie zwischen 50-75 kg wiegen. Bringen Sie 75-100 kg auf die Waage, dürfen es 125 g sein und nur wenn Sie deutlich mehr als 100 kg wiegen, sind 150 g Kohlenhydrate erlaubt. Zur Orientierung: Eine gebackene Süßkartoffel, die etwa 12 x 5 cm groß ist, hat ca. 30 g Kohlenhydrate.

Nehmen Sie außerdem auch an diesem Tag Löwenzahnwurzelextrakt, wie auf der Packungsbeilage verordnet, ein.

Der Tag X

Trinken Sie heute nur noch kleine Mengen Wasser über den Tag verteilt. Essen Sie häufig, aber beschränken Sie sich auf kleine Snacks, wie Nussmischungen oder Studentenfutter.

Ich möchte Ihnen an dieser Stelle noch einmal dringend empfehlen, diese Diät zumindest 1 x, etwa einen Monat vor dem Tag X, auszuprobieren, da jeder Körper unterschiedlich auf Veränderungen in der Flüssigkeitszufuhr reagiert.

Wenn diese Diät bei Ihnen nicht wirkt oder sie Ihnen zu extrem erscheint, dann probieren Sie doch einfach die Methode meiner Bekannten und essen Sie am Abend vor dem großen Tag eine Peperonipizza.

Natürlich können Sie auch beide Methoden miteinander kombinieren. In diesem Falle halten Sie sich an die beschriebene Diät, aber genießen am Vorabend eine große Pizza.

AUF DIE SCHNELLE IN HOCHFORM: FÜR EINEN KAMPF

Auch ein Kämpfer muss vor dem Wettstreit zum Wiegen antreten. Auch er möchte Gewicht verlieren und dabei seine Kraft nicht beeinträchtigen. Der Unterschied zwischen einem Bodybuilder und einem Kämpfer ist, dass dem Kämpfer erlaubt ist, in den 24 Stunden zwischen Wiegen und Kampf bis zu 5 kg Gewicht zuzulegen. Während der Bodybuilder also hungrig und dehydriert in den Contest gehen muss, sollte der Kämpfer in den Grenzen seiner Gewichtsklasse ein möglichst hohes Gewicht auf die Waage bringen, um gegenüber seinem Opponenten im Vorteil zu sein. Er möchte außerdem einen ausgeglichenen Flüssigkeitshaushalt haben, um möglichst ermüdungsresistent zu sein.

Wenn Sie diese Diät erfolgreich und ohne Gesundheitsrisiko durchführen wollen, müssen Sie zwei Regeln beachten:

- Versuchen Sie nicht, auf Teufel komm raus, Flüssigkeit zu verlieren, denn wenn Sie Ihren Mineralhaushalt erst einmal aus dem Gleichgewicht gebracht haben, sinkt Ihre Leistungsfähigkeit.

- Versuchen Sie nicht, mehr als 5 kg Körpergewicht in der Woche vor dem Wettkampf zu verlieren bzw. am Tag vor dem Wettkampf zu gewinnen.

Fünfter, vierter und dritter Tag vor dem Tag X

Wenn Sie zwischen 50 und 75 kg wiegen, dann trinken Sie 5,5 l Wasser pro Tag.

Sie benötigen 7,5 l Wasser pro Tag, wenn Sie zwischen 75 und 100 kg wiegen.

Wiegen Sie deutlich mehr als 100 kg, sollten Sie 9,5 l Wasser trinken. Nehmen Sie Multivitamin- und Mineraltabletten und salzen Sie Ihre Mahlzeiten etwas mehr als gewöhnlich.

Zweiter Tag vor dem Tag X

Reduzieren nun Ihren Wasserkonsum um 50 % gegenüber den Vortagen und essen Sie salzarm.

Letzter Tag vor dem Tag X

Trinken Sie nun nur noch 150 ml Wasser, wenn Sie zwischen 50 und 75 kg wiegen, bzw. 250 ml Wasser, wenn Sie zwischen 75 und 100 kg wiegen. Sie trinken 350 ml Wasser, wenn Sie deutlich mehr als 100 kg wiegen. Vermeiden Sie außerdem jegliche Salzaufnahme. Essen Sie über den Tag verteilt drei kleinere Mahlzeiten mit jeweils 60 g Putenbrust und 1/4 Tasse Beeren.

Vergessen Sie nicht, diese Diät etwa einen Monat vor dem Tag X auszuprobieren, um genauer berechnen zu können, wie viel Gewicht Sie mit dieser Diät verlieren können. Wenn Sie im Probedurchgang nicht genug Gewicht verloren haben, dann können Sie folgende Maßnahme ergreifen:

Am Tag vor dem Wettkampf sitzen Sie 2 x 10-15 Minuten in der Sauna (am Morgen und am Nachmittag). Das dürfte noch einmal bis zu 1 kg Gewichtsverlust bringen.

Wenn auch das noch nicht genug ist, dann können Sie auch 20-30-minütiges leichtes Ausdauertraining erwägen. Übertreiben Sie aber körperliches Training nicht, da dies für einen dehydrierten Körper extrem beanspruchend ist.

ZWISCHEN DEM WIEGEN UND DEM KAMPF

Beginnen Sie direkt nach dem Wiegen mit der Flüssigkeitsaufnahme. Sie wollen in den folgenden 24 Stunden 6-8 l Wasser trinken. Häufiges Wasserlassen ist nun erwünscht, der Urin sollte durchsichtig sein. Essen Sie außerdem über den Tag verteilt 6-7 kleine Mahlzeiten und beginnen Sie mit der Nahrungsaufnahme direkt nach dem Wiegen. Die ersten drei Mahlzeiten sollten aus Obst, fettarmen Proteinen und ein wenig Salz bestehen. Auch Nussmischungen bzw. Studentenfutter sind geeignet. Die letzten drei Mahlzeiten bestehen aus komplexen Kohlenhydraten und fettarmen Proteinen. Nehmen Sie außerdem eine Multivitamin- und Mineraltablette.

STICHWORTVERZEICHNIS

BILDNACHWEIS

Titelfoto:	© Ray/Fotolia.com
Fotos Innenteil:	Mitch Mandel, Rodale Images und Brad Buckman (nur Seite 7 + Umschlagklappe vorn).
Abbildungen:	Scott Halloday
Umschlaggestaltung:	Sabine Groten

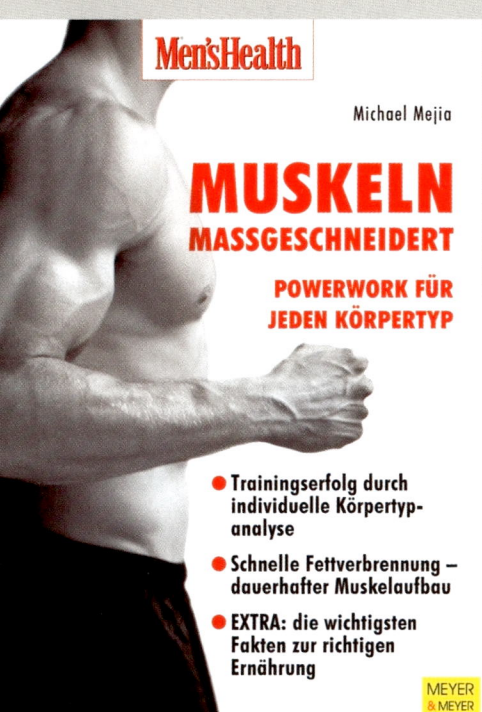
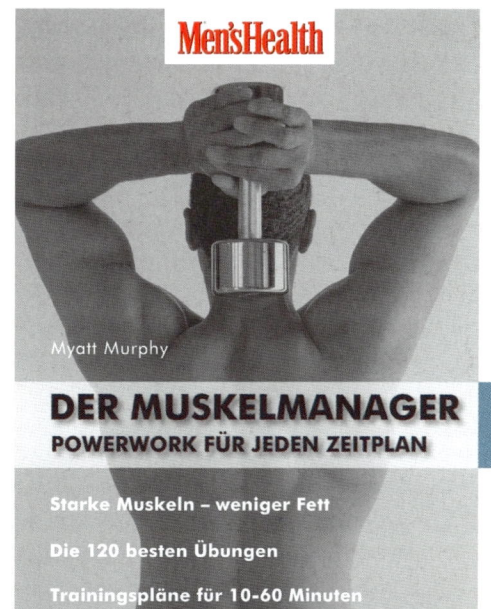
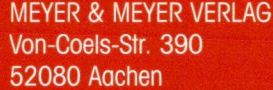

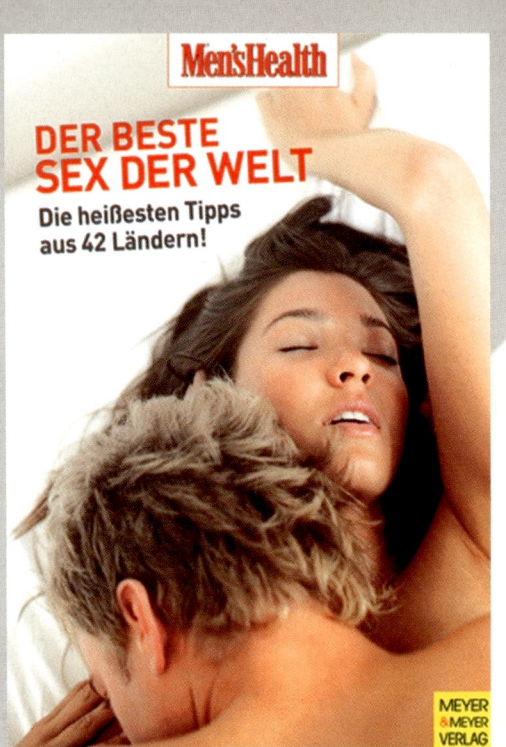

Men's Health Edition
Der beste Sex der Welt
Die heißesten Tipps aus 42 Ländern

272 Seiten, in Farbe
27 Fotos, 44 Tab.
Paperback mit Fadenheftung
16,5 x 24 cm
ISBN 978-3-89899-469-9
€ [D] 19,95 / SFr 34,50 *

Bildnachweis: © Fotolia.com

Men's Health Edition
Wolfgang Melcher
So macht Mann das!
327 Survival-Tipps
für den Männeralltag

160 Seiten, in Farbe
20 Illustrationen
Paperback mit Fadenheftung
14,8 x 21 cm
ISBN 978-3-89899-387-6
€ [D] 16,95 / SFr 29,50 *

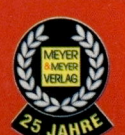